TUNNELTECHNIK

Ein umfassendes Konzept für die plastische Parodontalchirurgie

TUNNELTECHNIK

Ein umfassendes Konzept für die plastische Parodontalchirurgie

Vincent Ronco, DDS, MSc,

private Praxis für Parodontologie und Implantologie, Paris

QUINTESSENCE PUBLISHING

Berlin | Chicago | Tokio
Barcelona | London | Mailand | Paris | Prag | Seoul | Warschau
Istanbul | Peking | Sao Paulo | Zagreb

Ein Buch – ein Baum: Für jedes verkaufte Buch pflanzt Quintessenz gemeinsam mit der Organisation „One Tree Planted“ einen Baum, um damit die weltweite Wiederaufforstung zu unterstützen (https://onetreeplanted.org/).

Die französische Originalausgabe erschien unter dem Titel: **„Tunnélisation: Un concept global en chirurgie plastique parodontale“** (Paris: Quintessence International, 2021).

Titel der dieser Ausgabe zugrunde liegenden englischen Fassung: **„Tunneling. A Comprehensive Concept in Periodontal Plastic Surgery“** (Batavia: Quintessence Publishing, 2022).

Zusammenfassung: Eine umfassende Darstellung des parodontalchirurgischen Konzeptes der Tunnelierung und seiner minimalinvasiven mikrochirurgischen Techniken. Schlüsselelemente des vom Autor vorgestellten Konzeptes sind das Management der Übergangszone zwischen Zahnkrone und Wurzel, ein modularer klinischer Ansatz, modifizierte Techniken für Bindegewebetransplantate und neue Nahtformen.

Bibliografische Informationen der Deutschen Nationalbibliothek
Die Deutsche Nationalbibliothek verzeichnet diese Publikation in der Deutschen Nationalbibliografie; detaillierte bibliografische Daten sind im Internet über https://www.dnb.de abrufbar.

QUINTESSENCE PUBLISHING DEUTSCHLAND

Postfach 42 04 52, D-12064 Berlin
Ifenpfad 2-4, D-12107 Berlin
www.quintessence-publishing.com

Illustrationen: Laurent Baudchon, Paris
Übersetzung: Peter Rudolf, München
Lektorat: Anita Hattenbach, Quintessenz Verlags-GmbH, Berlin
Herstellung: Quintessenz Verlags-GmbH, Berlin

ISBN 978-3-86867-718-8
Printed in Croatia by GZH

Geleitwort

Das vorliegend Buch, in das Dr. Vincent Ronco seine gesamte Erfahrung eingebracht hat, bietet den Leserinnen und Lesern die klare und didaktisch elegante Darstellung eines umfassenden Konzeptes zur Behandlung parodontaler Rezessionen. Basierend auf der minimalinvasiven Technik der „Tunnelierung" geht dieses Konzept über frühere Therapieansätze hinaus. In seinem Zentrum steht ein einfacher, praxisnaher, effizienter Entscheidungsbaum, der dem Zufall bei der Behandlungsplanung keinen Raum lässt.

Mit diesem reich bebilderten Werk steht den Leserinnen und Lesern ein echtes Handbuch zur Verfügung, das sie bei ihrer beruflichen Weiterentwicklung unterstützt. Neben dem Behandlungskonzept werden die zeitliche Organisation der geplanten Behandlung, die benötigten chirurgischen Techniken, das Instrumentarium sowie die Vorbehandlung und postoperative Betreuung erläutert.

Um das Buch zusammenzufassen, genügt ein Wort: inspirierend! Den Leserinnen und Lesern sei empfohlen, sich seine Inhalte, die äußerst verständlich und zugänglich dargeboten werden, anzueignen und das Werk zu einem echten „Weggefährten" zu machen.

Emmanuel Gouêt, DDS
Leiter des postgradualen Programms für Mund-, Kiefer- und Gesichtschirurgie,
Centre Hospitalier Intercommunal Villeneuve-St-Georges, Paris
Dozent für Mund-, Kiefer- und Gesichtschirurgie, Universität Paris XII, Paris
Private Praxis für Parodontologie und Implantologie, Paris

Vorwort

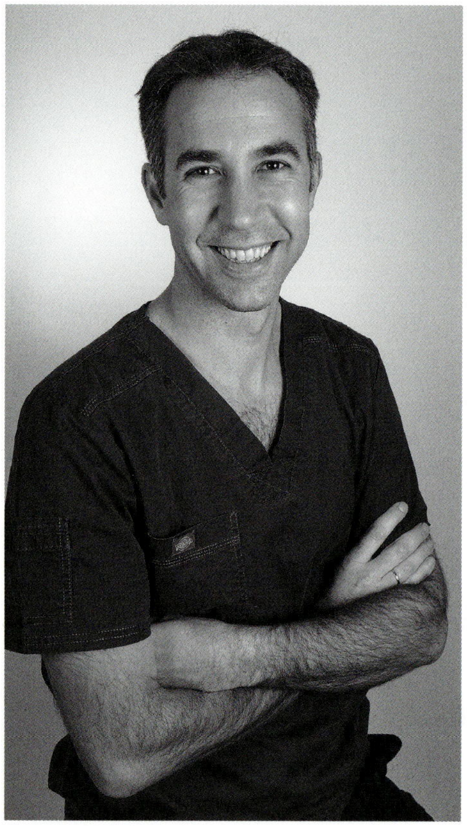

Vincent Ronco

Die wachsende Nachfrage nach parodontalchirurgischen Behandlungen, sei es aus Gründen der Ästhetik und Funktion oder aufgrund von Beschwerden oder Schmerzen, hat seit Mitte der 1980er-Jahre die Entwicklung neuer Therapiekonzepte angeregt. Inzwischen dürfte die große Vielfalt chirurgischer Ansätze in der Praxis eher verwirrend sein. Das gilt um so mehr, als diese Ansätze bezüglich der Handhabung des keratinisierten Gewebes, der ästhetischen Resultate, des Indikationsspektrums und vor allem der Komplikationsrisiken keineswegs gleichwertig sind.

Aus diesem Grund habe ich versucht, ein möglichst umfassendes Behandlungskonzept zu entwickeln, das auf nur einem chirurgischen Ansatz beruht, der sicher, reproduzierbar und bereits gut etabliert ist: der Tunnelierung. Dieses im vorliegenden Buch dargestellte mikrochirurgisch ausgerichtete Konzept umfasst:

- ein spezifisches Management der Übergangszone zwischen Zahnkrone und Wurzel,
- ein modulares operatives Vorgehen, basierend auf der Tunneltechnik,
- neue Nahttechniken für Aufhängungsnähte und
- modifizierte Ansätze für Bindegewebetransplantate.

Insgesamt lässt sich dieses umfassende Behandlungskonzept zur Deckung von Rezessionen in einer Vielzahl anspruchsvoller klinischer Situationen anwenden. Als Ergebnis liefert es einen harmonischen, stabilen gingivopapillären Komplex, der den Konturen der Schmelzzementgrenze folgt, während es zugleich die Gesundheit und Vaskularisation des Weichgewebes schont.

Widmung

meinen Eltern Stella und Pierre,
meiner Frau Marie und unseren Zwillingen Louise and Théo,
Herrn Professor Éric Rompen und
meinen Weggefährten Dr. Éric David und Dr. Emmanuel Gouêt

Inhaltsverzeichnis

Geleitwort ... V
Vorwort ... VI
Widmung ... VII

Kapitel 1 **Rezessionen** ... 1
Beschreibung des Zahnhalteapparats ... 3
Pathoanatomie ... 11
Klassifikation ... 13
Ätiologie ... 27

Kapitel 2 **Analyse und Vorbehandlung der Zahnoberfläche** ... 31
Dentale Veränderungen im Zusammenhang mit Rezessionen ... 33
Prächirurgische Korrektur der dentalen Anatomie ... 37
Prächirurgische Maßnahmen bei vorhandenen zervikalen Kompositrestaurationen ... 48

Kapitel 3 **Tunnelierung als Behandlungskonzept** ... 51
Tunnelierung ... 55
Behandlungskonzept ... 65
Indikationen ... 91

Kapitel 4 **Nahttechniken** ... 95
Verankerung an den Approximalkontakten ... 97
Nahttechnik für ungedeckte Transplantate ... 102
Koronalverschiebung des Gewebes ... 105
Nahttechnik für gedeckte konventionelle Transplantate ... 118
Nahttechnik für gedeckte Mikrotransplantate ... 121
Nahttechnik für die Lappenverschiebung ... 127

Kapitel 5 **Transplantatgewinnung** 129

Spenderregionen für Bindegewebetransplantate 131

Transplantatentnahme am Gaumen 135

Transplantatentnahme am Tuber maxillae 151

Kapitel 6 **Vorbereitung und Durchführung** 153

Planung und Timing der Behandlung 155

Geräte, Instrumente und Materialien 163

Training 171

Kapitel 7 **Klinische Anwendung** 177

Erfolg in der plastischen Parodontalchirurgie 179

Ungedecktes Transplantat 180

Konventionelles gedecktes Transplantat 196

Gedecktes Mikrotransplantat 206

Lappenverschiebung 222

Kombinierte Ansätze 228

Kapitel 8 **Komplikationsmanagement** 241

Intraoperative Komplikationen 246

Komplikationen während der Heilungsphase 254

Mittel- und langfristige Komplikationen 276

Literaturempfehlungen 292

Abbildungsnachweise 294

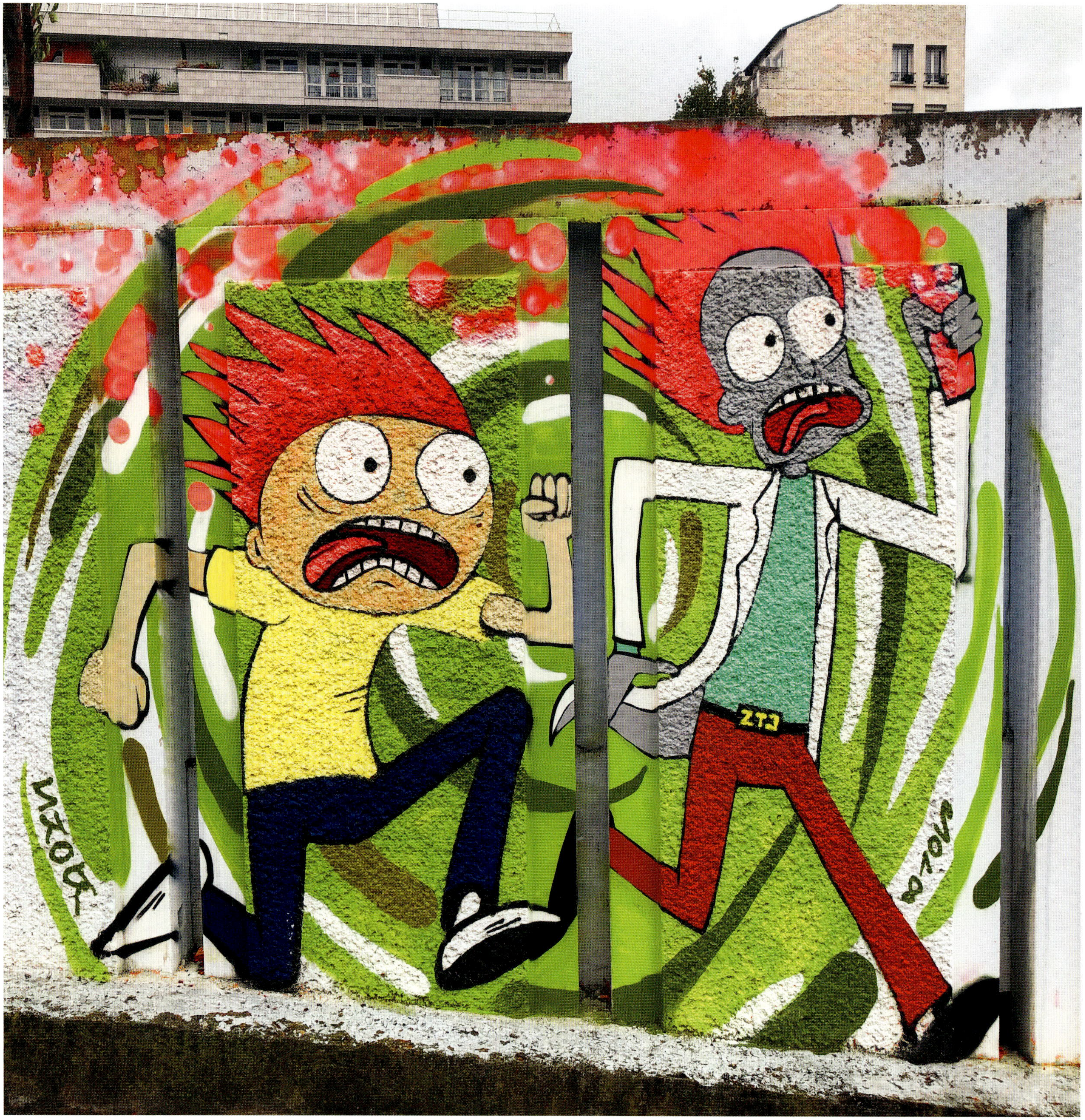

1 Rezessionen

Beschreibung des Zahnhalteapparats 3
Pathoanatomie 11
Klassifikation 13
Ätiologie 27

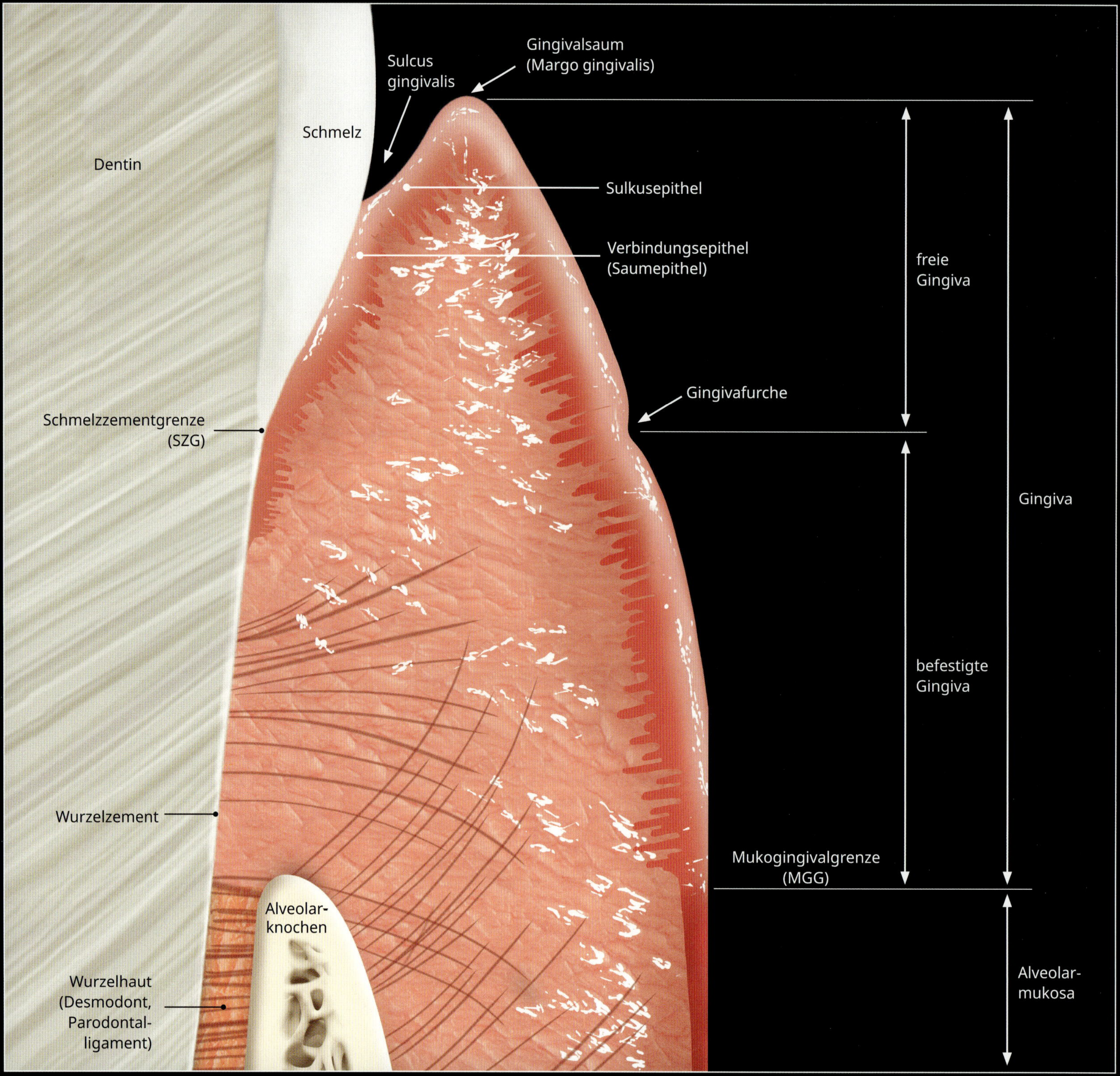

Abb. 1-1 Schematische Darstellung des Zahnhalteapparates (Parodont).

Beschreibung des Zahnhalteapparats

Zahnfleisch

Anatomie und Histologie

Das Zahnfleisch (Gingiva) erstreckt sich vom Zahnhals bis zur Mukogingivalgrenze (MGG) und kann in zwei Abschnitte unterteilt werden: die freie und die befestigte Gingiva (Abb. 1-1). Histologisch besteht die Gingiva aus von keratinisiertem Epithel bedecktem, gefäßreichem Bindegewebe. Die Dicke und Höhe der Gingiva können interindividuell und zwischen verschiedenen Stellen im Mund stark variieren.

Freie Gingiva

Die freie Gingiva ist der koronalste Teil der Gingiva. Sie umgibt den gesamten Zahn und bedeckt den zervikalen Schmelz auf einer Breite von 1 bis 2 mm. Leicht koronal der (SZG) liegend folgt sie deren Verlauf. Auf der Außenseite reicht die freie Gingiva vom Gingivalsaum (Margo gingivalis) bis zur Gingivafurche, die manchmal als leichte Vertiefung ungefähr auf Höhe der SZG sichtbar sein kann. Der koronalste Teil der freien Gingiva wiederum ist intern nicht mit dem Alveolarfortsatz verbunden und entspricht der äußeren Wand des histologischen Sulcus gingivalis. Diese vom Schmelz und dem Sulkusepithel begrenzte Furche stellt eine immunologisch hochaktive Zone dar, da hier Elemente des Immunsystems (Zellen und Moleküle) permanent den Mikroorganismen der Mundhöhle gegenüberstehen. Weiter apikal haftet die innere Oberfläche der freien Gingiva über das sogenannte Verbindungsepithel (Saumepithel) am Zahn. Dieses Epithel hat zwei besondere Eigenschaften: Es ist *(1)* das einzige nicht keratinisierte gingivale Epithel und weist *(2)* zwei Basallaminae auf, eine zur Zahnoberfläche und eine zweite zum gingivalen Bindegewebe hin liegende. Die fehlende Keratinisierung begünstigt die Wanderung von Immunzellen und -molekülen aus dem Bindegewebe in den Sulkus, während die zweifache Basallamina die Adhäsion sowohl am Zahn als auch am Bindegewebe ermöglicht.

Befestigte Gingiva

Vestibulär und lingual erstreckt sich die befestigte Gingiva von der Gingivafurche bis zur weiter apikal liegenden MGG. Palatinal sind die befestigte Gingiva und die daran anschließende mastikatorische Mukosa des Gaumens aufgrund ihrer ähnlichen Beschaffenheit klinisch nicht zu unterscheiden. Wie der Name besagt, ist die befestigte Gingiva nicht verschieblich, da sie durch ein Fasergeflecht straff mit dem Knochen und dem Wurzelzement verbunden ist. Dieses Geflecht besteht hauptsächlich aus Kollagenfibrillen vom Typ 1, die in Faserbündeln organisiert sind. Außerdem kann, abhängig von der ethnischen Herkunft, Melanin als braunes Pigment eingelagert sein.

Interdentalpapille

Die Interdentalpapille füllt den Raum zwischen zwei benachbarten Zähnen aus (Abb. 1-2). Sie wird in ihrem koronaleren Teil von freier, weiter apikal von befestigter Gingiva gebildet. Die Form der Papille unterscheidet sich von Mensch zu Mensch und wird von knöchernen Faktoren (Lage und Form des interdentalen Knochenseptums) und dentalen Faktoren (Lage und Form des Approximalkontaktes, Verlauf der SZG) beeinflusst. Von vestibulär betrachtet stellen sich die Interdentalpapillen der Schneide- und Eckzähne pyramidenförmig dar, während die Prämolaren- und Eckzahnpapillen relativ flach erscheinen. Im Profil weist die Papille dagegen die Form eines Sattels („Col") auf, der durch zwei Spitzen begrenzt ist, von denen die vestibuläre weiter koronal liegt als die palatinale/linguale. Die Höhendifferenz zwischen den beiden Spitzen ist an den Frontzähnen am größten und nimmt zu den Molaren hin immer weiter ab.

Ästhetik

Der freie Rand der Gingiva folgt streng der Kurvatur der SZG. Die Kontur des Gingivarands ist meist bogenförmig, kann aber auch ungewöhnlichere Formen annehmen: trapezförmig, dreieckig oder wellenförmig, je nach der von der SZG vorgegebenen Anatomie. Dentin- und Zementanomalien oder Schmelzspindeln können, wenn sie mit der SZG interferieren, ebenfalls die Gingivakontur beeinflussen.

Lage der Gingivazenite

Als Gingivazenit wird der apikalste Punkt des freien Gingivarands bezeichnet. Die Lage der Gingivazenite an den verschiedenen Zähnen eines Kiefers folgt ästhetischen Regeln, die interindividuell relativ konstant sind.

Im Oberkiefer liegen die Gingivazenite der lateralen Schneidezähne leicht koronal einer gedachten Linie durch die Zenite der Eckzähne und zentralen Schneidezähne. Allerdings können sich die Zenit der Eckzähne, lateralen Schneidezähne und zentralen Schneidezähne auch auf gleicher Höhe befinden, ohne dass die Ästhetik nennenswert leidet (Abb. 1-3). Weiter distal liegen die Gingivazenite der Prämolaren koronal der Eckzahnzenite und meist auf einem Niveau mit den Molarenzeniten.

Im Unterkiefer sind die Gingivazenite der zentralen und lateralen Schneidezähne auf einer geraden Linie angeordnet, während die Eckzahnzenite sich apikal dieser Linie befinden. Die Zenite der Prämolaren liegen wieder koronal der Eckzahnzenite und häufig auf einer Höhe mit den Molarenzeniten.

Gingivafarbe

Die Keratinisierung des Epithels verleiht der Gingiva ihr matt-opakes, rosafarbenes Aussehen. Die Blutkapillaren des Bindegewebes werden durch die Keratinschicht vollständig maskiert. Eine mögliche Akkumulation von Melanin kann die Farbe der Gingiva beeinflussen und dieser je nach der Menge des Pigments eine mehr oder weniger braune Farbe geben. Im Bereich der MGG lässt sich die Gingiva leicht von der Alveolarmukosa unterscheiden. Aufgrund der fehlenden Keratinisierung erscheint die Mukosa kräftig rot, glatt und glänzend. Zudem ist das Epithel relativ transparent, sodass die darunter liegenden Kapillaren sichtbar sind. Unter ästhetischem Gesichtspunkt ist ein ausreichend breites Band keratinisierter Gingiva um die Zähne wünschenswert, da das Erscheinungsbild einer bis an die Zahnhälse heranreichenden unkeratinisierten, roten Mukosa unansehnlich wirkt.

Gingivatextur

Die Oberfläche der Gingiva weist eine mehr oder weniger stark ausgeprägte Stippelung auf, ähnlich einer Orangenschale (Abb. 1-4). Diese charakteristische Oberflächentextur wird durch die Ansätze von Bindegewebefasern hervorgerufen, die zwischen dem Knochen und der Gingiva verlaufen. Sie üben Zug auf das Epithel aus, was zu den kleinen Oberflächenvertiefungen führt. Die Stippelung ist bei dicken gingivalen Biotypen stärker ausgeprägt, bei dünner Gingiva hingegen eher unscheinbar.

Funktion

Primäre Aufgabe der Gingiva ist der Schutz des Parodonts vor mechanischen, chemischen, thermischen und mikrobiellen Noxen. Hierzu ist sie durch ihre histologischen Eigenschaften, insbesondere die Keratinisierung und die spezielle Form ihres Kollagenfasergeflechtes befähigt. Die Alveolarmukosa, die an der MGG in die Gingiva und in der Umschlagfalte des Vestibulums in die Wangen- bzw. Lippenschleimhaut übergeht, könnte diese Aufgabe nicht erfüllen, da sie verschieblich ist und eine geringe Widerstandsfähigkeit aufweist. Diese ungünstigen mechanischen Eigenschaften ergeben sich aus ihrem histologischen Aufbau: Das Epithel ist nicht keratinisiert und das Bindegewebe zeigt kein organisiertes Fasergeflecht. Zudem handelt es sich bei den vorhandenen Fasern überwiegend um elastische Fasern, nicht um Kollagenfasern.

Die wissenschaftlichen Daten sind nicht eindeutig, scheinen aber darauf hinzudeuten, dass auch bei einer geringen Gingivahöhe das Parodont gesund und stabil sein kann. Voraussetzung hierfür ist allerdings eine besonders sorgfältige Mundhygiene. Im Praxisalltag lässt sich jedoch beobachten, dass diese den Patienten schwer fällt, da nur wenig keratinisiertes Gewebe vorhanden ist. Das Fehlen von keratinisiertem Gewebe im Zahnhalsbereich macht die Zahnreinigung unangenehm und damit schwieriger. Somit scheint die Annahme nicht unberechtigt, dass eine adäquate Breite der Gingiva sich insgesamt günstig auf die Prognose der Zähne auswirkt.

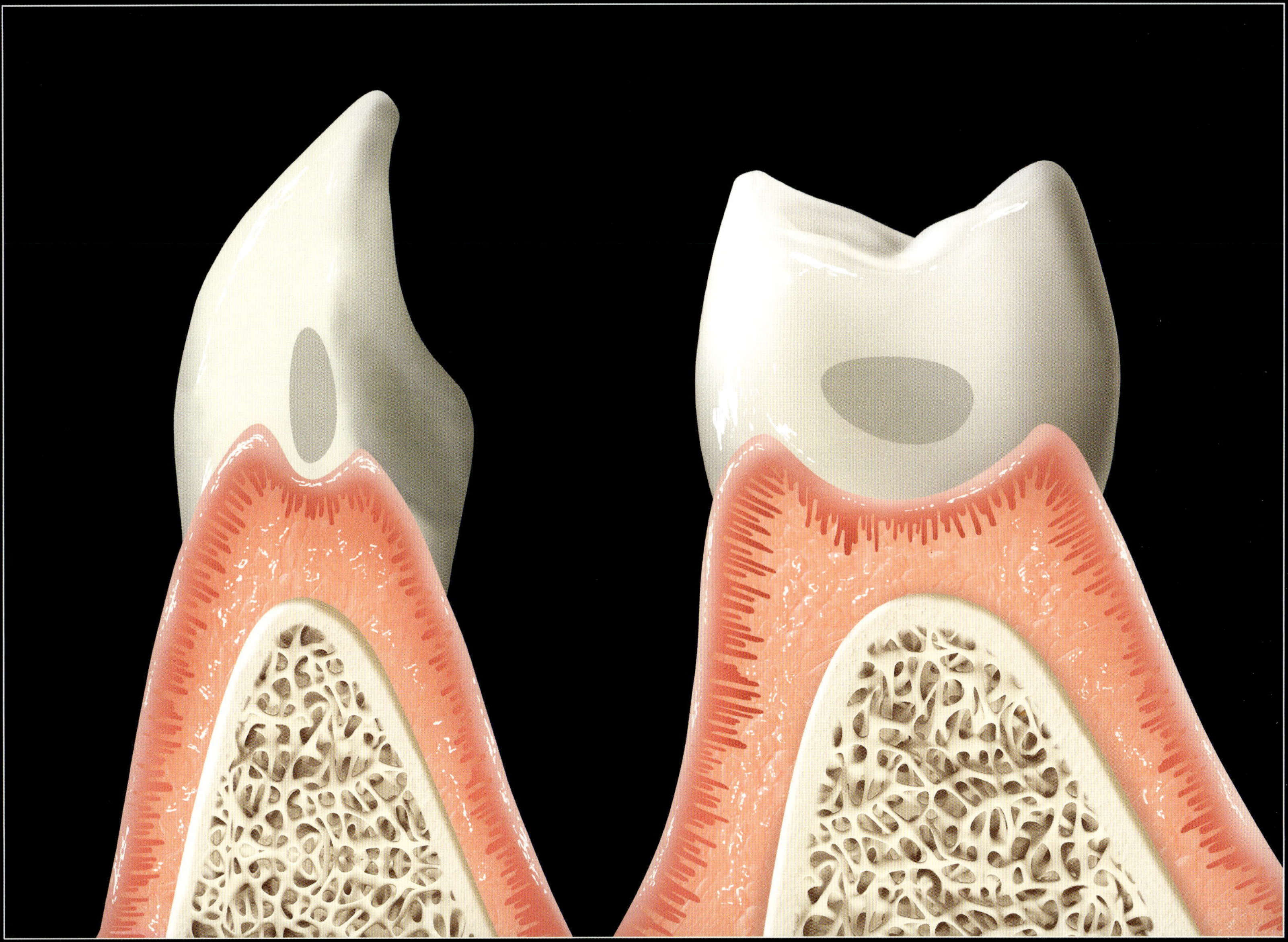

Abb. 1-2 Schematische Darstellung der Interdentalpapille.

Die Interdentalpapille füllt den Raum zwischen zwei benachbarten Zähnen (Interdentalraum) aus. In ihrem koronalen Teil besteht sie aus freier, apikal davon aus befestigter Gingiva. Die Papillenform variiert von Mensch zu Mensch und von Zahn zu Zahn und ist durch die knöcherne und dentale Begrenzung des Interdentalraums bedingt. Im Profil hat die Papille die Form eines Sattels („Col"), begrenzt durch zwei Spitzen, von denen die vestibuläre stets weiter koronal liegt als die linguale/palatinale Spitze. Der Höhenunterschied zwischen beiden Spitzen ist im Bereich der Frontzähne groß und nimmt zu den Molaren hin ab.

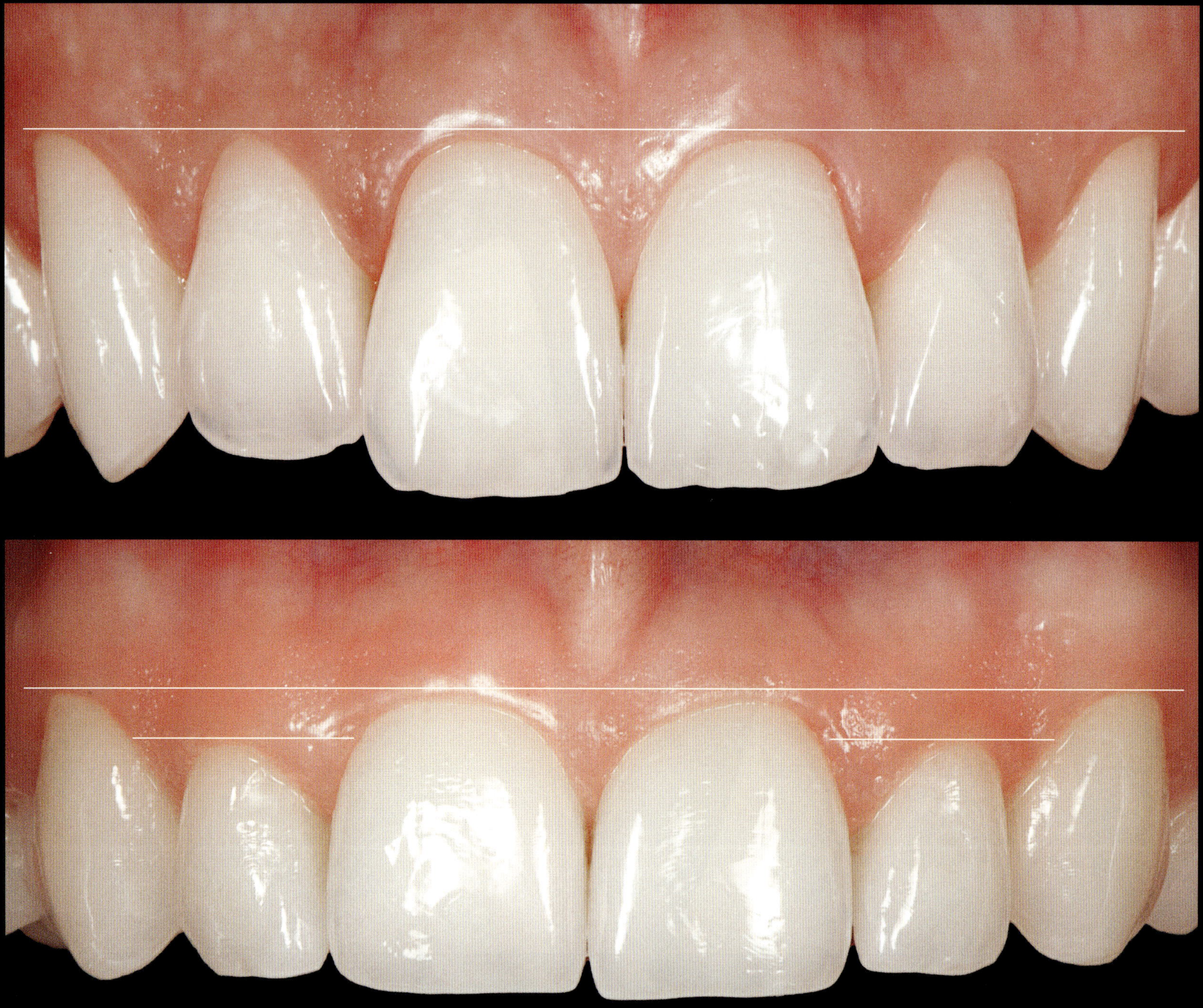

Abb. 1-3 Lage der Gingivazenite.

Der Gingivazenit ist der apikalste Punkt des freien Gingivarandes eines Zahns. Die Höhe der Gingivazenite innerhalb einer Zahnreihe folgt ästhetischen Regeln, die interindividuell relativ konstant sind. Im Oberkiefer liegt der Gingivazenit der lateralen Schneidezähne entweder leicht koronal einer gedachten Linie durch die Zenite der Eckzähne und zentralen Schneidezähne oder auf dieser Linie.

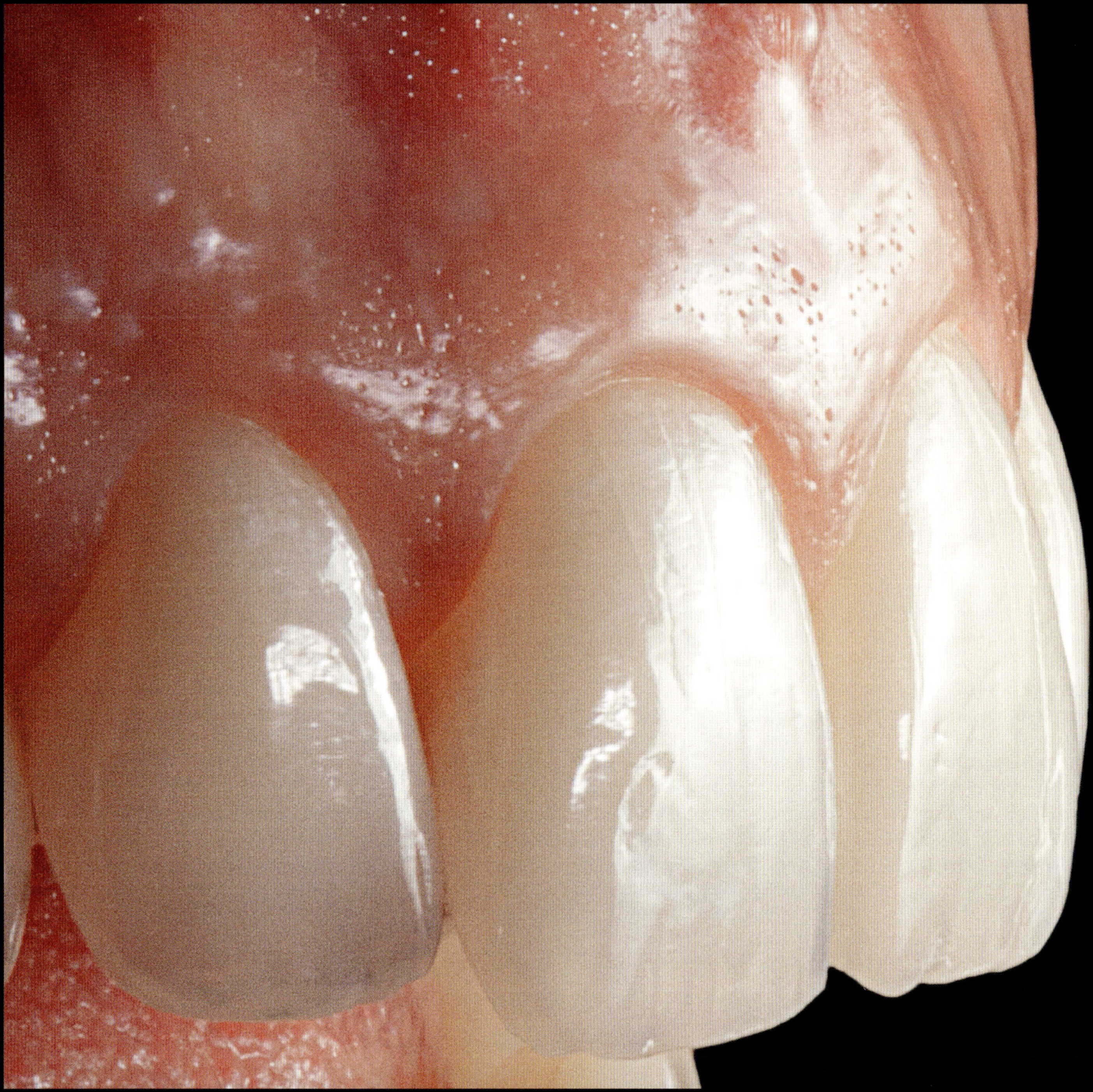

Abb. 1-4 Oberflächentextur der Gingiva.

Die Gingivaoberfläche zeigt eine Stippelung, die an eine Orangenschale erinnert. Diese charakteristische Textur erklärt sich aus der Insertion osteogingivaler Fasern des Bindegewebes, die Zug auf das Gingivaepithel ausüben und dadurch die kleinen Vertiefungen der Oberfläche hervorrufen. Im hier gezeigten Fall ist die Stippelung besonders markant, da es sich um einen dicken gingivalen Biotyp handelt.

Verankernde Gewebe

Anatomie und Histologie

Wurzelhaut

Die zwischen dem Wurzelzement und dem Alveolarknochen gelegene Wurzelhaut (Desmodont, Parodontalligament) besteht aus sehr dichtem Bindegewebe. Sie enthält eine große Anzahl von Fasern, die überwiegend aus Kollagen bestehen und auch als Sharpey-Fasern bezeichnet werden. Diese Fasern verbinden das azelluläre Fremdfaserzement mit dem Bündelknochen des Alveolarfortsatzes. Die Fasern sind in Bündeln angeordnet, die infolge ihrer Anordnung und Orientierung in der Lage sind, auf die Zähne wirkende mechanische Belastungen zu absorbieren und zu verteilen. Außerdem beherbergt das Desmodont ruhende Progenitorzellen.

Wurzelzement

Das Wurzelzement ist ein mineralisiertes Bindegewebe, in das Kollagenfasern und Zellen eingebettet sein können. Abhängig von den vorhandenen Zelleinschlüssen und der Präsenz und Orientierung der Kollagenfaserbündel unterscheidet man zwischen verschiedenen Zementtypen. Der größte Teil der Wurzeloberfläche ist mit azellulärem Fremdfaserzement bedeckt. Dieses enthält keinen Zellen, aber umschließt das eine Ende der Sharpey-Fasern des Desmodonts, die mit ihrem anderen Ende im Bündelknochen des Alveolarfortsatzes verankert sind.

Alveolarfortsatz

Der Alveolarfortsatz stellt eine Erweiterung des basalen Knochens des Ober- und Unterkiefers dar. Er bildet die Zahnfächer (Alveolen), welche die Zahnwurzeln umschließen. Die vestibuläre und die linguale/palatinale Kortikalis des Alveolarfortsatzes bestehen aus kompaktem Knochen. Auch die Innenwände der Alveolen sind mit einer Kortikalis ausgekleidet, die vielfach perforiert ist und daher auch als Lamina cribriformis bezeichnet wird. Der Blick in ein leeres Zahnfach zeigt Wandstrukturen mit vielen kleinen Löchern, die den Durchtrittsstellen von Sharpey-Fasern und kleinen Blutgefäßen entsprechen. Die Räume zwischen der äußeren Kortikalis des Alveolarfortsatzes und der Lamina cribriformis der Zahnfächer ist mit spongiösem Knochen ausgefüllt, dessen Dichte und Beschaffenheit individuellen und lokalen Schwankungen unterliegt. Die Dicke des vestibulären Alveolarknochens nimmt innerhalb eines Kiefers in zwei Richtungen ab: von mesial nach distal sowie von apikal nach koronal. Im intakten Alveolarfortsatz liegt der Rand der Alveolen (Limbus alveolaris) etwa 4 mm apikal der SZG und folgt deren bogenförmigem Verlauf.

Funktion

Die Verankerung des Zahns wird durch das Zusammenwirken der drei Gewebe sichergestellt, die das tiefe Parodont bilden: Wurzelzement, Desmodont und Alveolarknochen. Neben der mechanischen Funktion haben diese Gewebe auch eine biologische Aufgabe. Das Desmodont beherbergt eine Anzahl Progenitorzellen, die unter bestimmten Umständen zur Differenzierung veranlasst werden können. Diese pluripotenten Zellen sind an der Gewebehomöostase, aber auch an der Gewebereparatur und -regeneration beteiligt, was insbesondere nach parodontalchirurgischen Interventionen relevant ist.

Biotypen

Der Biotyp charakterisiert eine anatomische Struktur anhand bestimmter Merkmalsausprägungen, die in der Regel gemeinsam auftreten. Das Konzept des Biotyps kann auf den Zahnhalteapparat als Ganzen (parodontaler Biotyp) wie auch auf die Gingiva im Speziellen (gingivaler Biotyp) angewendet werden.

Parodontaler Biotyp

Parodontale Biotypen werden üblicherweise nach der Klassifikation von Maynard und Wilson unterschieden **(Abb. 1-5)**. Sie beruht auf den Kriterien Gingivadicke, Dicke des vestibulären Alveolarknochens und Höhe des keratinisierten Gewebes. Der auch als „dicker" Biotyp bezeichnete Typ I ist am widerstandsfähigsten, da er dicken Knochen mit einer dicken, breit keratinisierten Gingiva verbindet. Die geringste Widerstandsfähigkeit besitzt der „dünne" Typ IV, den dünner Knochen, eine dünne Gingiva und eine geringe Höhe der Keratinisierung kennzeichnen. Die Typen II und III besitzen zwischen diesen beiden Extremen liegende Eigenschaften. Keiner der vier Biotypen dieser Klassifikation ist pathologisch, alle vier stellen physiologische Ausprägungen der parodontalen Anatomie dar.

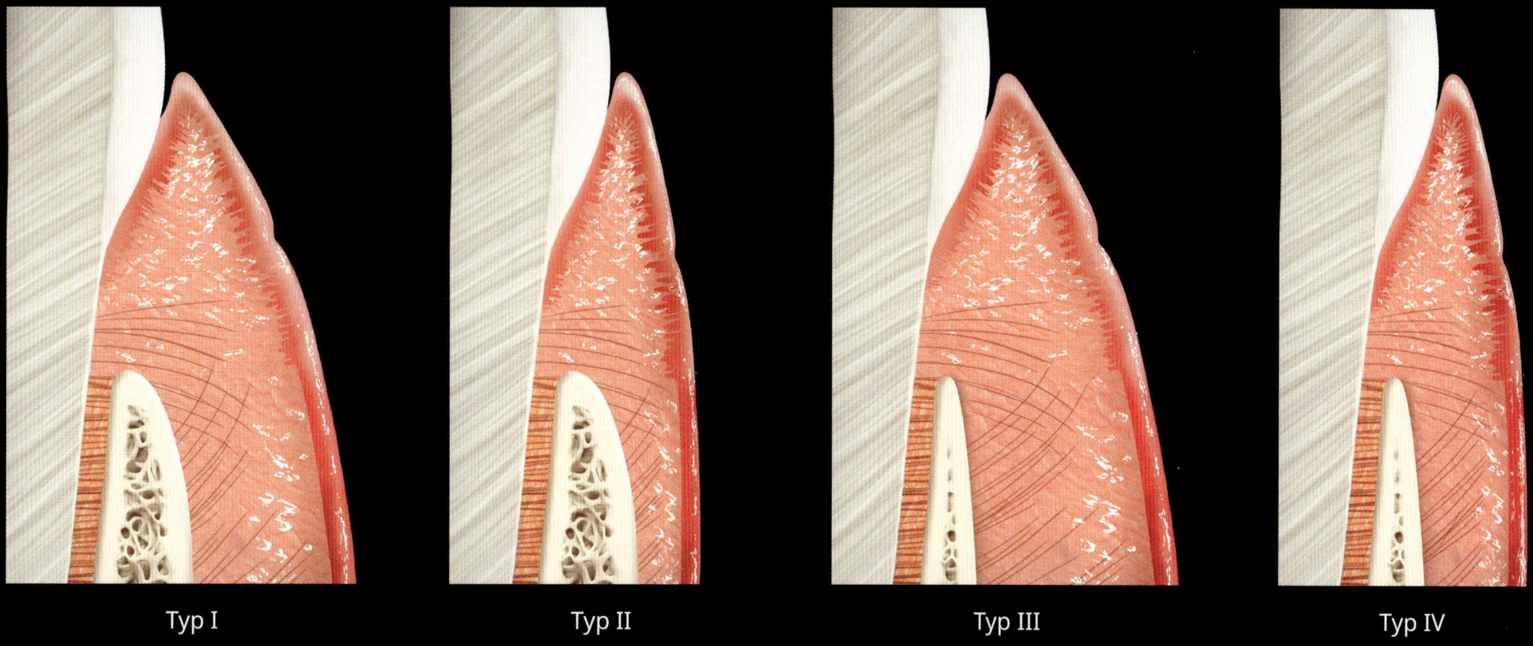

Biotyp	Dicke		Gingivahöhe
	Knochen	Gingiva	
Typ I	dick	dick	3–5 mm
Typ II	dick	dünn	≤ 2 mm
Typ III	dünn	dick	3–5 mm
Typ IV	dünn	dünn	≤ 2 mm

Abb. 1-5 Parodontale Biotypen (nach Maynard und Wilson, 1980).

Der „parodontale Biotyp" klassifiziert die parodontale Situation anhand einer Gruppe gemeinsam auftretender Merkmale. Der auch als „dicker" Biotyp bezeichnete Typ I verbindet dicken vestibulären Knochen mit dicker Gingiva und einer hohen Keratinisierung und ist am widerstandsfähigsten. Das andere Extrem ist Typ IV, auch als „dünner" Biotyp bezeichnet. Er ist durch dünnen Knochen, dünne Gingiva und eine geringe Gingivahöhe gekennzeichnet und daher am wenigsten widerstandsfähig. Die Biotypen II und III liegen in ihren Eigenschaften dazwischen.

Gingivaler Biotyp

Die Biotypisierung kann auch allein für die Gingiva vorgenommen werden. Klinisch ist der gingivale Biotyp deutlich relevanter als der parodontale, der sich wesentlich schwerer ermitteln lässt, da in der Regel keine Informationen zur Dicke des vestibulären Alveolarknochens verfügbar sind. Dagegen lässt sich der gingivale Biotyp mit einer einfachen Parodontalsonde bestimmen (Abb. 1-6), wozu folgendes bewertet wird:

- Sichtbarkeit der in den Sulkus eingeführten Sondenspitze,
- Veränderung des Aussehens der Gingiva bei moderatem Sondendruck auf den freien Gingivarand.

Beim „dicken" gingivalen Biotyp ist die in den Sulkus eingeführte Sondenspitze nicht sichtbar, und Druck auf den Gingivarand verändert das Aussehen der umgebenden Gingiva nicht. Ist der Biotyp hingegen „dünn", kann die im Sulkus platzierte Sondenspitze deutlich durch den Gingivalsaum hindurch erkannt werden, und Sondendruck auf die freie Gingiva führt aufgrund der erzeugten Ischämie zum Erblassen des Gewebes. Abgesehen von diesen extremen Formen, die leicht zu erkennen sind, bleibt die Bestimmung des gingivalen Biotyps eine subjektive Angelegenheit, weshalb nur drei gingivale Biotypen unterschieden werden: „dick", „mittel" und „dünn".

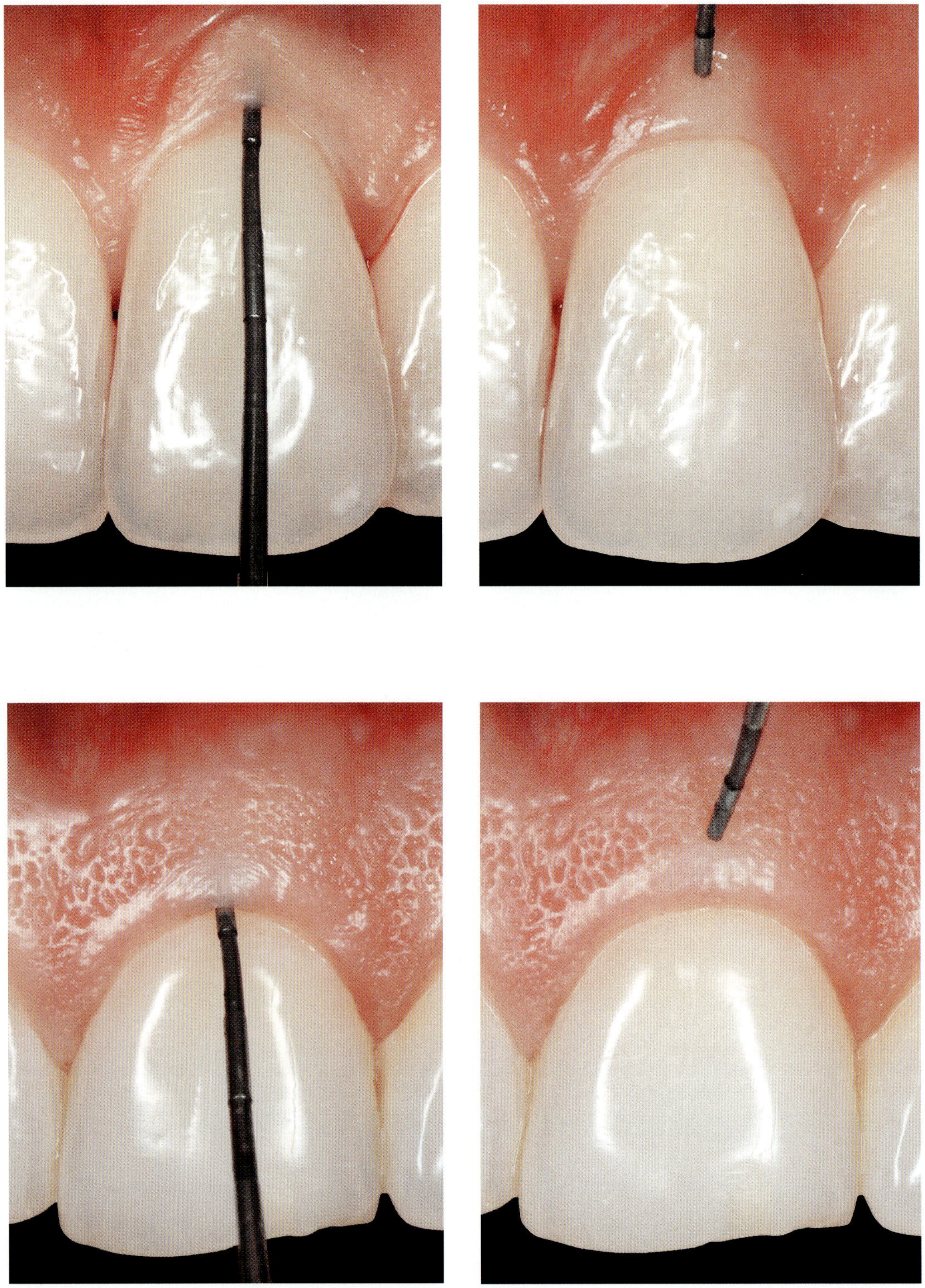

Abb. 1-6 Klinische Bestimmung des gingivalen Biotyps.

Der gingivale Biotyp lässt sich mit einer Parodontalsonde bestimmen. Hierzu wird die in den Sulcus gingivalis eingeführte Sondenspitze sowie die Farbveränderung des freien Gingivarands unter moderatem Sondendruck beobachtet. Liegt ein dicker gingivaler Biotyp vor, ist die im Sulkus befindliche Sondenspitze nicht zu erkennen und der Druck auf den Gingivarand ruft keine sichtbare Veränderung der angrenzenden Gingiva hervor. Beim dünnen Biotyp ist die Sondenspitze im Sulkus durch die Margo gingivalis hindurch sichtbar und Sondendruck auf den Gingivarand führt zur Ischämie und zum Erblassen des Gewebes.

Pathoanatomie

Rezessionen sind mit einem Rückzug aller parodontalen Gewebe in apikale Richtung verbunden (Abb. 1-7): Sowohl die Gingiva, als auch der Alveolarknochen und das Desmodont werden fortschreitend resorbiert. Rezessionen können an allen Zahnflächen auftreten. Allerdings betreffen sie, wenn es sich nicht um die Folgeerscheinungen einer Parodontalerkrankung handelt, vor allem die Vestibulärflächen, seltener die Lingual-/Palatinal- oder Approximalflächen.

Sichtbares Zeichen ist der apikale Rückzug des normalerweise koronal der SZG liegenden Gingivarands bis hin zur Exposition der Zahnwurzel. Eine Rezession liegt vor, wenn die SZG, zu erkennen an ihrem bogenförmigen Verlauf, und die anhand ihrer dunkleren Farbe gut von der Krone zu unterscheidende Wurzel deutlich sichtbar sind.

Prävalenz

Rezessionen sind die häufigste pathologische Veränderung des Zahnhalteapparats und betreffen einen sehr großen Teil der Bevölkerung. An erster Stelle leiden natürlich alle Patienten mit aktiver oder überstandener Parodontitis an Rezessionen. Aber auch viele Patienten, die nie an Parodontitis erkrankt waren, weisen Rezessionen auf. Die hohe Prävalenz von Rezessionen ist das Ergebnis einer Kombination unterschiedlicher, aber häufig anzutreffender Faktoren (s. unten). Große epidemiologische Studien, die uns eine genaue Definition des Krankheitsbildes gestatten würden, fehlen. Bestimmte Aspekte zeichnen sich jedoch ab: Männer sind ebenso häufig betroffen wie Frauen, und besonders häufig betroffen sind die Zähne in den Frontzahnbereichen.

Praktische Bedeutung

Rezessionen sind insofern schädlich und behandlungsbedürftig, als sie zu Dentinüberempfindlichkeit, Abrasionen der Zahnhartsubstanz, Wurzelkaries sowie – aufgrund der erschwerten Mundhygiene – zu Gingivitis führen können. Zudem beeinträchtigen sie die Ästhetik, da die betroffenen Zähne ein unschönes, längliches Aussehen annehmen.

Die häufigste Motivation für einen Zahnarztbesuch aufgrund von Rezessionen ist jedoch die (meist unbegründete) Angst der Patienten vor drohendem Zahnverlust, während ästhetische Bedenken erst an zweiter Stelle kommen. Der Wunsch nach ästhetischen Gingivarekonstruktionen ist allerdings in den letzten Jahren deutlich gewachsen und betrifft nicht mehr nur die beim Lächeln sichtbaren Kieferabschnitte. Schließlich ist auch der Wunsch nach Linderung von Zahnüberempfindlichkeiten ein häufiger Grund für den Zahnarztbesuch.

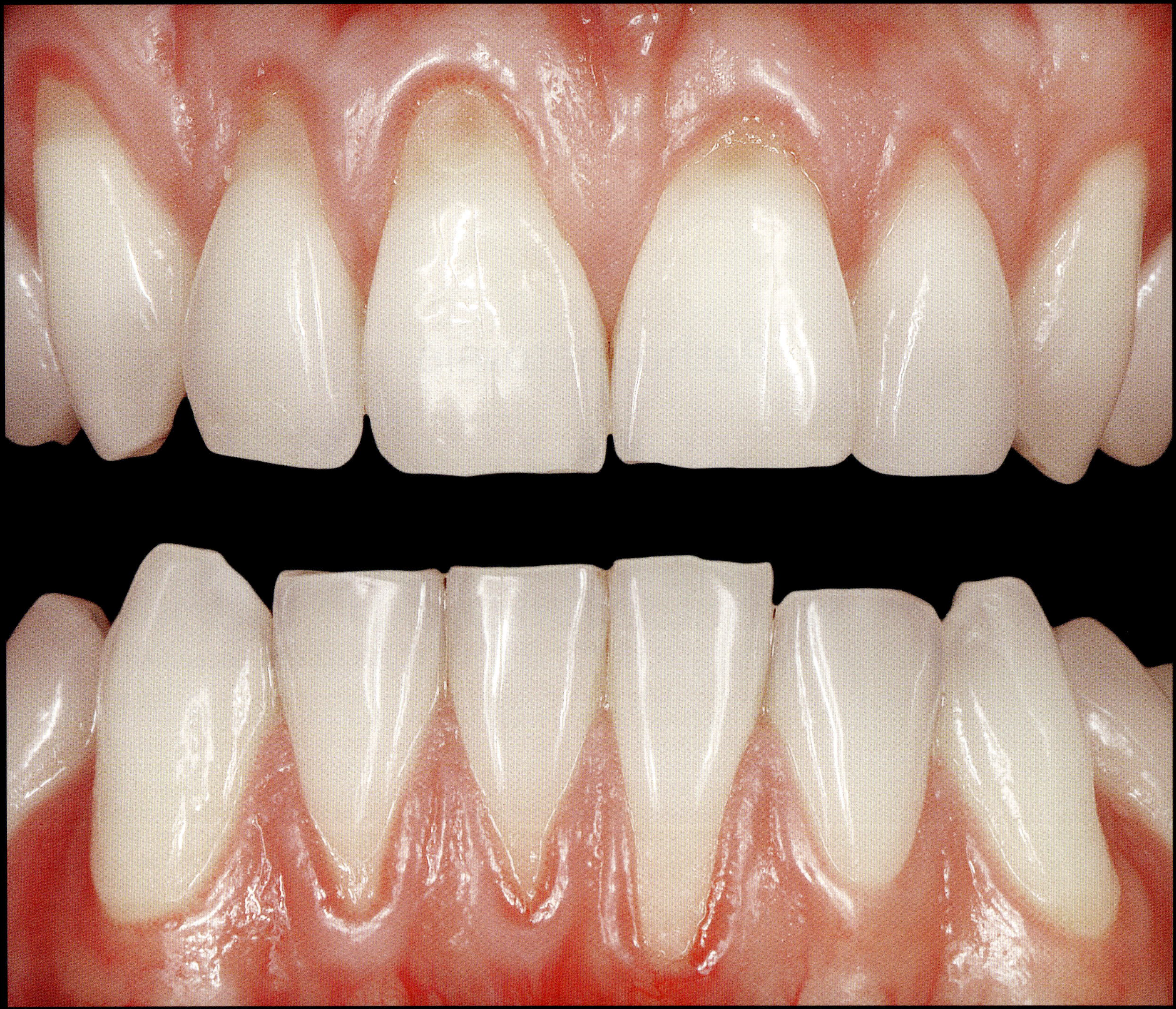

Abb. 1-7 Typische Rezessionen im Ober- und Unterkiefer einer Patientin.

Die Gingiva zieht sich zurück und legt die Zahnwurzeln frei. Die Patientin klagt über Dentinüberempfindlichkeit sowie zervikale Abrasionen und weist insbesondere an den Zähnen 11 und 21 deutliche Demineralisationszonen auf. Zudem begünstigen die Gingivarezessionen und die keilförmigen zervikalen Defekte die Plaqueakkumulation, obwohl die Patientin insgesamt eine gute Mundhygiene hat. Schließlich ist die Ästhetik des Lächelns durch das längliche Aussehen der oberen Frontzähne klar beeinträchtigt.

Klassifikation

Rezessionen werden im Allgemeinen mithilfe der in den 1980er-Jahren von Miller erarbeiteten Klassifikation beschrieben (Abb. 1-8). Dieses international etablierte Schema unterscheidet vier Rezessionsklassen:

- **Klasse I:** Die Rezession hat die MGG nicht erreicht und die Approximalflächen sind nicht beteiligt.
- **Klasse II:** Die Rezession hat die MGG erreicht oder überschritten, aber die Approximalflächen sind nicht beteiligt.
- **Klasse III:** Die Rezession kann die MGG nicht erreicht, erreicht oder auch überschritten haben. Wesentlich ist, dass eine oder beide Papillen von der Rezession betroffen sind. Der Papillenverlust ist mehr oder weniger stark ausgeprägt und führt zu einem unterschiedlich starken Bogenverlauf des Gingivarands zwischen den reduzierten Papillenspitzen und dem apikalsten Punkt der Rezession.
- **Klasse IV:** Die Rezession kann die MGG nicht erreicht, erreicht oder auch überschritten haben. Wesentlich ist der erhebliche Papillenverlust mit Papillenspitzen apikal der vestibulären SZG, oft auf einer Höhe mit dem apikalsten Punkt der Rezession.

Die Klassifikation nach Miller berücksichtig jedoch nicht nur die allgemeine anatomische Form der Rezession, sondern auch die Prognose ihrer Korrektur. Wenn die chirurgische Deckung und anschließende Heilung erfolgreich verlaufen, können Rezessionen der Klassen I und II vollständig, Klasse-III-Rezessionen partiell und Klasse-IV-Rezessionen nicht mehr korrigiert werden – unabhängig davon, welche parodontalchirurgische Technik angewendet wird. Die im Anschluss an das Klassifikationsschema gezeigten klinischen Beispiele illustrieren diesen biologischen Determinismus (Abb. 1-9 bis 1-13).

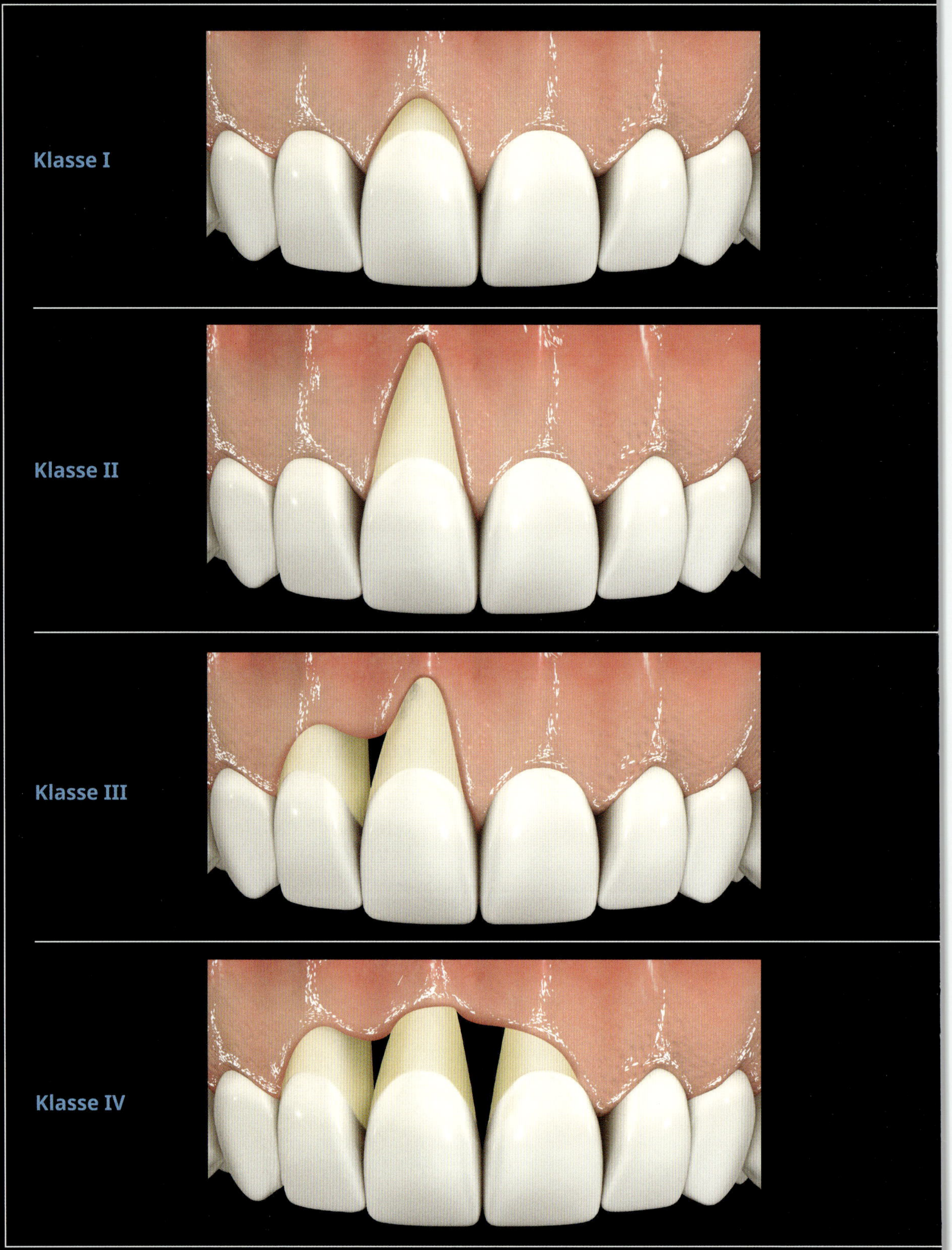

Abb. 1-8 Schematische Darstellung der vier Klassen parodontaler Rezessionen der Klassifikation von Miller (1984).

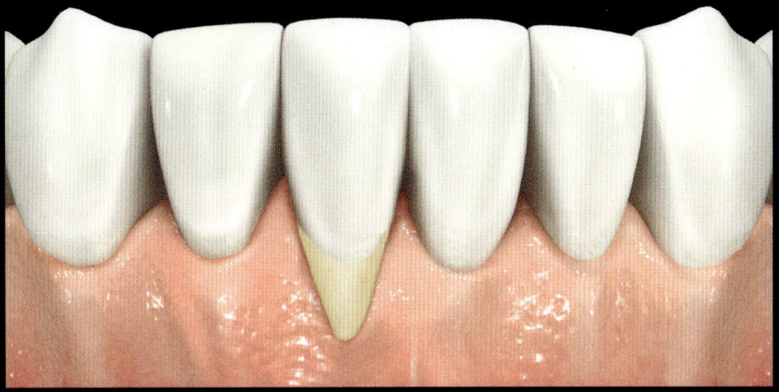

Klasse I

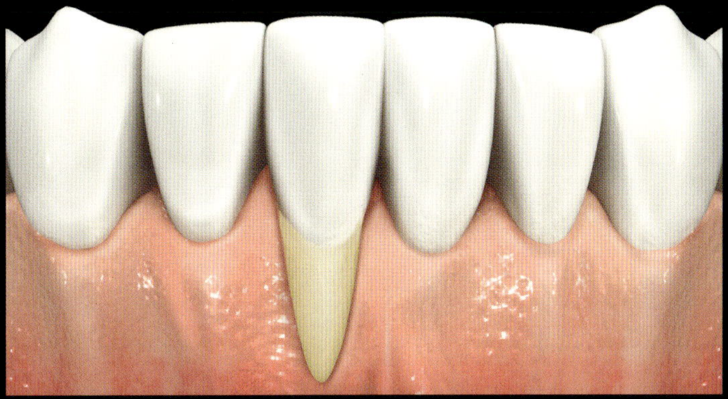

Klasse II

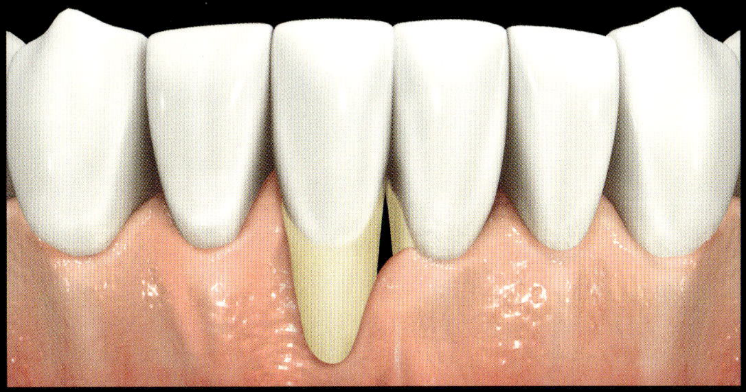

Klasse III

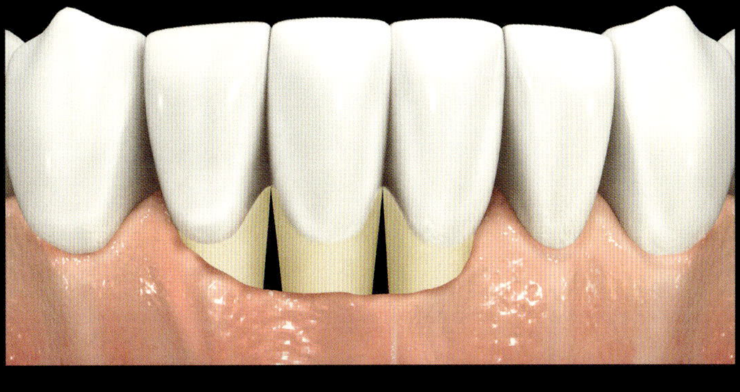

Klasse IV

Abb. 1-9 Wurzeldeckung einer Klasse-I-Rezession.

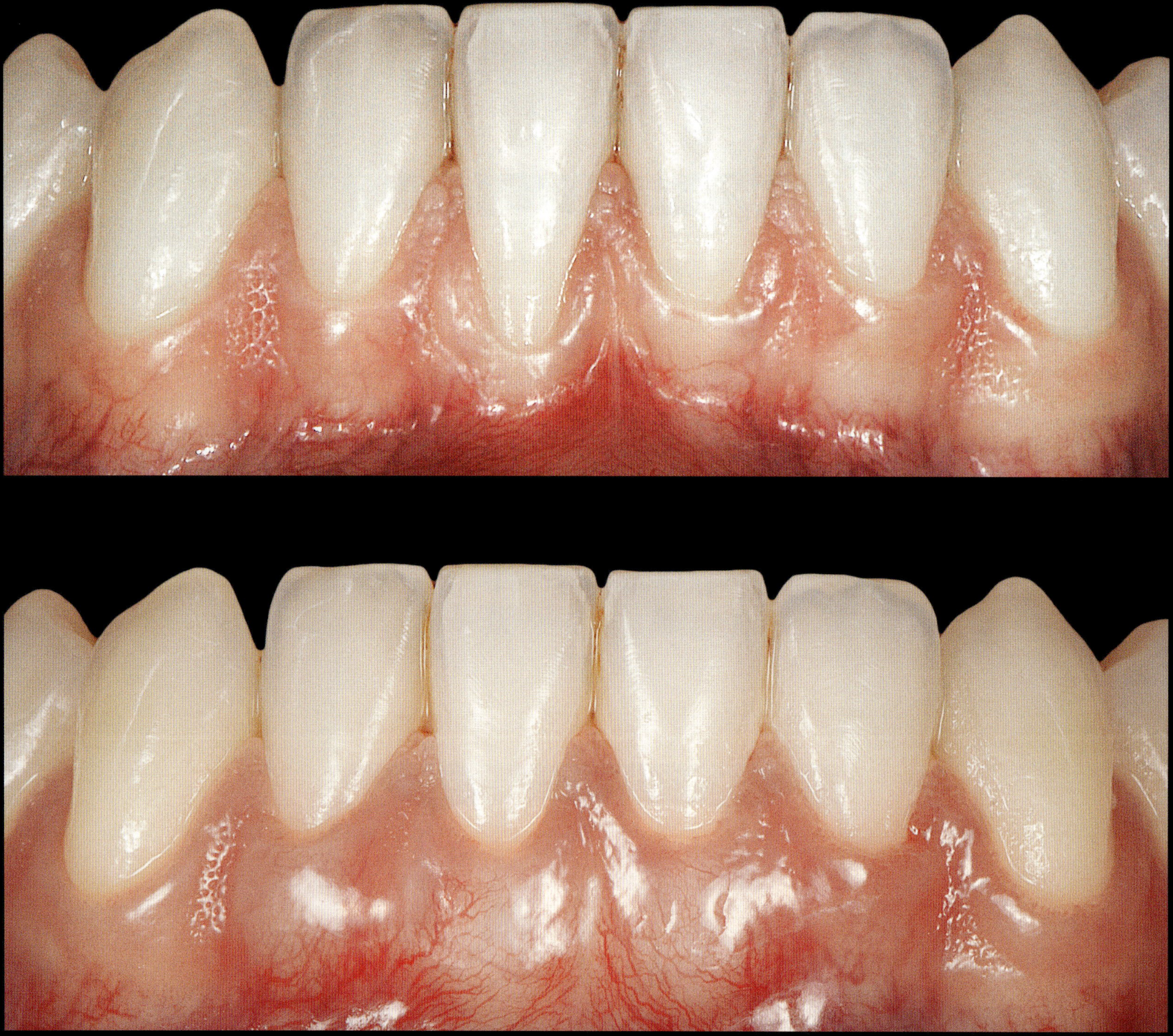

In Übereinstimmung mit den Vorhersagen Millers wurde nach der chirurgischen Korrektur eine vollständige Deckung erreicht. Situation vor und (> 6 Monate) nach dem Eingriff.

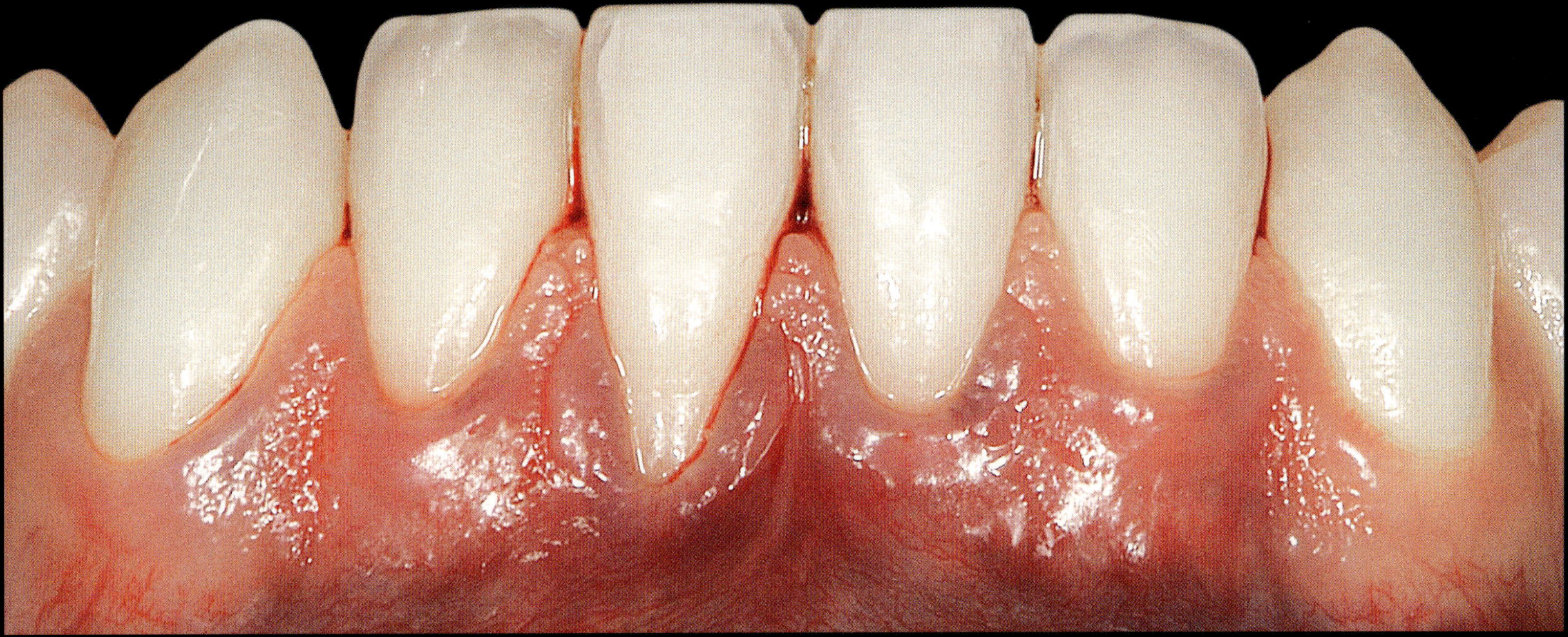

Tunnelierende Präparation.

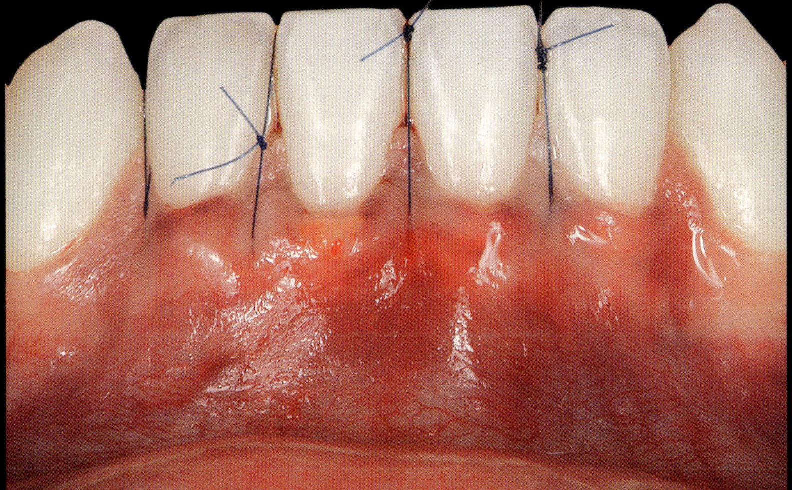

Situation nach Platzierung eines Bindegewebetransplantats (BGT).

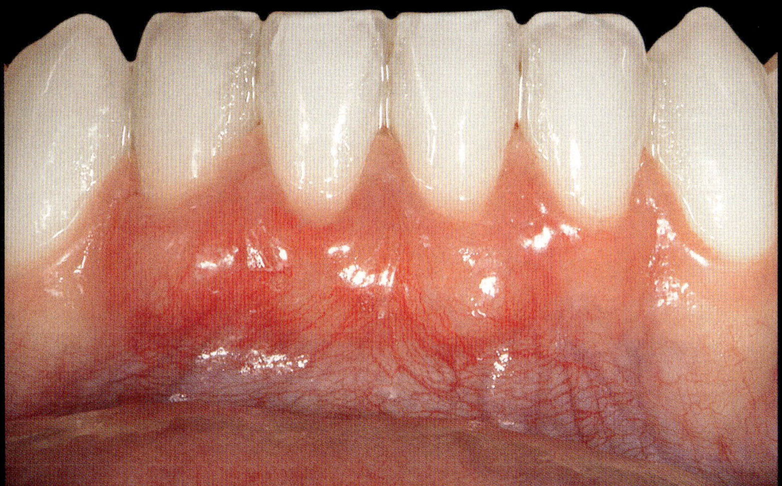

Heilung nach einer Woche.

Abb. 1-10 Wurzeldeckung einer Klasse-II-Rezession.

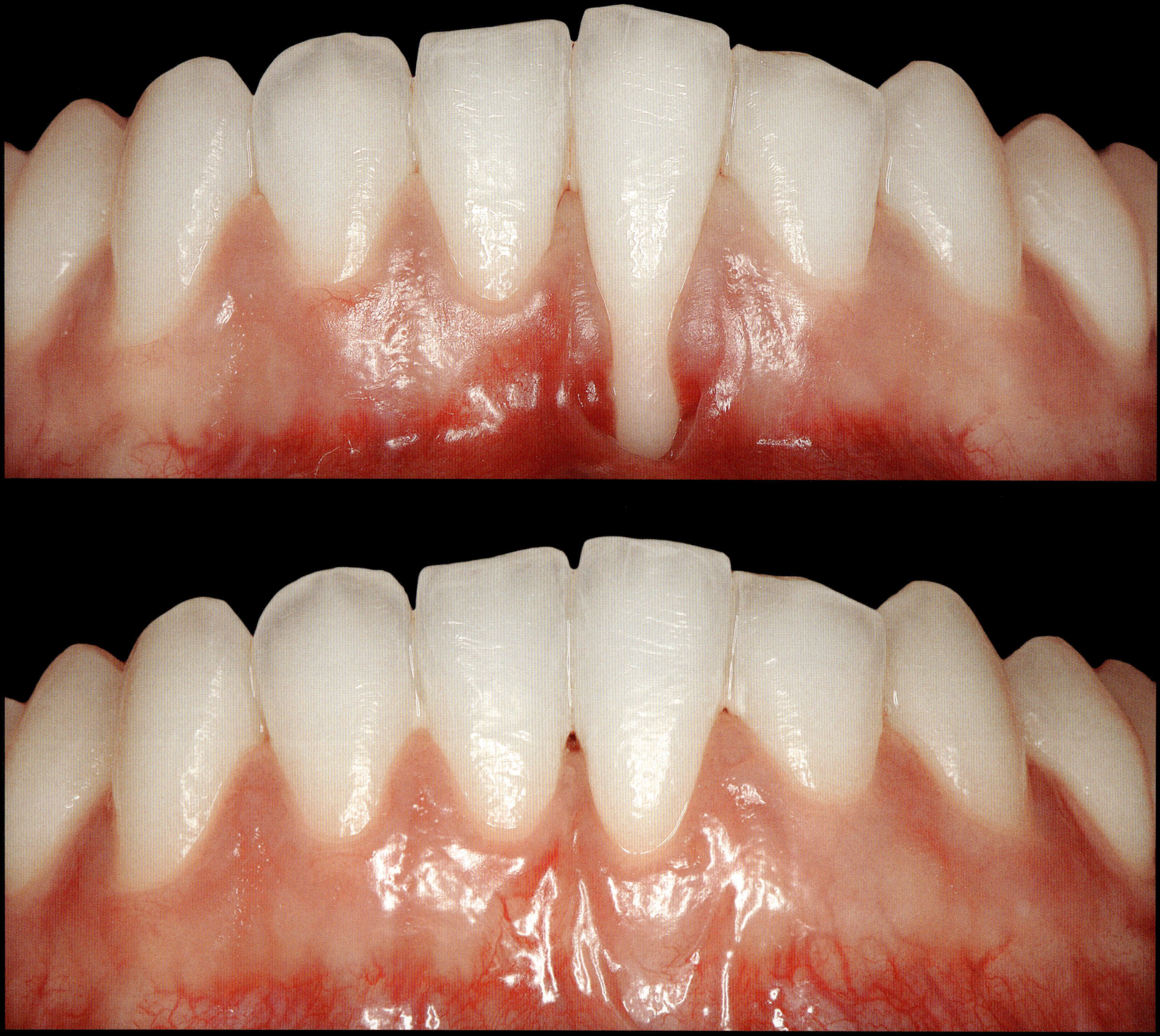

In Übereinstimmung mit den Vorhersagen Millers wurde nach der chirurgischen Korrektur eine vollständige Deckung erreicht. Situation vor und (> 6 Monate) nach dem Eingriff.

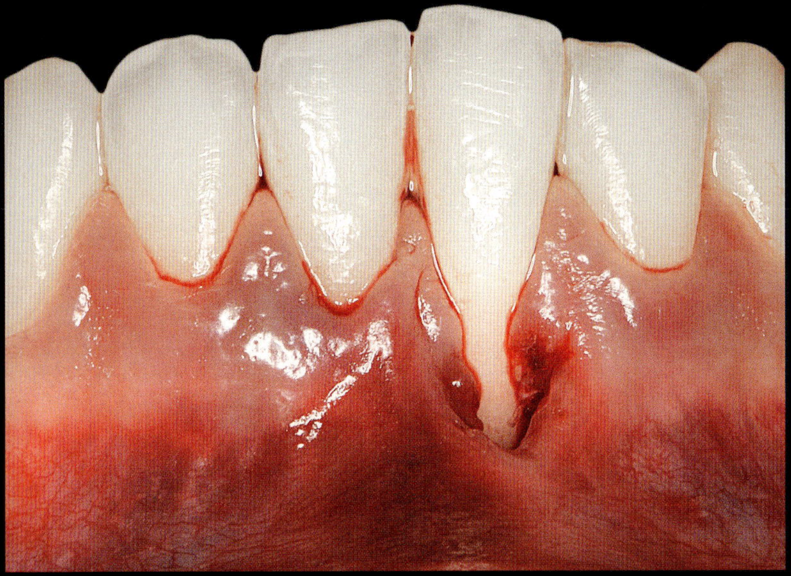

Tunnelierende Präparation.

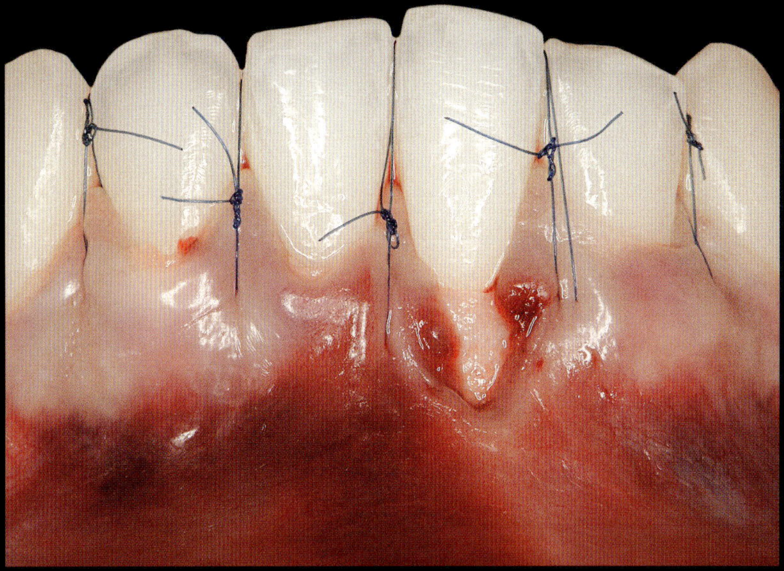

Situation nach Platzierung BGT.

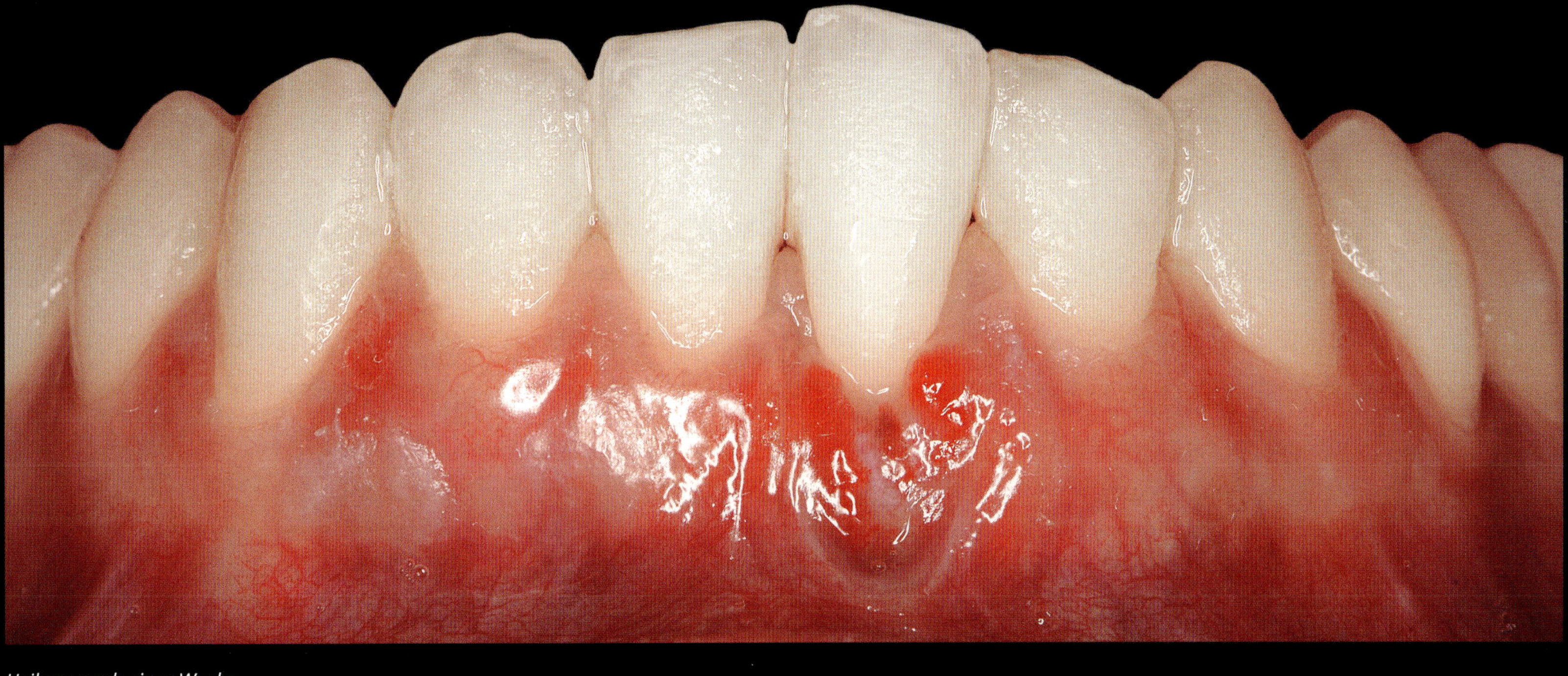

Heilung nach einer Woche.

Abb. 1-11 Wurzeldeckung einer frühen Klasse-III-Rezession (die Papillenspitzen befinden sich noch koronal der approximalen SZG).

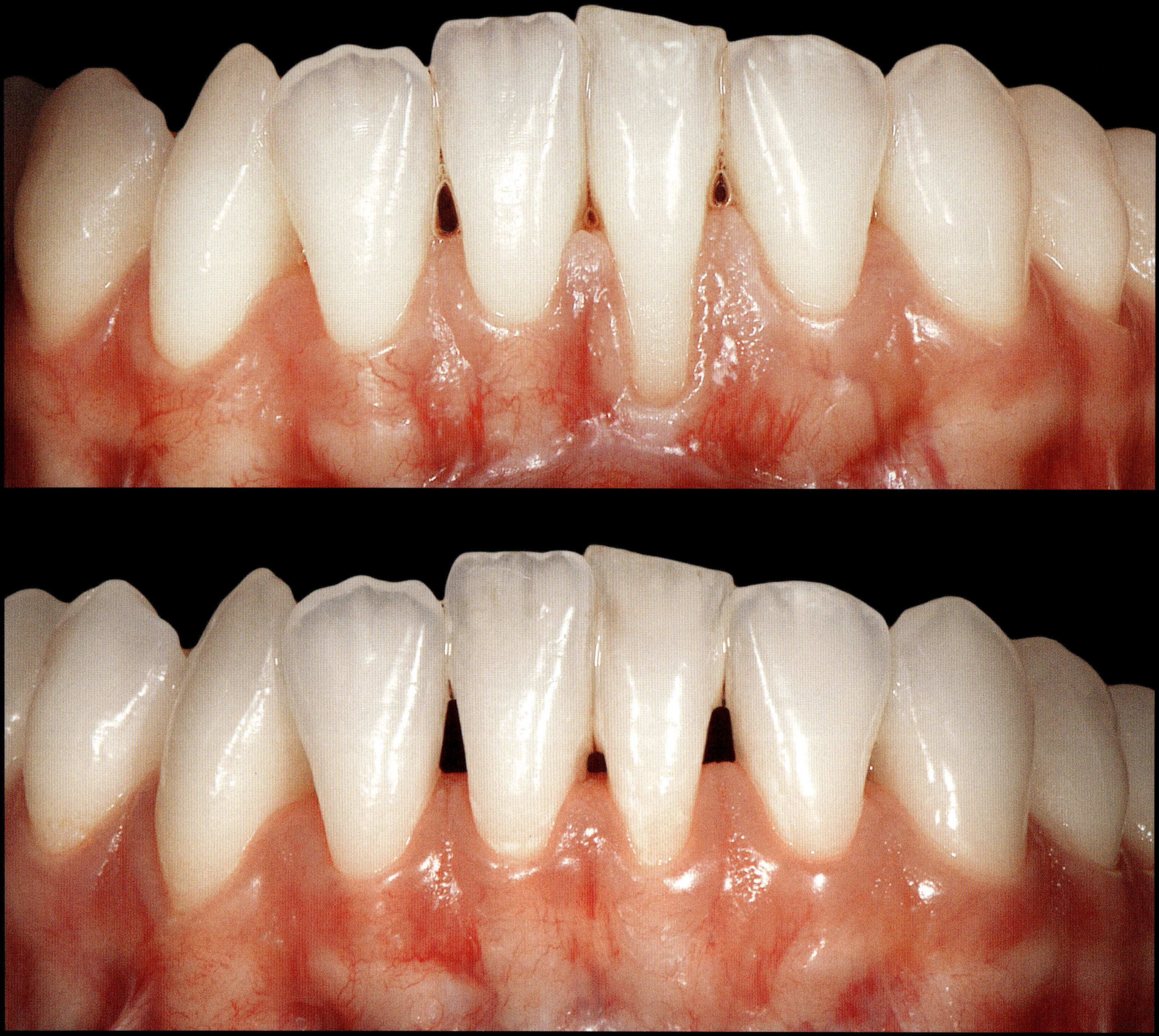

In Übereinstimmung mit den Vorhersagen Millers war nur eine partielle Wurzeldeckung möglich. Situation vor und (> 6 Monate) nach dem Eingriff.

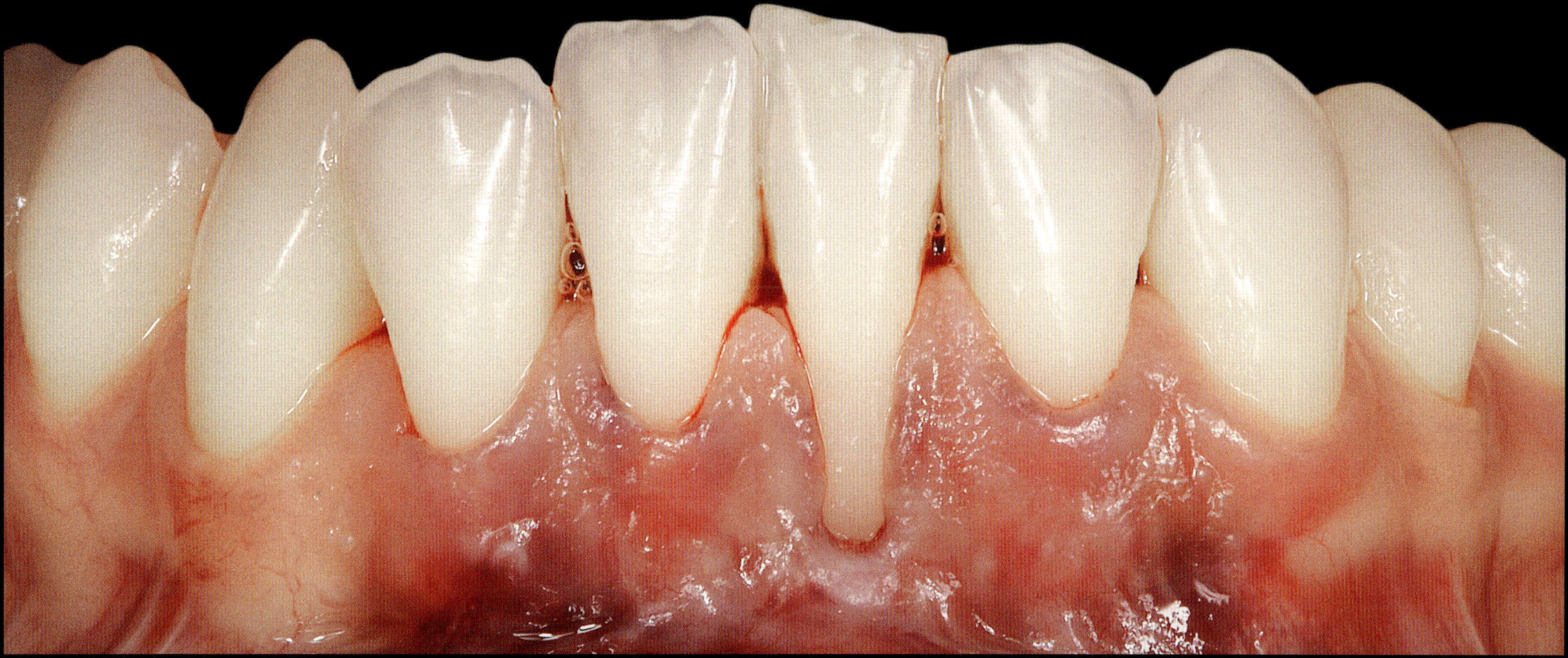

Tunnelierende Präparation.

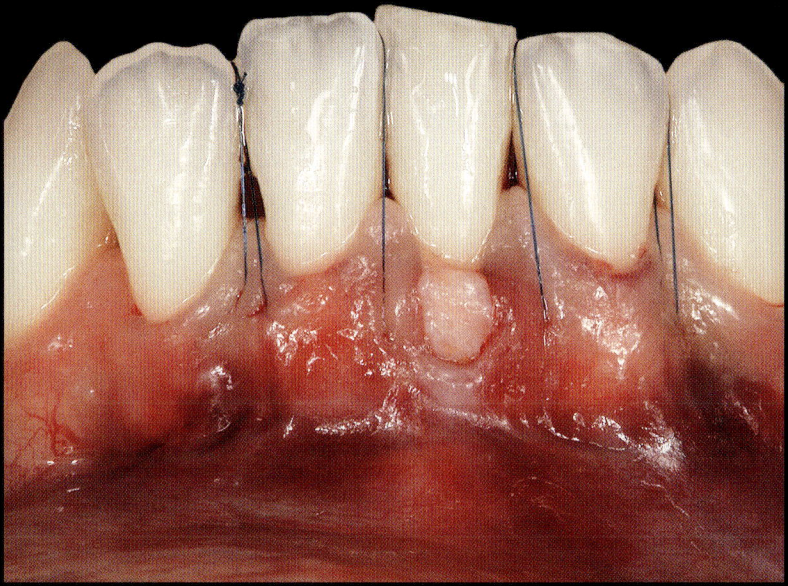

Situation nach Platzierung eines BGT.

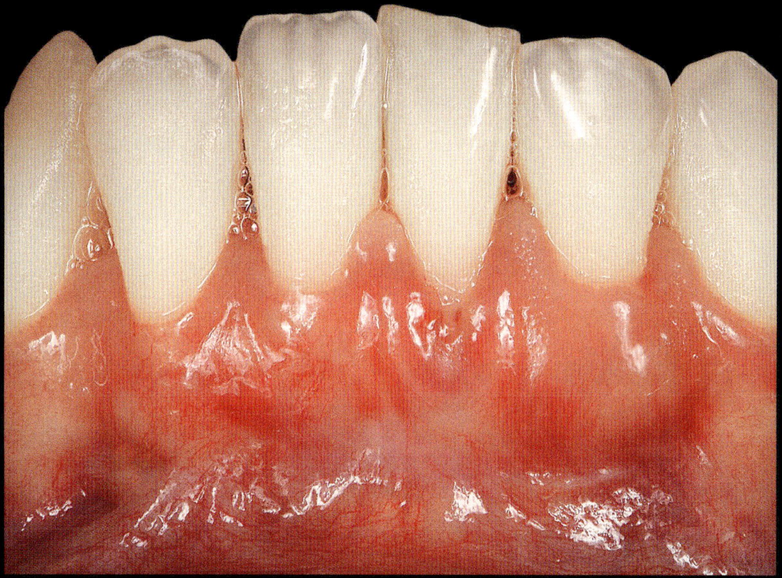

Heilung nach einer Woche.

Abb. 1-12 Wurzeldeckung einer fortgeschrittenen Klasse-III-Rezession (die Papillenspitzen befinden sich apikal der approximalen SZG).

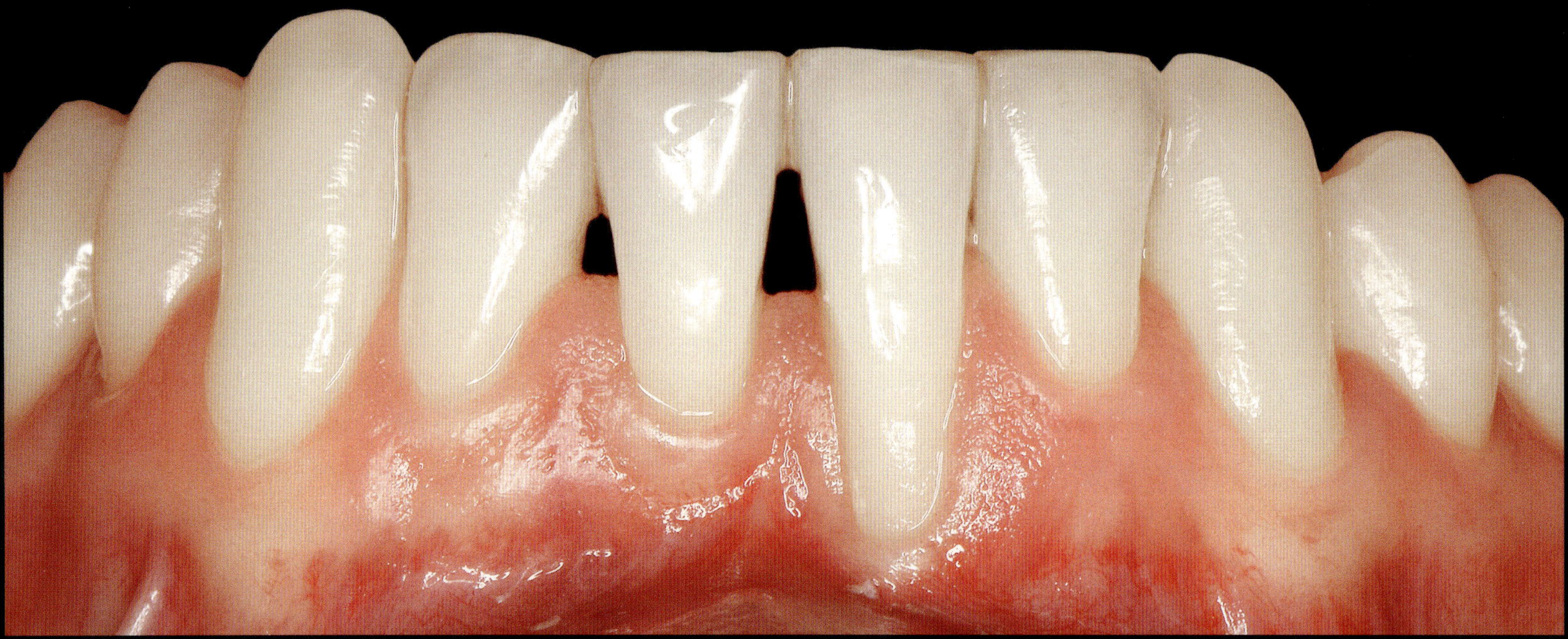

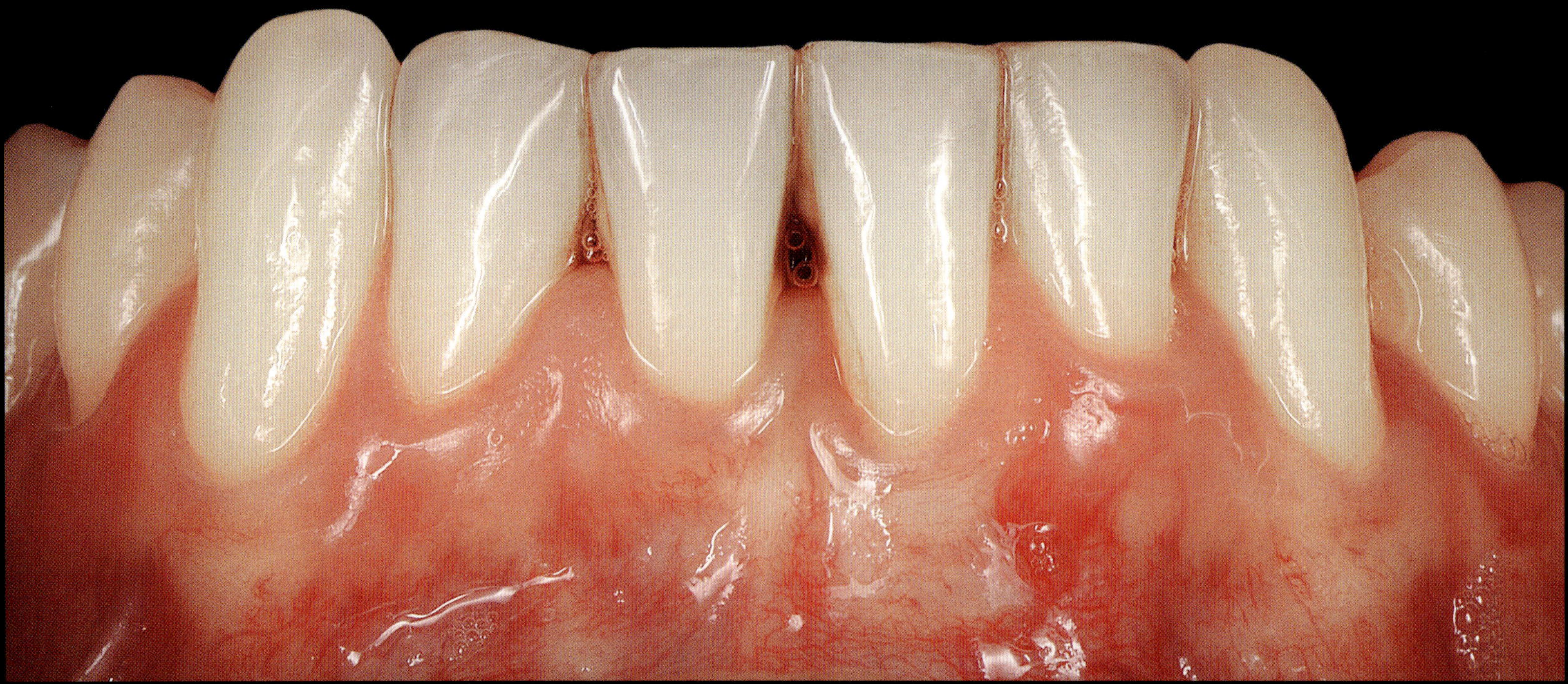

In Übereinstimmung mit den Vorhersagen Millers konnte lediglich eine partielle Wurzeldeckung erreicht werden. Situation vor und (> 6 Monate) nach dem Eingriff.

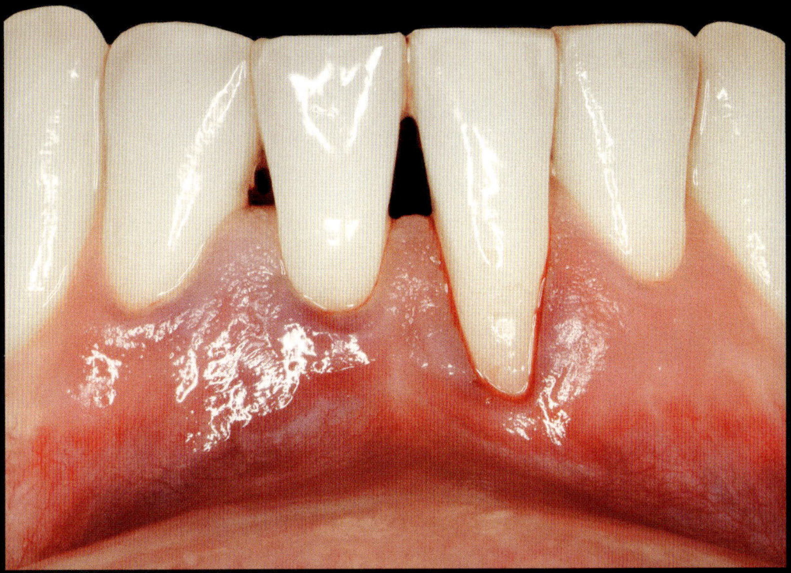

Tunnelierende Präparation.

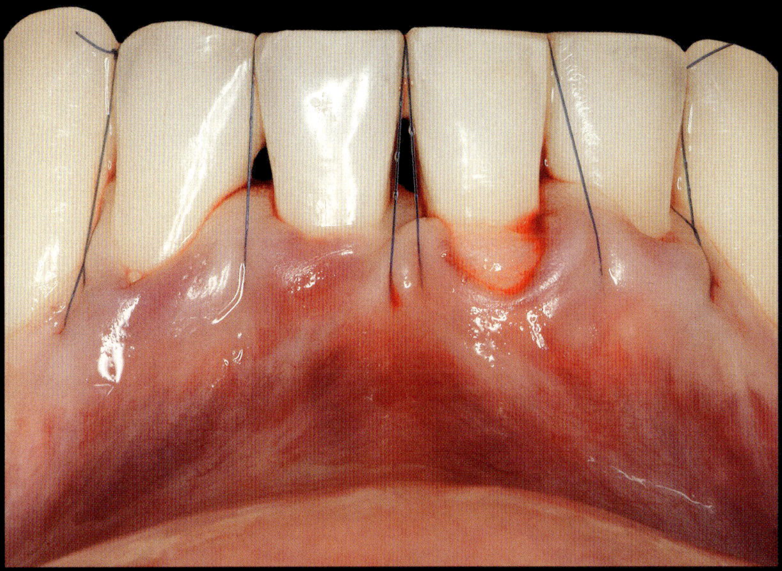

Situation nach Platzierung eines BGT.

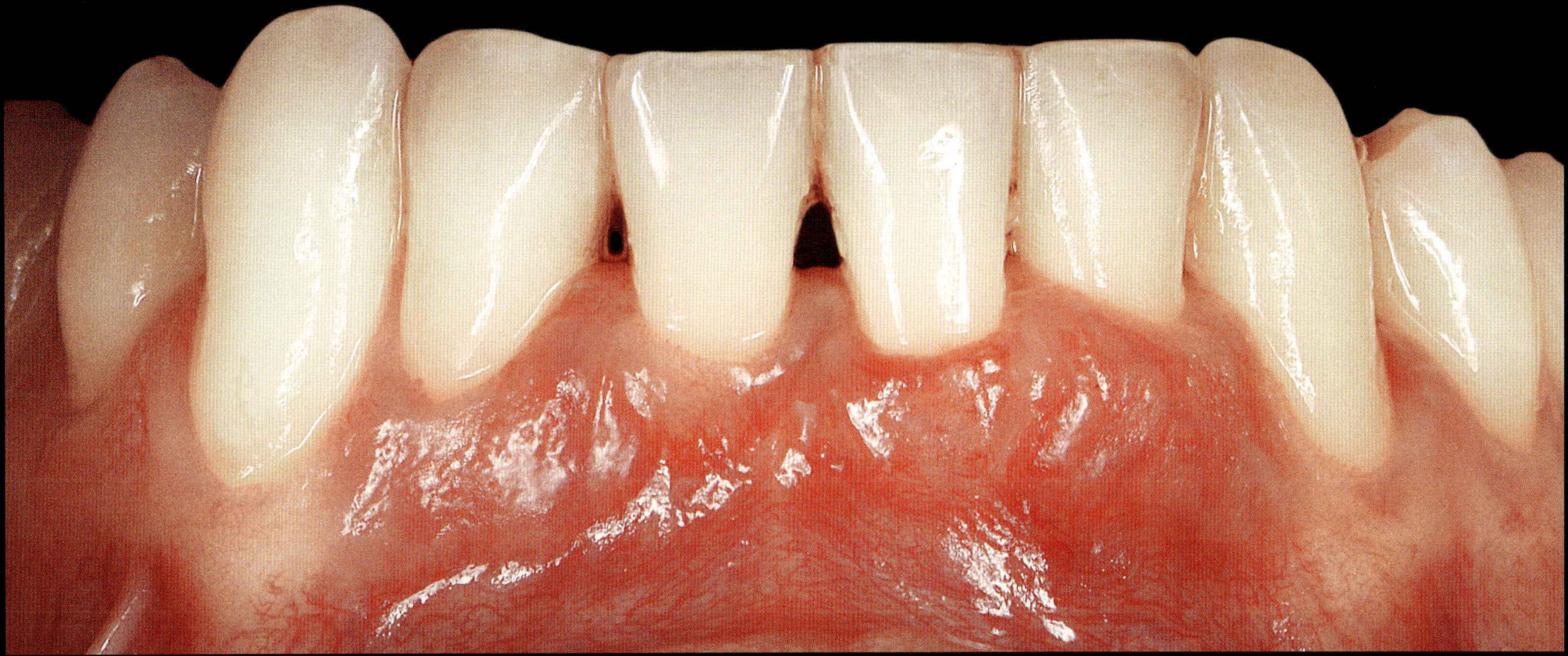

Heilung nach einer Woche.

Abb. 1-13 Erfolglose Wurzeldeckung einer Klasse-IV-Rezession.

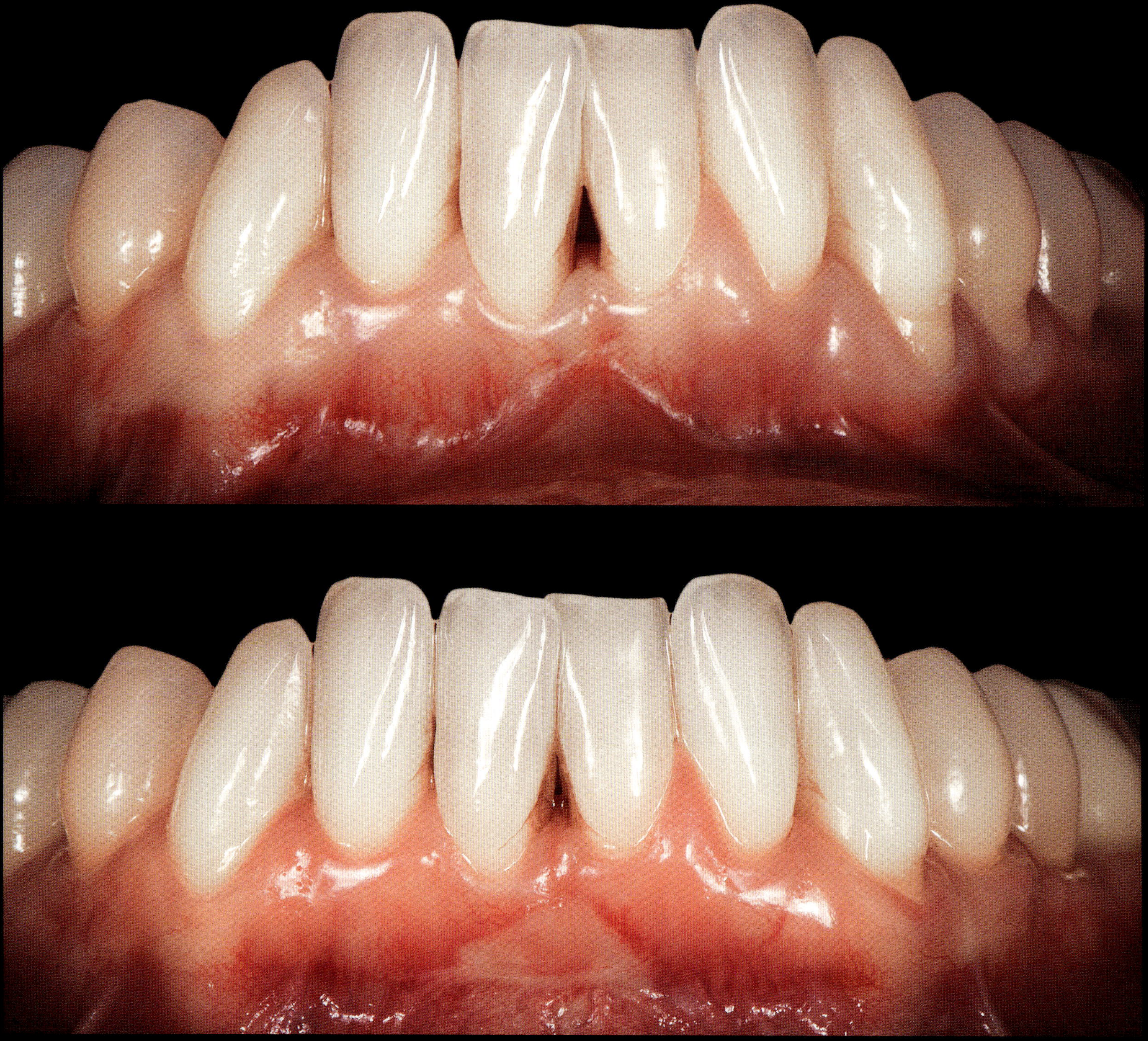

Problematisch war hier nicht die Wurzeldeckung, sondern die Vertiefung des Vestibulums, die apikale Reposition der Muskelansätze und die Verbreiterung der Keratinisierung apikal der Rezessionen. Situation vor und (> 6 Monate) nach dem Eingriff.

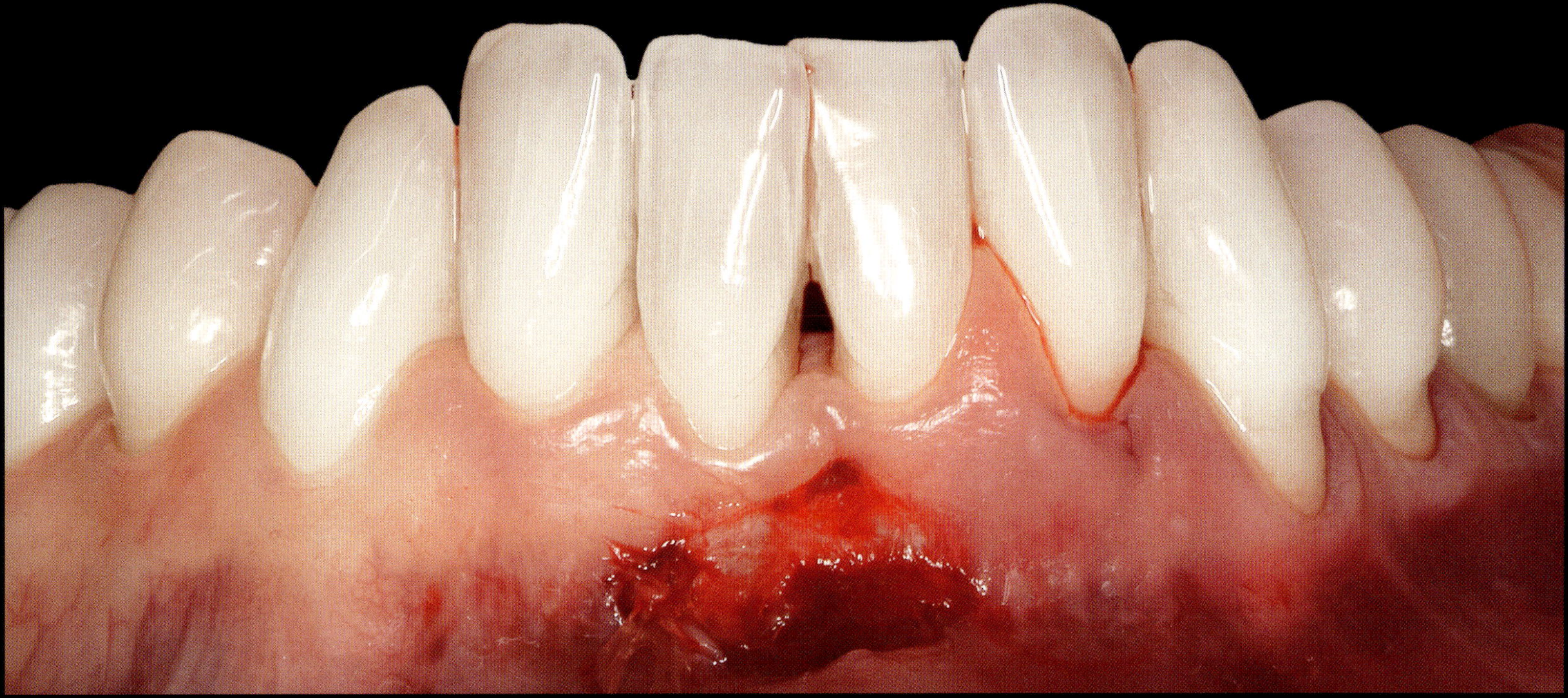

Präparation eines Periostlagers.

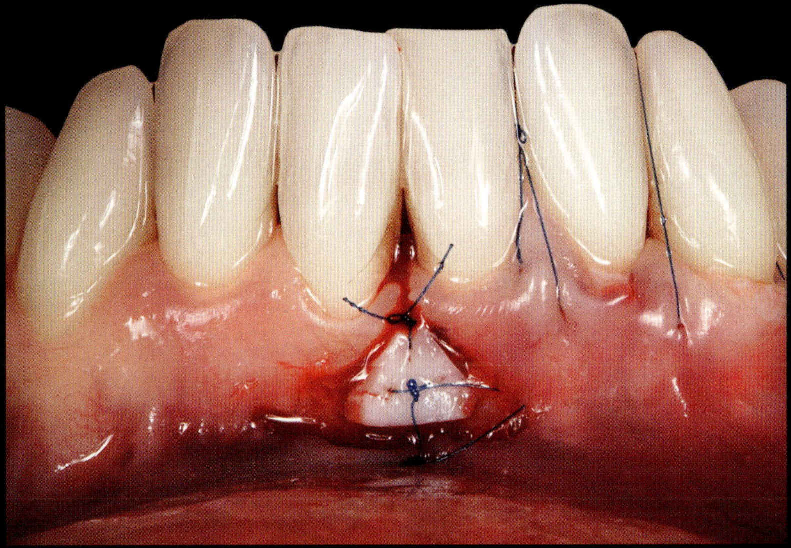

Situation unmittelbar nach dem Eingriff mit Platzierung eines subepithelialen BGT.

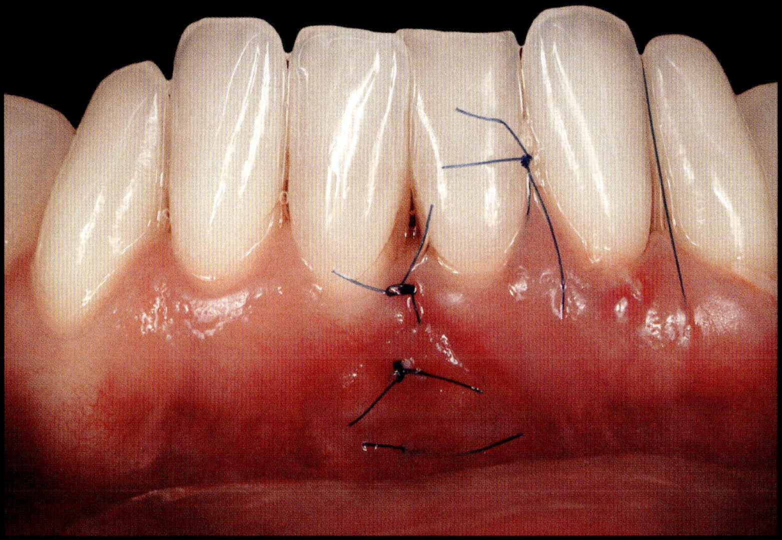

Heilung nach einer Woche.

Begünstigende Faktoren

Fehlstellung parodontaler Biotyp Frenula

Auslösende Faktoren

mechanisch chemisch entzündlich Restauration

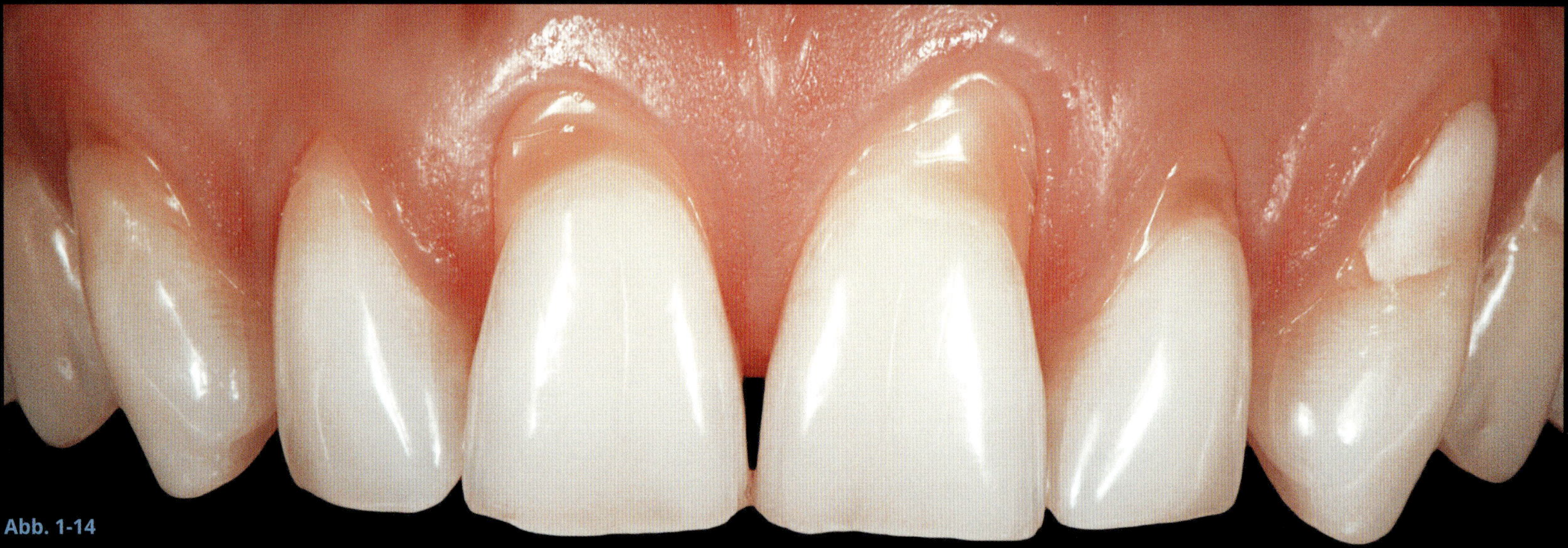

Abb. 1-14

Begünstigende Faktoren

Fehlstellung parodontaler Biotyp Frenula

Auslösende Faktoren

mechanisch chemisch **endzündlich** Restauration

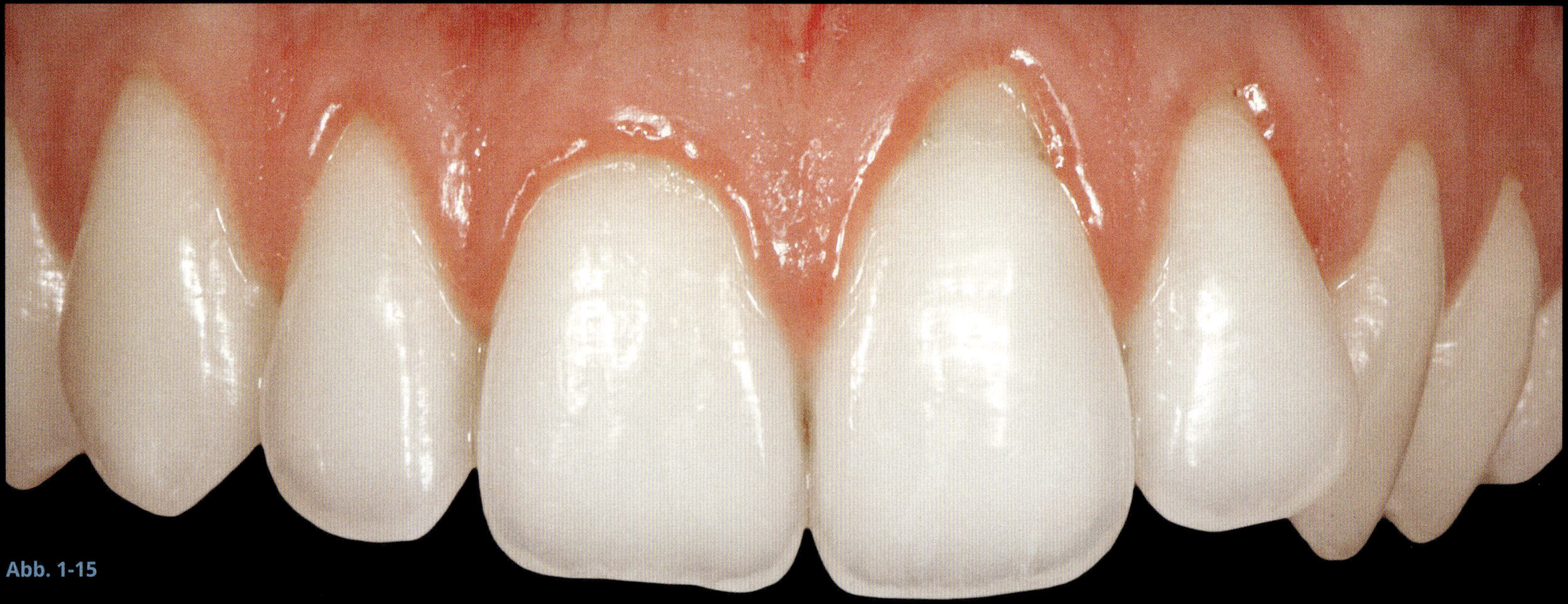

Abb. 1-15

Ätiologie

Rezessionen haben eine multifaktorielle Ätiologie, das heißt, sie resultieren aus einer Kombination begünstigender und auslösender Faktoren (Abb. 1-14 und 1-15). Das gleichzeitige Vorliegen dieser Faktoren an einer Stelle und ihre Intensität erklären das Auftreten und die Entwicklungsrichtung der Rezession. Ein sehr stark ausgeprägter auslösender Faktor kann allein ausreichen, um eine Rezession zu initiieren. In der überwiegenden Zahl der Fälle findet sich jedoch das ätiologische Muster einer Wechselwirkung begünstigender und auslösender Faktoren.

Begünstigende Faktoren

Zahnfehlstellungen

Der Begriff der Fehlstellung umfasst eine ganze Anzahl von Positionsanomalien innerhalb des Kiefers, aber im Zusammenhang mit parodontalen Rezessionen spielen Kippungen und Drehstände die Hauptrolle. Die Probleme entstehen, wenn Zähne bereits in einer ungünstigen Position durchbrechen oder später im Leben spontan oder durch eine kieferorthopädische Behandlung ihre Position verändern. Zahnfehlstellungen sind aus mehreren Gründen ein Risikofaktor für Rezessionen:

- Sie gehen mit einer Verringerung der Dicke des vestibulären Alveolarknochens einher, die bis hin zur Bildung von Fenestrations- oder Dehiszenzdefekten führen kann. Eine Fenestration ist ein ringsum von Knochen begrenztes, nicht von Knochen gedecktes Areal der Wurzeloberfläche. Auch Dehiszenzen sind freiliegende Wurzelareale ohne Knochendeckung, allerdings ist der Defekt hier nicht allseitig von Knochen begrenzt, sondern zum Alveolenrand hin offen. Fenestrationen (in geringerem Maße) und (vor allem) Dehiszenzen sind Bereiche parodontaler Schwächung und prädisponieren für Rezessionen.
- Sie führen zu einer lokalen Verringerung der Gingivadicke, die für Rezessionen prädisponiert.
- Sie gehen mit der Bildung von Konvexitäten der Kieferkontur einher, die größeren mechanischen Belastungen (insbesondere beim Zähneputzen) ausgesetzt sind und daher ebenfalls für Rezessionen prädisponieren.

Dünne und mittlere parodontale Biotypen

Ein dicker parodontaler Biotyp verbindet dicken Knochen mit dicker Gingiva und breiter Keratinisierung, während der dünne Biotyp eine Kombination aus dünnem Knochen, dünner Gingiva und einer geringen Gingivahöhe darstellt. Folgerichtig sind auch die dazwischen liegenden parodontalen Biotypen weniger widerstandsfähig gegen externe Noxen mechanischer, thermischer, chemischer oder mikrobiologischer Natur und daher für Rezessionen prädisponierend.

Ansetzende Frenula

Auch die Ansätze von Lippen und Wangenbändchen erhöhen das Risiko vestibulärer parodontaler Rezessionen. Sie wirken über zwei ätiologische Mechanismen: zum einen durch direkten Zug am Weichgewebe, zum anderen durch die lokale Behinderung der Mundhygiene, die mikrobiell bedingte Entzündungen begünstigt.

Auslösende Faktoren

Mechanisches Trauma

Traumatisches Zähneputzen kann durch Abrasion von Weichgewebe Rezessionen erzeugen. Die Abrasion kann darüber hinaus die Zahnartsubstanz betreffen und charakteristische zervikale Hartgewebsverluste verursachen. Häufige Merkmale dieser traumatischen Form der Zahnpflege sind eine harte Zahnbürste, starker Druck, schrubbende Bewegungen und abrasive Zahncreme.

Ebenso können Piercings oder der unsachgemäße Einsatz von Zahnseide das parodontale Gewebe traumatisieren und Rezessionen hervorrufen. Schließlich gelten auch funktionelle oder parafunktionelle okklusale Interferenzen als mechanisches Trauma, das zur Rezession oder sogar zur Abfraktion von zervikaler Hartsubstanz führen kann.

Chemisches Trauma

Wiederholter Kontakt mit aggressiven Substanzen wie sie bspw. in Kautabak oder im Magensaft enthalten sind, kann ebenfalls Rezessionen auslösen.

Mikrobiell bedingte Entzündungen

Mikrobielle Entzündungen gehen mit einer fortschreitenden Gewebezerstörung einher. Die Entzündung schreitet in apikale Richtung voran und betrifft alle parodontalen Gewebe. Liegt ein dicker Biotyp vor, führt der Entzündungsprozess zur Bildung einer parodontalen Tasche, zunächst ohne sichtbare Rezession. Bei dünnen und mittleren Biotypen kommt es dagegen schon nach kurzer Zeit zur Rezession.

Dentale Restaurationen

Im Rahmen prothetischer oder konservierender Behandlungen wird mitunter das suprakrestale Gewebeattachment (biologische Breite) durch subgingivale Präparationsränder oder subgingivale Zementreste verletzt. In der Folge bildet sich die biologische Breite weiter apikal wieder aus. Beim dicken Biotyp entsteht zunächst wieder eine Tasche, während es bei dünneren Biotypen sofort zur Rezession kommt.

Daneben können über- oder unterkonturierte Restaurationen die bakterielle Besiedelung und damit eine Entzündung begünstigen, die ähnliche Folgen hat.

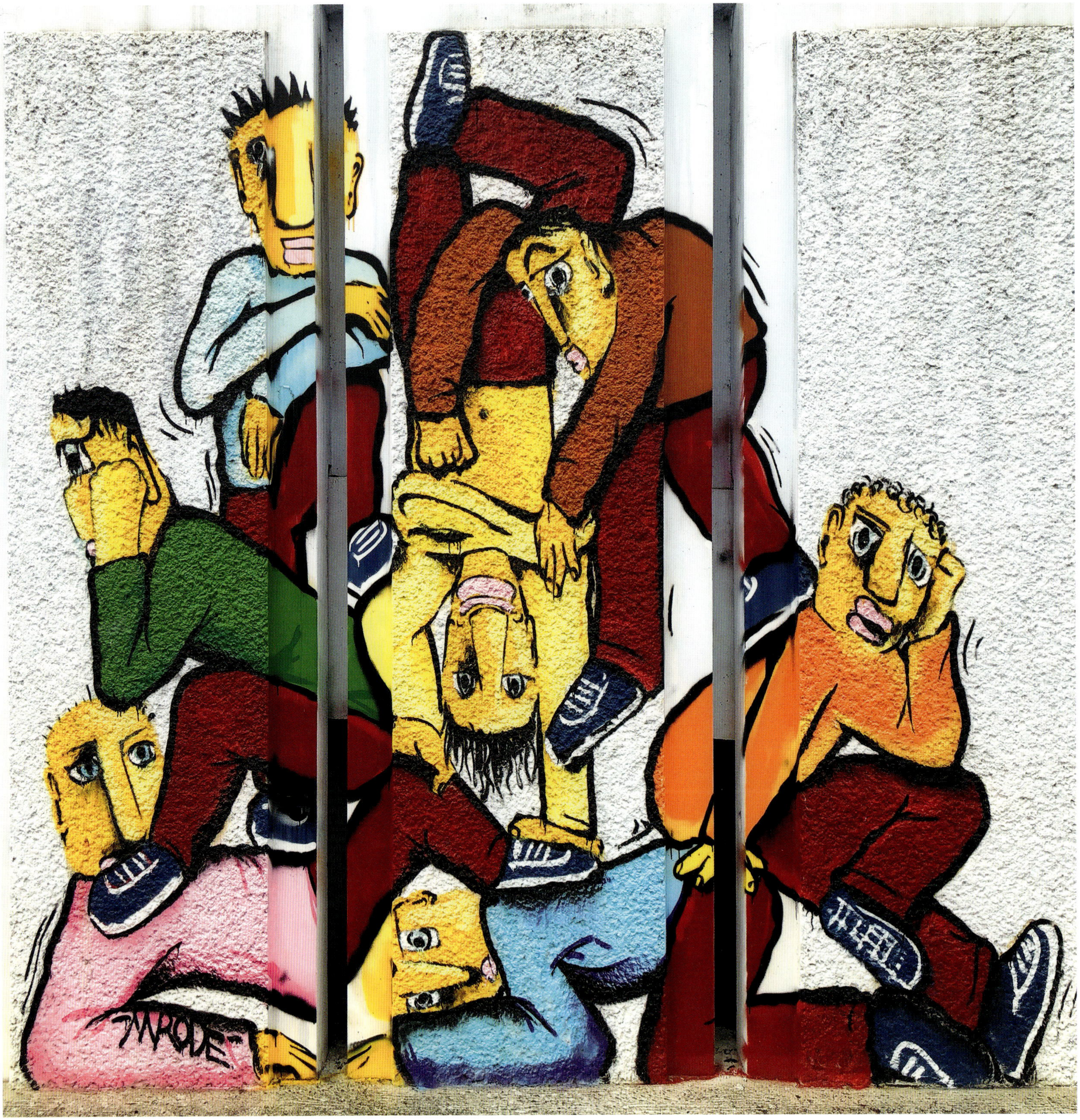

2

Analyse und Vorbehandlung der Zahnoberfläche

Dentale Veränderungen im Zusammenhang mit Rezessionen 33

Prächirurgische Korrektur der dentalen Anatomie 37

Prächirurgische Maßnahmen bei vorhandenen zervikalen Kompositrestaurationen 48

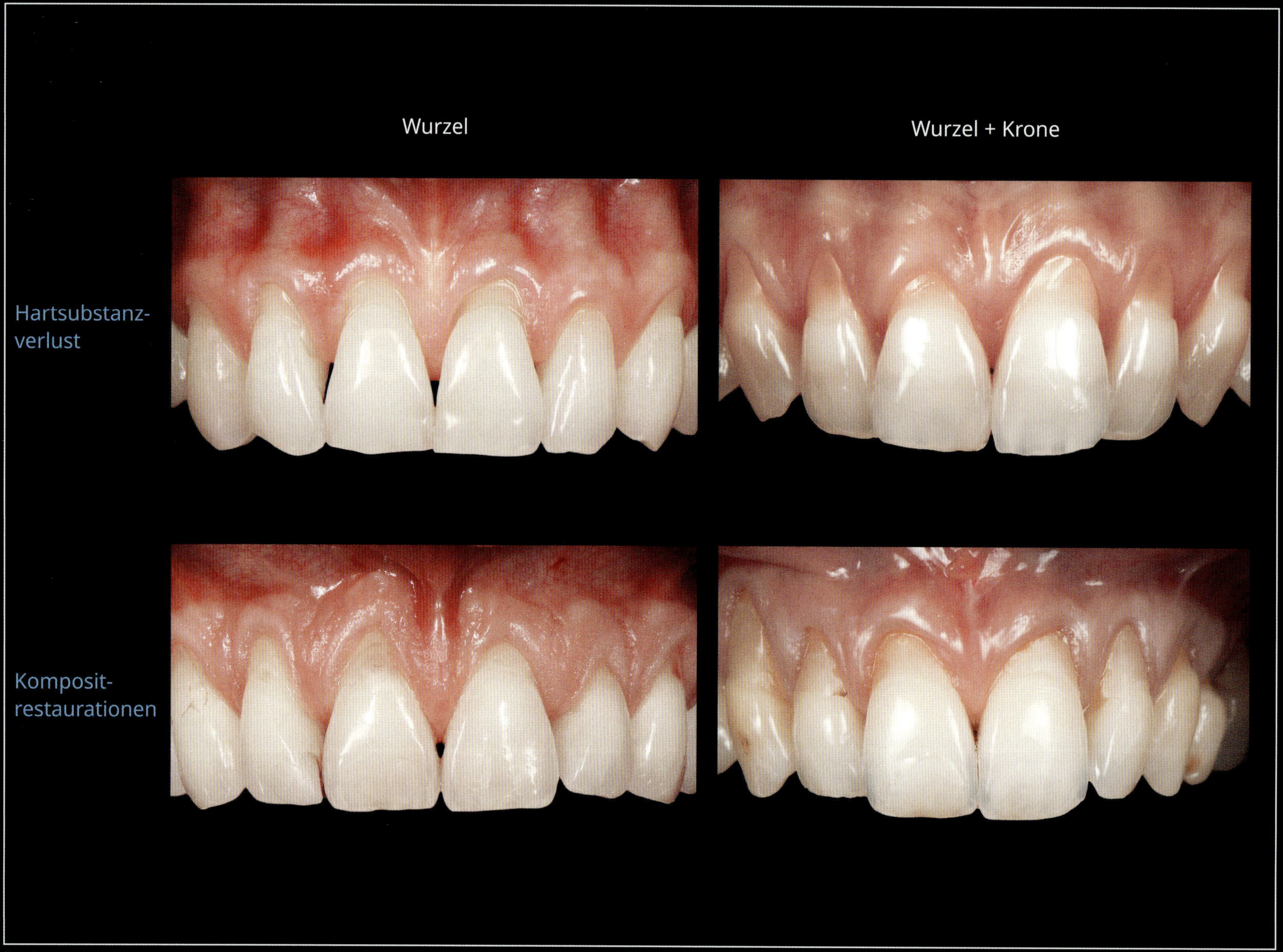

Abb. 2-1 Dentale Veränderungen, die häufig in Verbindung mit Rezessionen stehen.

Dentale Veränderungen im Zusammenhang mit Rezessionen

Rezessionen betreffen streng genommen ausschließlich den Zahnhalteapparat. Häufig sind sie jedoch auch mit Veränderungen des Zahns verbunden. So finden sich auf den Vestibulärflächen von Zähnen mit Rezessionen oft Substanzverluste oder Kompositrestaurationen (Abb. 2-1). Solche Alterationen müssen genau analysiert werden, da sie sich unmittelbar auf die Behandlungsschritte vor und während der Rezessionsdeckung auswirken.

Hartsubstanzverlust

Der Hartsubstanzdefekt ist entweder auf die Wurzel beschränkt (radikulärer Defekt) oder auf der Wurzel und der Krone lokalisiert (koronoradikulärer Defekt). Als Ursachen kommen Abrasion, Okklusionstrauma, Säureeinwirkung oder Karies infrage. Eine Klassifikation des Hartsubstanzverlustes in Verbindung mit Rezessionen wurde im Jahr 2010 von Pini-Prato vorgeschlagen.

Die Defekte werden hierbei nach der Ausdehnung und der Tiefe der Kavität klassifiziert (Abb. 2-2):

- Klasse A: Nur die Wurzel ist betroffen.
- Klasse B: Wurzel und Krone sind betroffen, die SZG ist unterbrochen (Abb. 2-3)
- Zusätzlich bezeichnet ein nachgestelltes „–" einen flachen, ein nachgestelltes „+" einen tiefen Defekt.

Kompositrestaurationen

Auf der Wurzel eines Zahns mit gingivaler Rezession kann sich auch eine Kompositrestauration befinden. Solche zervikalen Füllungen können ebenfalls entweder ausschließlich die Wurzel oder die Wurzel und die Krone betreffen. Normalerweise dienen sie dazu, Überempfindlichkeiten infolge der Wurzelexposition zu lindern oder den Abrasionsdefekt auszufüllen.

Abb. 2-2 Klassifikation von Zahnhalsdefekten, die häufig in Verbindung mit parodontalen Rezessionen beobachtet werden (modifiziert nach Pini-Prato, 2010).

Die Defekte werden folgendermaßen klassifiziert:
– Klasse A: radikulärer Defekt
– Klasse B: koronoradikulärer Defekt

Ein nachgestelltes „–" bezeichnet einen flachen, ein nachgestelltes „+" einen tiefen Defekt.

Innerhalb der Studienpopulation wiesen 39 % der Zähne mit Rezession keine klar kenntliche SZG mehr auf und bei 38 % der Patienten war ein keilförmiger Defekt im Bereich der Zahnwurzel zu erkennen.

	Klasse A–	Klasse A+
Krone	intakt	intakt
SZG	erkennbar	erkennbar
Wurzel	flacher Defekt	tiefer Defekt
Verteilung	46 %	14 %

	Klasse B–	Klasse B+
Krone	flacher Defekt	tiefer Defekt
SZG	nicht erkennbar	nicht erkennbar
Wurzel	flacher Defekt	tiefer Defekt
Verteilung	15 %	24 %

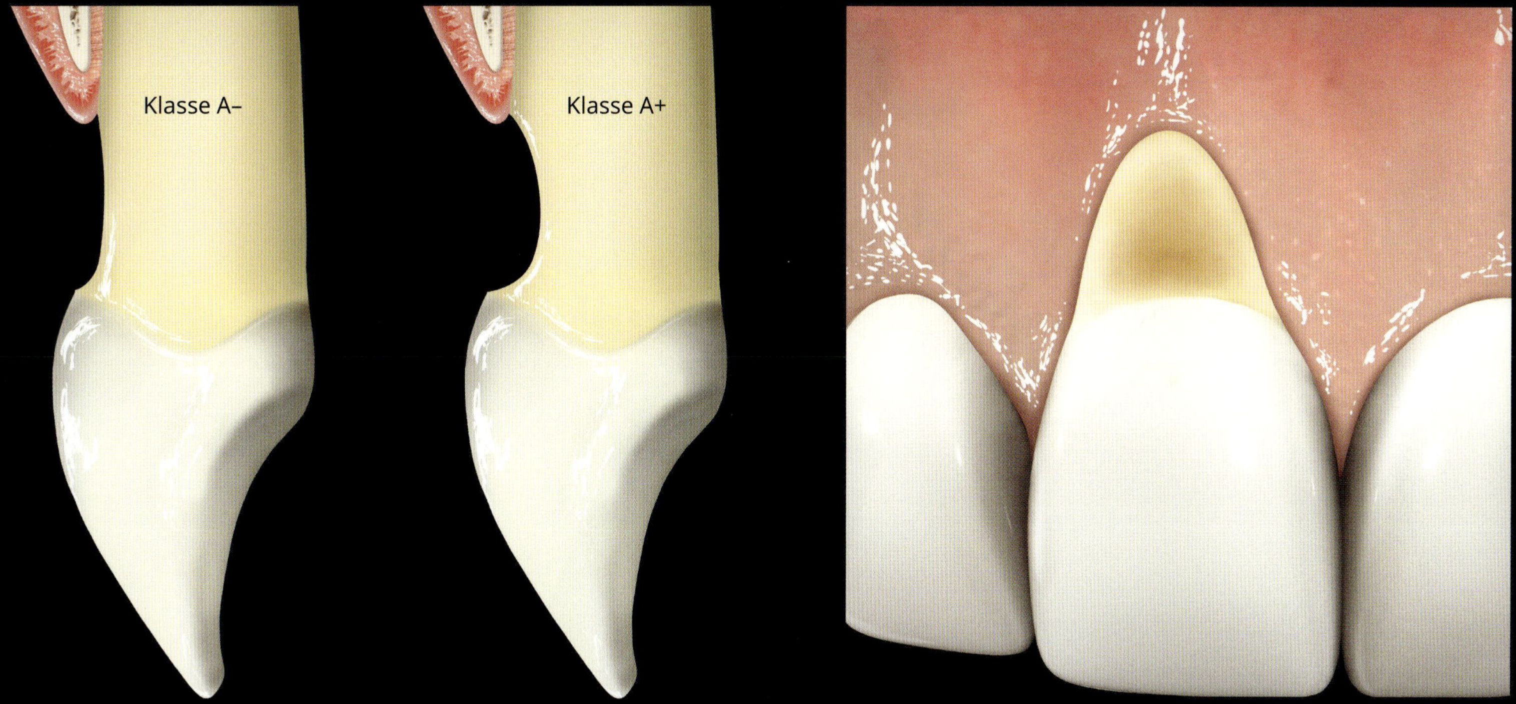
Klasse A–
Klasse A+

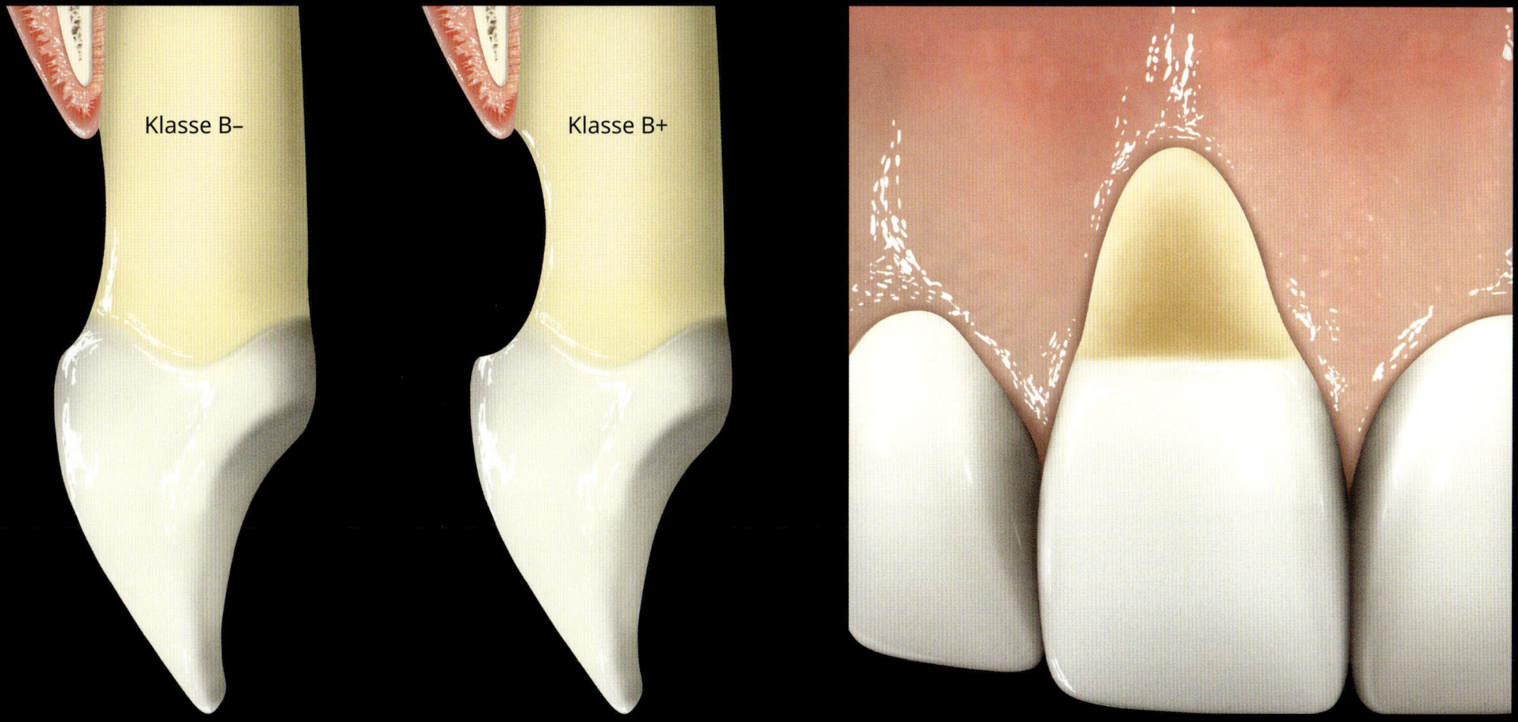
Klasse B–
Klasse B+

Abb. 2-3 Die SZG eines oberen Schneidezahns, Ansichten von labial und approximal.

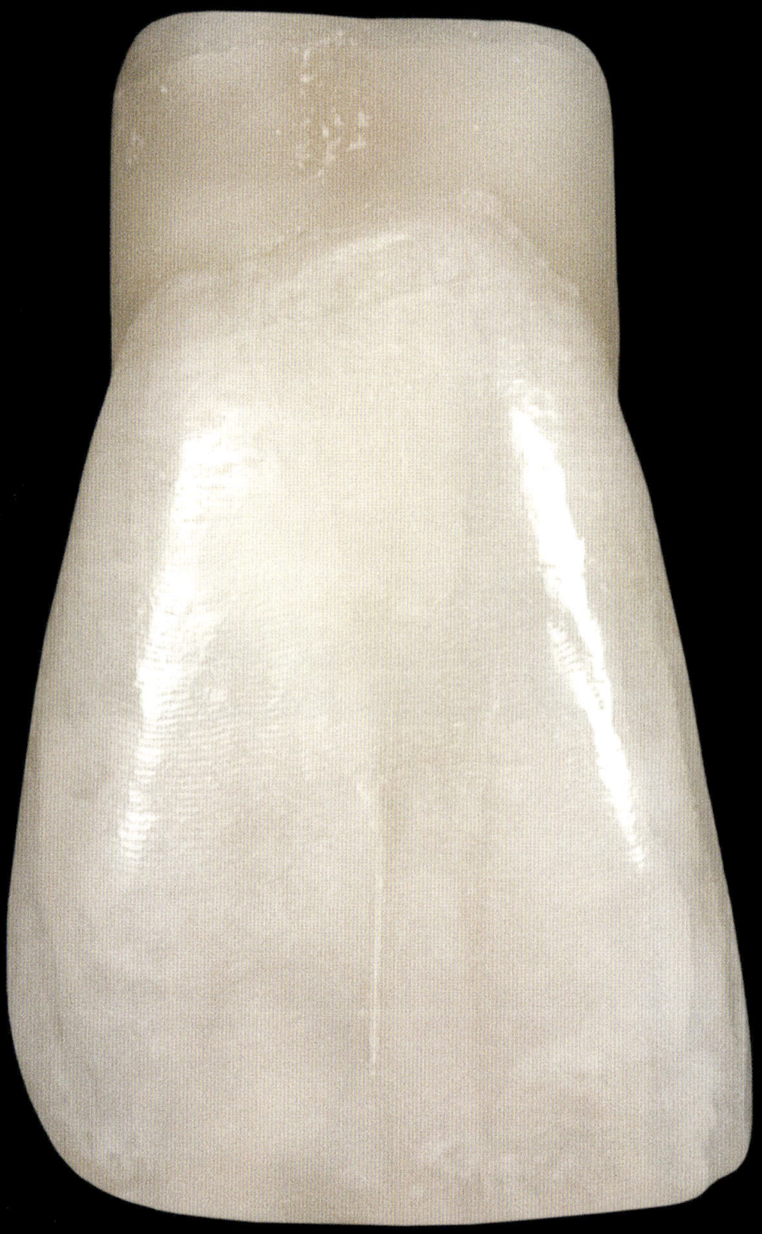

Von labial betrachtet verläuft die SZG im Allgemeinen bogenförmig, kann aber auch andere Formen zeigen, bspw. die einer Wellenlinie (wie in diesem Beispiel).

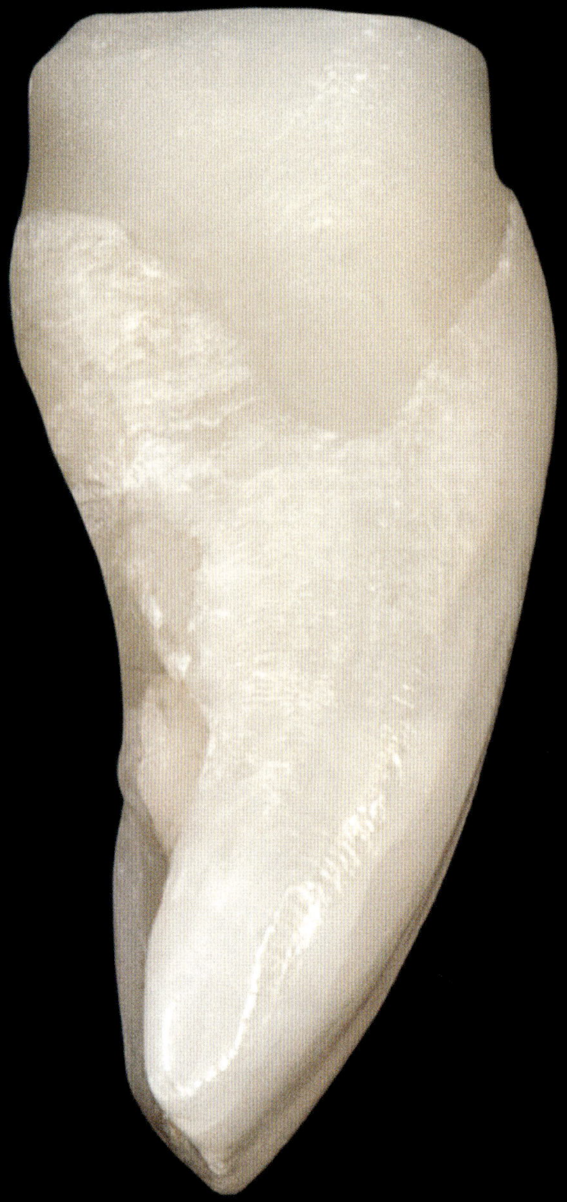

Im Profil zeigt die SZG eine Ausbuchtung. Dieser koronal über die Wurzel hinausragende Bereich stabilisiert die Gingiva, die sich hieran anlehnt.

Prächirurgische Korrektur der dentalen Anatomie

Vorgehen bei Hartsubstanzverlust

Weist der Zahn einen Hartsubstanzverlust auf, hat dies Auswirkungen auf die Behandlungsstrategie (Abb. 2-4).

Behandlung radikulärer Defekte

Ein konkaver Wurzeldefekt sollte nicht durch Antragen von Komposit oder einem anderen gängigen Restaurationsmaterial ausfüllt werden. Die aktuell verfügbaren Materialien sind nicht ausreichend biokompatibel und unterstützen keine Bildung eines biologischen Attachments nach der Wurzeldeckung.

Über einem flachen Defekt ist die Stabilität des chirurgisch verlagerten Weichgewebes nicht in Gefahr. Das Weichgewebe richtet sich von selbst an der SZG aus und stabilisiert sich in den Wochen nach der Wurzeldeckung an dieser.

Bei tiefen Defekten besteht hingegen die Gefahr, dass das Weichgewebe nach der Wurzeldeckung in die Konkavität des Defektes kollabiert, was zu einem Rezidiv der Rezession führen kann. Daher sollte der Defekt in diesem Fall mit einem Bindegewebetransplantat (BGT) gefüllt werden (Abb. 2-5). Die Dicke dieses Transplantats muss die Tiefe des Hartsubstanzverlustes leicht übersteigen, da eine gewisse Remodellierung während der Einheilung zu erwarten ist.

Behandlung koronoradikulärer Defekte

Wenn der Hartsubstanzverlust die Wurzel und die Krone betrifft ist auch die SZG alteriert. Die SZG, die den Übergang zwischen der Krone und der Zahnwurzel markiert, spielt eine Schlüsselrolle für die Lage und Kontur des freien Gingivarandes. Generell folgt die Gingiva ihrem Verlauf und überlappt sie dabei leicht. Aus diesem Grund lässt sich keine dauerhafte, harmonische Wurzeldeckung erreichen, solange eine unnatürliche Kronenanatomie vorliegt. Das betroffenen Kronenareal muss deshalb prächirurgisch wiederhergestellt werden (Abb. 2-6). Hierzu werden in der Regel Kompositrestaurationen verwendet, da sie eine gute Ästhetik und glatte Oberflächen liefen. Die Rekonstruktion der Übergangszone zwischen Krone und Wurzel (Pseudo-SZG) erfordert größte Sorgfalt, da ihre Form und Lage für den Erfolg der Wurzeldeckung maßgeblich sind.

Der im Bereich der Wurzel liegende Teil des Defekts wird aus den schon genannten Gründen nicht mit Komposit rekonstruiert. Bei tiefen koronoradikulären Defekten wird zum Ausgleich der Wurzelkonkavität ein BGT platziert, um das darüber liegende Gewebe zu unterstützen und zu stabilisieren.

Abb. 2-4 Behandlung dentaler Defekte: Entscheidungsbaum für die zahnerhaltenden und parodontalchirurgischen Maßnahmen.

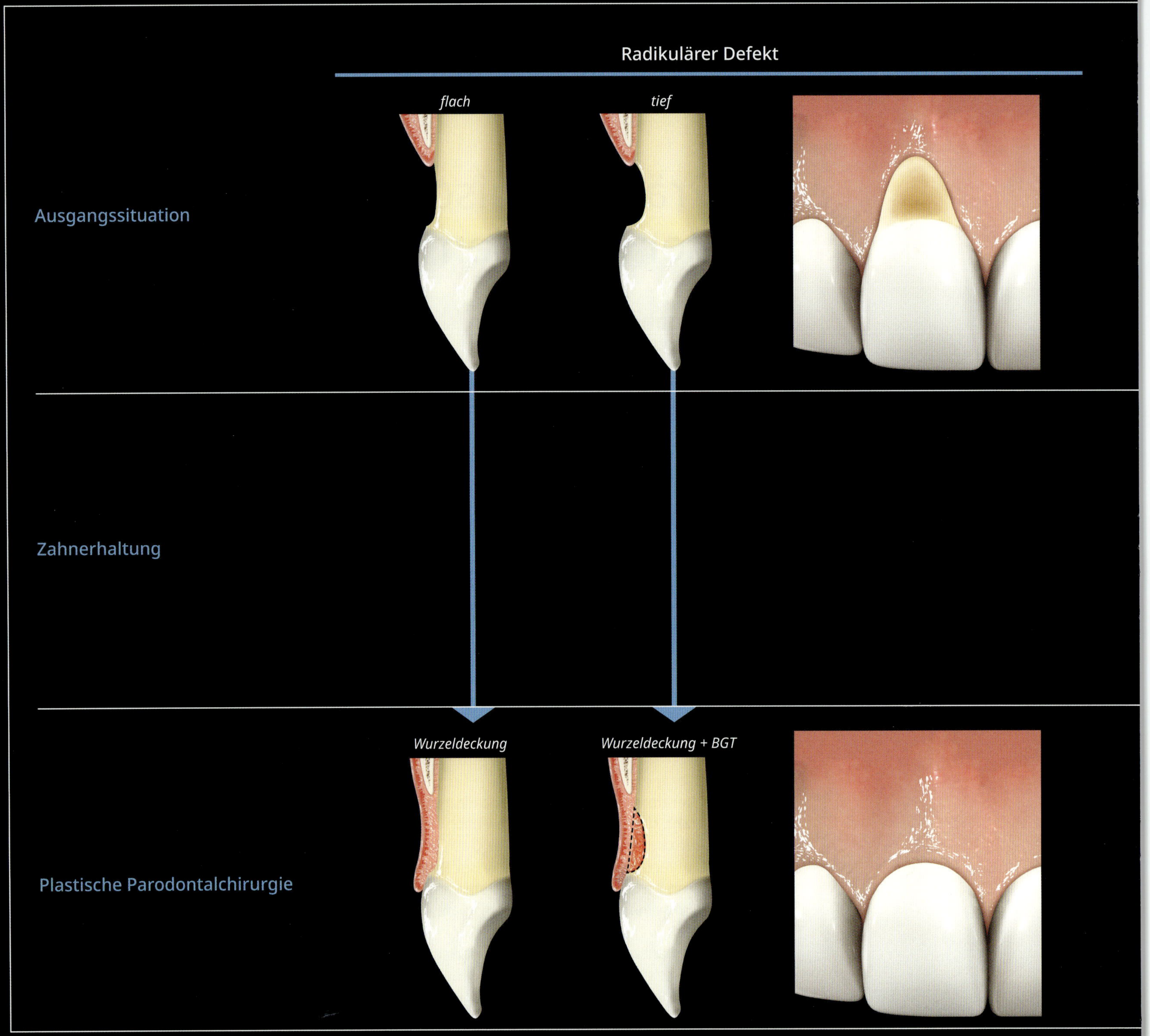

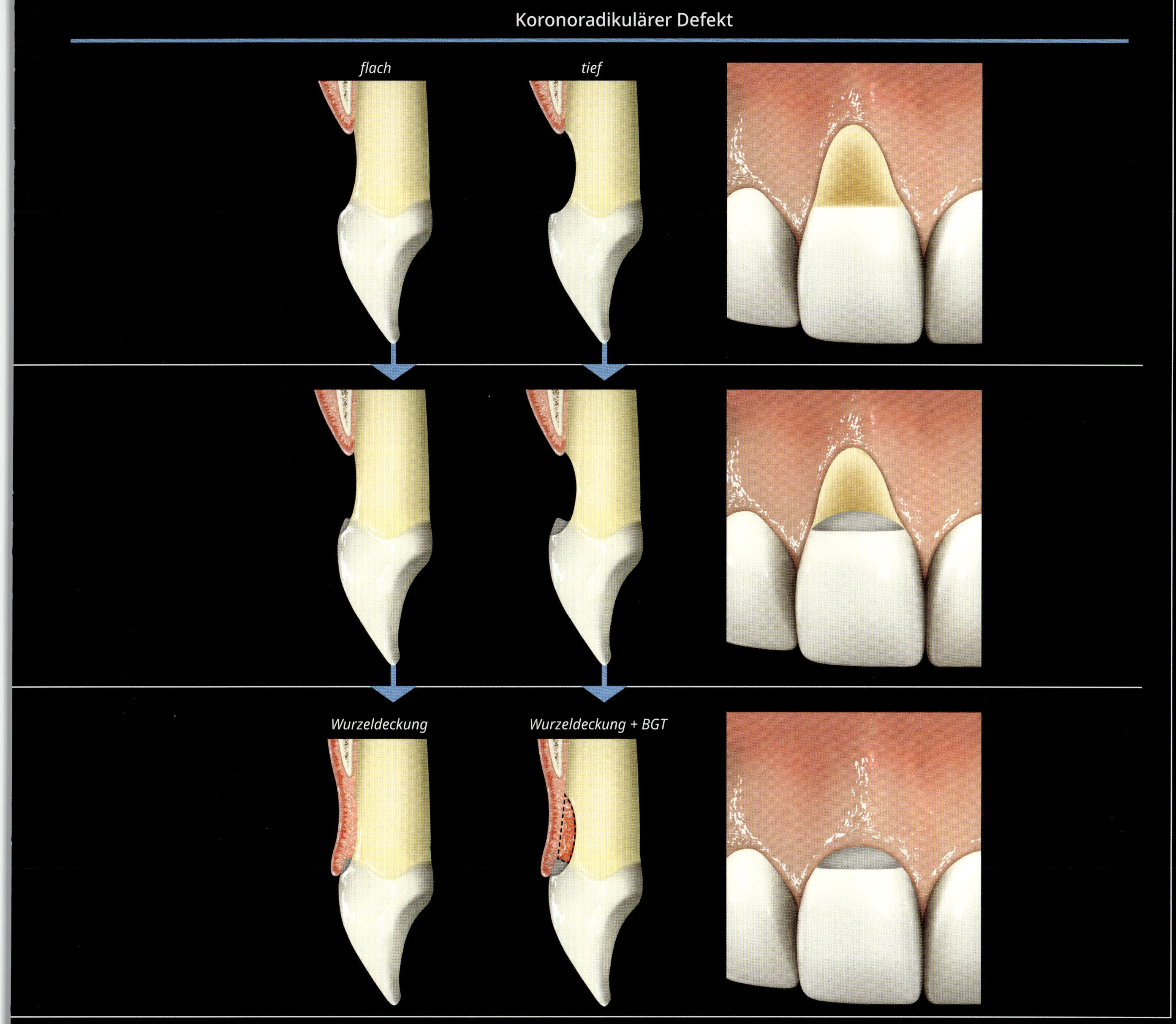
Koronoradikulärer Defekt
flach
tief
Wurzeldeckung
Wurzeldeckung + BGT

Abb. 2-5 Behandlung eines tiefen Wurzeldefektes ohne SZG-Beteiligung (mit freundlicher Genehmigung von Dr. Arnaud Coste, Paris, Frankreich).

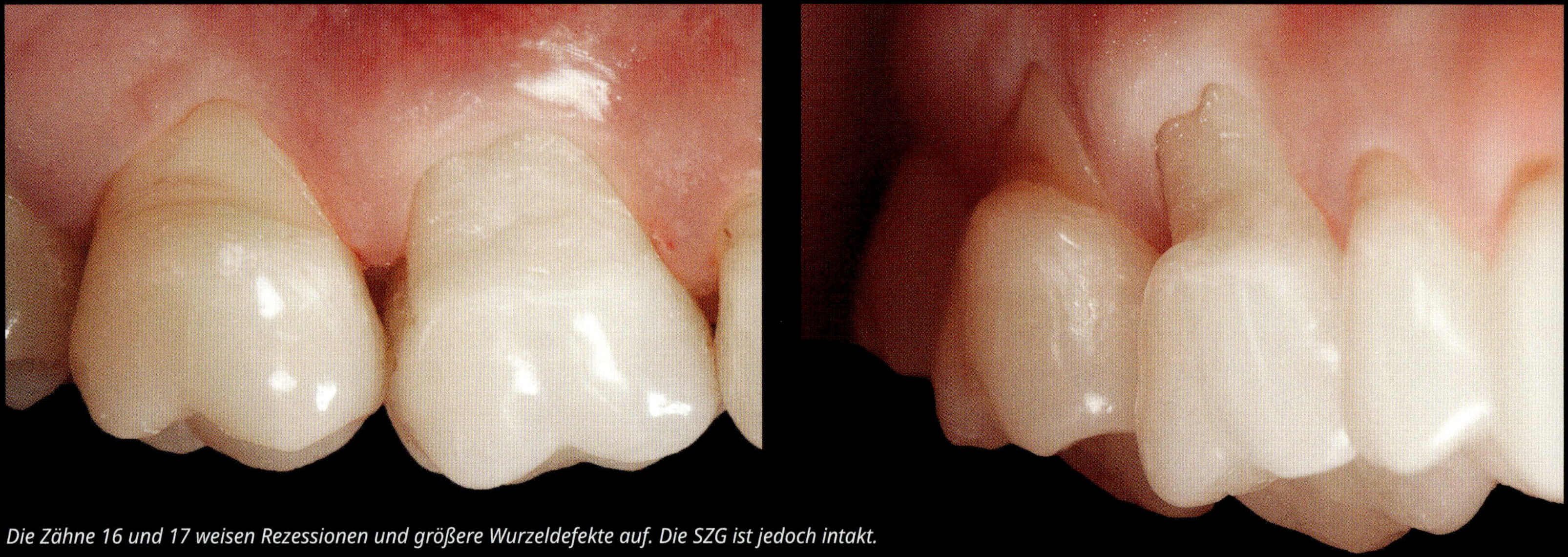

Die Zähne 16 und 17 weisen Rezessionen und größere Wurzeldefekte auf. Die SZG ist jedoch intakt.

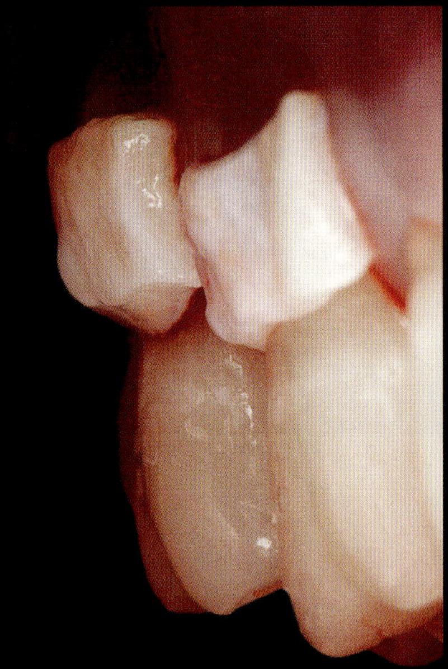

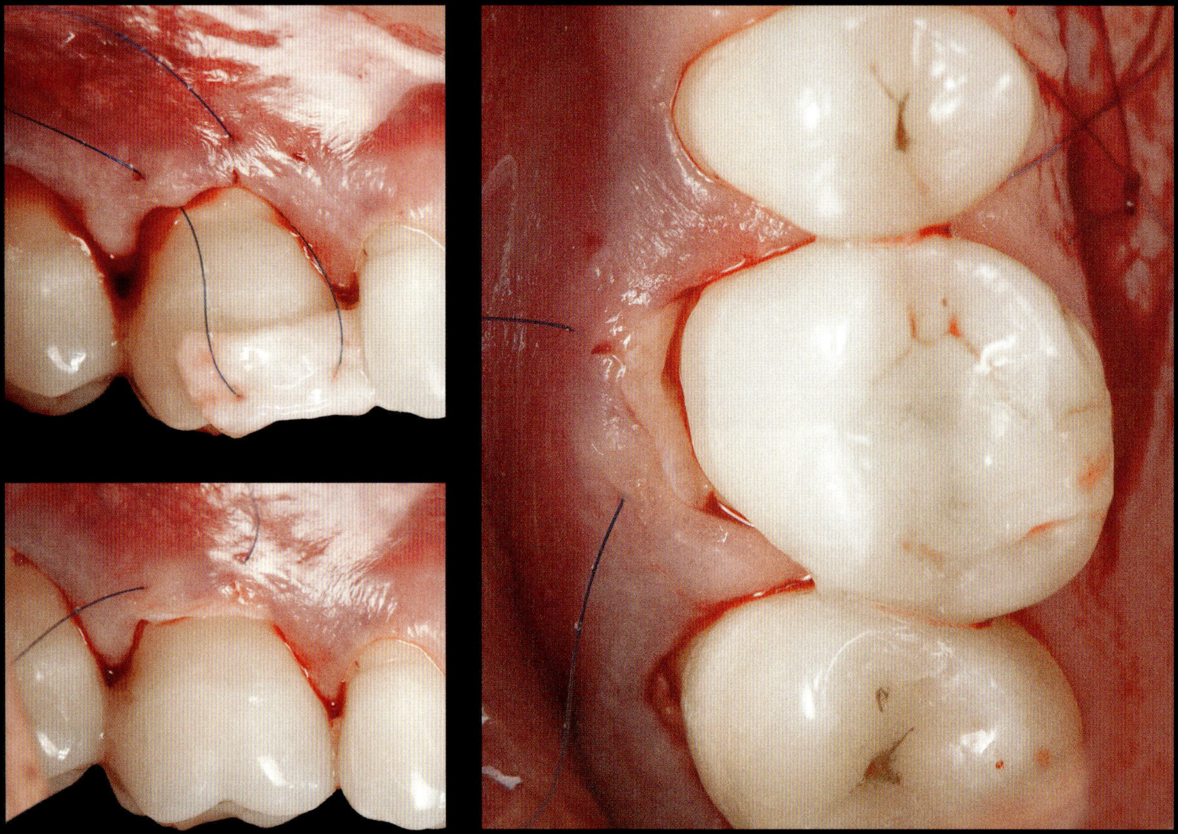

Die Wurzeldefekte werden durch Minitransplantate ausgeglichen (s. Kap. 3). Ihre Aufgabe besteht darin, bei tiefen Defekten das deckende Weichgewebe wirksam zu unterstützen.

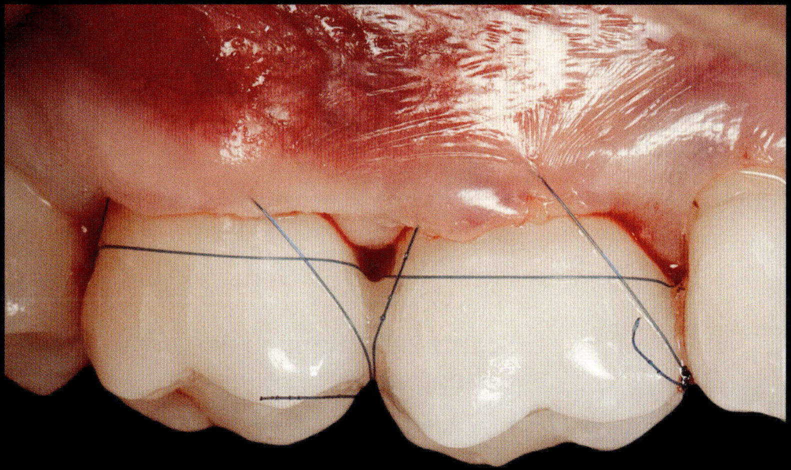

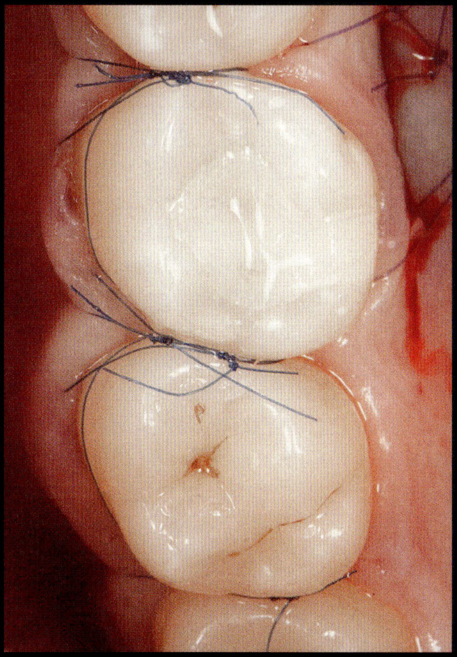

Am Ende des Eingriffs werden der Tunnellappen und die darunter liegenden Minitransplantate in koronale Richtung verschoben.

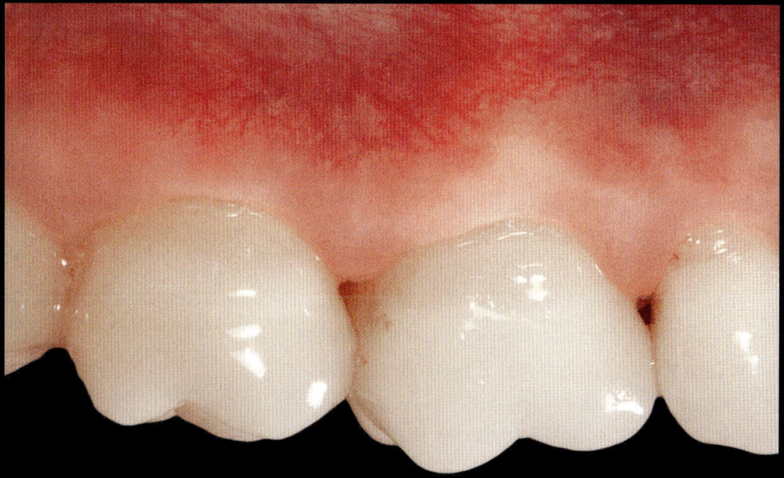

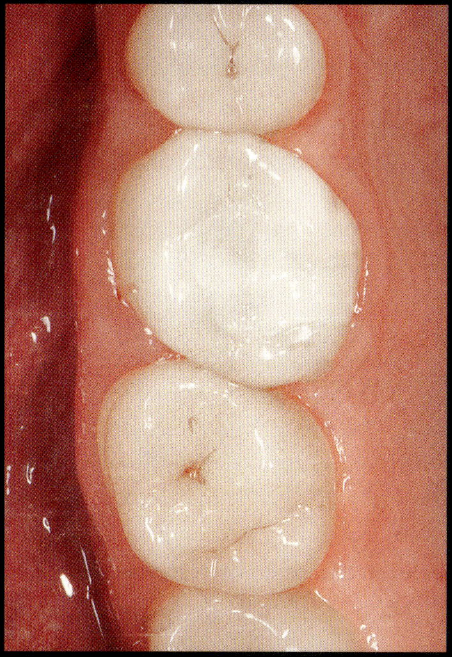

Situation nach der Heilung (> 6 Monate).

Zervikale Rekonstruktion der Zahnkrone: Prinzipien und Umsetzung

Terminologisch wird eine intakte natürliche Übergangszone zwischen der Krone und der Wurzel als SZG, eine mit Komposit rekonstruierte hingegen als Pseudo-SZG bezeichnet. Für die Rekonstruktion der zervikalen Anatomie einer Zahnkrone müssen bestimmt werden:

- die Position des Zenits der Pseudo-SZG,
- die von der Pseudo-SZG beschriebene Kurve.

Je nach dem Zustand des homologen kontralateralen Zahns ergeben sich zwei mögliche Situationen: Ist der kontralaterale Zahn intakt, wird dessen zervikale Anatomie als Vorlage für die Rekonstruktion des geschädigten Zahns verwendet. Wenn die zervikale Anatomie des kontralateralen Zahns jedoch ebenfalls gestört ist, kommt eine Spiegelung nicht infrage. Um die genaue Position des Zenits der Pseudo-SZG und die Kurvenform ihres Verlaufs festlegen zu können, müssen in diesem Fall bestimmte Informationen gesammelt und ausgewertet werden.

Schritt 1: Lokalisieren des Zenits der Pseudo-SZG

Mathematische Analyse

Anhand der Breite der Zahnkrone lässt sich deren ideale Höhe berechnen, aus der sich auch das Niveau des Zenits ergibt. Die Berechnung der Kronenproportionen erfolgt mithilfe zahnspezifischer Koeffizienten (Tabelle 2-1). Das es sich hierbei um Durchschnittswerte handelt, passt das errechnete Niveau des Zenits gegebenenfalls nicht genau zum jeweils vorliegenden Fall und muss mit einer zweiten Methode angepasst werden.

Ästhetische Analyse

Innerhalb eines Kiefers folgt die Höhe der SZG-Zenite gewissen ästhetischen Prinzipien. So liegen im Oberkiefer die Zenite der lateralen Schneidezähne in der Regel leicht koronal zu einer gedachten Linie durch die Zenite der Eckzähne und zentralen Schneidezähne. Die Zenite der drei Frontzähne können auch alle auf gleicher Höhe liegen, ohne dass die Ästhetik nennenswert leidet. Mit diesen ästhetischen Regeln kann das auf mathematischem Weg gewonnene Ergebnis individuell verfeinert werden.

Schritt 2: Bestimmen der Bogenform der Pseudo-SZG

Hierzu müssen das mesial und distal des Defektes noch vorhandene Ende der SZG durch eine harmonische Kurve miteinander verbunden werden, die an ihrem höchsten Punkt durch den Zenit verläuft, der mit der unter Schritt 1 beschriebenen Methode näherungsweise bestimmt wurde.

Abbildung 2-6 illustriert das Vorgehen bei der Rekonstruktion einer Pseudo-SZG. Der Fall zeigt eine Patientin mit multiplen Rezessionen im Oberkiefer-Frontzahnbereich. Eine Wurzelglättung war aufgrund der koronoradikulären Abrasionen an den Eckzähnen und lateralen Schneidezähnen nicht sinnvoll. Die Rekonstruktion der SZG erfolgte 2 Wochen vor der Parodontalchirurgie. Aus Gründen der Übersicht wird die Schrittfolge nur für einen Zahn (Zahn 13) gezeigt.

Tabelle 2-1 Durchschnittliches Breiten-Längen-Verhältnis der oberen Frontzähne (nach einer Studie von Sterett et al.)

	Zentraler Schneidezahn	Lateraler Schneidezahn	Eckzahn
Männer	0,85	0,76	0,77
Frauen	0,86	0,79	0,81

Abb. 2-6 Rekonstruktion zervikaler Kronendefekte: Prinzip und Umsetzung.

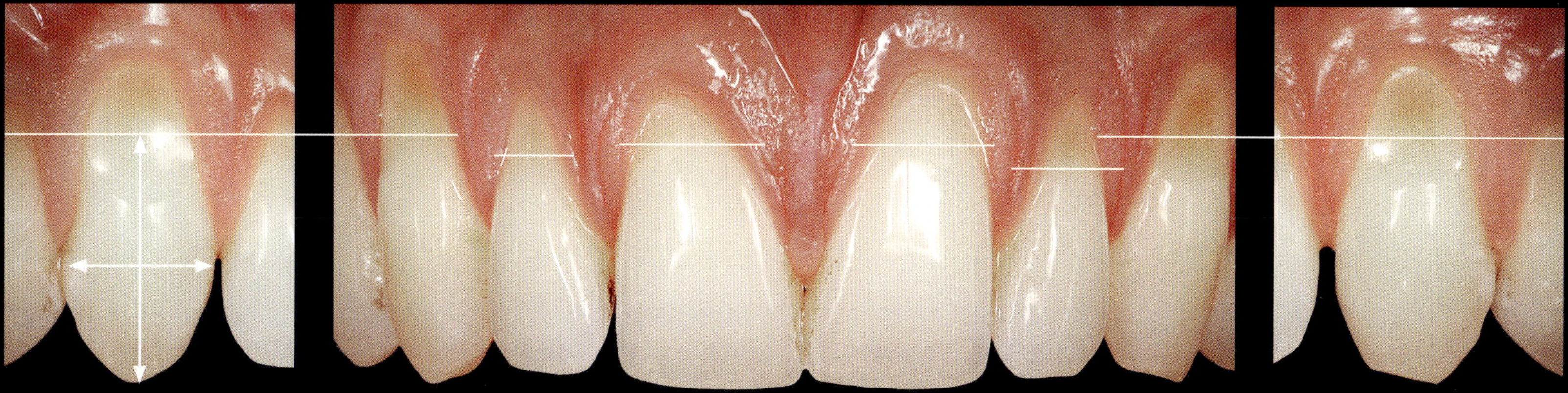

Determinieren des Zenits der Pseudo-SZG, an dem sich die Wiederherstellung der Krone orientieren wird. Das mathematisch ermittelte Niveau wird durch eine visuelle Analyse der Ästhetik verfeinert.

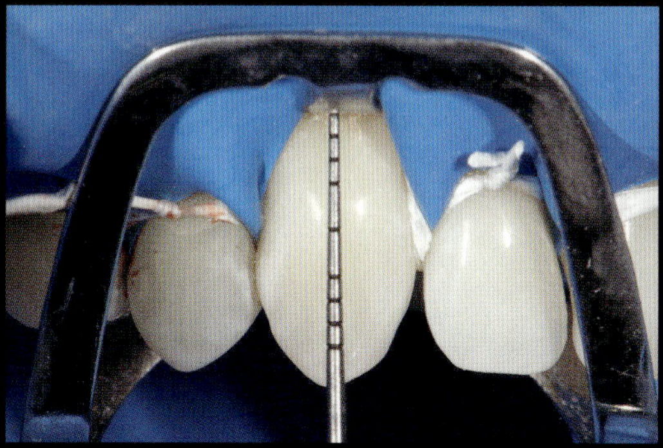

Positionierung des SZG-Zenits.

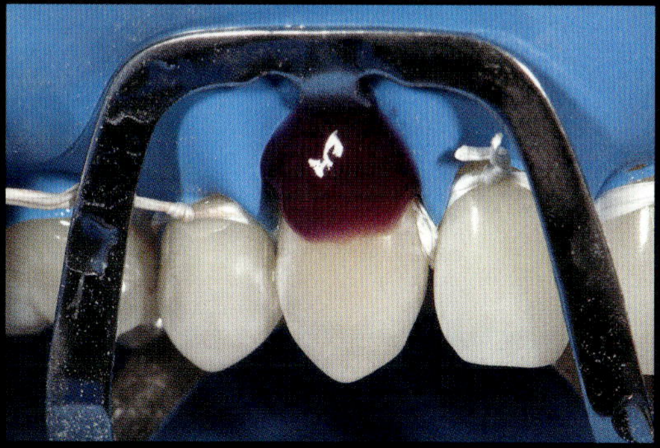

Nach kurzem Abstrahlen mit Korundsand (27 µm), wird das Areal geätzt.

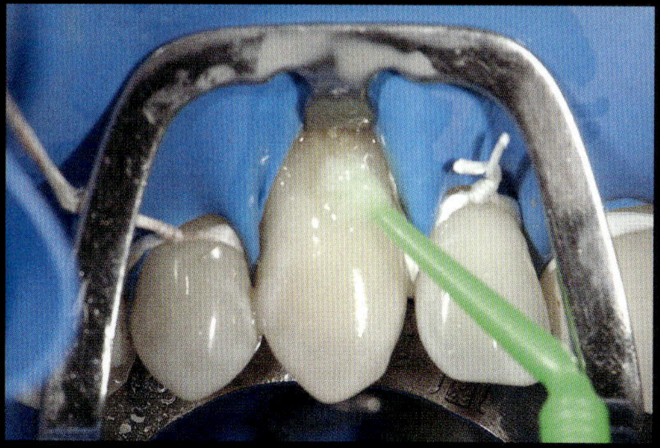

Auftragen des Dreischritt-etch-and-rinse-Adhäsivs.

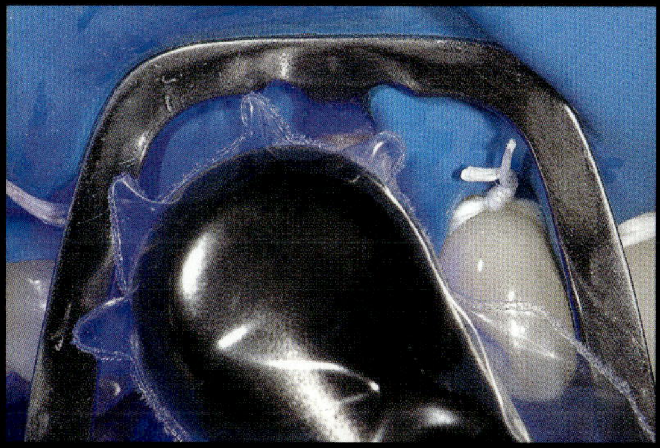

Lichthärtung.

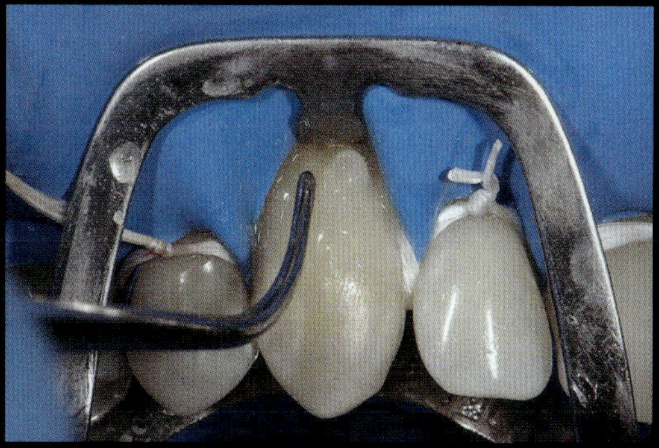

Schichten des Komposits in kleinen Inkrementen.

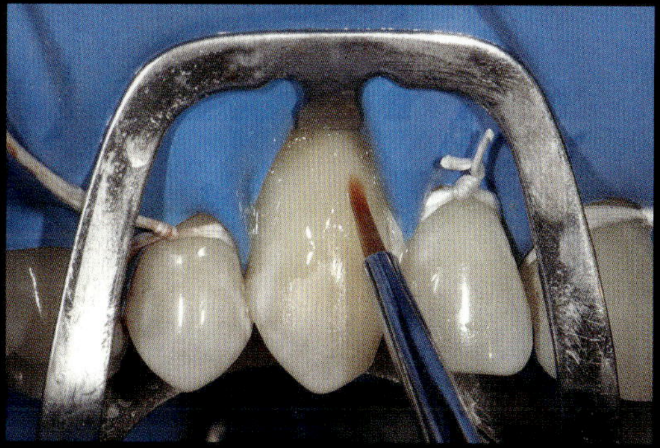

Glätten des Komposits mit einem Pinsel.

Abb. 2-6 *(Fortsetzung).*

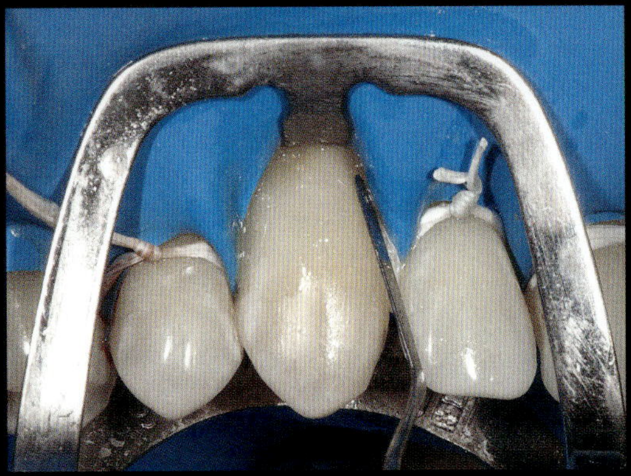

Kontrolle vor der Lichthärtung.

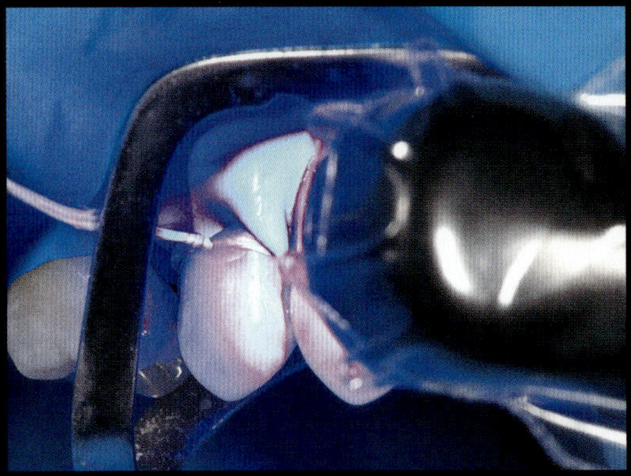

Lichthärtung nach Auftragen eines Glyceringels.

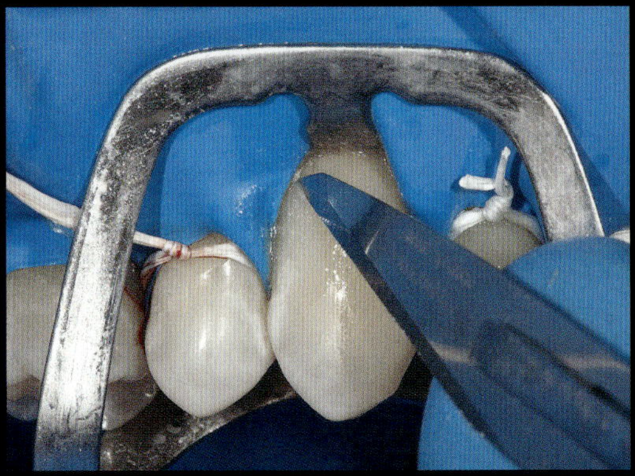

Optimieren der Konturen mit einem Skalpell (Klinge Nr. 11) vor der Politur.

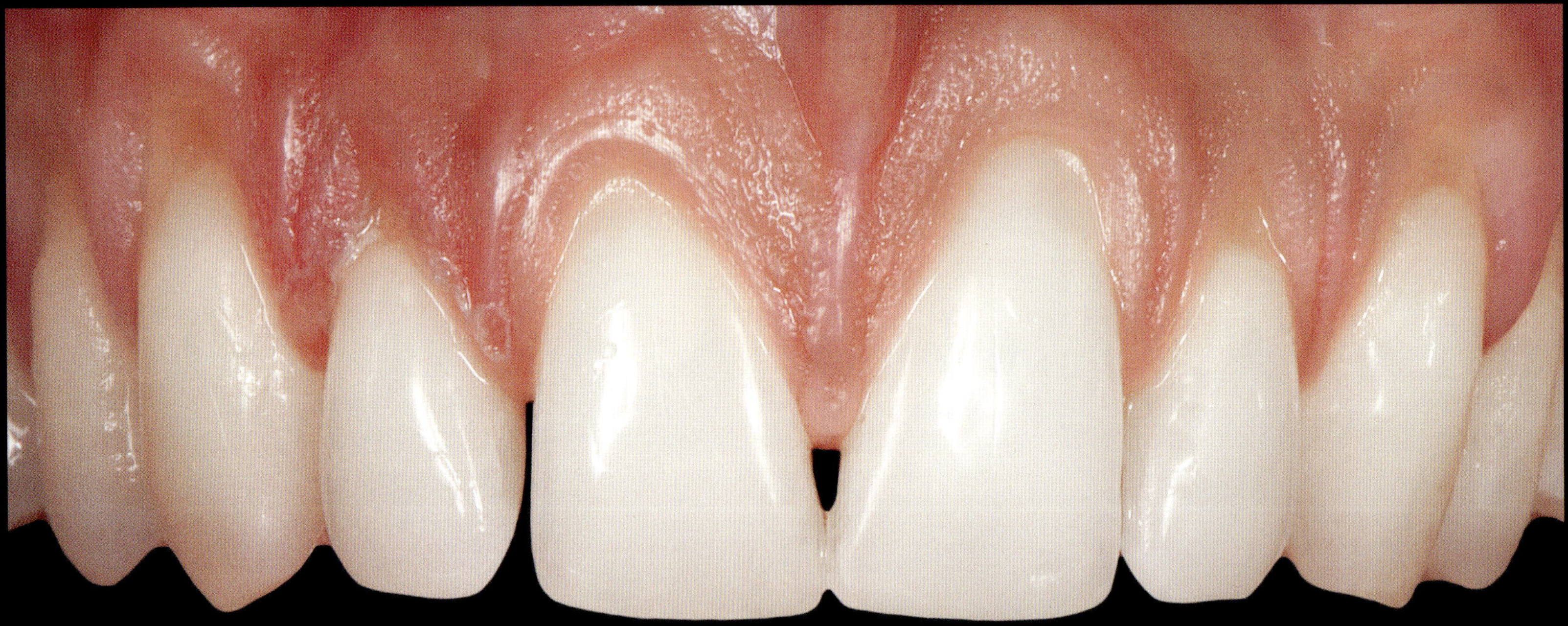

Frontalansicht der Restaurationen an den Eckzähnen und lateralen Schneidezähnen.

In der Ansicht von mesial lässt sich die leichte Überkonturierung der zervikalen Kronenform erkennen.

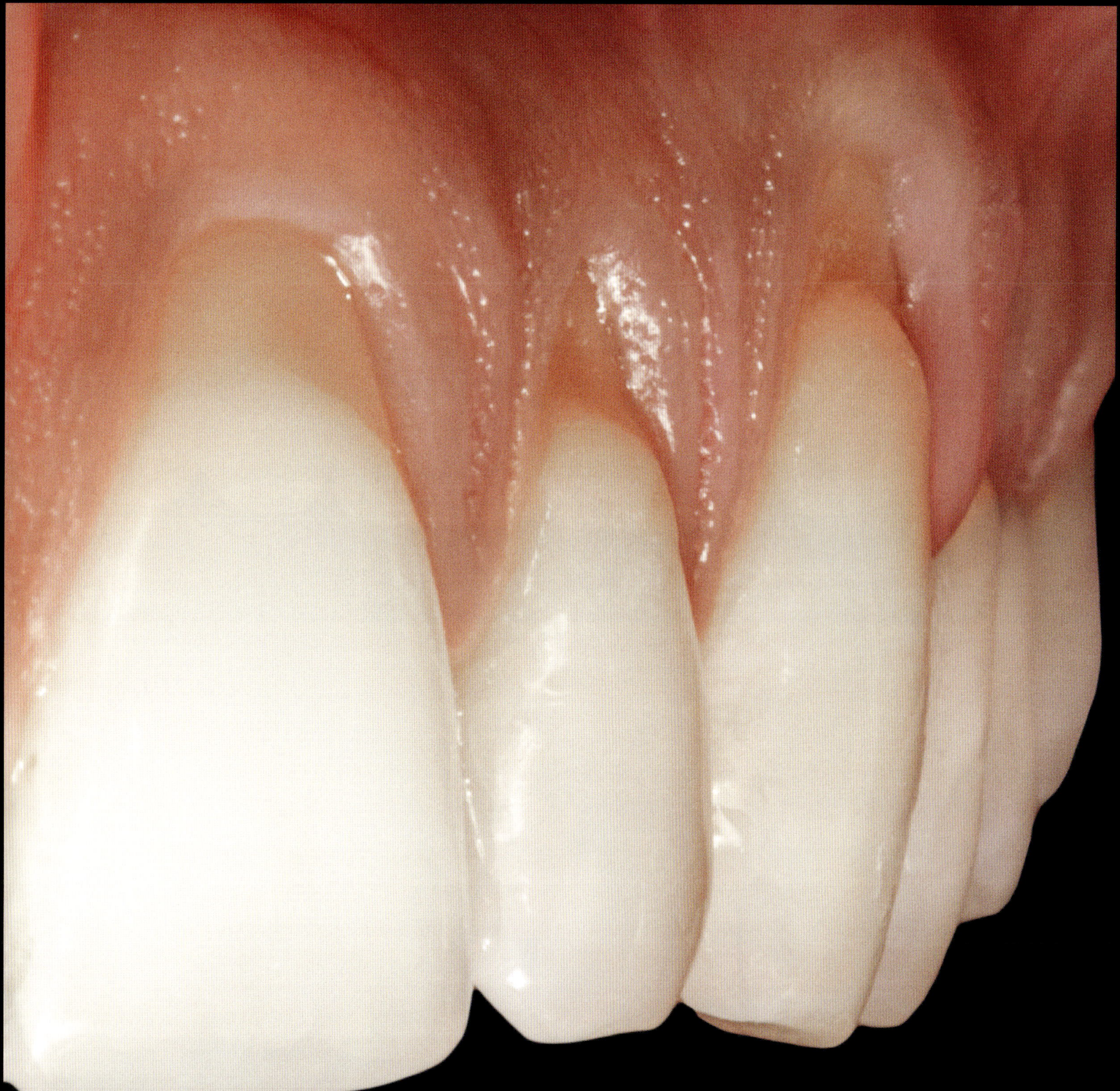

Abb. 2-6 *(Fortsetzung).*

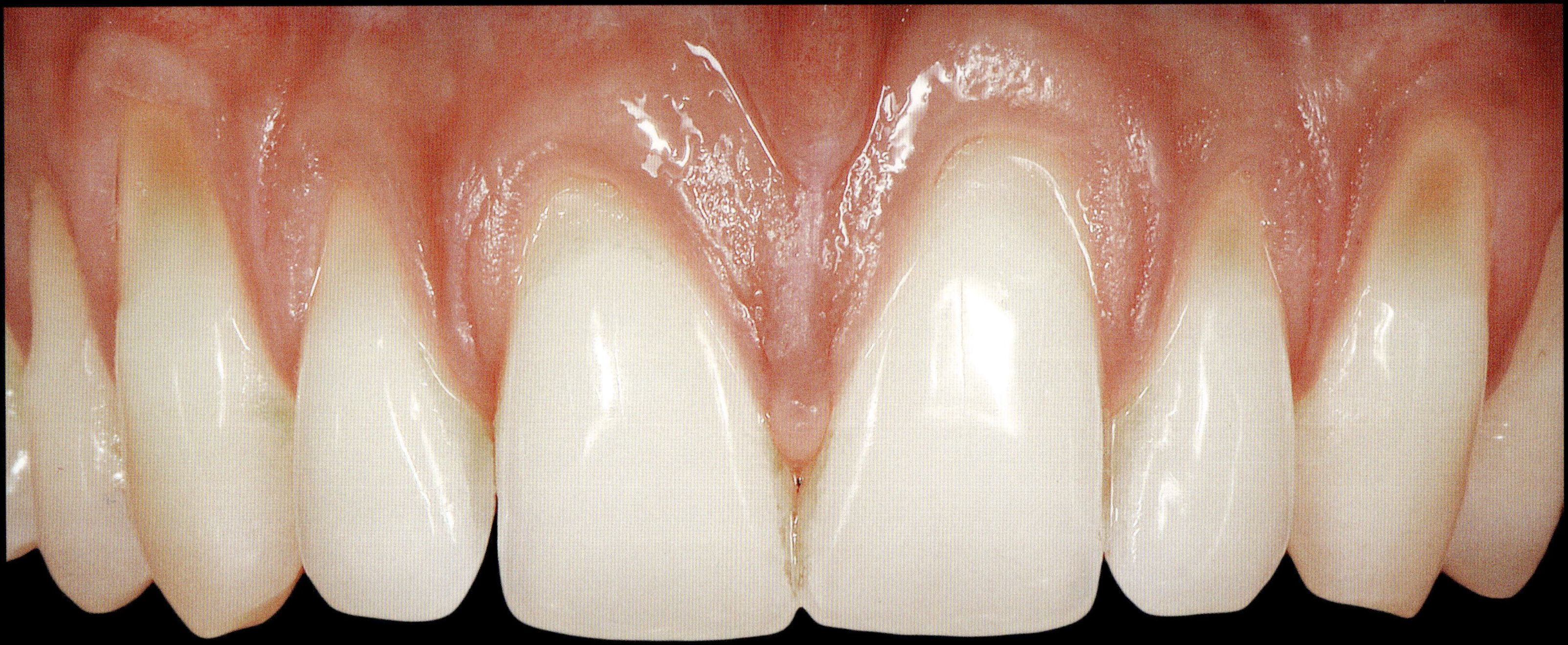

Die oberen Frontzähne vor der Rekonstruktion der Defekte.

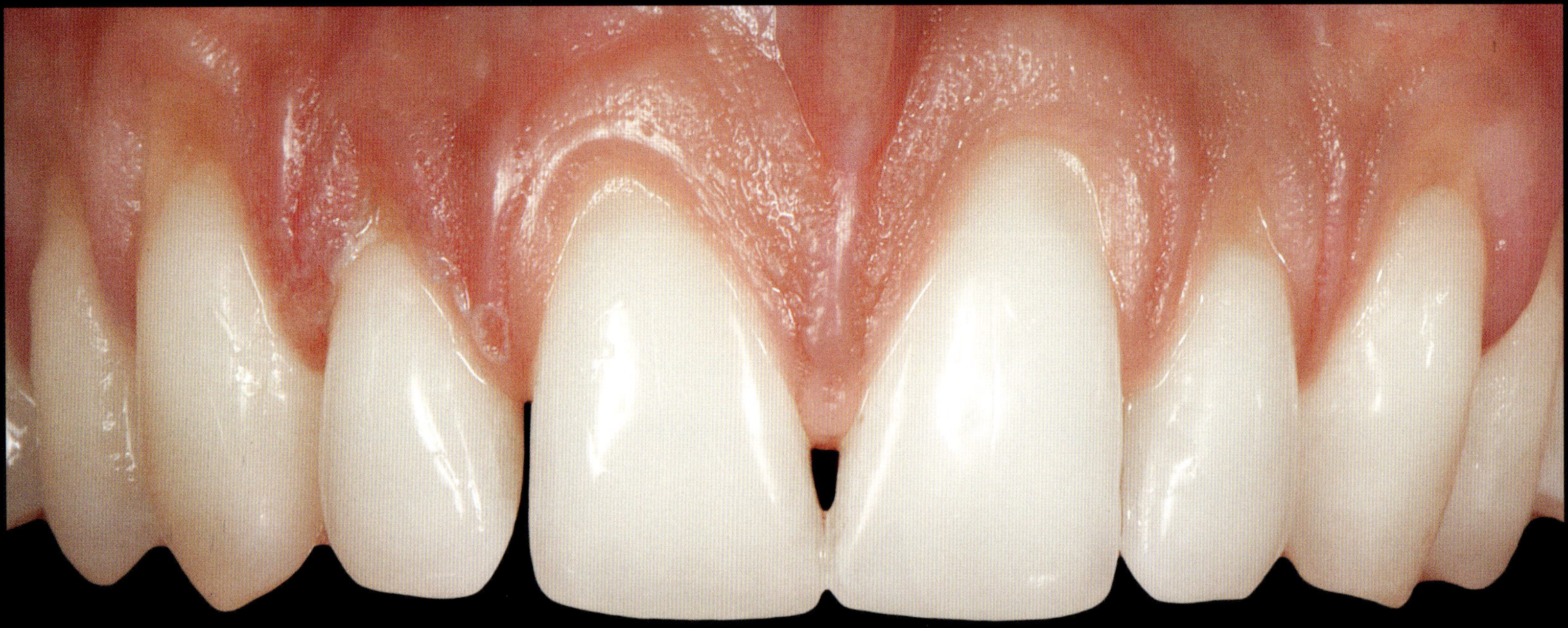

Situation nach Durchführung der zervikalen Kronenrestaurationen mit Komposit.

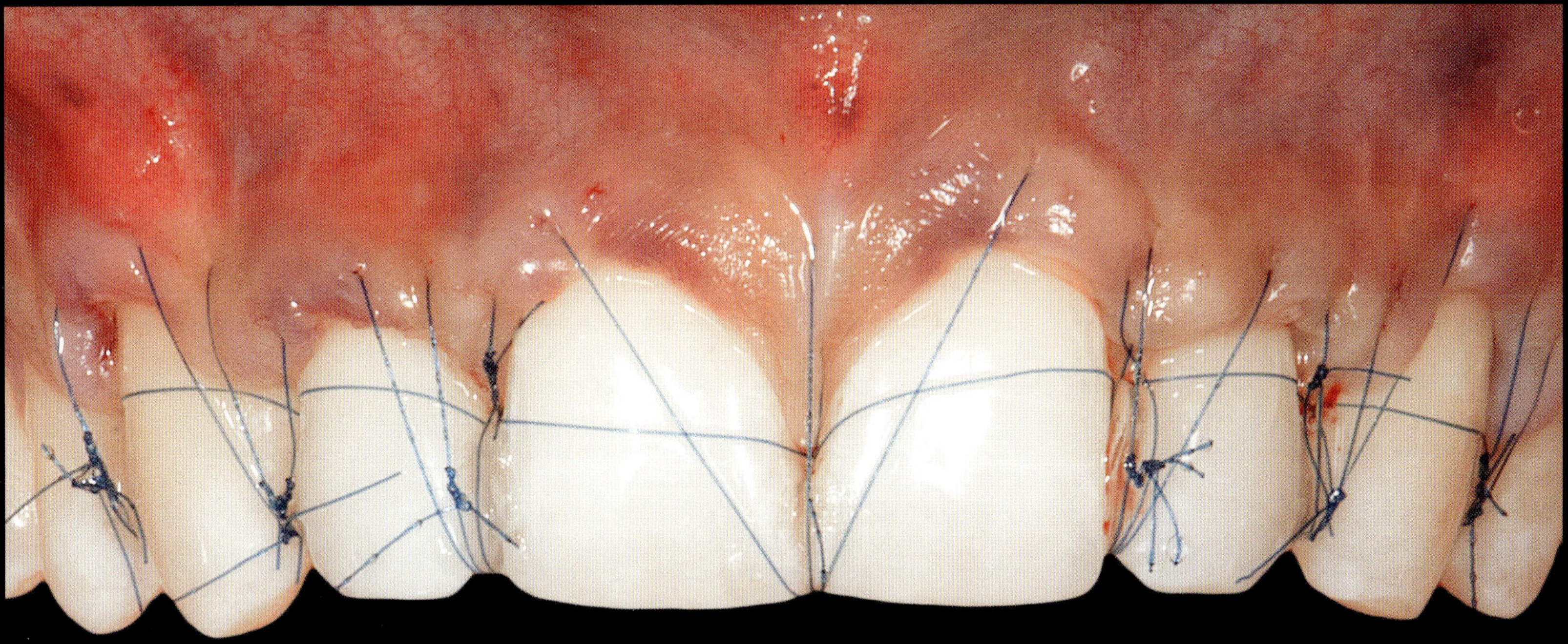

Bild des Oberkiefer-Frontzahnbereichs nach der chirurgischen Wurzeldeckung. Um die radikulären Restdefekte zu kompensieren, wurden Minitransplantate platziert, die vollständig gedeckt wurden (s. Kap. 3).

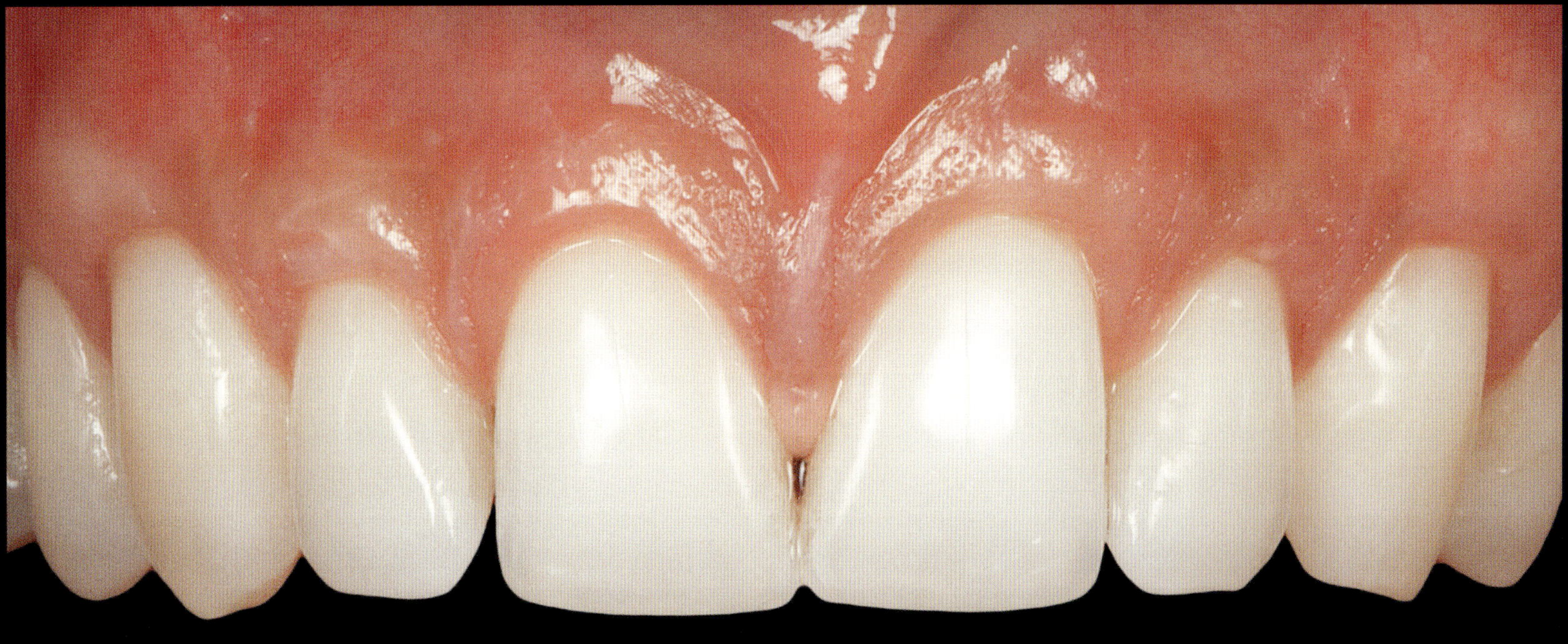

Situation nach der Heilung.

Prächirurgische Maßnahmen bei vorhandenen zervikalen Kompositrestaurationen

Radikuläre Kompositrestaurationen

Eine ausschließlich auf die Wurzel beschränkte Restauration muss vollständig entfernt werden. Anschließend wird die Wurzeloberfläche mithilfe eines Ultraschallgerätes sorgfältig von Komposit- und Adhäsivrückständen gereinigt. Nach der Entfernung der Restauration sind zwei Szenarien möglich:

- Der Defekt ist flach bis praktisch nicht vorhanden. Diese Situation hat keinen Einfluss auf das chirurgische Vorgehen.
- Der Defekt ist tief. In diesem Fall muss während der Wurzeldeckung zusätzlich ein BGT platziert werden, um den Wurzeldefekt auszufüllen und die koronal verschobene Gingiva zu unterstützen.

Koronoradikuläre Kompositrestaurationen

Findet sich im Bereich der Rezession eine die Wurzel und die Krone des Zahns betreffende Restauration, sind je nach deren Qualität zwei Ansätze möglich:

- Ist die Restauration ästhetisch zufriedenstellend und dicht, kann sie so reduziert werden, dass der koronale Teil erhalten bleibt und eine Pseudo-SZG modelliert wird. Zeigt sich nach Entfernung des radikulären Teils der Restauration ein tiefer Defekt, wird dieser während der Wurzeldeckung durch ein BGT ausgeglichen.
- Hat die vorhandene Restauration keine ausreichende Qualität, wird sie vollständig entfernt und der koronale Anteil des Defektes komplett neu gefüllt. Wenn die radikuläre Komponente des Defekts tief ist, wird sie während der Wurzeldeckung durch ein BGT kompensiert **(Abb. 2-7)**.

Abb. 2-7 Vorgehen bei der Rezessionsdeckung an einem Zahn mit vorhandener koronoradikulärer Kompositrestauration.

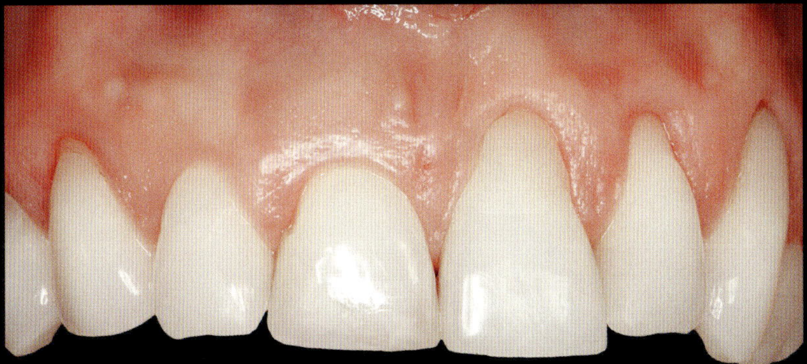

Aus ästhetischen Gründen ist eine Rezessionsdeckung im oberen Frontzahnbereich geplant. Diese wird durch koronoradikuläre Kompositrestaurationen der Zähne 21, 22 und 23 verkompliziert. Die Restaurationen sind ästhetisch unbefriedigend und nicht dicht.

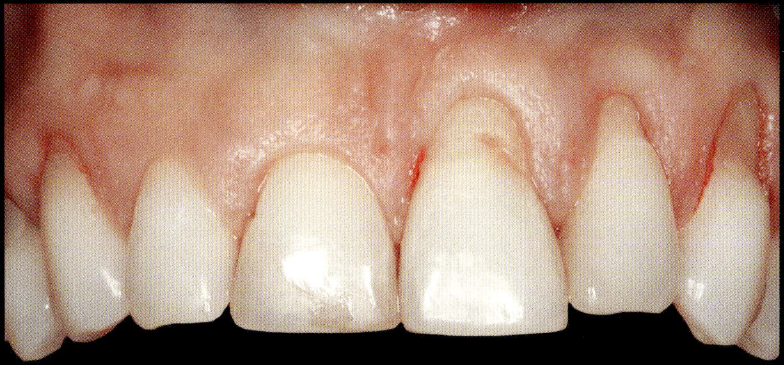

Die Restaurationen werden komplett entfernt, woraufhin tiefe Defekte sichtbar werden. An den Zähnen 21 und 23 ist zudem die SZG unterbrochen, während sie am Zahn 22 intakt geblieben ist. Die Zähne 21 und 23 erhalten neue Restaurationen zum Ersatz der fehlenden koronalen Hartsubstanz.

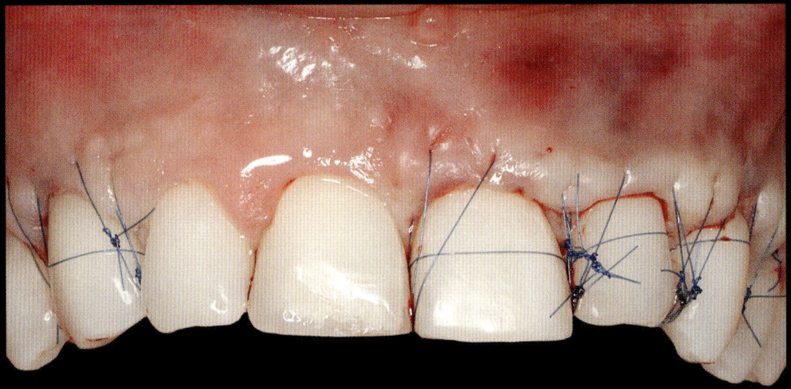

Situation nach Abschluss der chirurgischen Wurzeldeckung. Die Wurzeldefekte wurden durch gedeckte Minitransplantate kompensiert (s. Kap. 3). Diese haben die Aufgabe, die darüberliegende Gingiva im Bereich der Defekte wirksam zu unterstützen.

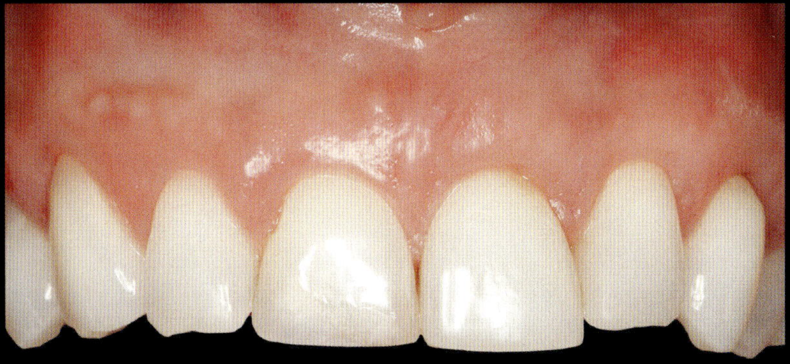

Situation nach der Heilung.

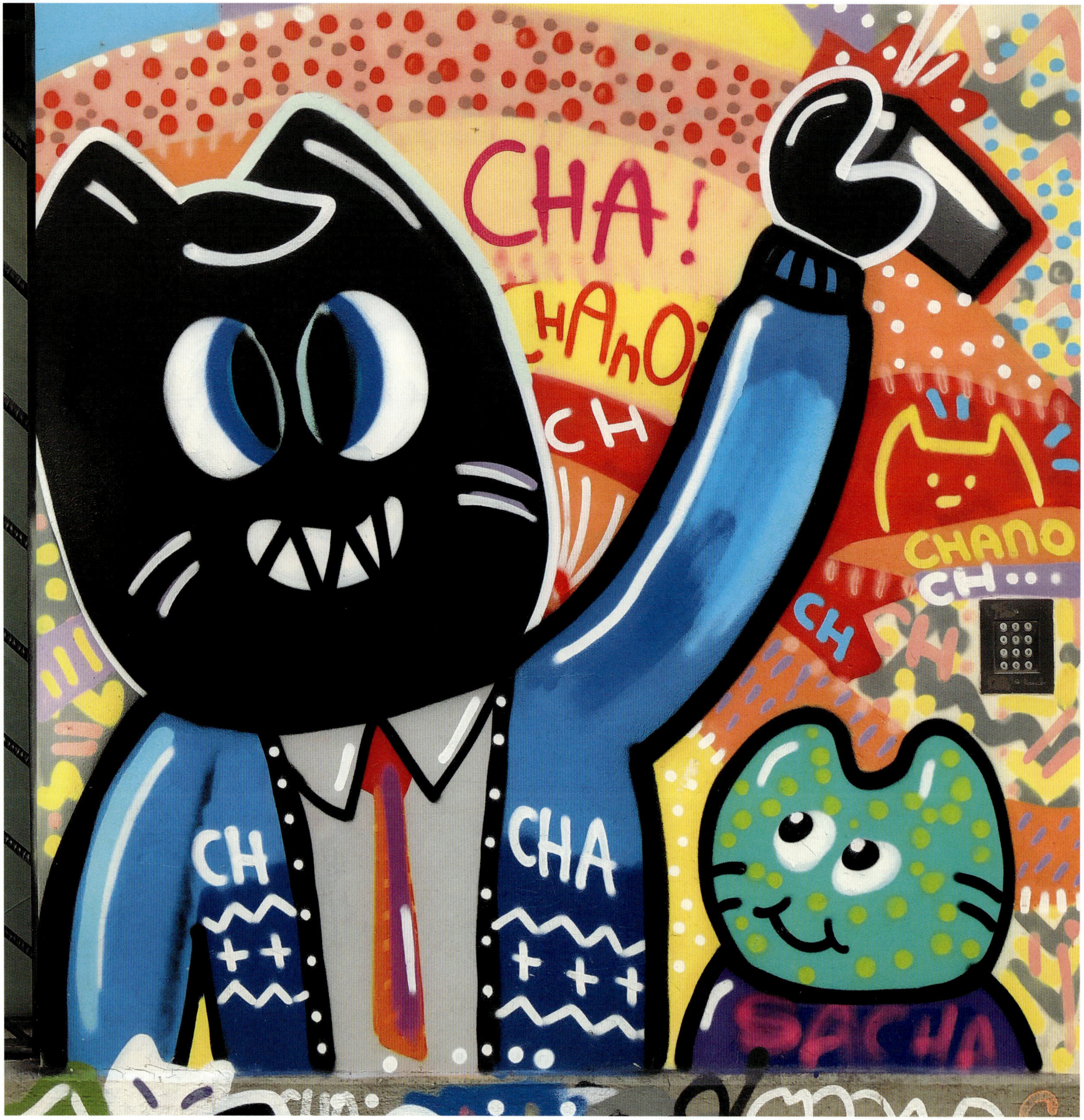
CHA!
CH
CHANO
CH...
CH
CH
CHA
SACHA

3

Tunnelierung als Behandlungskonzept

Tunnelierung 55

Behandlungskonzept 65

Indikationen 91

Die Behandlung gingivaler Rezessionen erfordert einen umfassenden Ansatz. Bevor Therapiemaßnahmen durchgeführt werden können – gleichgültig, ob chirurgischer oder nichtchirurgischer Natur – müssen zunächst alle beeinflussbaren Risikofaktoren reduziert oder gänzlich ausgeschaltet werden. Daher können die Etablierung einer wirksamen, atraumatischen Mundhygiene, eine antiinfektiöse Parodontalbehandlung, das Entfernen von Piercings, die Anpassung von inadäquatem Zahnersatz oder die Umstellung einer schädigenden kieferorthopädischen Behandlung unverzichtbare vorbereitende Schritte darstellen.

Nichtchirurgische Behandlung

Die Palette nichtchirurgischer Behandlungsmaßnahmen ist sehr begrenzt und besteht hauptsächlich in der Anwendung von Fluoridlacken und dem Schutz der Wurzel durch zervikale Kompositrestaurationen.

Das Auftragen von Fluoridlacken dient zur symptomatischen Behandlung der Überempfindlichkeit. Der Lack muss wiederholt appliziert werden und leistet keine systematische Schmerzlinderung. Zudem handelt es sich um keine ästhetisch und funktionell befriedigende Lösung, da die gingivale Anatomie nicht korrigiert wird.

Zervikale Restaurationen können Überempfindlichkeiten zwar zuverlässig beseitigen, wegen der Nähe zur Sulkusflüssigkeit ist ihre Ausführung jedoch anspruchsvoll. Zudem können sie Sekundärkaries und Zahnfleischentzündungen begünstigen. Auch sie stellen keine ästhetische und funktionell zufriedenstellende Lösung dar.

Chirurgische Behandlung

Die plastische Parodontalchirurgie hat sich in den vergangenen 40 Jahren stark entwickelt. Unter anderem konnte durch minimalinvasive mikrochirurgische Techniken die Morbidität einzelner Interventionen deutlich gesenkt werden. Dennoch sind auch die modernen chirurgischen Techniken per definitionem invasiver als die oben genannten nichtchirurgischen Maßnahmen. Daher müssen vor der Entscheidung für ein chirurgisches Vorgehen dessen Vorteile benannt und gegen die Risiken, Morbidität und Kosten abgewogen werden, die damit verbunden sind.

In der plastischen Parodontalchirurgie wird das parodontale Weichgewebe auf unterschiedliche Art und Weise verändert: durch Verschiebung der vorhandenen Gingiva, durch Verbreiterung des keratinisierten Gewebes und durch Verdicken der Gingiva. Konkret zielt sie darauf ab, die gingivale Anatomie und Ästhetik wiederherzustellen, Zahnüberempfindlichkeiten zu eliminieren und gleichzeitig die Mundhygiene zu erleichtern und das Parodont zu stabilisieren. Ihre möglichen Indikationen sind daher vielfältig.

Chirurgisches Konzept dieses Buchs

Die plastische Parodontalchirurgie umfasst eine Vielzahl von Techniken. Alle zielen darauf ab, eine erfolgreiche Wurzeldeckung zu erreichen, die gewissermaßen den „heiligen Gral" des Fachs, wenngleich nicht das einzige Therapieziel darstellt. Von diesen Techniken nimmt die Tunnelierung eine Sonderstellung ein, weil sie zugleich minimalinvasiv und mikrochirurgisch ist. Wer sie beherrscht, ist in der Lage, hervorragende ästhetische und funktionelle Ergebnisse mit sehr geringem Risiko zu erreichen. Das vorliegende Buch möchte ein originäres neues Behandlungskonzept vorstellen, das auf dem Prinzip der Tunnelierung basiert und sich für ein breites Spektrum klinischer Probleme eignet.

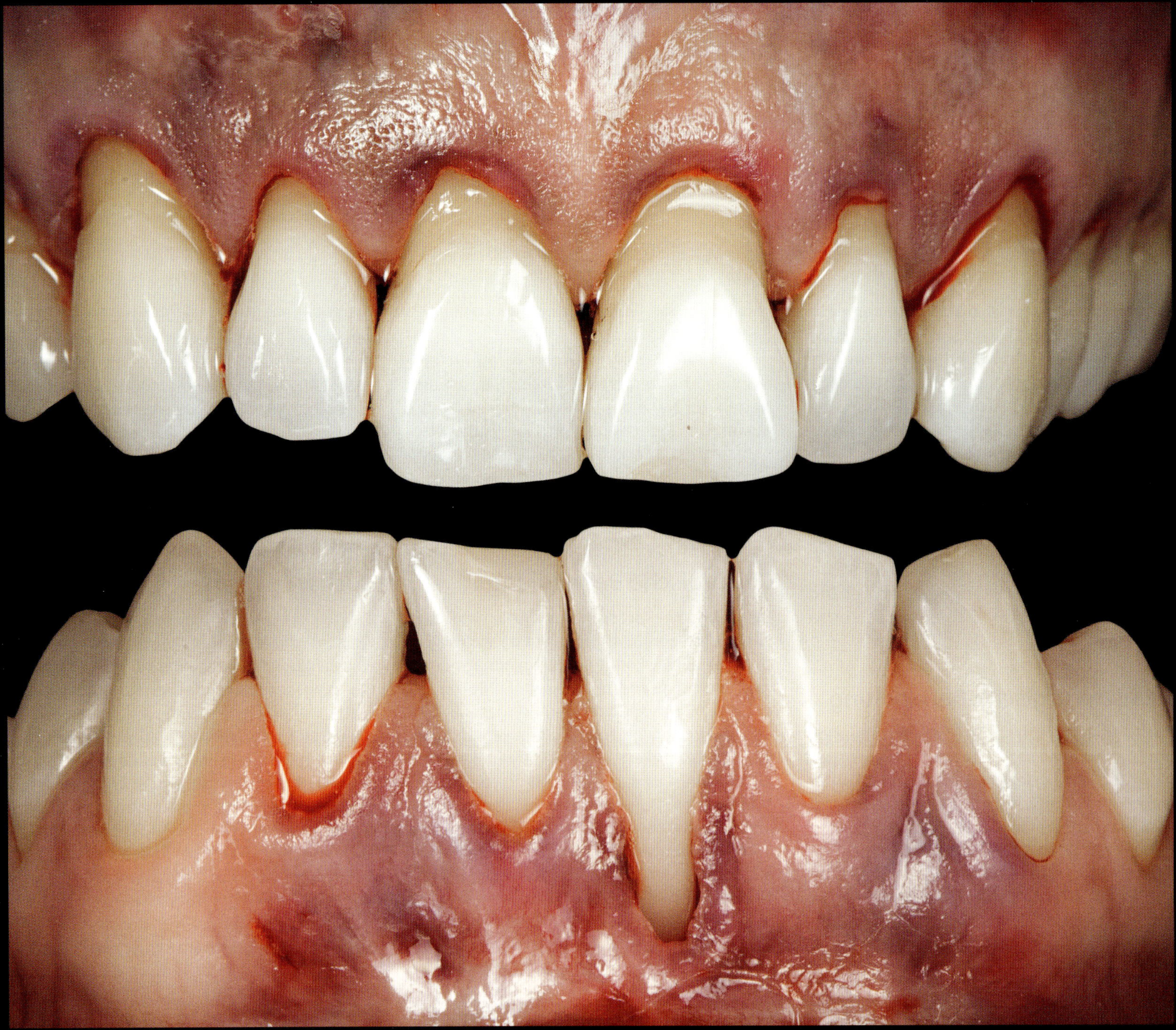

Abb. 3-1 Beispiel für eine tunnelierende Präparation im Ober- und Unterkiefer.
Die Gingiva und apikal anschließende Mukosa werden unter Verwendung von Tunnelierinstrumenten und Raspatorien, die durch intrasulkuläre Inzisionen eingeführt werden, vom Alveolarknochen gelöst.

Tunnelierung

Ein minimalinvasiver mikrochirurgischer Ansatz

Die minimalinvasive Chirurgie verringert das Operationstrauma, indem sie die Zahl, Länge und Sichtbarkeit der Inzisionen reduziert. In der Parodontologie ist die sogenannte Tunneltechnik das repräsentativste Beispiel für ein minimalinvasives Verfahren. Durch intrasulkuläre Inzisionen und eine behutsame Separation wird das Weichgewebe vom Alveolarknochen abgelöst (Abb. 3-1 bis 3-3). Die Technik ermöglicht eine spannungsfreie Verschiebung des Weichgewebes in koronale Richtung und die Interposition von Bindegewebetransplantaten (BGT). Das von der „Envelope"-Technik (eingeführt von Raetzke, 1985) abgeleitete Verfahren wurde ursprünglich von Allen (1994) vorgeschlagen und in den nachfolgenden Jahren von mehreren Autoren, insbesondere Azzi (2002) und Zuhr (2009), weiterentwickelt.

Ein minimalinvasiver Ansatz wie die Tunneltechnik hat aufgrund der Minutiösität des Vorgehens und der geringen Größe der benötigten Instrumente auch eine mikrochirurgische Dimension.

Klinisch bietet die Tunneltechnik viele Vorteile, darunter die Minimierung von Gefäßverletzungen, eine schnelle und zuverlässige Heilung, den Schutz der Papillen, eine gute Ästhetik und die Verringerung postoperativer Beschwerden.

Chirurgisches Vorgehen

Die Tunnelierung erfolgt auf einer Breite, die den zu behandelnden Bereich mesial und distal um einen Zahn überragt, um einen möglichst spannungsfreien Lappen zu bilden. Das chirurgische Vorgehen umfasst fünf Schritte (Abb. 3-4):

1. Vorbehandlung der Wurzeln

Nach der Anästhesie werden die freiliegenden Wurzeln mit einem feinen Ultraschallinstrument unter Wasserspülung dekontaminiert, aber nicht geglättet. Dieser mechanische Behandlungsschritt wird vor der Ablösung des Weichgewebes durchgeführt, damit der subgingivale Zement und die darin inserierenden Kollagenfasern geschützt bleiben. Andere Vorbehandlungen der Wurzeloberfläche werden nicht durchgeführt. Da die Literatur zum klinischen Nutzen chemischer Wirkstoffe wie Säuren, Tetracyclinen oder Ethylendiamintetraacetat (EDTA) sehr widersprüchlich ist, scheint ihre Anwendung keine besondere Relevanz zu haben.

2. Intrasulkuläre Schnittführung

Die Operation beginnt mit intrasulkulären Inzisionen auf der vestibulären Seite aller involvierten Zähne.

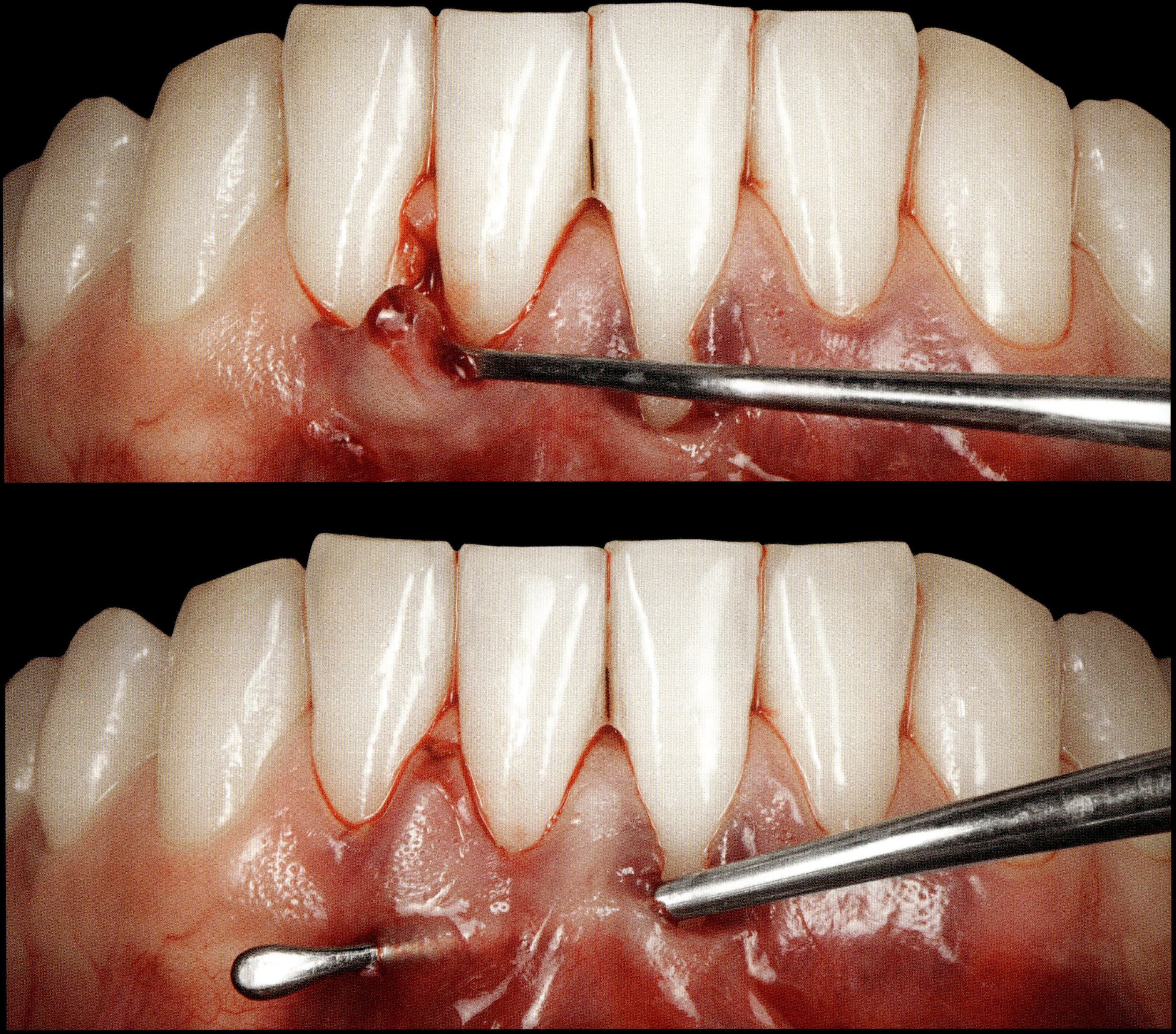

Abb. 3-2 Die Präparation von Tunnellappen ist anspruchsvoll, wie diese Beispiele zeigen.
Zu den möglichen Komplikationen zählen die Durchtrennung von Papillen und die Perforation des Tunnellappens.

3. Präparation zusammenhängender Envelopes

Der Tunnellappen wird durch Verbinden ebenso vieler einzeln präparierter Envelopes gebildet, wie Zähne in die Lappenpräparation einbezogen sind. Die intrasulkulären Inzisionen öffnen den Zugang für die Ablösung der Mukosa mithilfe unterschiedlich gewinkelter scharfer Instrumente. Tunneliermesser sind chirurgische Instrumente, die eine Zwischenstellung zwischen Raspatorien und Skalpellen einnehmen. Sie besitzen eine nach innen gerichtete angeschrägte Schneide und eine zur Oberfläche zeigende abgerundete Seite. Dank unterschiedlicher Angulation der Arbeitsenden kann der Operateur den anatomischen Strukturen und Eigenheiten auf dem Weg der Präparation folgen.

Im Bereich der Gingiva erfolgt die Präparation idealerweise teilschichtig (supraperiostal), um die Elastizität des Lappens zu verbessern. Allerdings sollte bei dünnen Biotypen bis zur Mukogingivalgrenze (MGG) vollschichtig präpariert werden, um Lappenrupturen zu vermeiden.

Die Alveolarmukosa wird dann immer supraperiostal abgelöst. Muskelansätze werden im Nachgang durch rotierende Bewegungen mit einem Gingivektomiemesser durchtrennt. Selbst mit einem scharfen Messer führen diese Bewegungen zu starken Spannungen im Lappen, weshalb die Präparation der empfindlichen Papillenareale erst am Ende der gesamten Prozedur erfolgt. Die einzelnen Envelopes, die den Tunnel bilden, werden an jedem Zahn separat präpariert, liegen aber in derselben Ebene und werden schließlich zu einem Kontinuum verbunden.

4. Präparation der Papillen

Die Präparation der Papillen hängt von deren Widerstandsfähigkeit ab. In jedem Fall wird aber nur der vestibuläre Papillenanteil präpariert. Wie kräftig die Papille ist, kann visuell bestimmt werden: Eine kräftige Papille ist breit, dick und nicht zu stark vertikal entwickelt. Empfindliche Papillen haben dagegen ein schmales, dünnes und schlankes Erscheinungsbild.

Als widerstandsfähig eingeschätzte Papillen werden mit einem sehr scharfen Instrument teilschichtig bis zur Spitze hinauf disseziert, während empfindliche Papillen vollschichtig mit einem Raspatorium abgelöst werden, um Rupturen zu vermeiden. Das Raspatorium ist ein Instrument ohne Schneide, mit dem die vestibuläre Papillenschicht angehoben wird, wobei der angrenzende Zahn als Widerlager dient (wie bei einem Miniatur-Brecheisen).

5. Prüfen der Kontinuität des Tunnels

Wenn die Präparation so weit fortgeschritten ist, sollte mit einer Parodontalsonde kontrolliert werden, ob ein kontinuierlicher Tunnel präpariert wurde und keine Restverbindungen des Lappens mit der Unterlage mehr bestehen, die seine Mobilität oder die Interposition eines eventuell erforderlichen BGT behindern. Nach der erfolgreichen Überprüfung ist die Tunnelpräparation abgeschlossen.

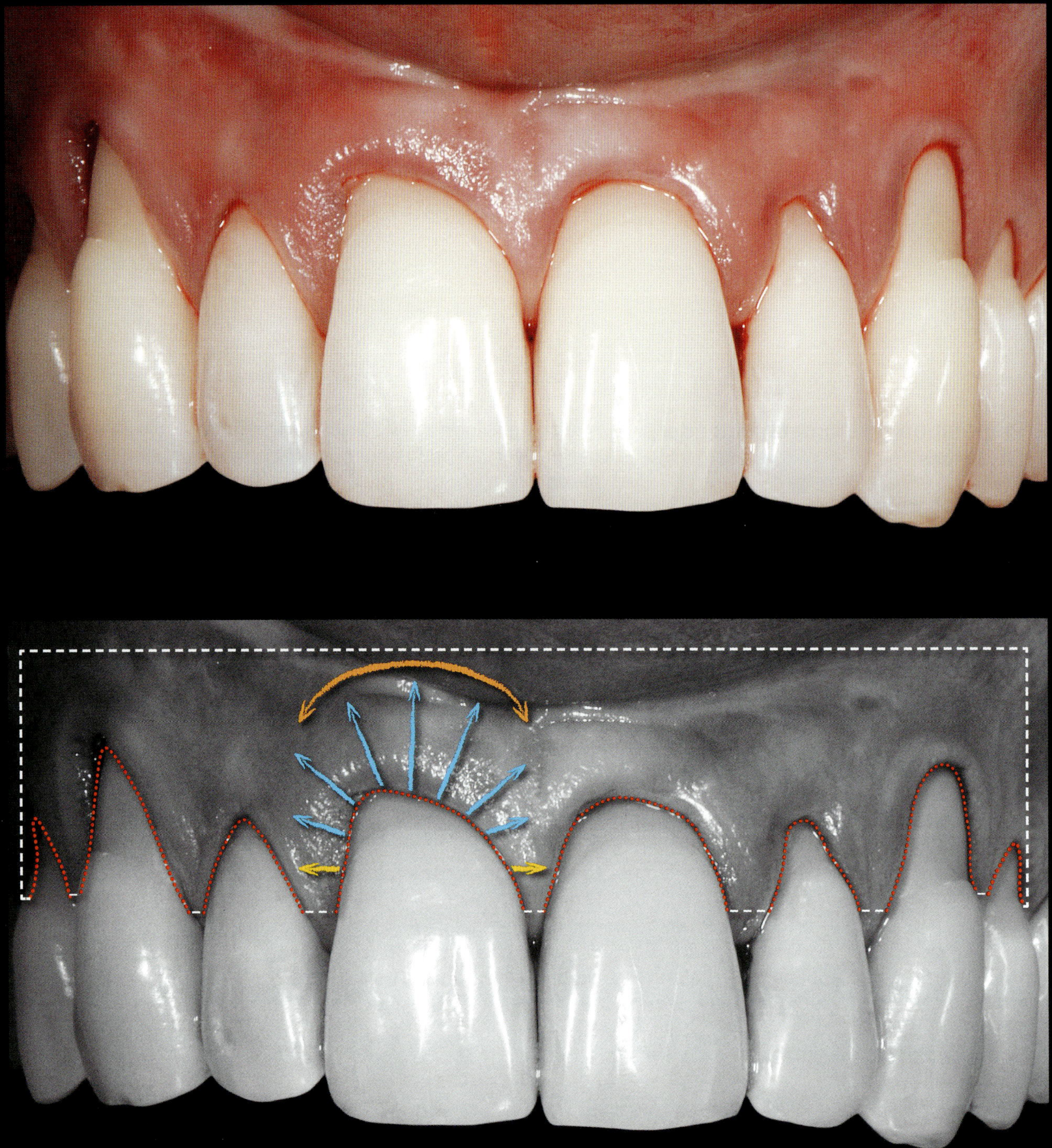

Abb. 3-3 **Tunnelpräparation im Ober- und Unterkiefer.**
Die Tunnelierung ist eine minimalinvasive chirurgische Technik, die dazu dient, die gingivale Mukosa vom Alveolarknochen abzulösen. Das Gewebe wird von den Papillenspitzen bis über die Mukogingivalgrenze (MGG) hinaus eleviert. Die Präparation erfolgt bevorzugt teilschichtig. Abhängig von der Dicke und Widerstandsfähigkeit des keratinisierten Gewebes ist jedoch gegebenenfalls eine vollschichtige Präparation zu bevorzugen. Konkret bildet sich der Tunnel, indem so viele Envelope-Präparationen, wie Zähne in den Lappen einbezogen sind, in einer Ebene miteinander verbunden werden.

Die Präparationsgrenzen sind durch die weiß gepunkteten Linien angedeutet. Alle intrasulkulären Inzisionen werden zu Beginn der Präparation durchgeführt. Sie sind durch die rot gepunkteten Linien dargestellt. Anschließend werden an den einbezogenen Zähnen mit axial eingeführten Tunnelierinstrumenten (blaue Pfeile) sowie durch Rotation von Gingivektomiemessern (oranger Pfeil) die einzelnen Envelopes präpariert. Wenn sich alle Envelopes verbunden haben, werden abschließend die Papillen präpariert – je nach ihrer Resilienz mit Tunnelierinstrumenten oder Raspatorien (gelbe Pfeile).

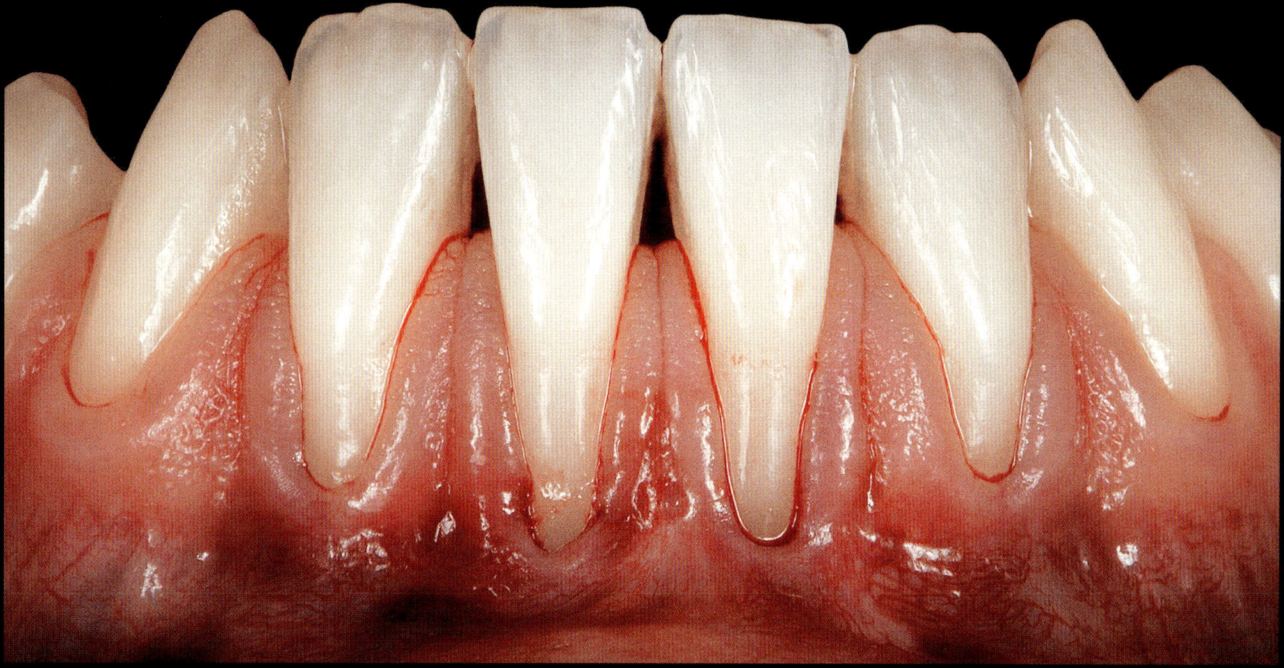

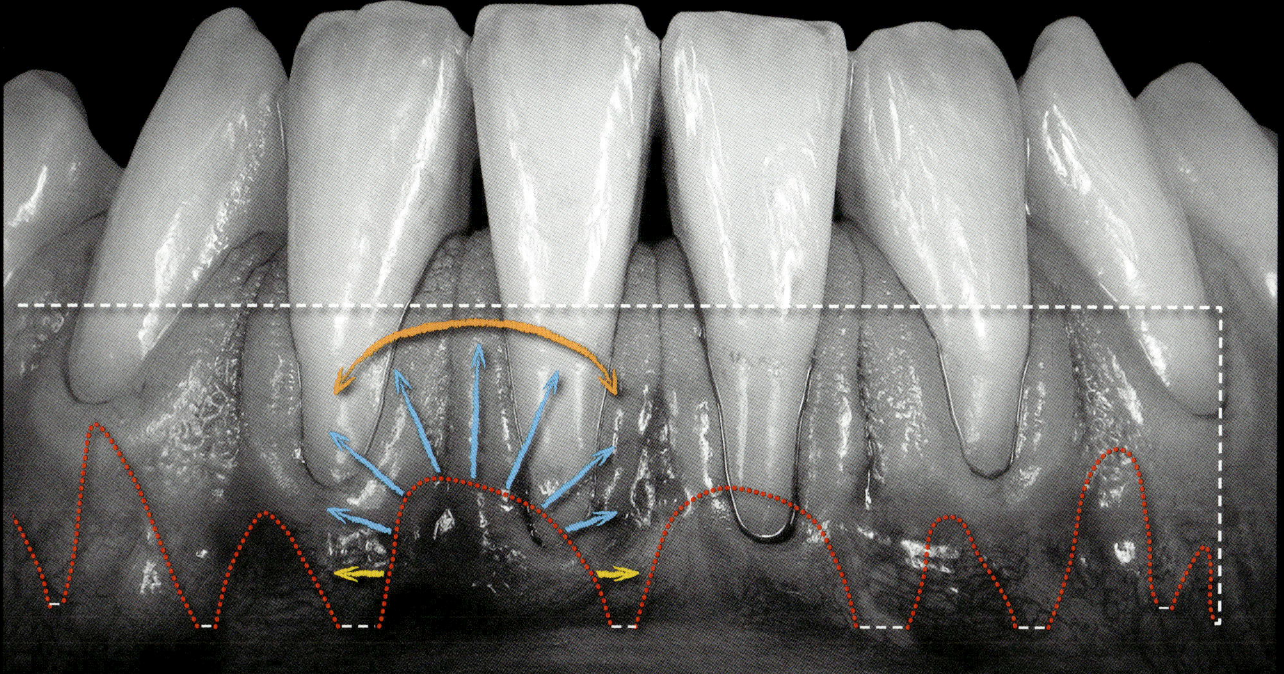

Abb. 3-4 Darstellung der einzelnen Schritte der Tunnelpräparation.

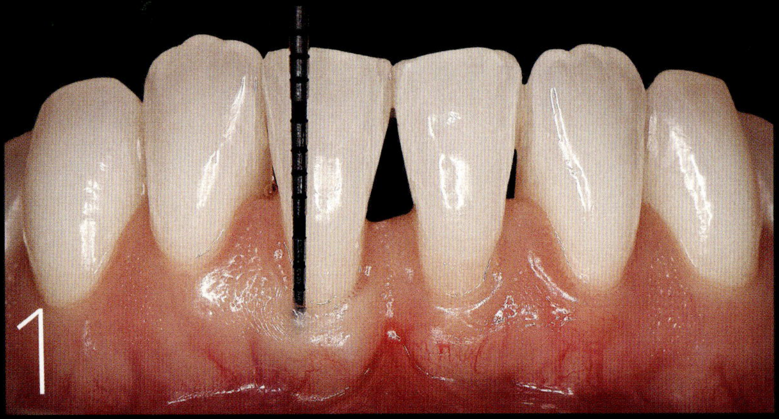

Vorbehandlung der Wurzeln.

Nach der Anästhesie werden die Wurzeln mit einer feinen Ultraschallspitze dekontaminiert. Dann wird die Gingivadicke mithilfe einer Parodontalsonde geschätzt, um die Art und Größe des Instruments für die intrasulkuläre Inzision zu bestimmen.

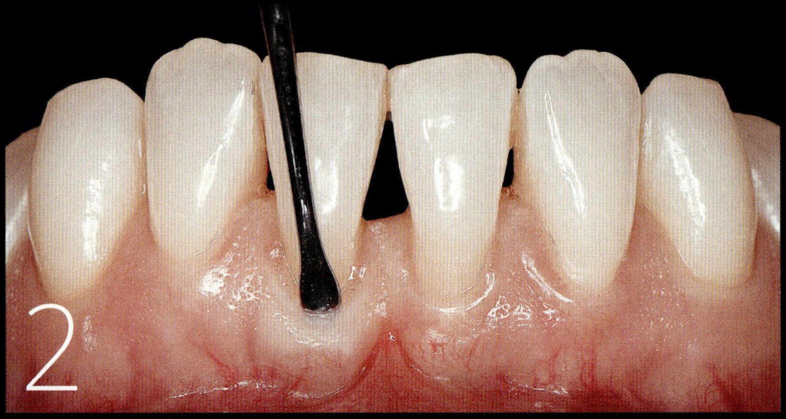

Intrasulkuläre Inzision.

Die Tunnelierung beginnt an allen einbezogenen Zähnen mit einer vestibulären intrasulkulären Inzision. Die Eigenschaften der Tunneliermesser liegen zwischen denen von Raspatorien und Skalpellen. Sie besitzen eine Schneide, die der tiefen Schicht zugewendet wird und eine zur Oberfläche zeigenden Abrundung.

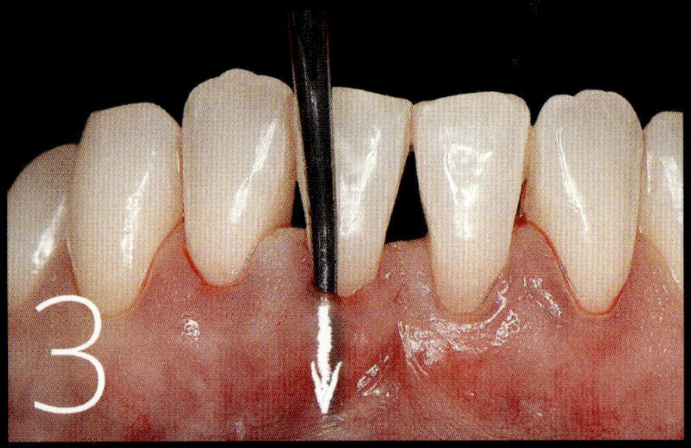

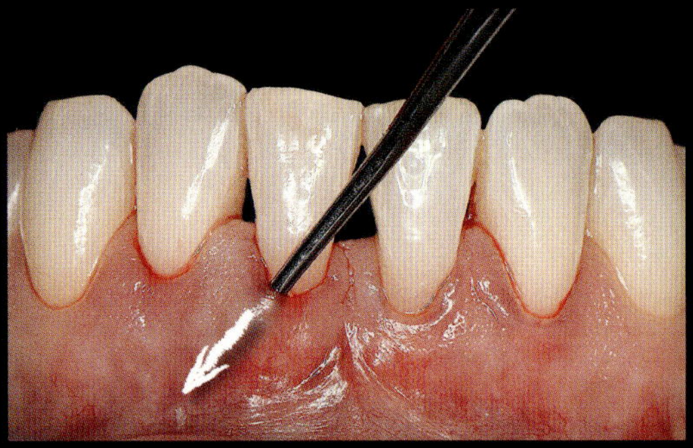

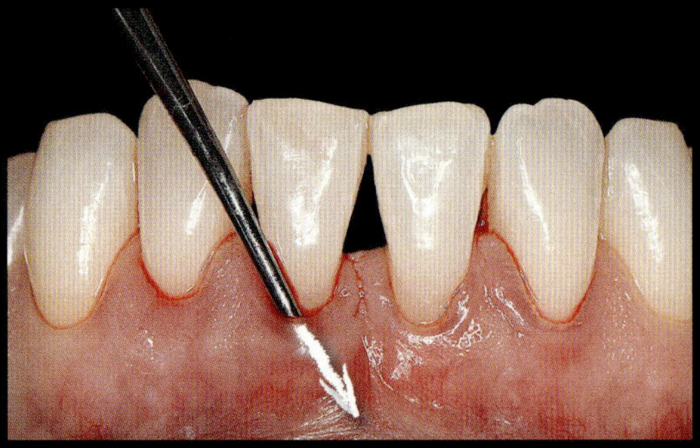

Präparation ineinander übergehender Envelopes.

Der Tunnel entsteht praktisch gesehen aus einzelnen Envelope-Präparationen an allen in den Lappen einbezogenen Zähnen. Am Anfang einer Darstellung der Tunneltechnik steht deshalb die Beschreibung der Bildung dieser Envelopes. Die intrasulkuläre Inzision schafft den Zugang zur subepithelialen Schicht. Dann wird Zahn für Zahn die Gingiva teilschichtig mit Tunnelierinstrumenten disseziert. Diese werden vorsichtig in gerader Richtung nach apikal vorgeschoben, was so lange wiederholt wird, bis sich ein Envelope bildet. Die Abbildungen zeigen die Arbeit in drei Richtungen. Bis zur MGG wird bevorzugt teilschichtig (supraperiostal) präpariert, um einen elastischen Lappen zu erhalten. Bei dünnen Biotypen sollte die Präparation jedoch bis zur MGG vollschichtig erfolgen, um Rupturen zu vermeiden. Im Bereich der Alveolarmukosa wird das Gewebe stets supraperiostal disseziert. →

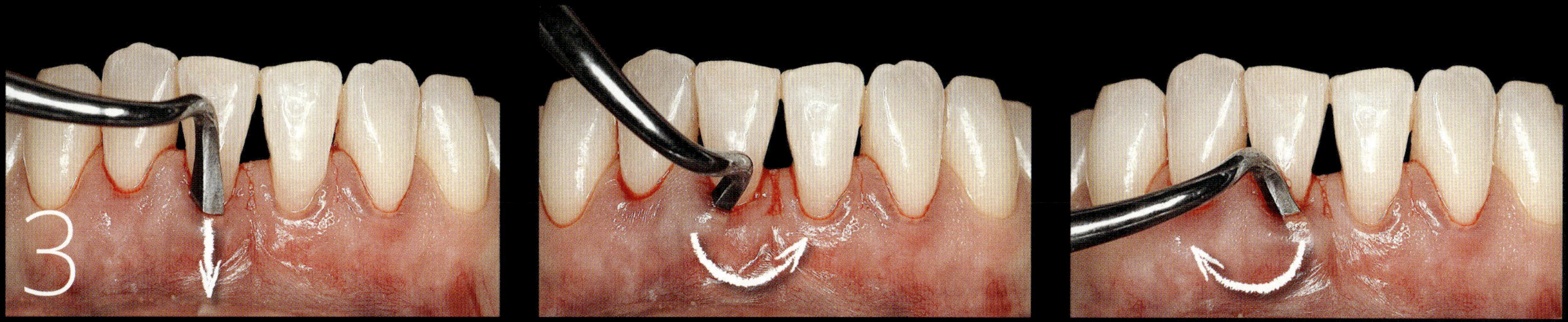

→ In einem zweiten Schritt werden die Muskelansätze durch rotierende Bewegungen mit einem Gingivektomiemesser durchtrennt. Dieser Schritt stellt zudem sicher, dass alle zuvor zur Envelope-Präparation ausgeführten Dissektionsschnitte auf einer Ebene verbunden sind. Die Bilder zeigen das Einführen des Instruments in den Envelope, gefolgt von den Rotationsbewegungen. Selbst mit einem scharfen Instrument erzeugen diese Bewegungen erhebliche Zugspannungen im Lappen. Aus diesem Grund werden die Papillen als empfindlichste Strukturen erst am Ende der Prozedur präpariert.

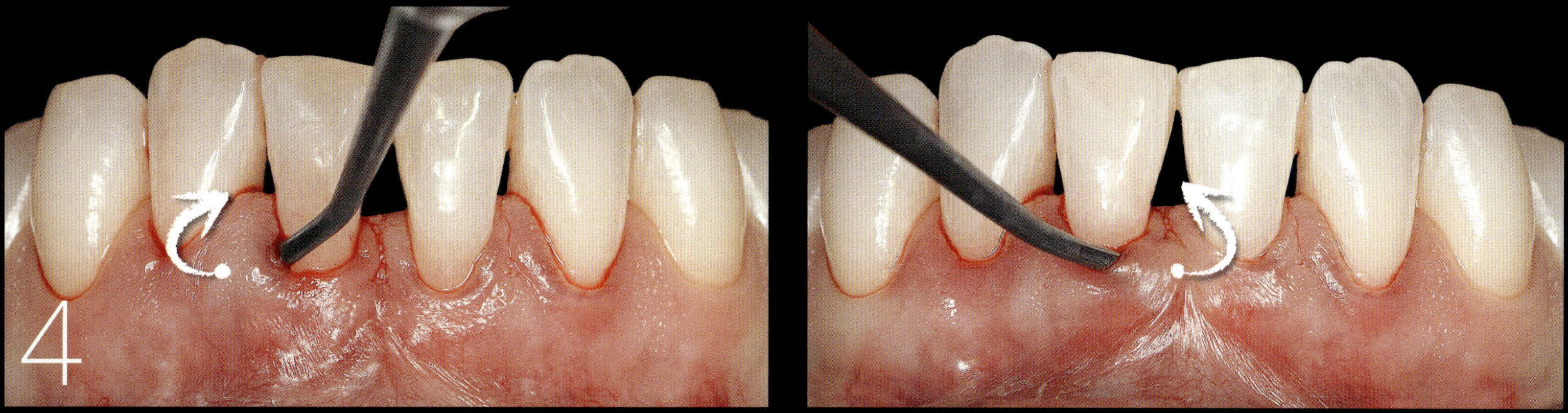

Präparation der Papillen.

Die Präparationstechnik für die Papillen hängt von deren Festigkeit ab, beschränkt sich aber immer auf die vestibuläre Papillenseite. Die Widerstandsfähigkeit der Papille wird visuell beurteilt: Eine kräftige Papille ist groß, breit, und nicht zu weit vertikal entwickelt, während eine empfindliche Papille schmal, dünn und hoch erscheint. Als widerstandsfähig eingeschätzte Papillen werden mit einem sehr scharfen Instrument bis zu ihrer Spitze teilschichtig präpariert. Sensible Papillen dagegen werden mit einem Raspatorium vollschichtig vom Knochen abgelöst, um Rupturen zu vermeiden. Das Raspatorium ist ein nicht schneidendes Instrument, das zum Lösen der vestibulären Papillenschicht am Nachbarzahn wie an einem Widerlager abgestützt wird.

Abb. 3-4 *(Fortsetzung).*

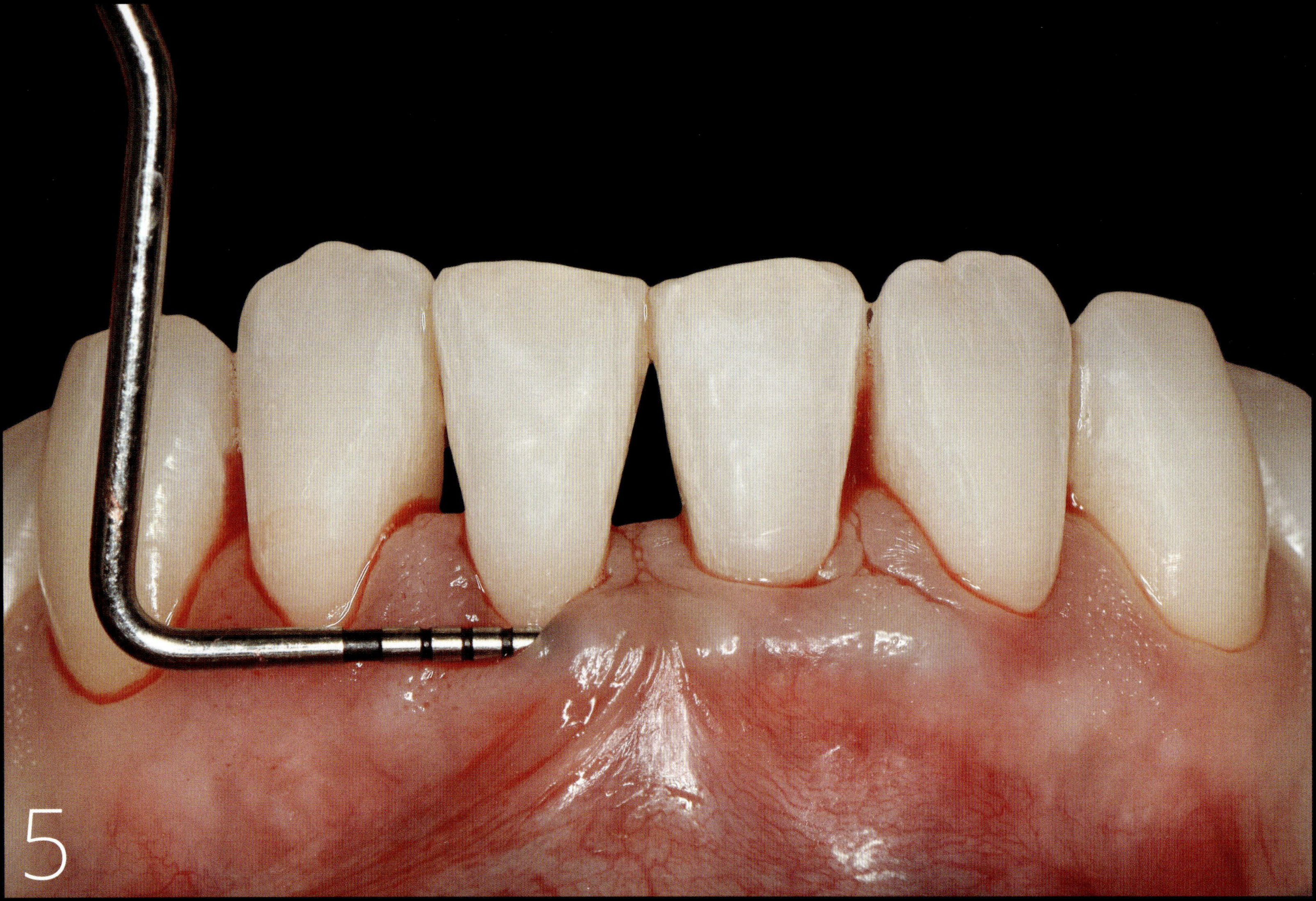

Prüfen der Kontinuität des Tunnels.

Mit einer Parodontalsonde wird kontrolliert, ob ein kontinuierlicher Tunnel gebildet wurde und keine Restverbindungen des Lappens mit der Unterlage mehr bestehen, die seine Mobilität oder die Interposition eines eventuell erforderlichen BGT behindern. Die Tunnelierung ist damit abgeschlossen.

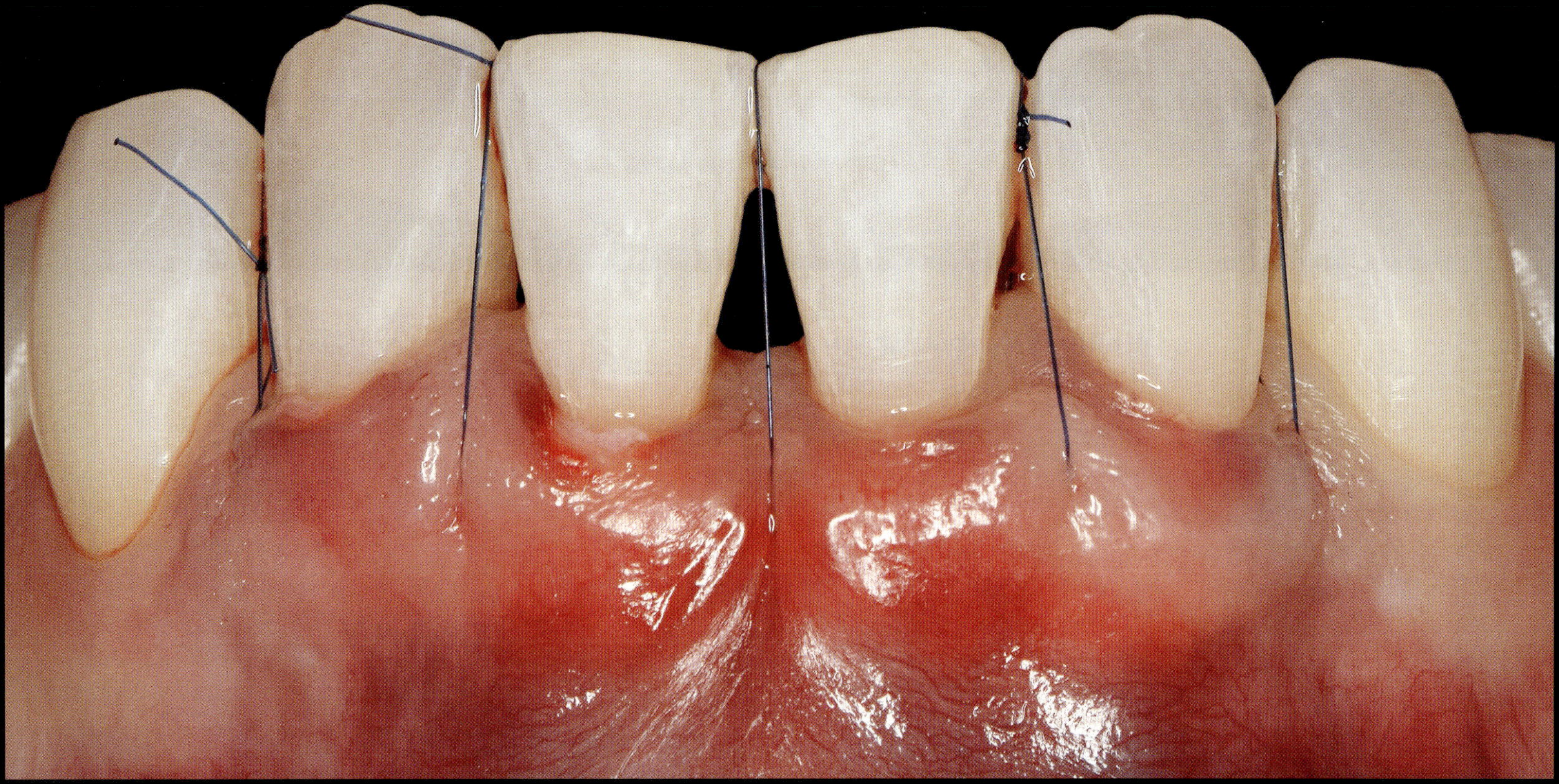

Situation nach Abschuss des Eingriffs: In diesem Fall wurde durch die Tunnelierung das Empfängerlager für ein Weichgewebetransplantat geschaffen, das in Vorbereitung einer kieferorthopädischen Behandlung platziert wurde. Am Zahn 41 ist ein kleines Stück des Transplantats zu erkennen, das sich über die Zähne 42 bis 32 erstreckt.

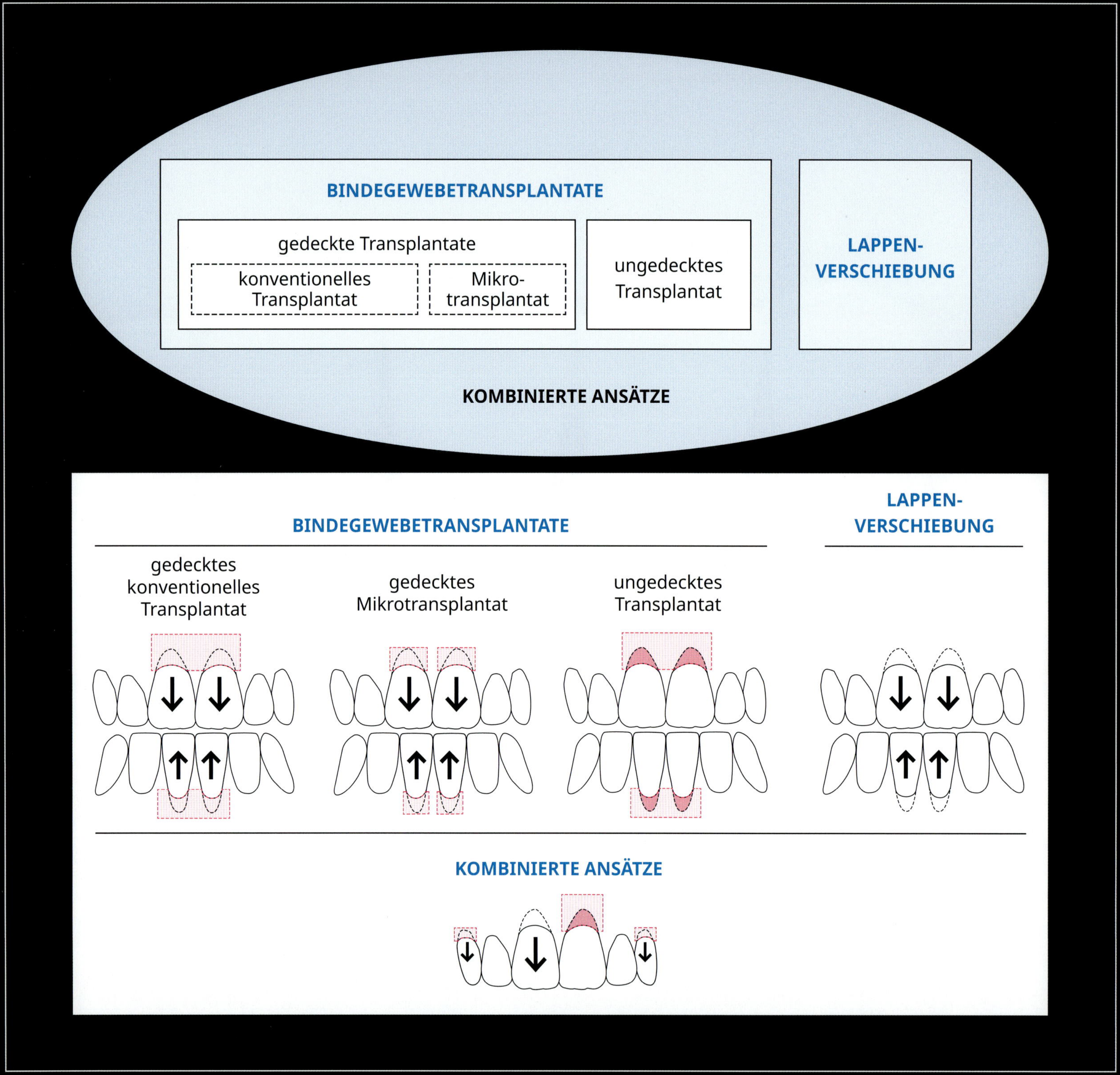

Abb. 3-5 Konzept der Rezessionsdeckung unter Verwendung der Tunneltechnik.

Behandlungskonzept

Überblick

In der Fachliteratur wird die Tunneltechnik im Allgemeinen als Verfahren beschrieben, das die Platzierung und vollständige Deckung großer BGT ermöglicht. Das Neue und Besondere des hier vorgestellten Konzeptes liegt in der Vervielfältigung der Anwendung von Tunnellappen für verschiedene parodontalchirurgische Techniken (Abb. 3-5). Konkret ermöglicht die Tunnelierung die Durchführung von vier Interventionen, die sich bezüglich ihrer Natur, biologischen Konsequenzen, klinischen Wirkung und Indikation klar unterscheiden lassen:

- ungedecktes Transplantat (Abb. 3–6 und 3–7),
- gedecktes konventionelles Transplantat (Abb. 3–8),
- gedecktes Minitransplantat (Abb. 3–9),
- Verschiebung des nativen Gewebes (Abb. 3-19).

Neben diesen vier Interventionstypen kommen auch kombinierte Ansätze (Abb. 3-11) infrage, die mehrere Techniken in einem Eingriff zusammenfassen. Solche Kombinationen sind möglich, da alle vier primären Interventionen eine grundlegende Gemeinsamkeit haben: die Tunnelierung.

Das vorliegende Konzept gestattet daher die Behandlung eines breiten Spektrums klinischer Probleme mit allen Vorteilen der minimalinvasiven Mikrochirurgie.

Ungedecktes Transplantat

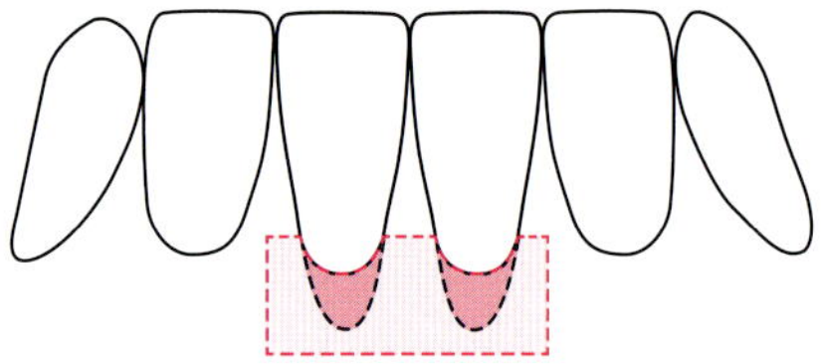

Transplantatexposition

Bei diesem Ansatz bleibt das BGT auf der gesamten Höhe der Gingivarezession bewusst ungedeckt. Das Transplantat tendiert zwar von Natur aus dazu nach apikal zu gleiten, da die Alveolarmukosa weniger straff ist als die Gingiva, aber die Exposition des Transplantats während der Einheilung wird durch Nähte aufrechterhalten.

Ernährung des Transplantats

Da die Oberfläche der Zahnwurzel nicht vaskularisiert ist, wird der ungedeckte Anteil des Transplantats zunächst von dessen gedecktem Anteil aus ernährt. Erste Anastomosen zwischen den Blutgefäßen des Transplantats und denen des Empfängerlagers bilden sich nicht vor dem dritten postoperativen Tag. Bis dahin erfolgt die Ernährung des Transplantats durch Plasmazirkulation. Hierbei handelt es sich um einen Diffusionsprozess, der die Nährstoffe entlang ihres Konzentrationsgradienten vom nativen Gewebe zum Transplantat hin bewegt. Das Überleben des Transplantats (auch seines exponierten Teils) hängt von diesem biologischen Prozess ab. Eine partielle oder totale Nekrose des exponierten Transplantatteils ist möglich, tritt aber nur selten auf.

Heilungstyp und Bildung von keratinisiertem Gewebe

Während der ersten drei postoperativen Wochen kommt es auf der ungedeckten Transplantatoberfläche zur Sekundärheilung und damit zur Bildung von (keratinisierter) Gingiva. Die Höhe der Keratinisierung hängt direkt von der Höhe des exponierten Transplantatanteils ab. Da ein BGT keinen Einfluss auf die Textur und Farbe des keratinisierten Gewebes hat, das sich auf seiner Oberfläche bildet, ist die ästhetische Integration des rekonstruierten Gewebes meist bemerkenswert gut.

Wurzeldeckung und Verschiebung der MGG

Die Wurzeldeckung kommt ausschließlich durch das neue Gewebe zustande. Eine Verschiebung von nativem Gewebe in koronale Richtung findet nicht statt. Daher bleibt die MGG auf ihrem ursprünglichen Niveau und die Tiefe des Vestibulum oris wird nicht verringert.

Veränderung des gingivalen Biotyps

Da die Wurzeldeckung auf dem zusätzlich eingefügten, transplantierten Bindegewebe beruht, ist der gingivale Biotyp im Bereich des Transplantats nach Abschluss der Operation verdickt.

Abb. 3-6 Beispiel einer Rezessionsdeckung mit einem ungedeckten Transplantat.

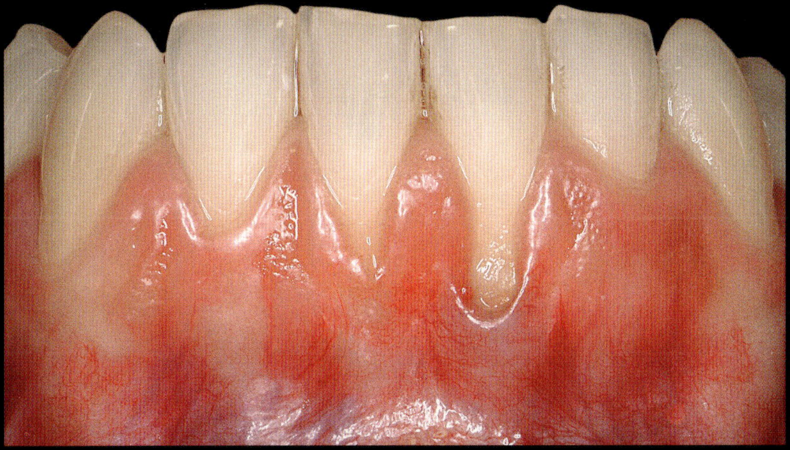

Ausgangssituation: Klasse-I-Rezession am Zahn 41 und Klasse-II-Rezession am Zahn 31.

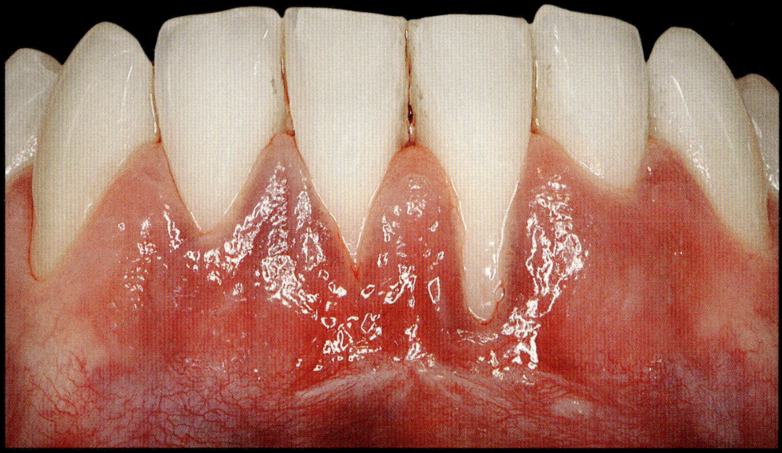

Nach Ultraschall-Reinigung der Wurzeloberflächen wird ein Tunnellappen über alle vier Schneidezähne präpariert.

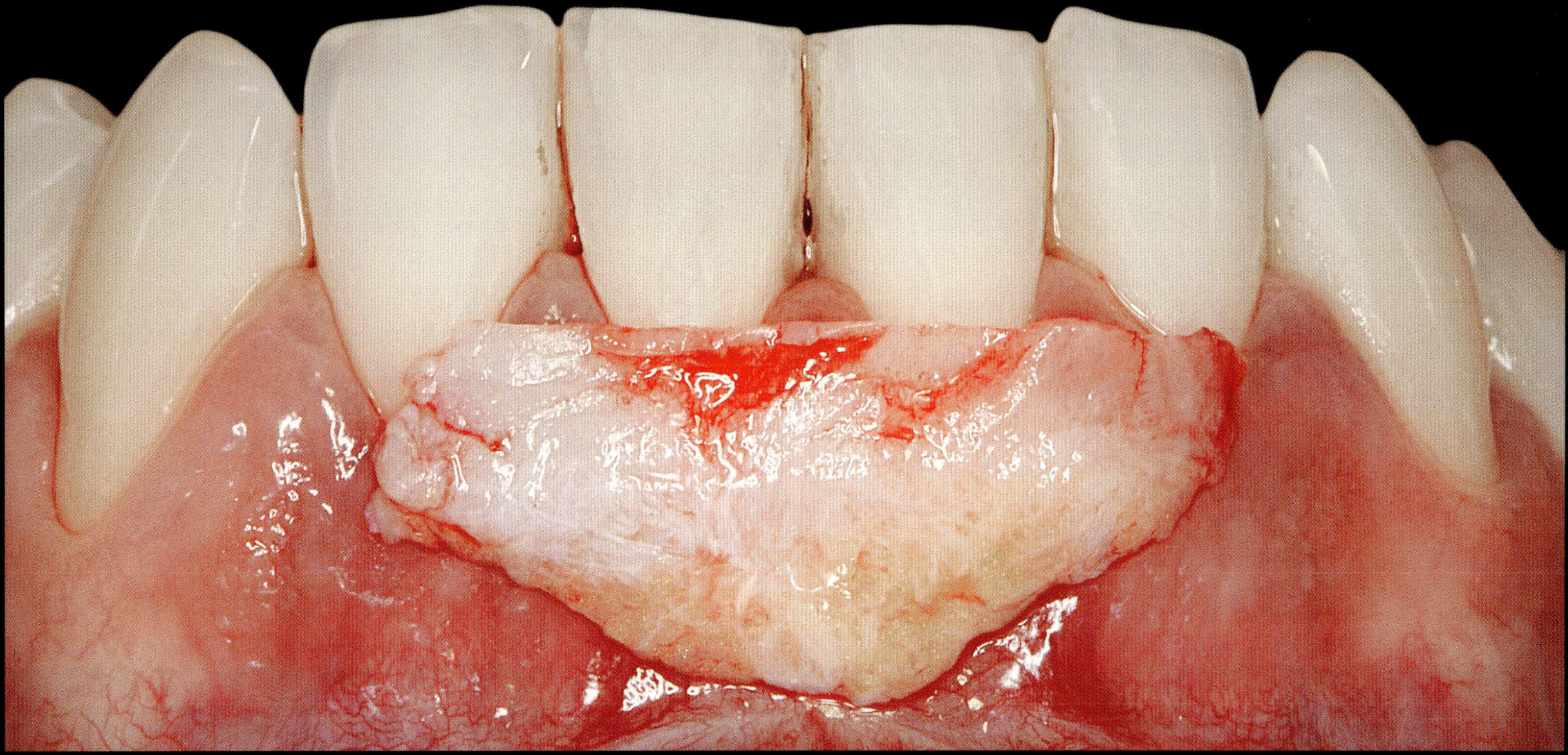

Entnahme und Anpassung eines palatinalen BGT.

Abb. 3-6 *(Fortsetzung).*

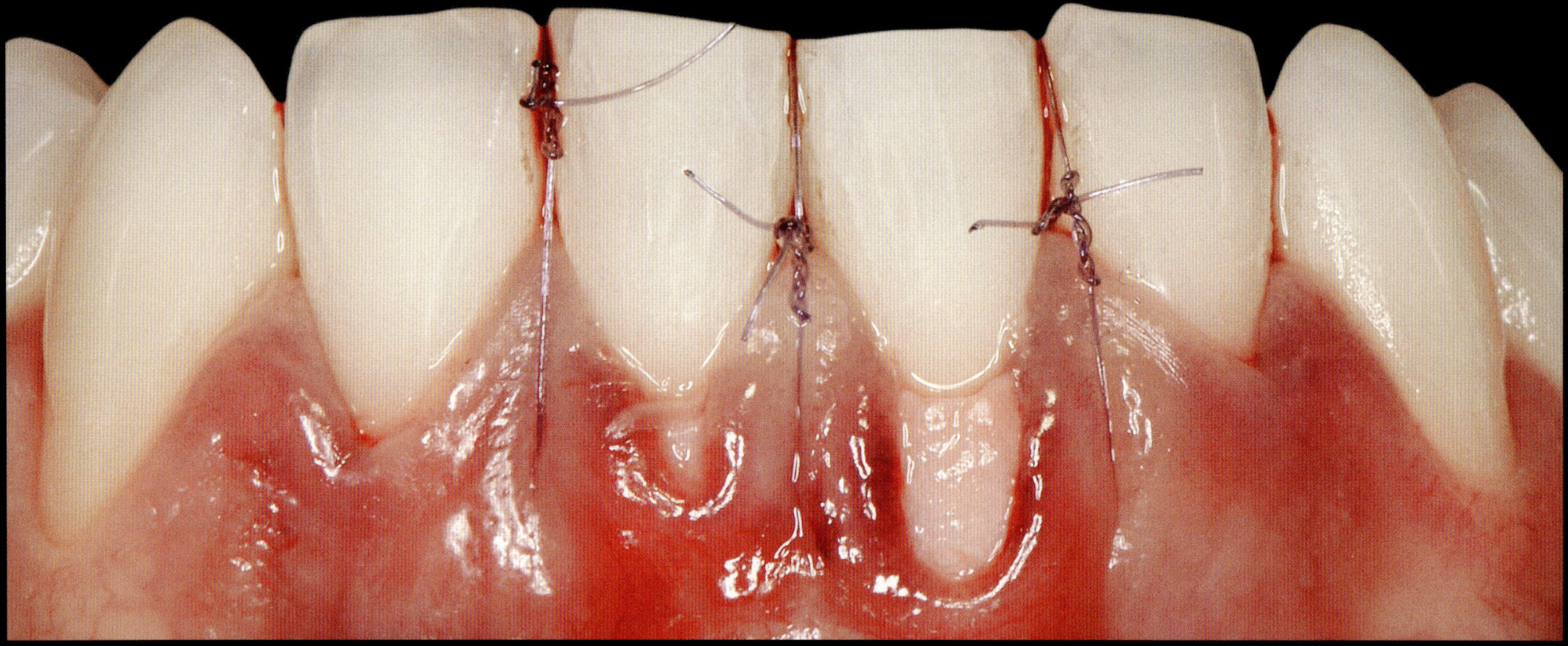

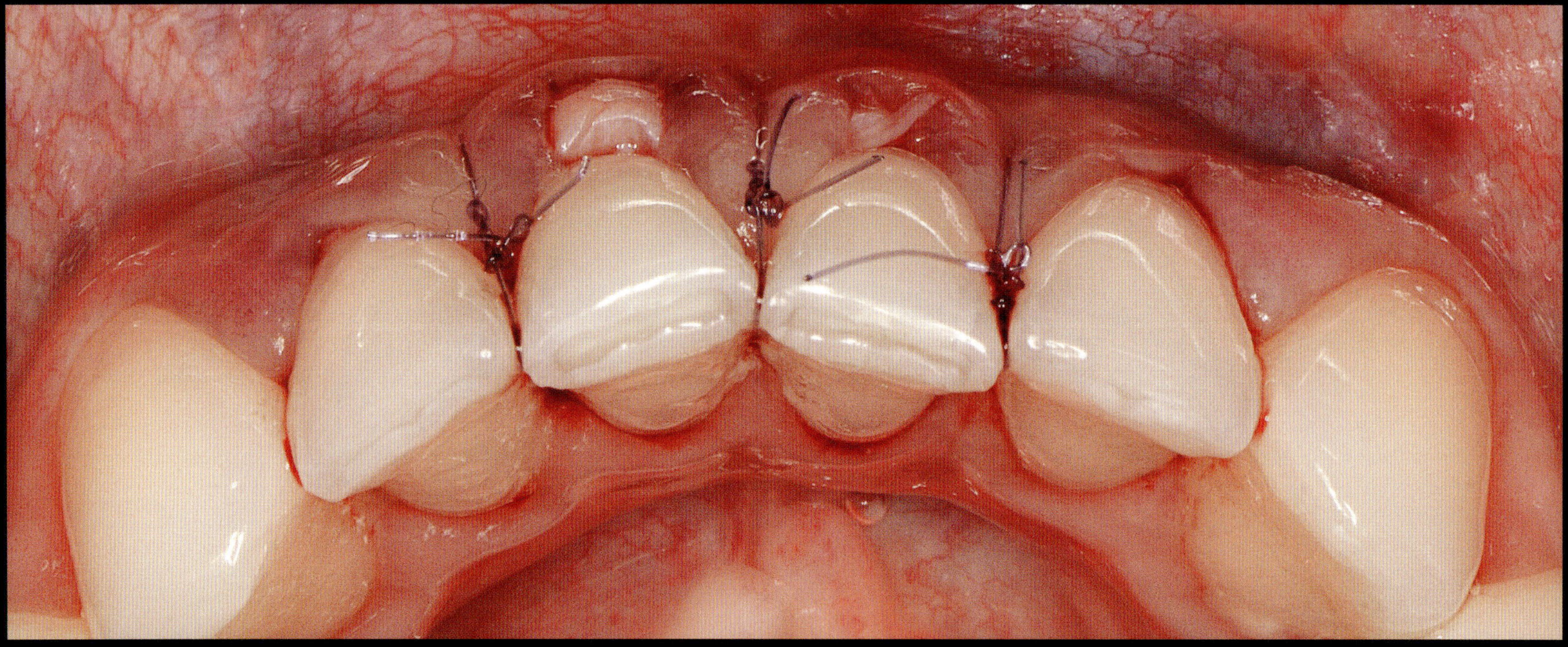

Die Frontal- und Okklusalansicht zeigen die ungedeckten Transplantatanteile. Das Transplantat wurde durch die tiefste Rezession in den Tunnel eingeführt und anschließend durch an den Approximalkontakten aufgehängte Nähte stabilisiert. Die Transplantatexposition wird durch die Nähte aufrechterhalten. Das native Gewebe und die MGG wurden nicht koronal verschoben.

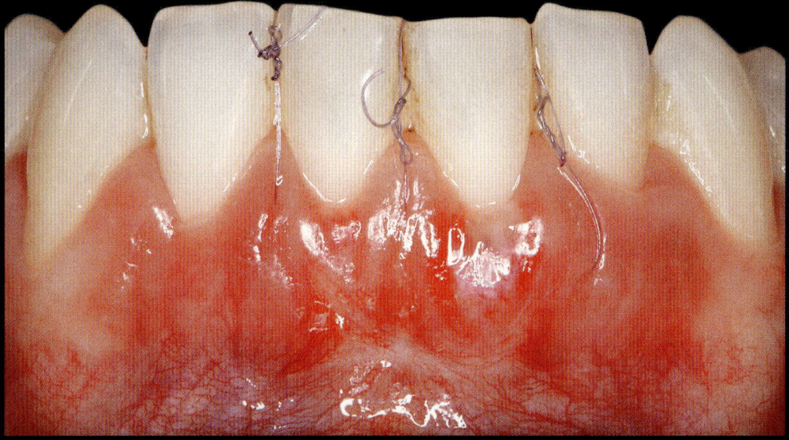

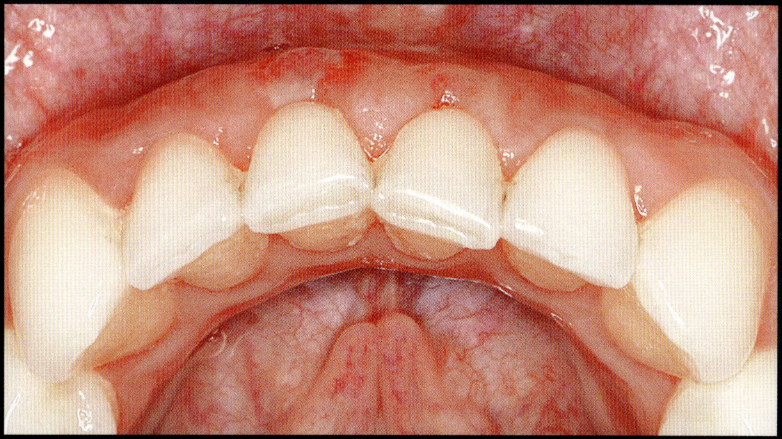

Eine Woche postoperativ können die Nähte entfernt werden. In der Frontal- und Okklusalansicht lässt sich erkennen, dass die exponierten Anteile des Transplantats allmählich aus dessen gedecktem Teil revaskularisiert werden.

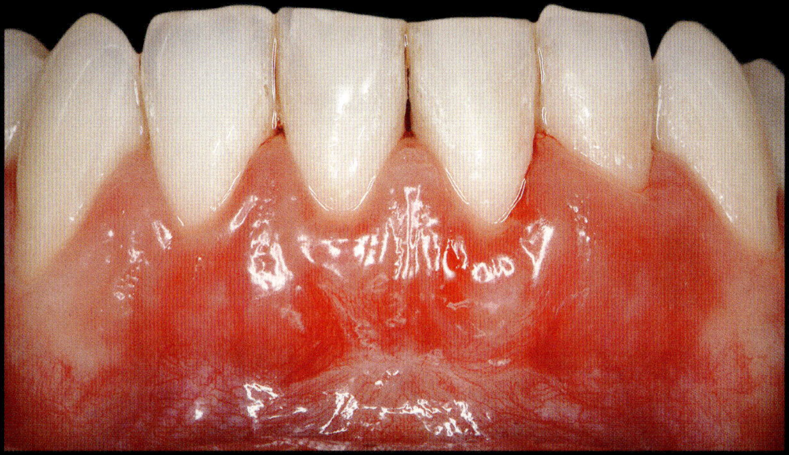

Situation 2 Wochen postoperativ. Die Sekundärheilung der exponierten Transplantatoberflächen schreitet fort.

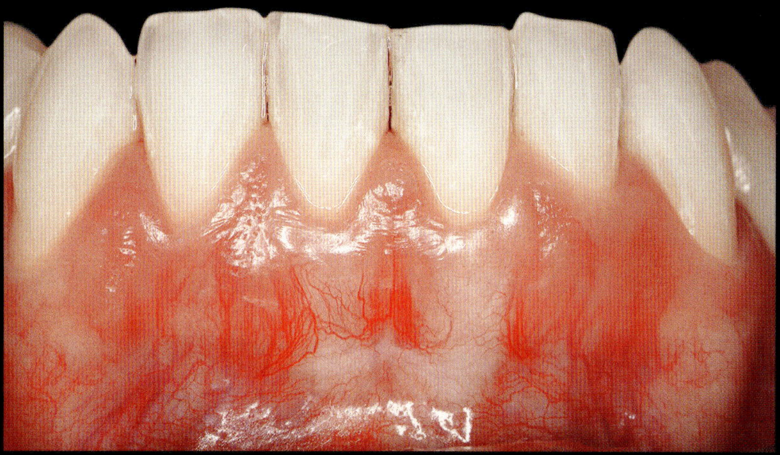

Situation 1 Monat postoperativ. Die Sekundärheilung ist abgeschlossen.

Abb. 3-6 *(Fortsetzung).*

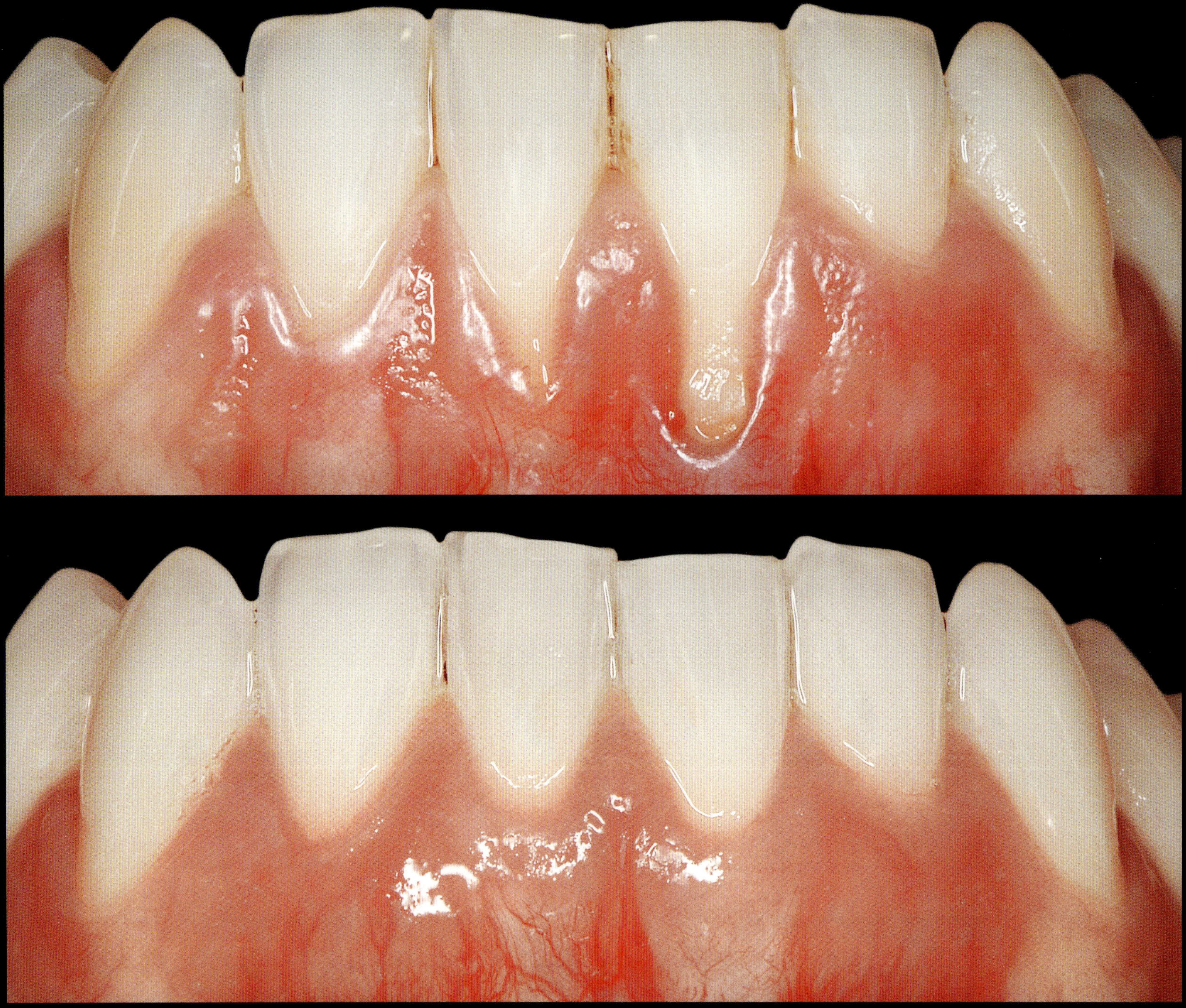

Vergleich der Ausgangssituation und des Behandlungsergebnisses (> 1 Jahr postoperativ) in der Frontalansicht. Die exponierten Wurzeln sind vollständig durch rekonstruiertes Gewebe gedeckt. Die Oberflächenkeratinisierung steht in direktem Zusammenhang mit der Transplantatexposition. Zu erkennen ist die gute optische Integration (Farbe und Textur) des rekonstruierten Gewebes in das ortsständige Gewebe. Die MGG wurde nicht verschoben und die Tiefe des Vestibulums ist erhalten geblieben.

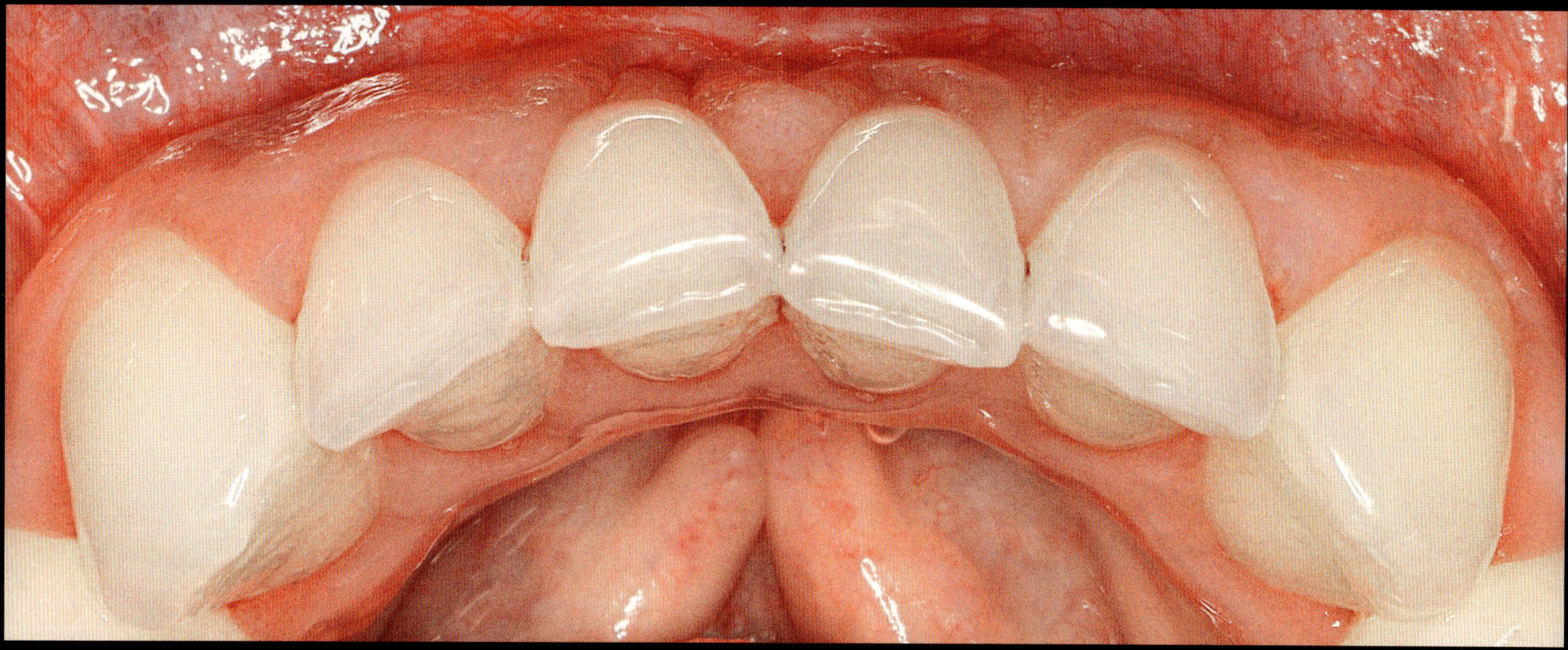

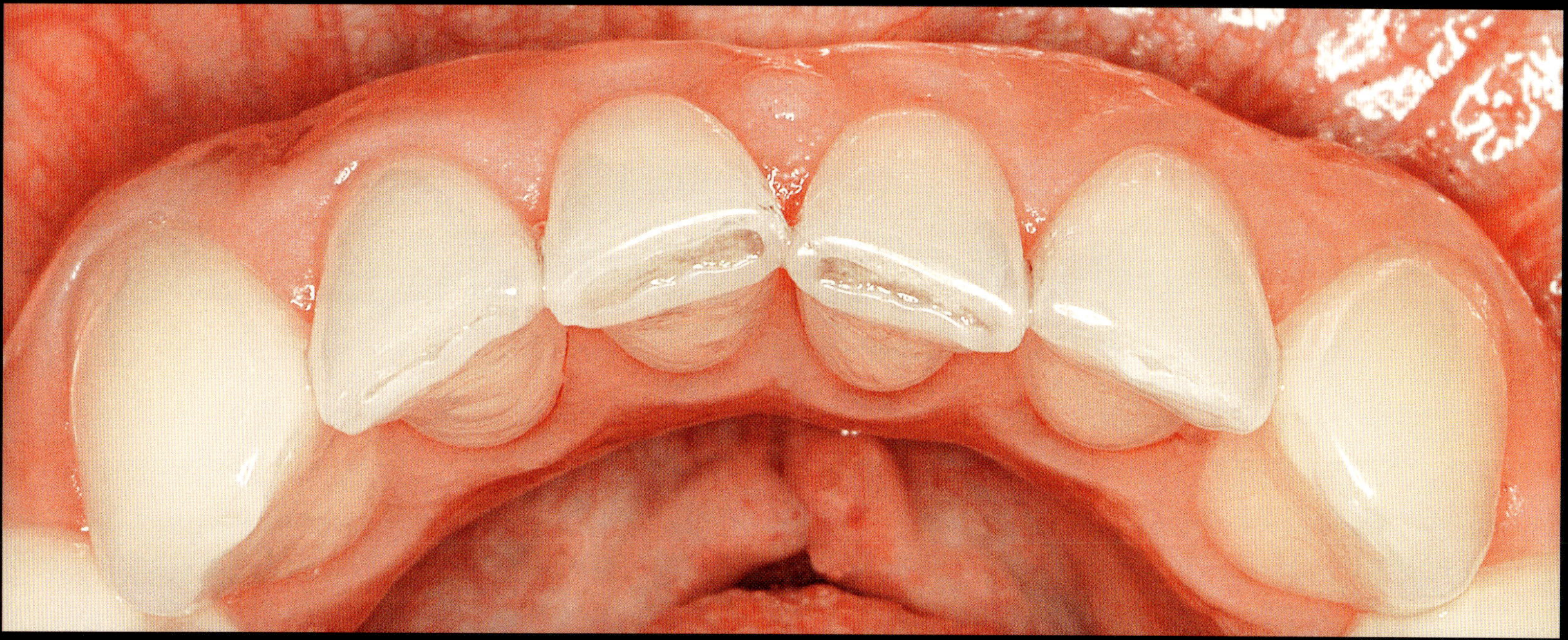

Vergleich der Ausgangssituation und des Behandlungsergebnisses (> 1 Jahr postoperativ) in der Okklusalansicht. Zu erkennen ist die Kontinuität zwischen dem rekonstruierten und dem nativen Weichgewebe sowie die harmonische Verdickung des gingivalen Biotyps.

Abb. 3-7 **Ursprung der Revaskularisation.**

Diese Beispiel verdeutlicht, dass die Blutversorgung des Transplantats sowohl von apikal als auch von den Seiten erfolgt: Obwohl das hier verwendete Transplantat kaum höher war als die Rezessionen, zu deren Deckung es diente und in deren Bereich es exponiert blieb, wurde es vollständig revaskularisiert.

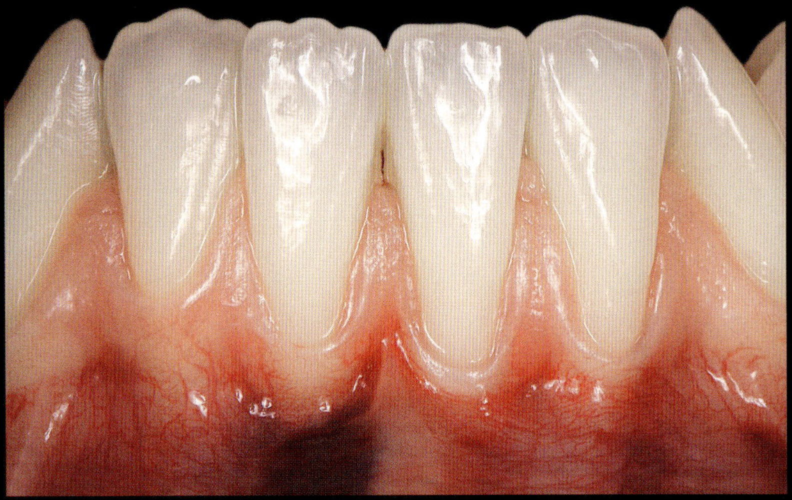

Ausgangssituation: Rezessionen der Klasse I am Zahn 41 und der Klasse II an den Zähnen 31 und 32.

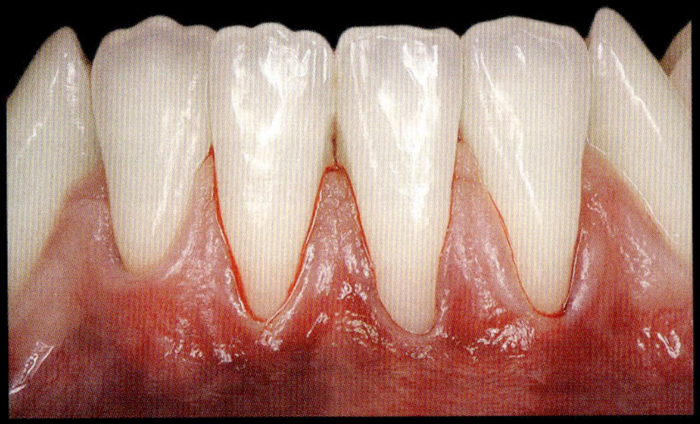

Tunnelierung im Bereich der Zähne 42 bis 33.

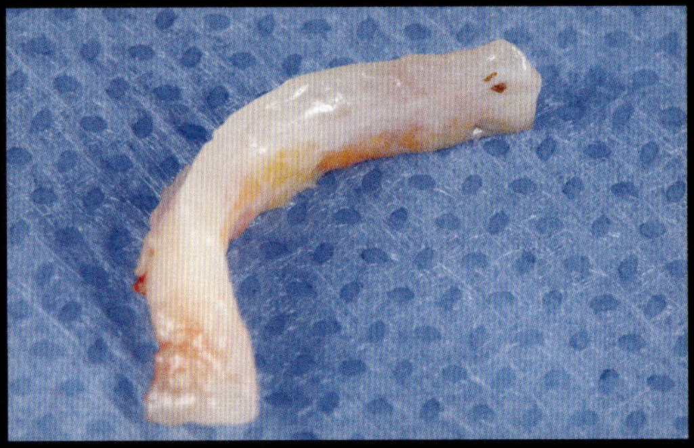

Das am Gaumen gewonnene BGT.

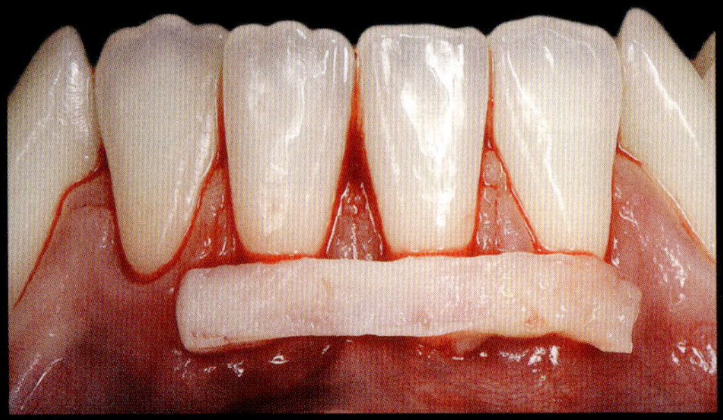

Die Höhe des Transplantats ist kaum größer als die der Rezessionen.

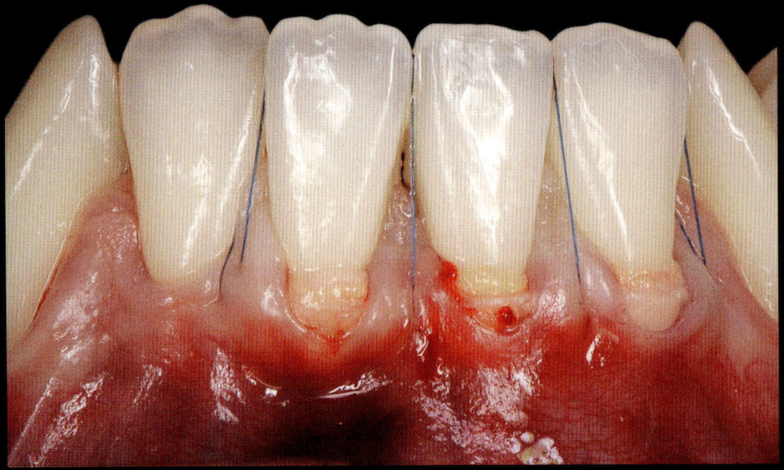

Das Transplantat wurde platziert und mit Nähten stabilisiert.

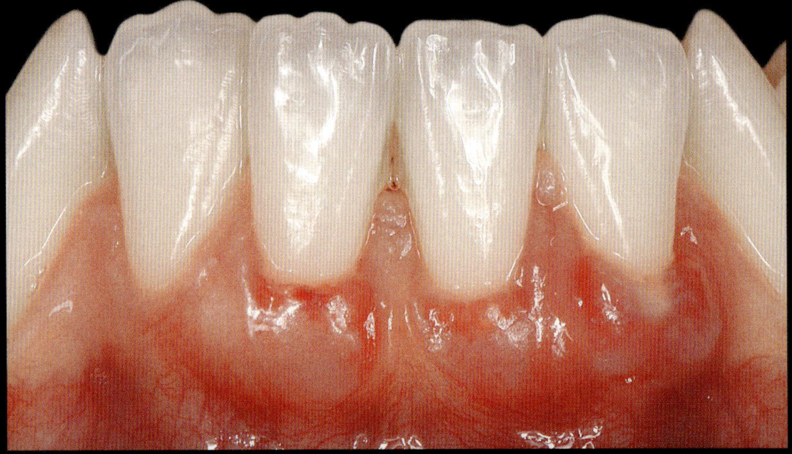

Heilungssituation eine Woche postoperativ, nach der Nahtentfernung.

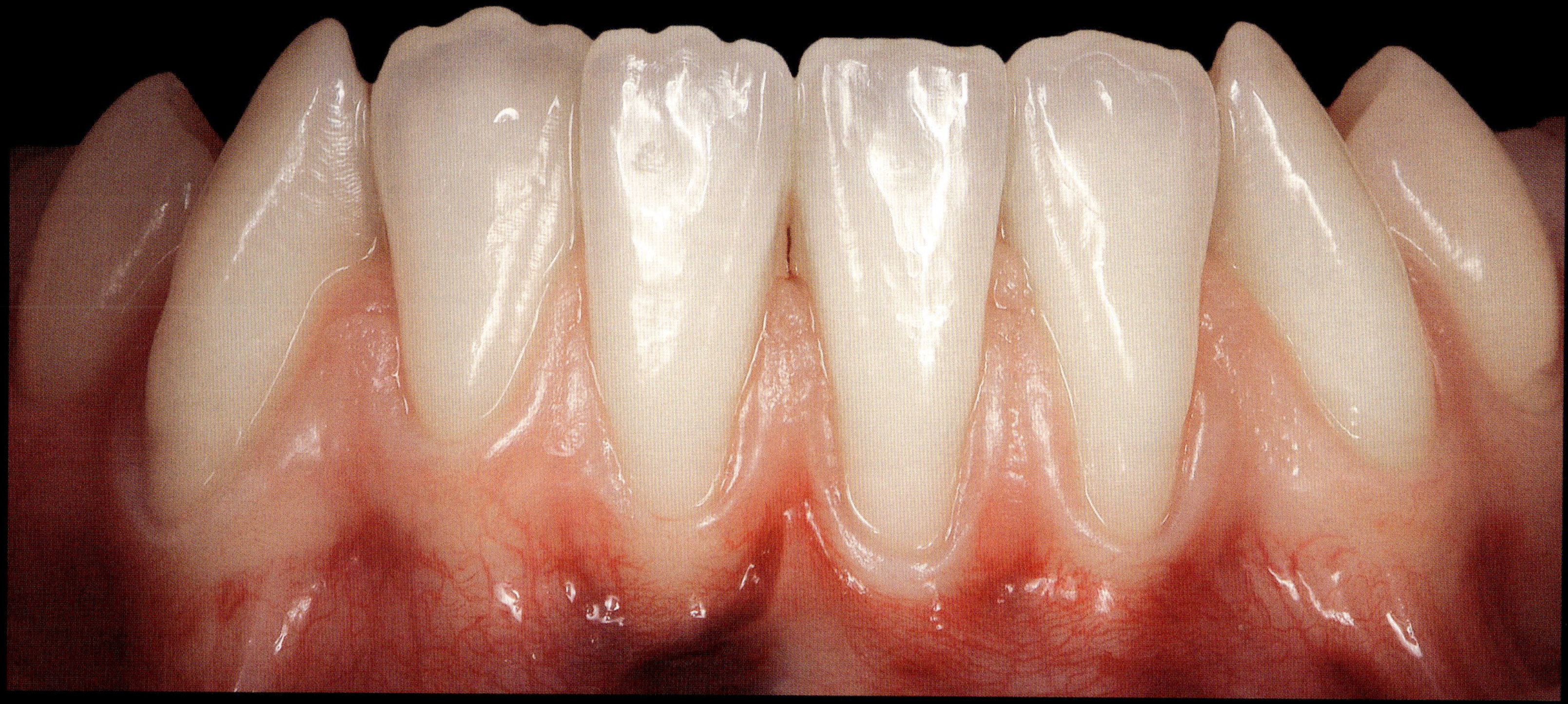

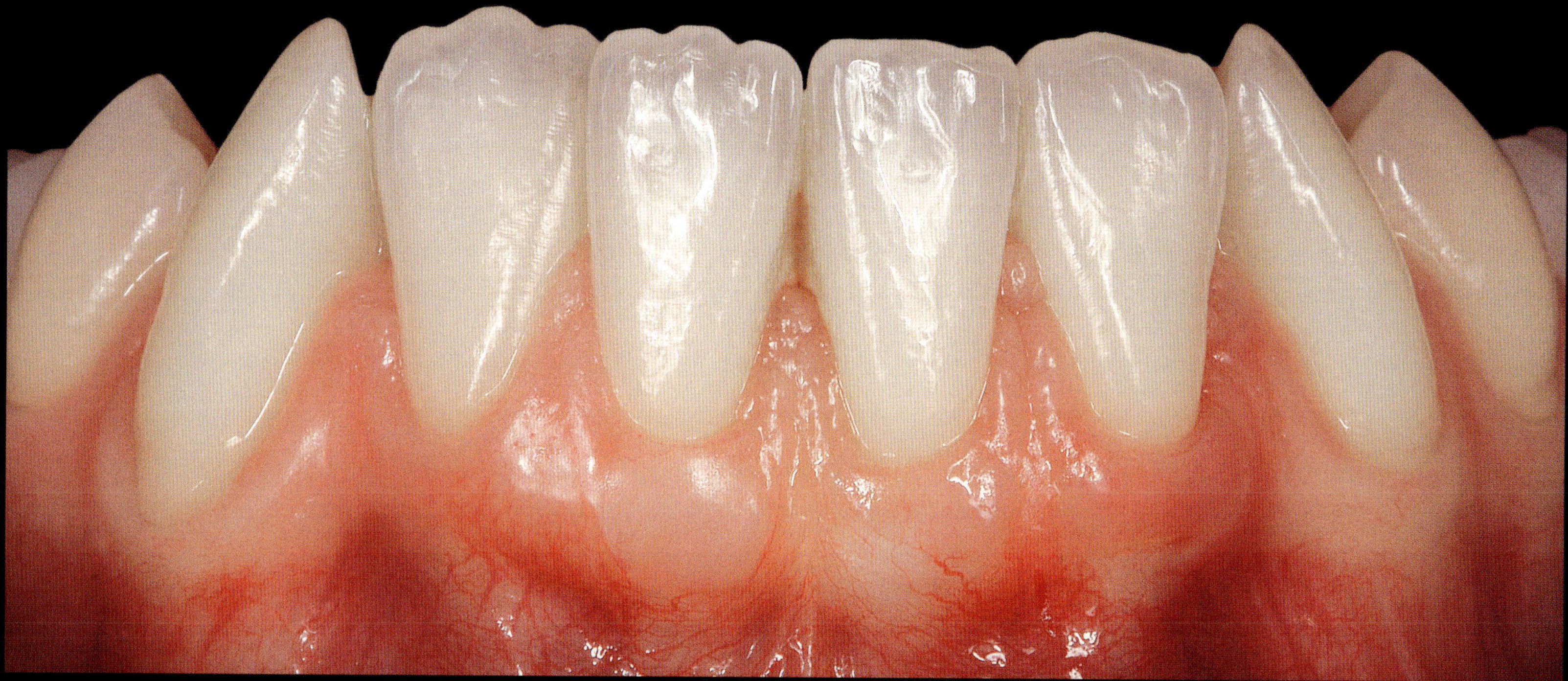

Vergleich der Ausgangssituation und des Behandlungsergebnisses (> 1 Jahr postoperativ).

Gedecktes konventionelles Transplantat

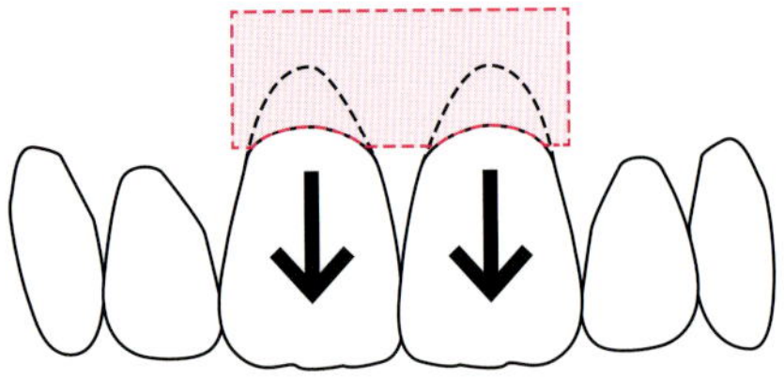

Transplantatexposition

Bei diesem Behandlungskonzept wird das Transplantat in seiner Gänze im Tunnel platziert. Es tendiert dazu, spontan unter die Alveolarmukosa zu gleiten, da die Gingiva straffer ist. Deshalb wird durch Fixieren des Tunnellappens und des darunterliegenden Transplantats mittels geeigneter Nähte der koronale Transplantatrand auf Höhe des Gingivarands gehalten, ohne einerseits exponiert zu werden oder andererseits zu tief abzutauchen.

Ernährung des Transplantats

Erste Anastomosen zwischen den Gefäßsystemen des Transplantats und des Empfängerlagers bilden sich erst am dritten postoperativen Tag. In der Zwischenzeit wird das Transplantat durch Plasmazirkulation ernährt. Für die vorliegende Technik darf sicher vom Überleben des Transplantats ausgegangen werden, da es vollständig gedeckt ist und unter den sehr günstigen Bedingungen innerhalb des Tunnels einheilen kann.

Heilungstyp und Bildung von keratinisiertem Gewebe

Der Operationssitus heilt per primam intentionem, da das Transplantat nirgends exponiert ist. Daraus folgt, dass kein keratinisiertes Gewebe gebildet wird und die Gingivahöhe durch diese Maßnahme nicht zunimmt.

Wurzeldeckung und Verschiebung der MGG

Die Wurzeldeckung resultiert ausschließlich aus der Koronalverschiebung des nativen Gewebes und des darunterliegenden Transplantats. Damit kommt es auch zu einer Koronalverschiebung der MGG und Verringerung der Tiefe des Mundvorhofs im Umfang der gedeckten Rezessionstiefe.

Veränderung des gingivalen Biotyps

Das zusätzliche BGT ermöglicht eine Verdickung des gingivalen Biotyps. Diese erfolgt insofern generalisiert, als sowohl die Gingiva über den Rezessionen als auch die interdentale Gingiva zusätzliche Dicke erhält.

Abb. 3-8 Beispiel einer Rezessionsdeckung mit einem konventionellen gedeckten Transplantat.

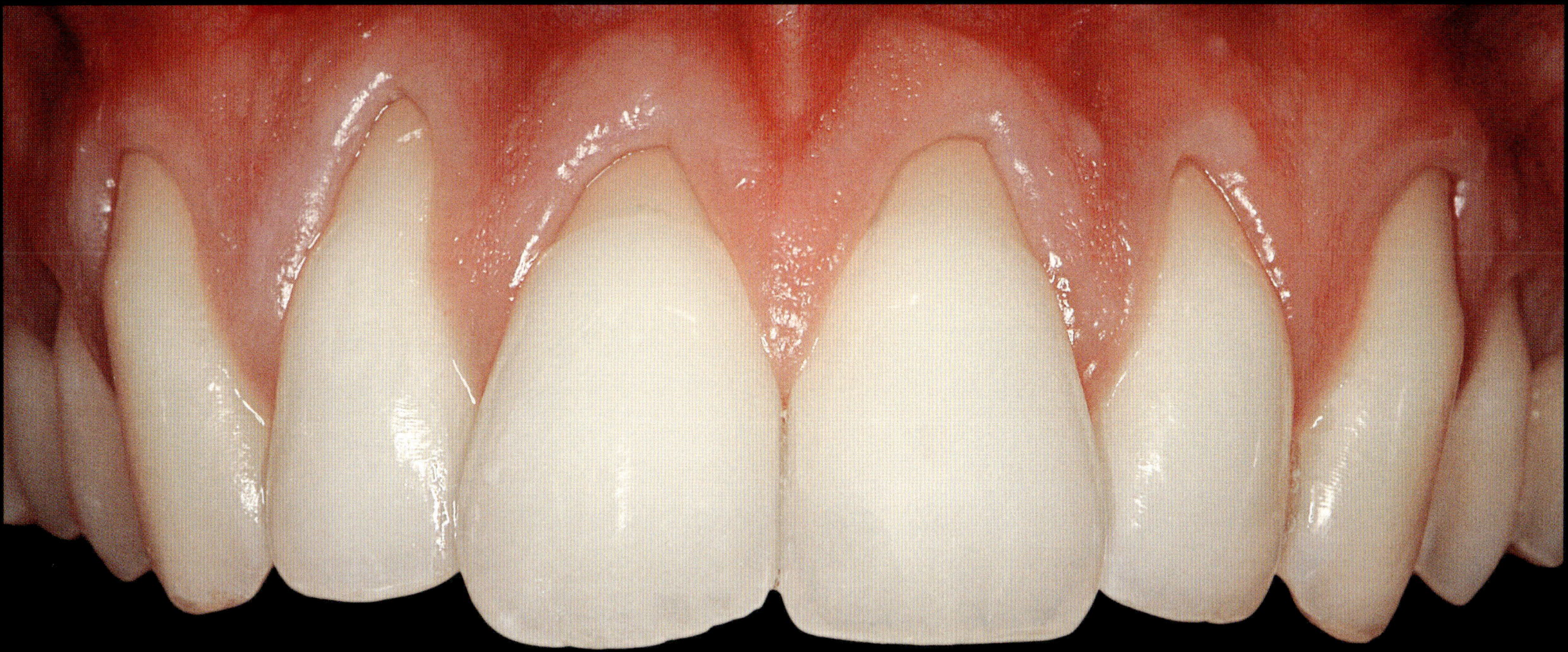

Ausgangssituation: Klasse-I-Rezessionen an allen oberen Frontzähnen. Das Vestibulum ist tief.

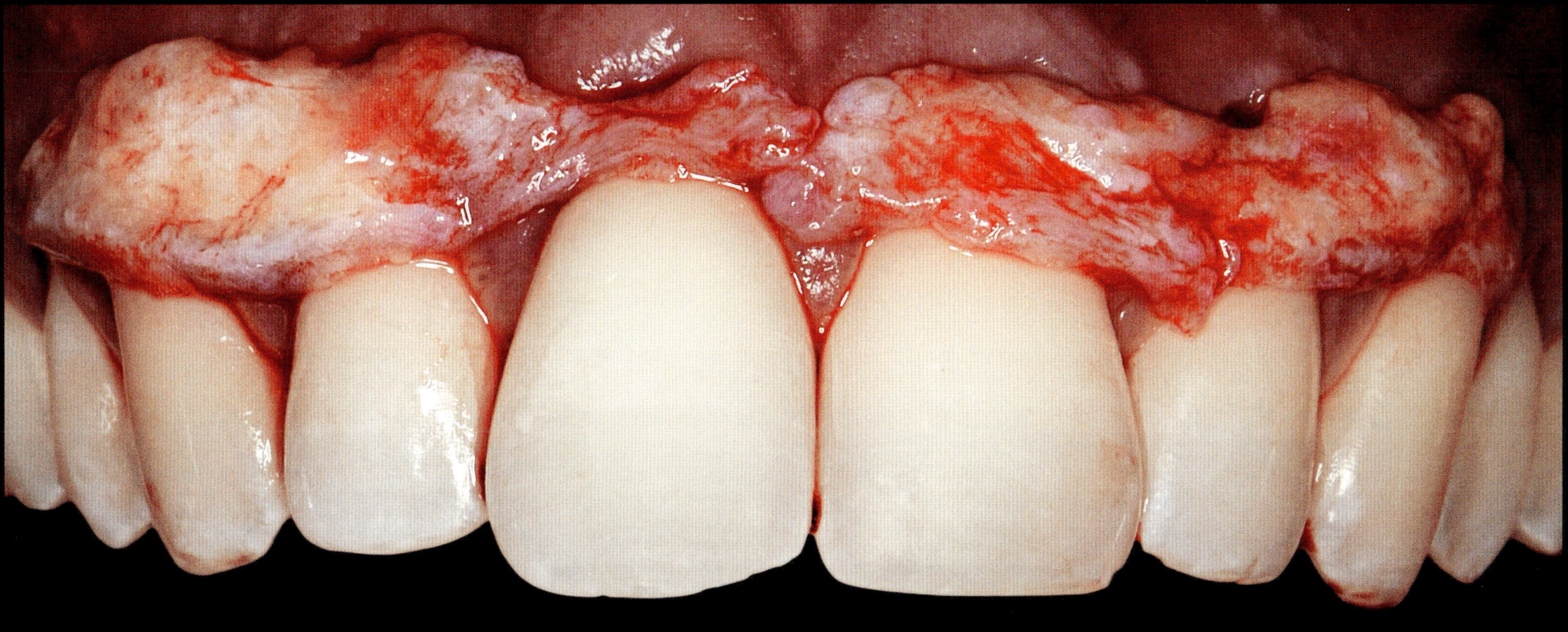

Nach der Tunnelpräparation werden bilateral am Gaumen zwei BGT gewonnen.

Abb. 3-8 *(Fortsetzung).*

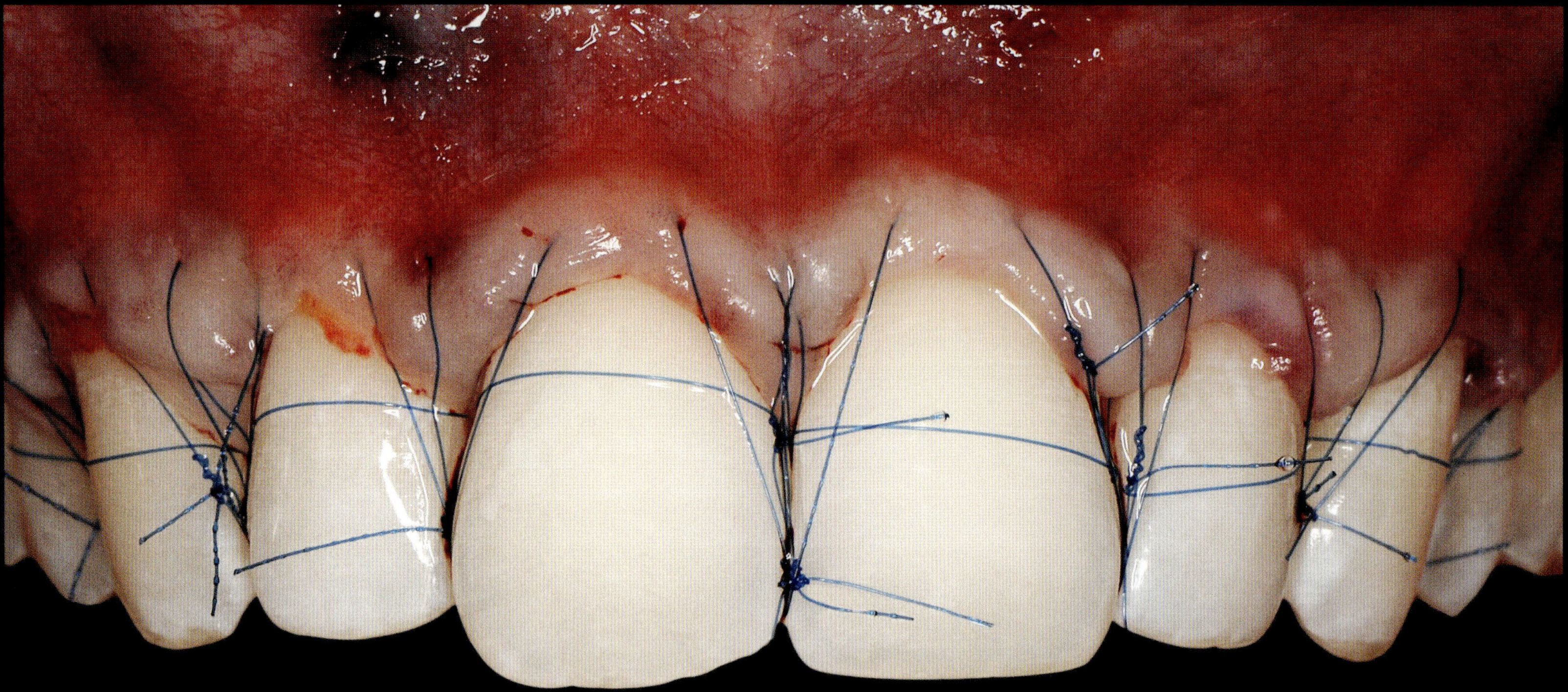

Die BGT werden auf Höhe des Gingivarands im Tunnel fixiert, wobei darauf geachtet wird, eine Exposition zu vermeiden. Schließlich werden das Lappengewebe und die darunterliegenden Transplantate mit „Gürtel-und-Hosenträger"-Nähten (s. Kap. 4) koronal verschoben und immobilisiert.

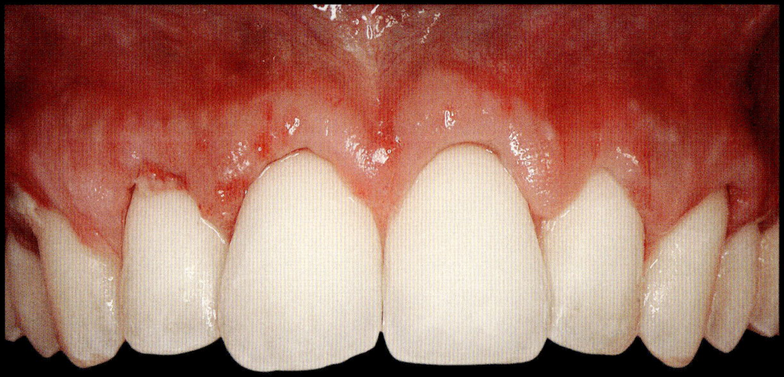

Heilungssituation eine Woche postoperativ, unmittelbar nach der Nahtentfernung.

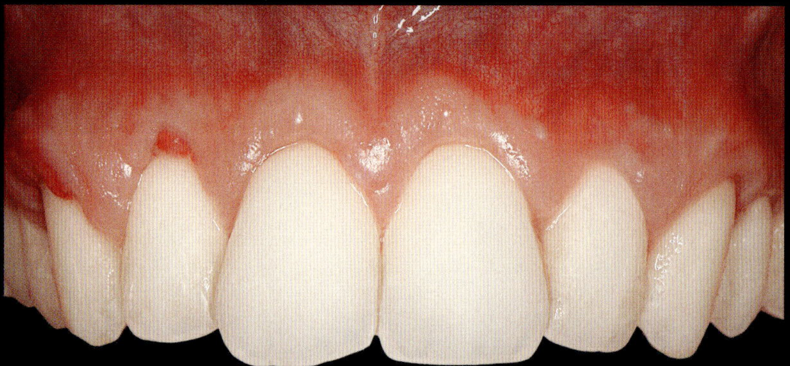

Heilungsfortschritt 2 Wochen postoperativ.

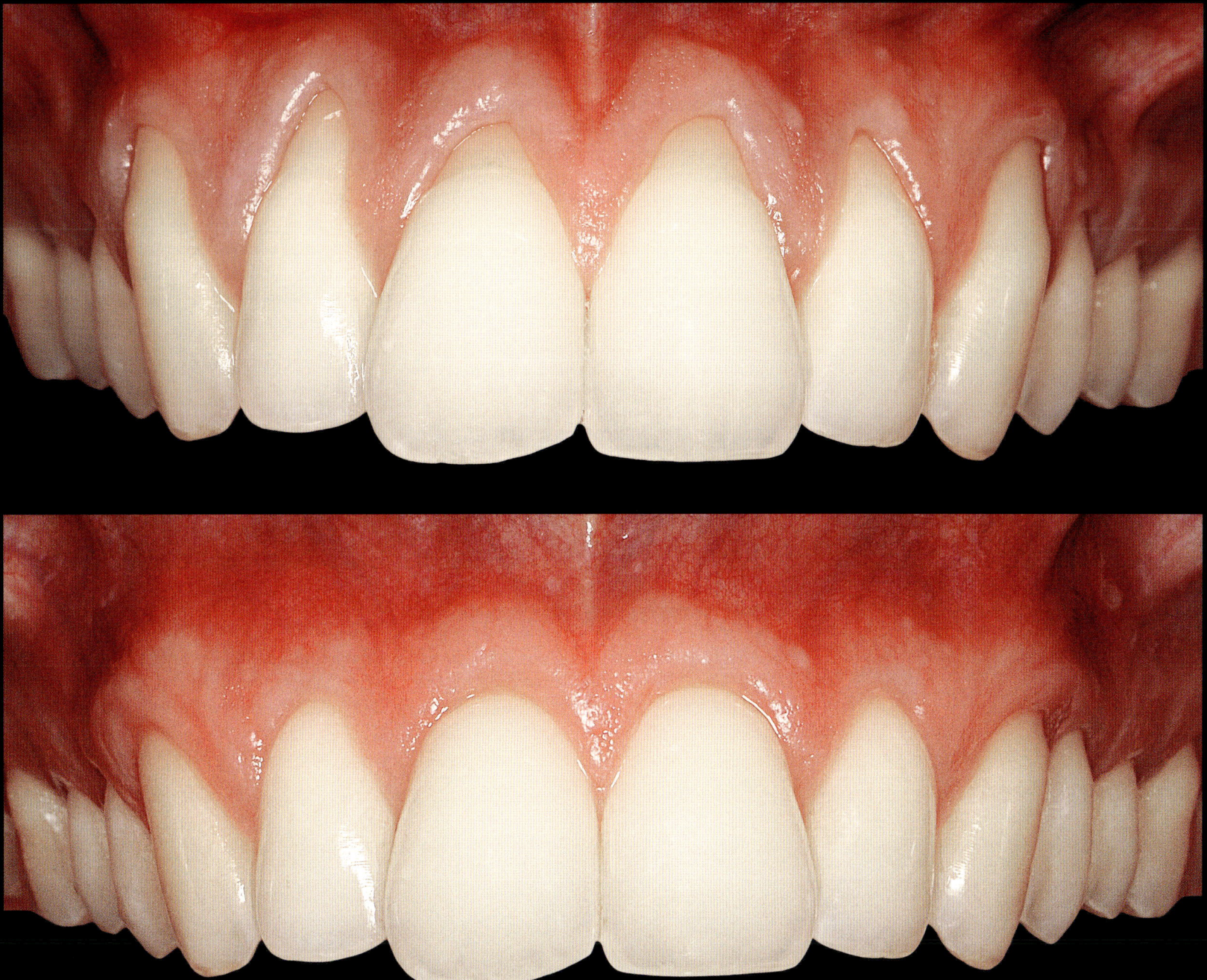

Vergleich der Ausgangssituation mit dem Ergebnis der Wurzeldeckung (> 1 Jahr postoperativ). Die Rezessionen sind durch das koronal verschobene native Gewebe gedeckt. Als Folge ist auch die MGG koronal verlagert und das Vestibulum hat leicht an Tiefe verloren, was jedoch aufgrund der großen Ausgangstiefe kaum ins Gewicht fällt. Die für diesen Ansatz charakteristische Primärheilung führt nicht zur Bildung von zusätzlichem keratinisiertem Gewebe. Der gingivale Biotyp ist durch das transplantierte Bindegewebe verdickt.

Gedecktes Mikrotransplantat

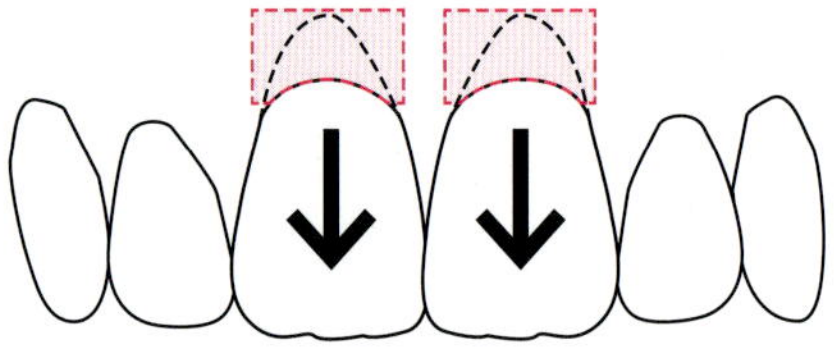

Das gedeckte Mikrotransplantat ist eine modifizierte Form des eben beschriebenen gedeckten konventionellen Transplantats. Die Vorteile der Verwendung sehr kleiner Transplantate sind vielfältig. Sie ermöglichen eine streng lokalisierte Verdickung der Gingiva. So lassen sich beispielsweise Wurzeldefekte ausgleichen, ohne dass der gingivale Biotyp insgesamt verändert wird, oder die Gingivadicke über einem Zahn kann erhöht werden, ohne zugleich die vestibulären Flächen der an ihn grenzenden Papillen zu verdicken. Außerdem reduzieren Mikrotransplantate die Fläche der Entnahmestelle, sodass der Tuberbereich als Spenderregion genutzt werden kann und die palatinale Entnahmewunde und -morbidität entfallen. Die postoperativen Risiken von Mikrotransplantaten sind sehr gering.

Exposition des Mikrotransplantats

Für Bindegewebe-Mikrotransplantate ist eine vollständige Deckung durch den Tunnellappen vorgesehen.

Ernährung des Mikrotransplantats

Die ersten Anastomosen zwischen den Gefäßen des Mikrotransplantats und des Empfängerlagers treten nicht vor dem dritten postoperativen Tag auf. Bis dahin wird das Mikrotransplantat mittels Plasmazirkulation ernährt. Die Revaskularisation ist dank der geringen Transplantatgröße bei vollständiger Deckung unproblematisch, lässt sich aber nicht sicher erwarten, wenn das Mikrotransplantat exponiert ist. Daher sind Mikrotransplantate ausschließlich gedeckt zu verwenden.

Heilungstyp und Bildung von keratinisiertem Gewebe

Da Mikrotransplantate immer durch natives Weichgewebe gedeckt werden, heilt der Operationssitus per primam intentionem ab. Dies hat zur Folge, dass keinerlei zusätzliches keratinisiertes Gewebe gebildet wird und die Gingivahöhe nicht zunimmt.

Wurzeldeckung und Verschiebung der MGG

Bei dieser Technik wird die Wurzeldeckung ausschließlich durch die Koronalverschiebung des nativen Weichgewebes und des darunter liegenden Mikrotransplantats erreicht. Das Ergebnis ist eine Koronalverschiebung der MGG und Verringerung der Tiefe des Vestibulums etwa um einen Betrag, der der Höhe der gedeckten Rezessionen entspricht.

Veränderung des gingivalen Biotyps

Das eingefügte Mikrotransplantat verursacht keine allgemeine Verdickung des gingivalen Biotyps. Die Verdickung erfolgt eng lokalisiert.

Abb. 3-9 Beispiel einer Rezessionsdeckung unter Verwendung von gedeckten Mikrotransplantaten.

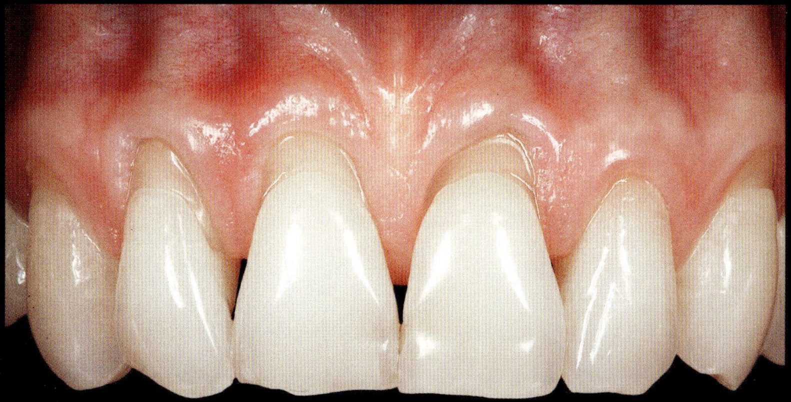

Multiple Klasse-I-Rezessionen bei einem Patienten mit dickem gingivalem Biotyp und tiefem Vestibulum oris. An den Zahnwurzeln 13, 12, 11, 21 und 23 sind erhebliche Defekte zu erkennen. Diese müssen während der chirurgischen Behandlung ausgeglichen werden. Die SZG sind klar zu erkennen.

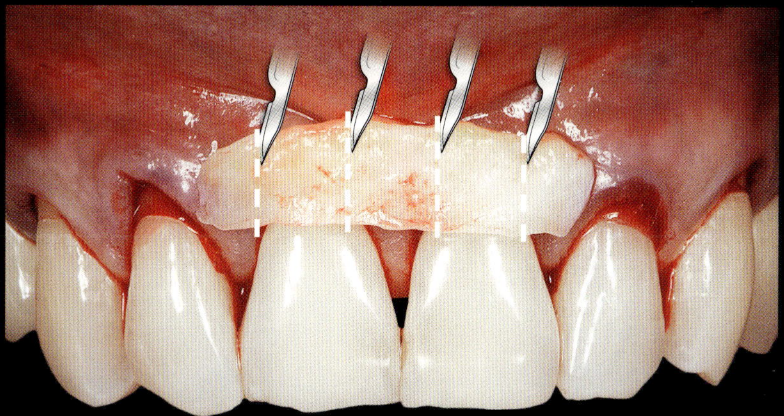

Nach der Präparation eines Tunnellappens von Zahn 14 bis Zahn 24 wurde am Gaumen ein Transplantat entnommen, das normalerweise nur für die Deckung von zwei Rezessionen ausreichend gewesen wäre. Das Transplantat wurde jedoch in fünf Mikrotransplantate zerteilt, mit denen gezielt die Wurzeldefekte der fünf betroffenen Zähne ausgeglichen werden können.

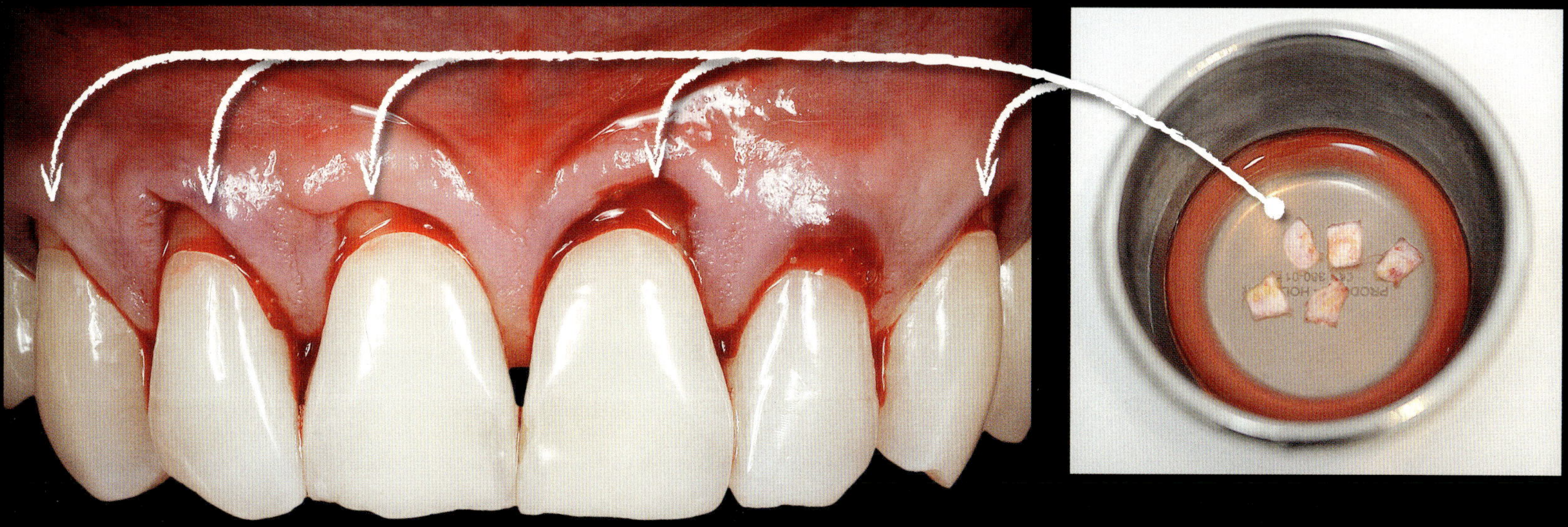

Die Mikrotransplantate werden auf die Zähne 13, 12, 11, 21 und 23 verteilt, um die Wurzeldefekte zu kompensieren.

Abb. 3-9 *(Fortsetzung).*

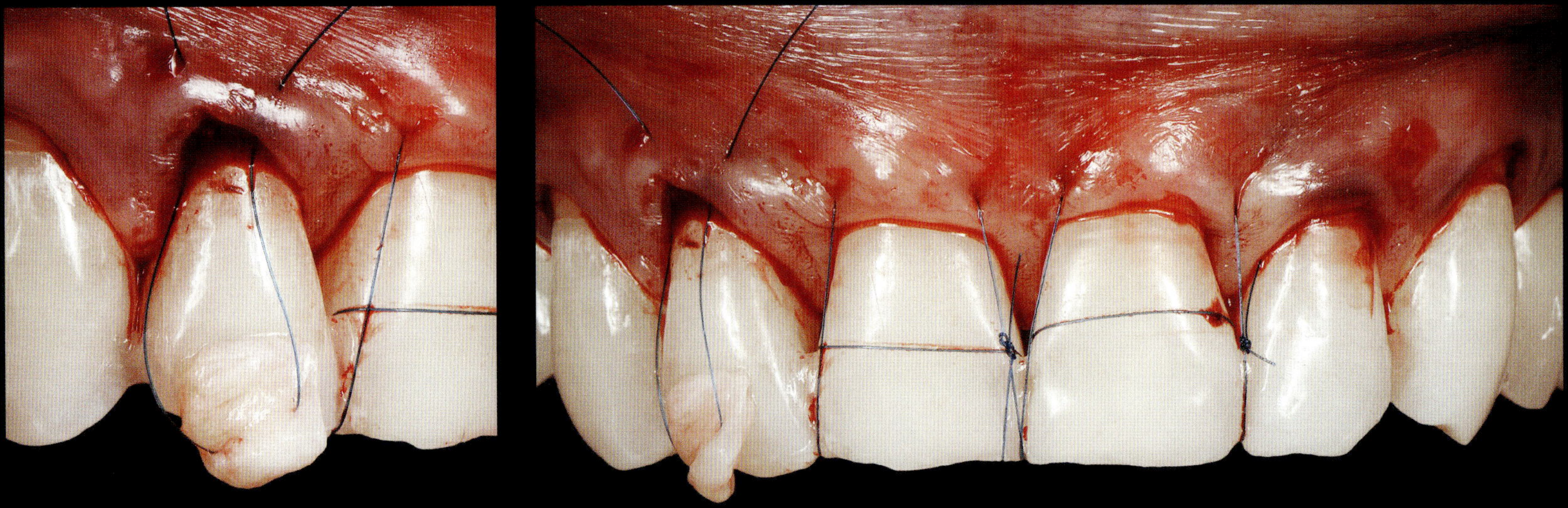

Einsetzen des ersten Mikrotransplantats und Gewebeverschiebung. Die Positionierungsnaht des Mikrotransplantats wird, unmittelbar nachdem dieses in den Tunnel eingezogen wurde, in eine Naht zur Koronalverschiebung von Lappen und Mikrotransplantat umgewandelt.

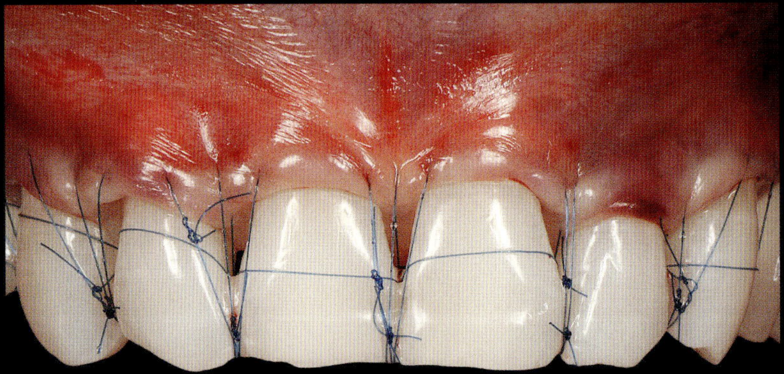

Situation nach Ausführung aller Nähte (modifizierte „Gürtel-und-Hosenträger"-Nähte, s. Kap. 4).

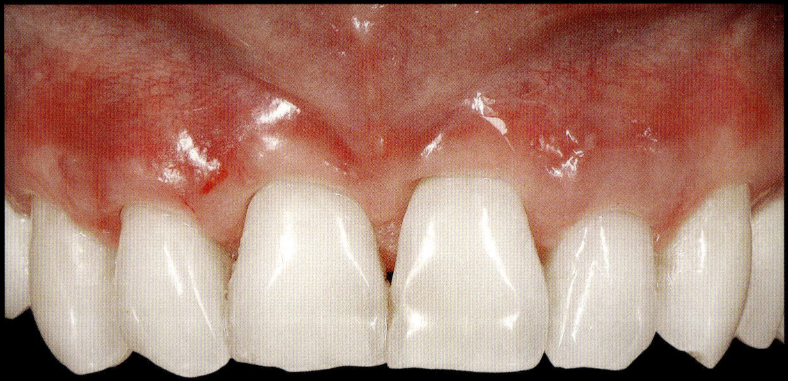

Heilungsfortschritt nach einer Woche, aufgenommen unmittelbar nach der Nahtentfernung. Der gesamte Operationsbereich ist primär verheilt.

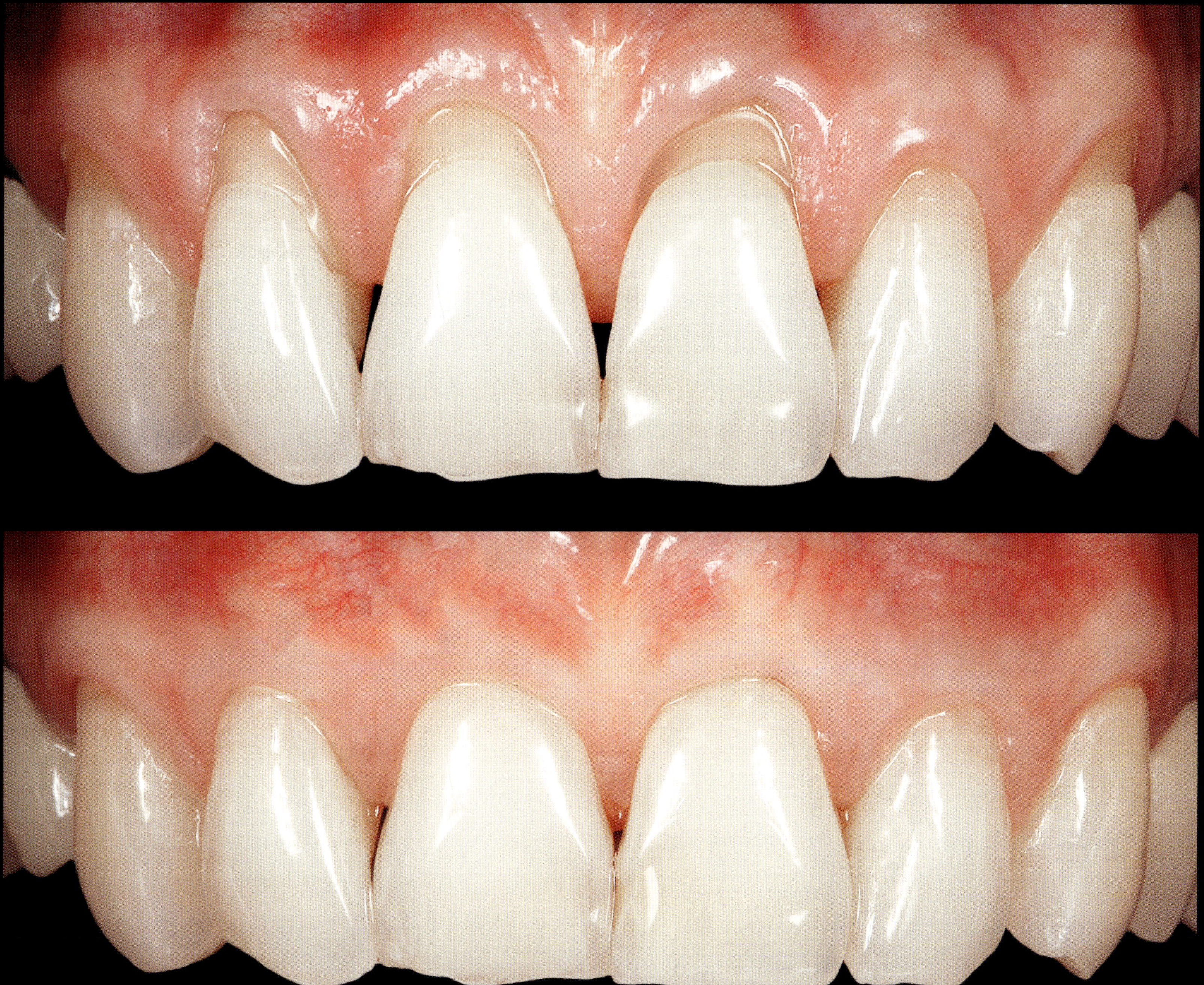

Vergleich der Ausgangssituation mit dem Ergebnis der Rezessionsdeckung (> 1 Jahr postoperativ). Die Rezessionen wurden durch Verschiebung des nativen Gewebes gedeckt. In der Folge hat sich auch die MGG leicht verschoben und die Tiefe der Umschlagfalte hat sich leicht verringert, was in diesem Fall mit initial tiefem Vestibulum kaum ins Gewicht fällt. Die für diesen Ansatz charakteristische Primärheilung induziert keine Bildung von keratinisiertem Gewebe. Der gingivale Biotyp wurde nur lokal an den Stellen verdickt, wo die Mikrotransplantate über den Wurzeldefekten platziert wurden.

Lappenverschiebung

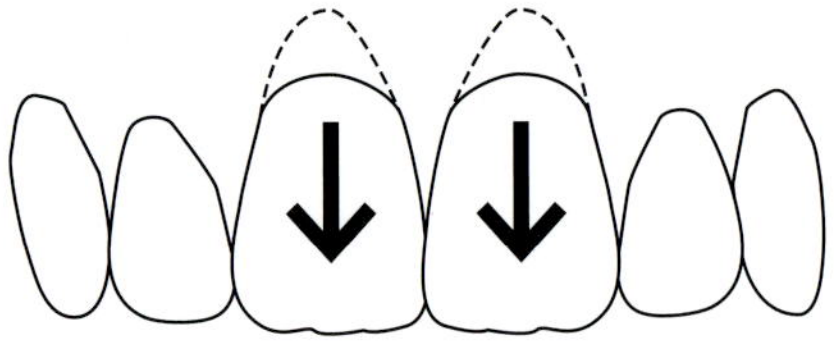

Hierbei handelt es sich, wie der Name sagt, nicht um eine Transplantation, sondern die Verlagerung von ortsständigem Lappengewebe. Es werden keinerlei Transplantate benötigt. Ziel ist vielmehr die Bewegung des nativen Gewebes in eine harmonische neue Position.

Heilungstyp und Bildung von keratinisiertem Gewebe

Die Operationswunde heilt bei diesem Ansatz per primam intentionem, was zur Folge hat, dass kein keratinisiertes Gewebe gebildet wird und die Gingivahöhe nicht zunimmt.

Wurzeldeckung und Verschiebung der MGG

Die Wurzeldeckung wird bei dieser Technik ausschließlich durch die Koronalverschiebung von nativem Gewebe erreicht, da keine Transplantate zum Einsatz kommen.

Veränderung des gingivalen Biotyps

Auch die Dicke der Gingiva bleibt aufgrund des Fehlens von Transplantaten unverändert.

Abb. 3-10 Beispiel einer Rezessionsdeckung mittels Verschiebung von Lappengewebe.

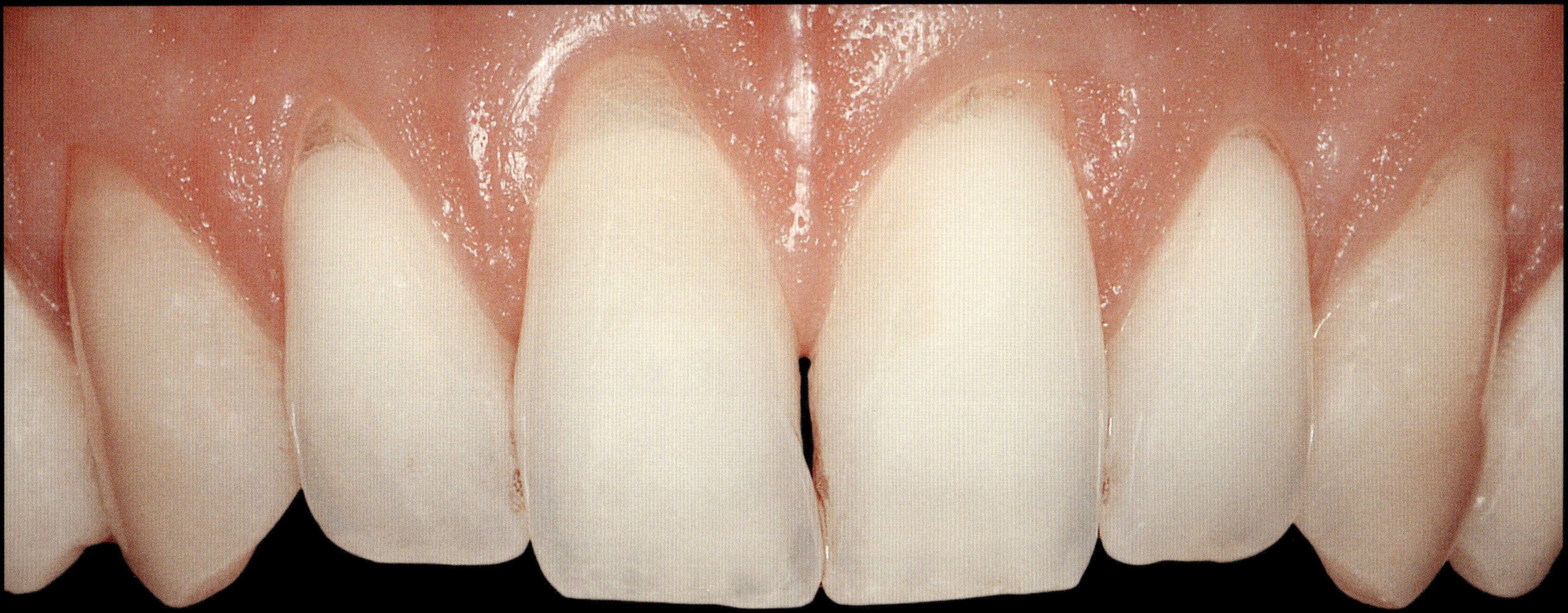

Multiple Klasse-I-Rezessionen in einem Fall mit dickem gingivalem Biotyp und tiefem Vestibulum oris. Die Wurzeln der Frontzähne weisen keinerlei Defekte auf.

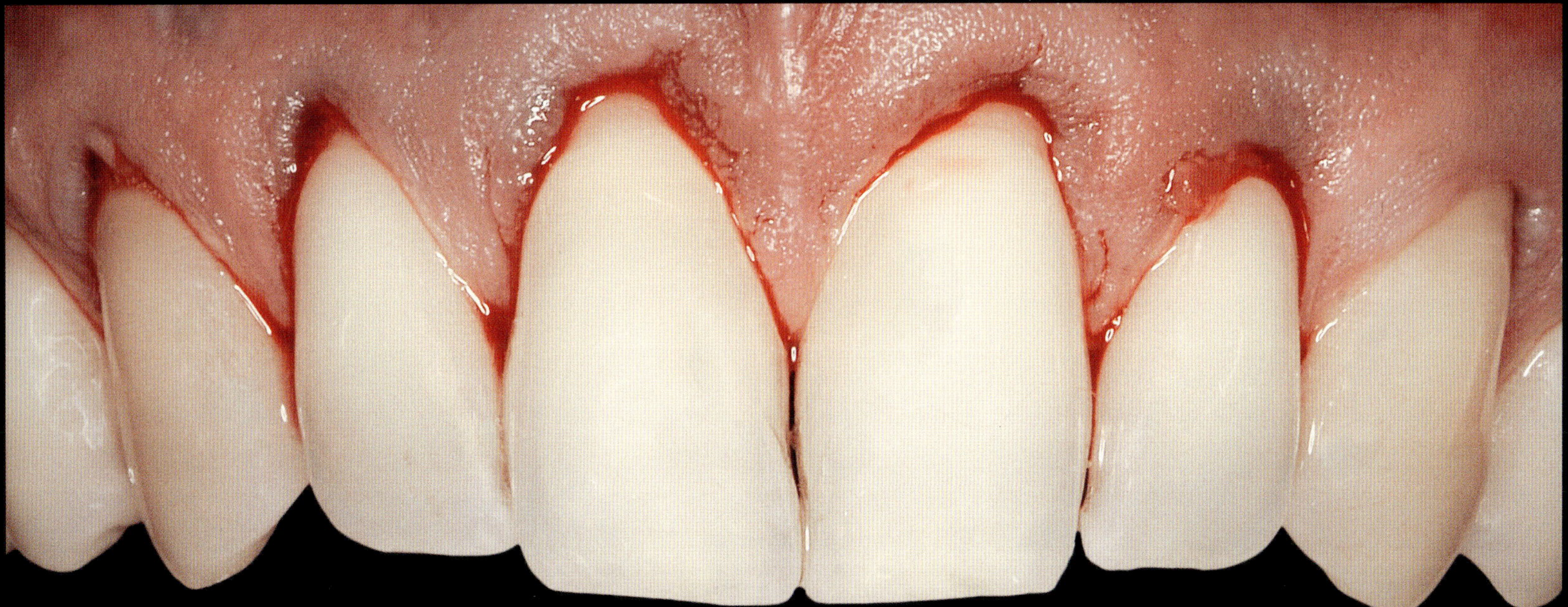

Die Tunnelierung erfolgt im gesamten Bereich vom Zahn 14 bis zum Zahn 24.

Abb. 3-10 *(Fortsetzung).*

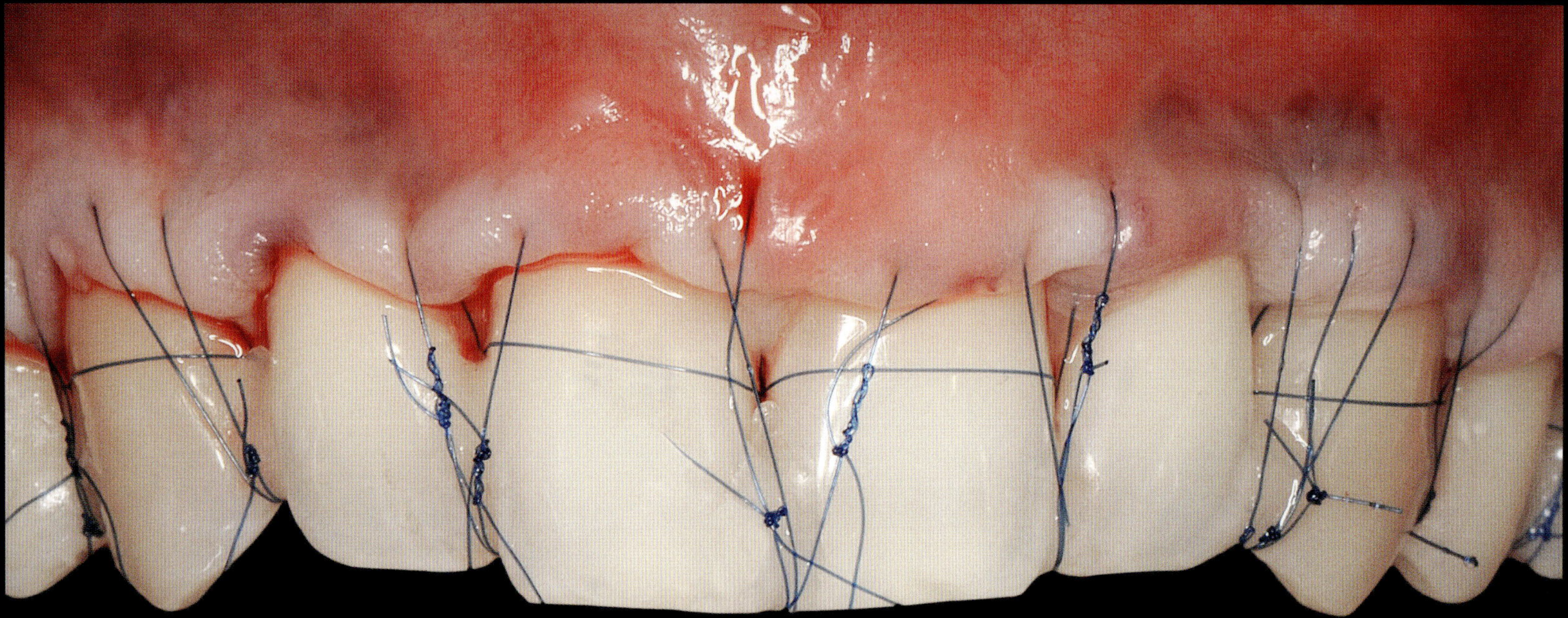

Koronale Verlagerung des Lappengewebes durch „Gürtel-und-Hosenträger"-Nähte (s. Kap. 4).

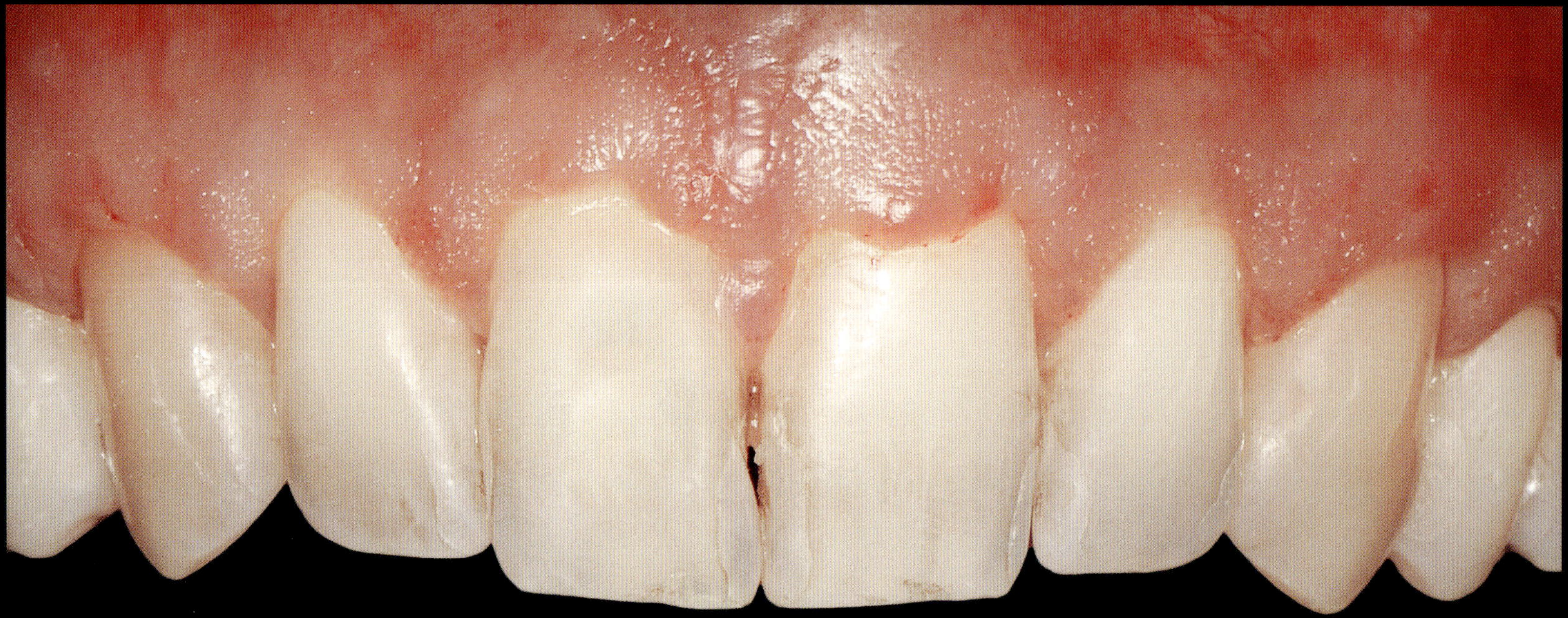

Heilungsfortschritt nach einer Woche.

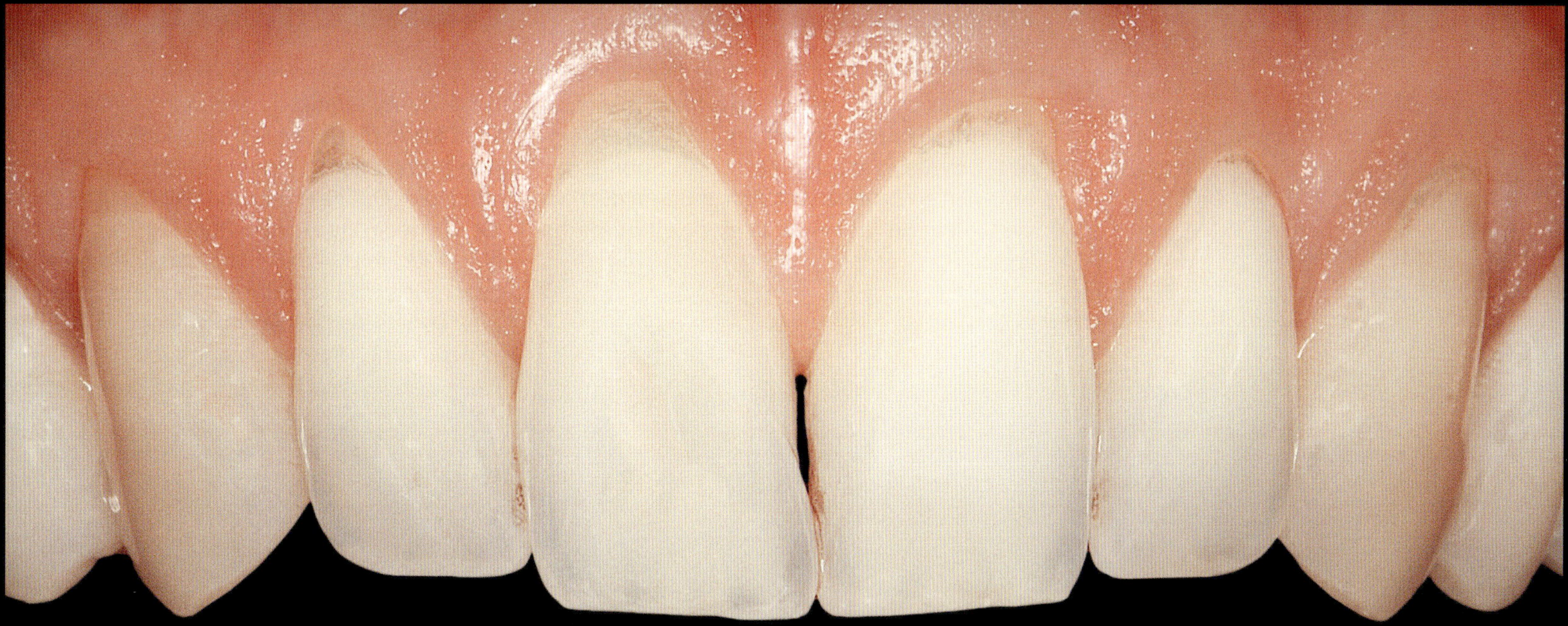

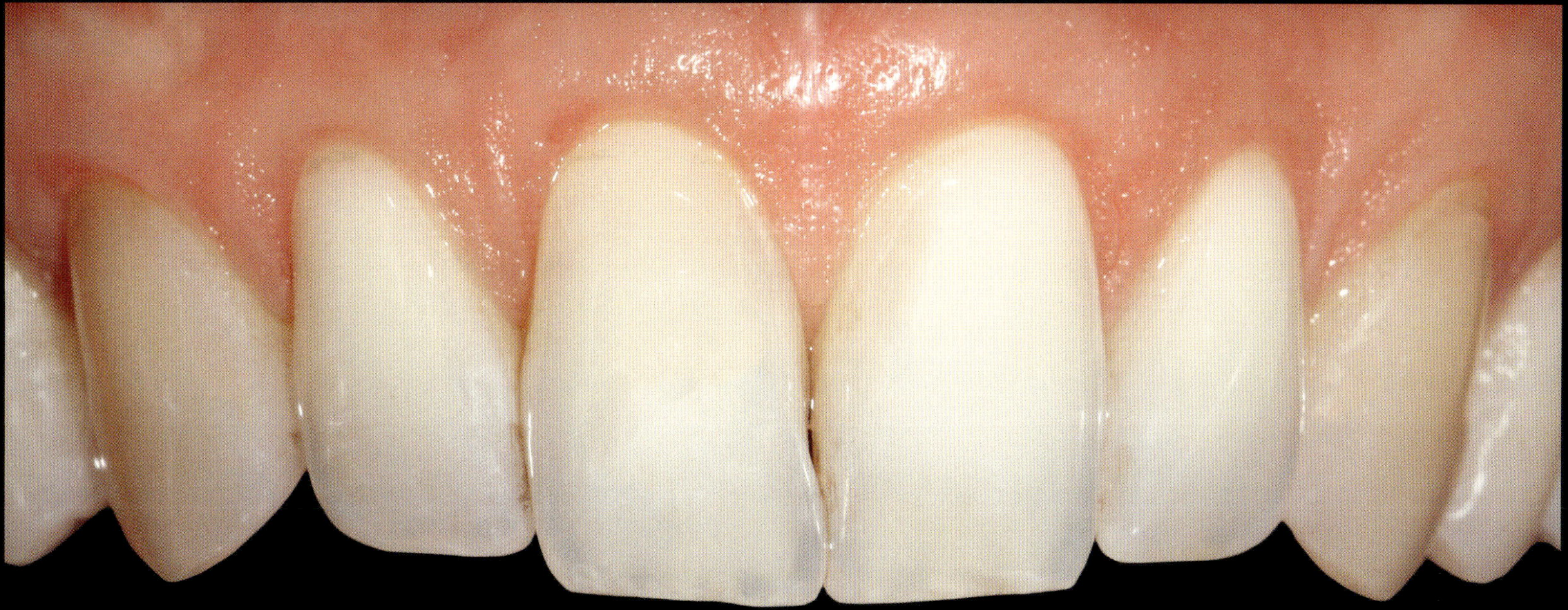

Vergleich zwischen der Ausgangssituation und dem Behandlungsergebnis (> 1 Jahr postoperativ). Die Rezessionen wurden durch Verschiebung des nativen Gewebes gedeckt. Bei dieser Technik wird das Weichgewebe in seiner Dicke nicht verändert, sondern lediglich verlagert.

Kombinierte Techniken

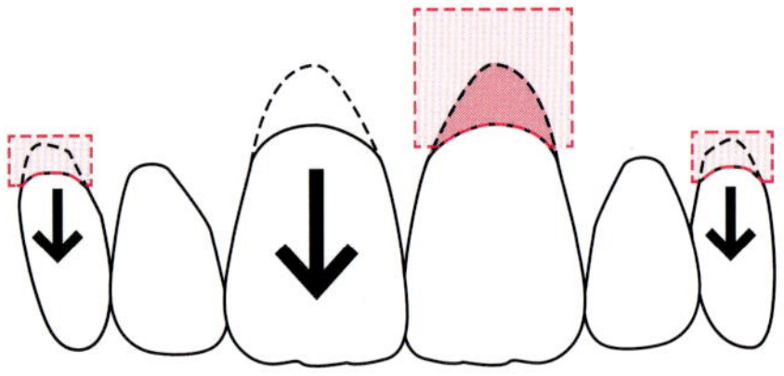

Komplexe klinische Situationen

Da oft nicht alle Rezessionen des Operationssitus die gleichen Eigenschaften haben, ist auch nicht für alle derselbe chirurgisch Ansatz geeignet. Um die speziellen Anforderungen jedes involvierten Zahns zu erfüllen, müssen deshalb verschiedene Techniken in einer Intervention kombiniert werden.

Ein vielseitiges chirurgisches Konzept

Alle bislang in diesem Kapitel beschriebenen chirurgischen Techniken haben ein gemeinsames Herzstück: die Tunnelierung. Daher lassen sie sich problemlos in einem Eingriff miteinander verbinden. Das heißt, ein ungedecktes Transplantat, ein gedecktes konventionelles Transplantat, ein gedecktes Mikrotransplantat und eine reine Lappenverschiebung können kombiniert werden, um den spezifischen Gegebenheiten an den einzelnen Zähnen Rechnung zu tragen.

Abb. 3-11 Beispiel einer Rezessionsdeckung unter Verwendung eines kombinierten Ansatzes.

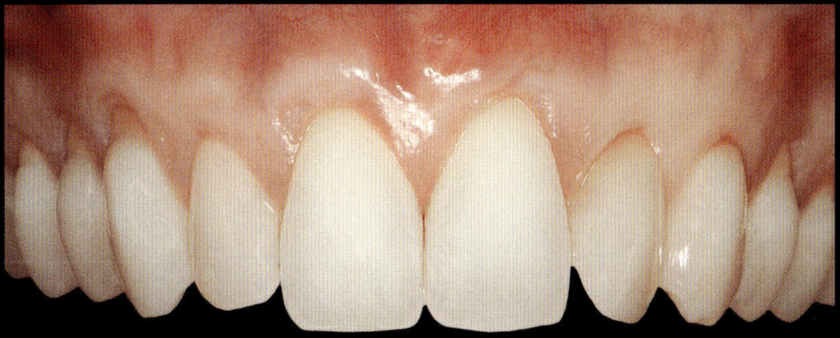

Multiple Klasse-I-Rezessionen bei einer Patientin mit dickem gingivalem Biotyp und tiefem Vestibulum. Die Wurzeln der Zähne 13, 14 und 24 weisen tiefe Defekte auf. Am Zahn 21 fehlt keratinisiertes Gewebe. An den Zähnen 11 und 21 sind noch die Folgen eines früheren Transplantatmisserfolgs sichtbar.

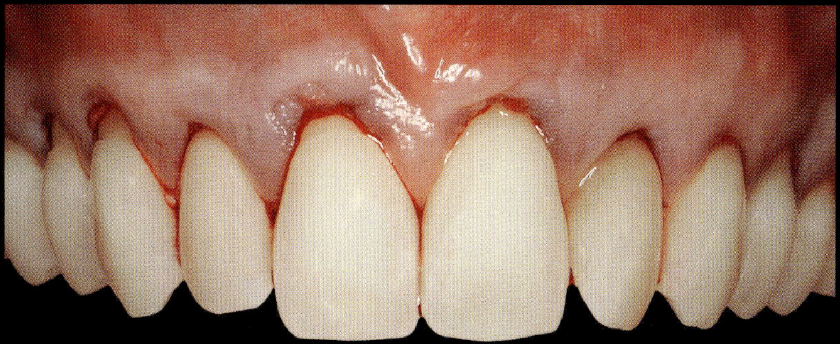

Tunnelierung im gesamten Bereich der Zähne 16 bis 26.

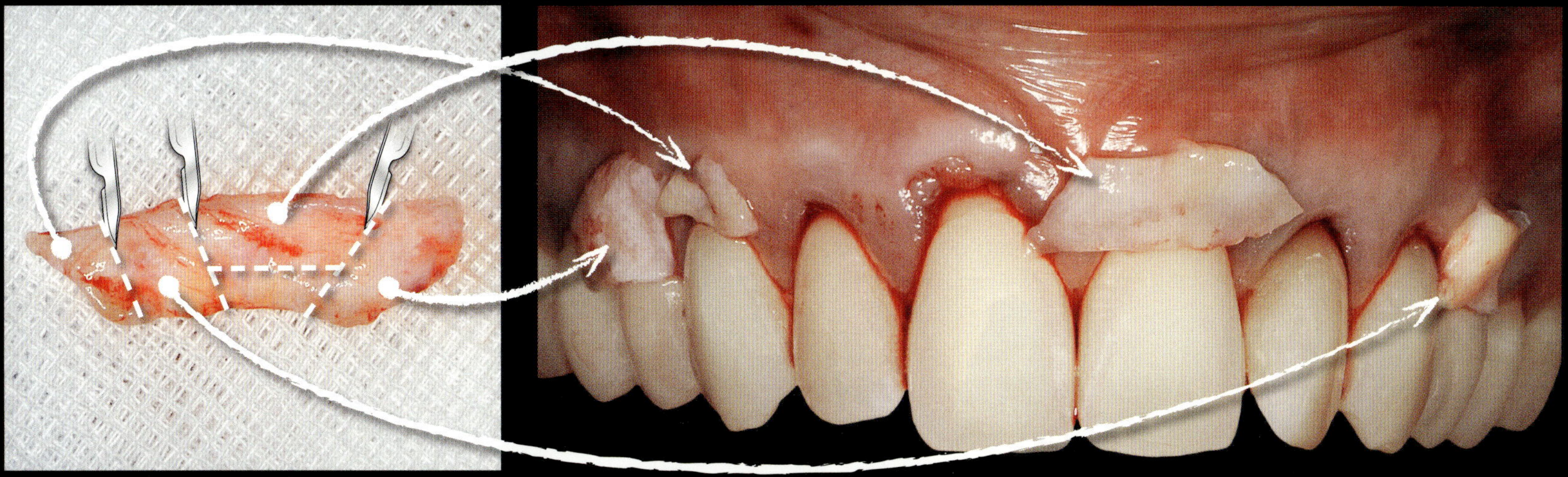

Ein BGT wird in mehrere Stücke geteilt, deren Größe und Form sich nach den Anforderungen der einzelnen Stellen richten. Die Wurzeldefekte der Zähne 13, 14 und 24 werden durch gedeckte Mikrotransplantate kompensiert. Am Zahn 21 wird die fehlende Gingivahöhe durch ein größer dimensioniertes, ungedecktes Transplantat ausgeglichen. Die Rezessionen an den Zähnen 11, 15 und 25 werden durch reine Lappenverschiebung gedeckt.

Abb. 3-11 *(Fortsetzung).*

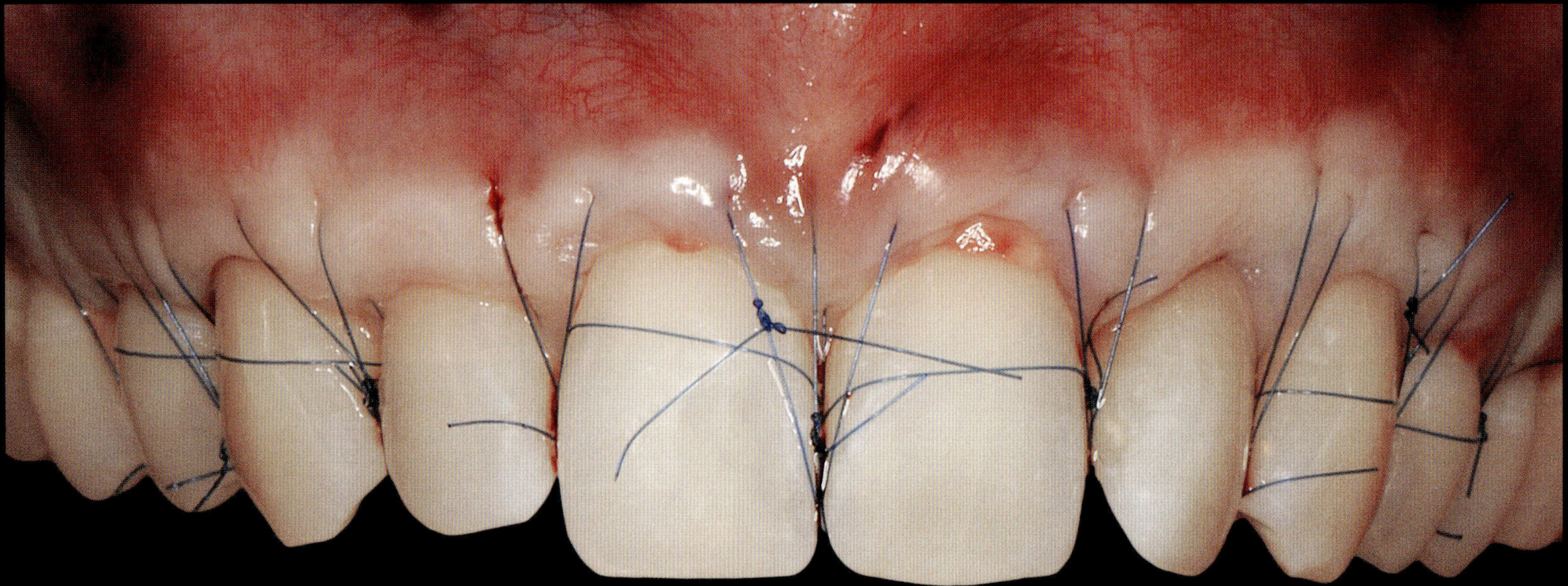

Originale und modifizierte „Gürtel-und-Hosenträger"-Nähte (s. Kap. 4) ermöglichen eine genaue Positionierung der Transplantate und harmonische Neupositionierung des Gewebes.

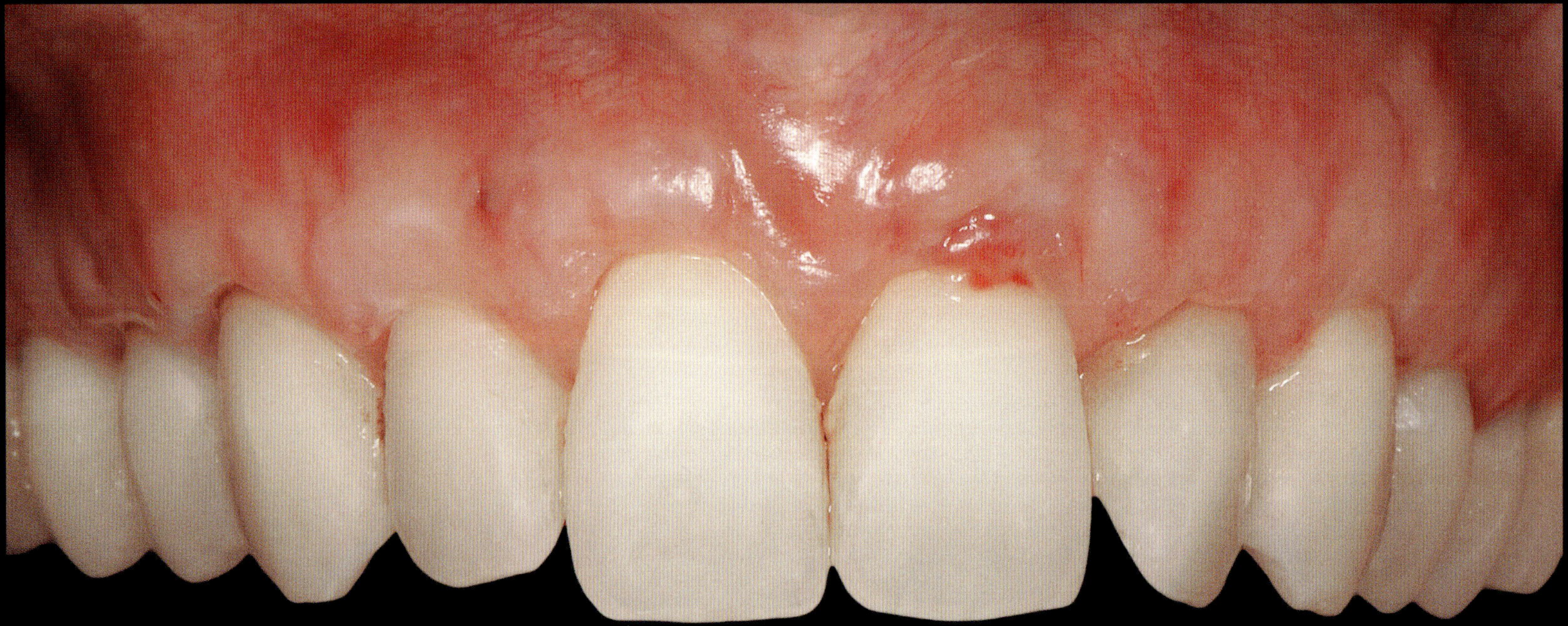

Heilungsfortschritt eine Woche postoperativ, aufgenommen direkt nach der Nahtentfernung. Überall hat eine Primärheilung stattgefunden, ausgenommen am Zahn 21, wo der ungedeckte Transplantatanteil sekundär verheilt.

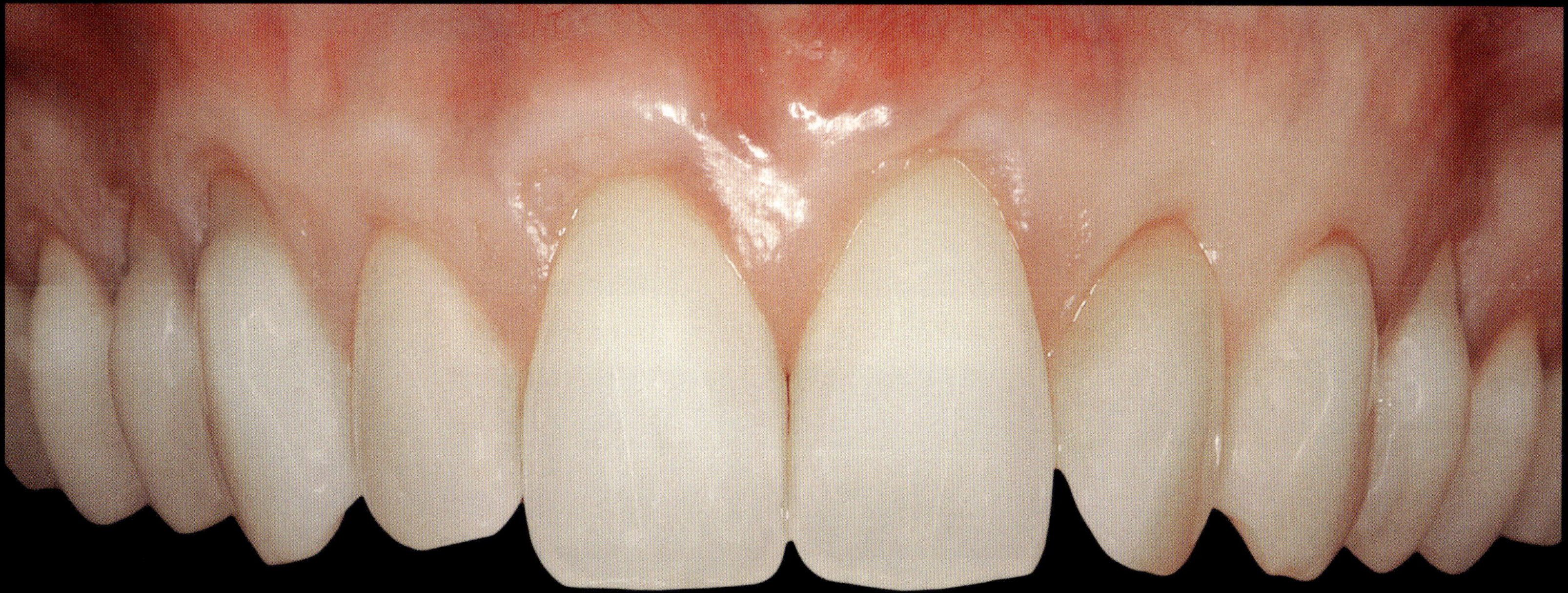

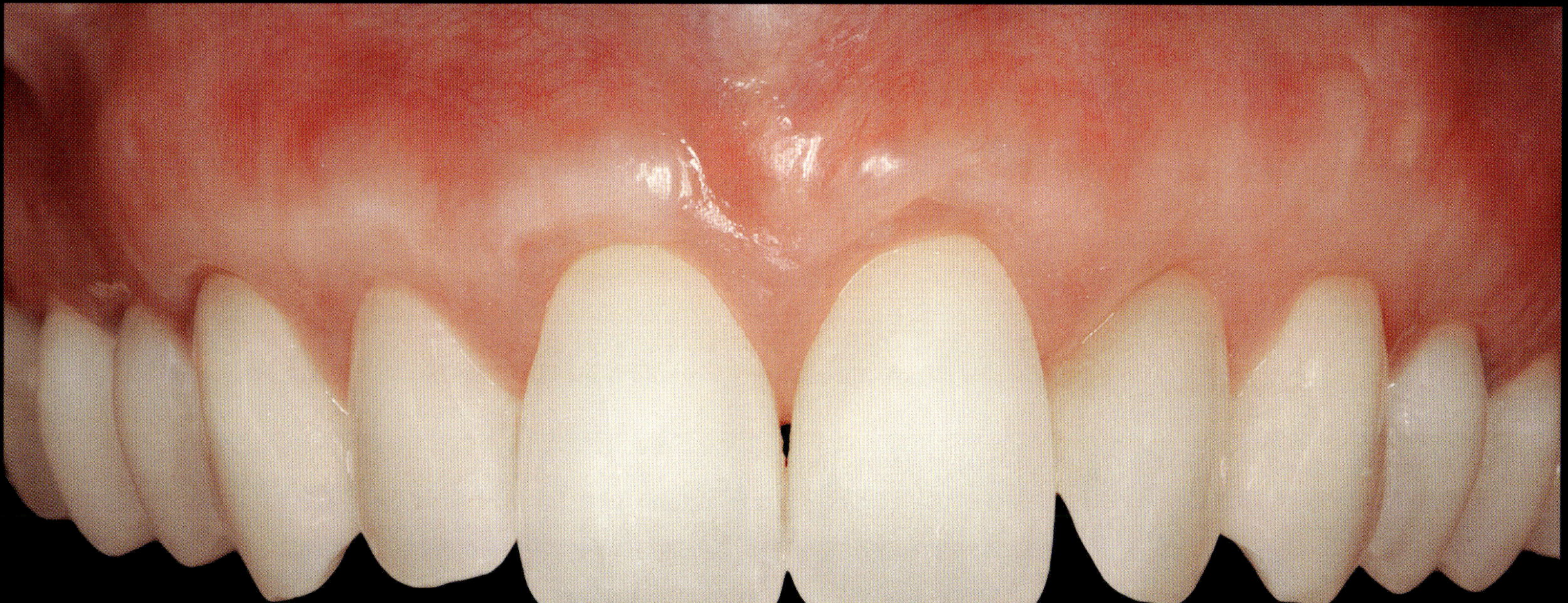

Vergleich der Situation vor und (> 1 Jahr) nach dem Eingriff. Die Veränderungen an den einzelnen Stellen entsprechend der jeweils eingesetzten chirurgischen Technik. Der individuelle Ansatz für die der Operation ist möglich, weil alle verwendeten Techniken auf dem gemeinsamen Grundprinzip der Tunnelierung beruhen.

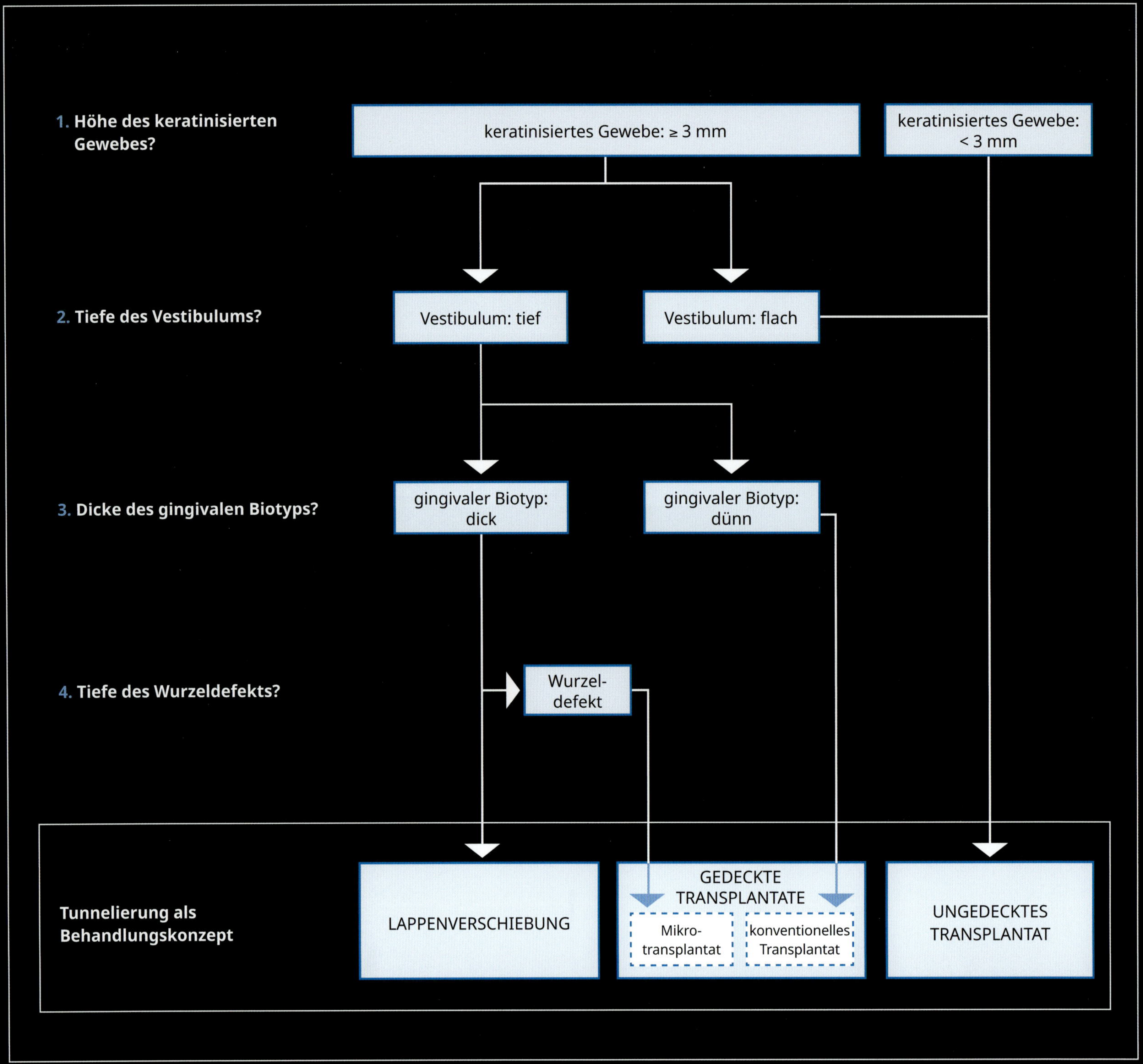

Abb. 3-12 Entscheidungsbaum.
Für die Entscheidungsfindung bezüglich der anzuwendenden Technik werden vier Parameter in der angegebenen Reihenfolge ausgewertet.

Indikationen

Eignung

Mit dem beschriebenen Konzept können alle Formen einzelner oder multipler, zusammenhängender oder isolierter Miller-Klasse-I-, -II- und -III-Rezessionen behandelt werden.

Entscheidungsbaum

Wenn die Wirkung einer chirurgischen Intervention bekannt ist, ergibt sich daraus folgerichtig auch ihre Indikation. Im vorliegenden Fall ist die Entscheidungsfindung sehr einfach. Vier klinische Parameter, die leicht zu bewerten sind, werden in einer festen Reihenfolge berücksichtigt:

1. Höhe des keratinisierten Restgewebes,
2. Tiefe des Vestibulums,
3. Dicke des gingivalen Biotyps,
4. Präsenz und Tiefe von Wurzeldefekten.

Anhand der für diese Parameter beobachteten Werte bzw. Eigenschaften liefert der Entscheidungsbaum (Abb. 3-12) dem Zahnarzt die am besten geeignete chirurgische Technik für die Rezessionsdeckung.

Klinische Wirkungen

Tabelle 3-1 fast die jeweiligen klinischen Effekte der zuvor beschriebenen Interventionen unter folgenden Gesichtspunkten zusammen:

- Art der Heilung
- Bildung keratinisierter Gingiva
- Gingivaverdickung
- Wurzeldeckung
- Veränderung der Tiefe des Vestibulums
- Verlagerung der MGG

Tabelle 3 Zusammenfassung der klinischen Wirkungen der verschiedenen Techniken zur Rezessionsdeckung

		Heilung	Neubildung von Gingiva
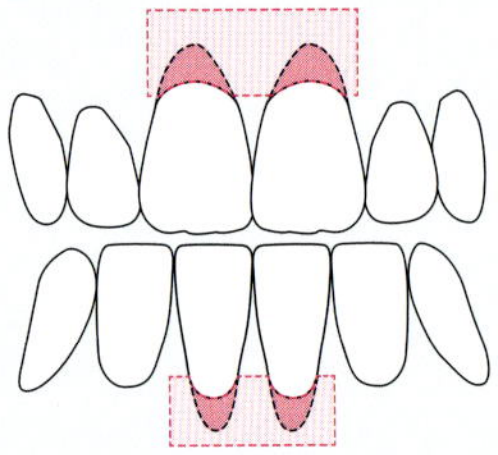	Ungedecktes Transplantat	per secundam	ja
Gedecktes	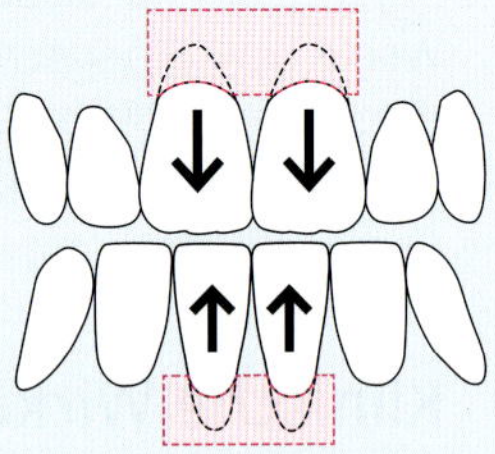 konventionelles Transplantat	per primam	nein
	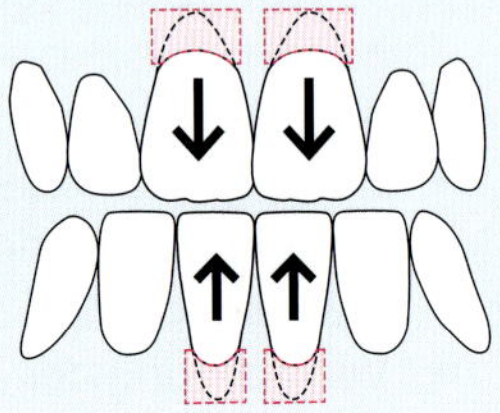 Mikrotransplantat	per primam	nein
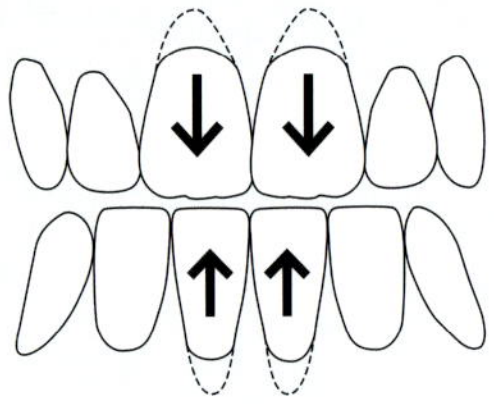	Lappenverschiebung	per primam	nein

	Rezessionsdeckung durch	Rezessionsdeckung durch	Tiefe des Vestibulums	Verlagerung der MGG
	generalisiert	neu gebildetes Gewebe	unverändert	nein
	generalisiert	Verschiebung von nativem Gewebe	reduziert	ja
	lokal	Verschiebung von nativem Gewebe	reduziert	ja
	keine	Verschiebung von nativem Gewebe	reduziert	ja

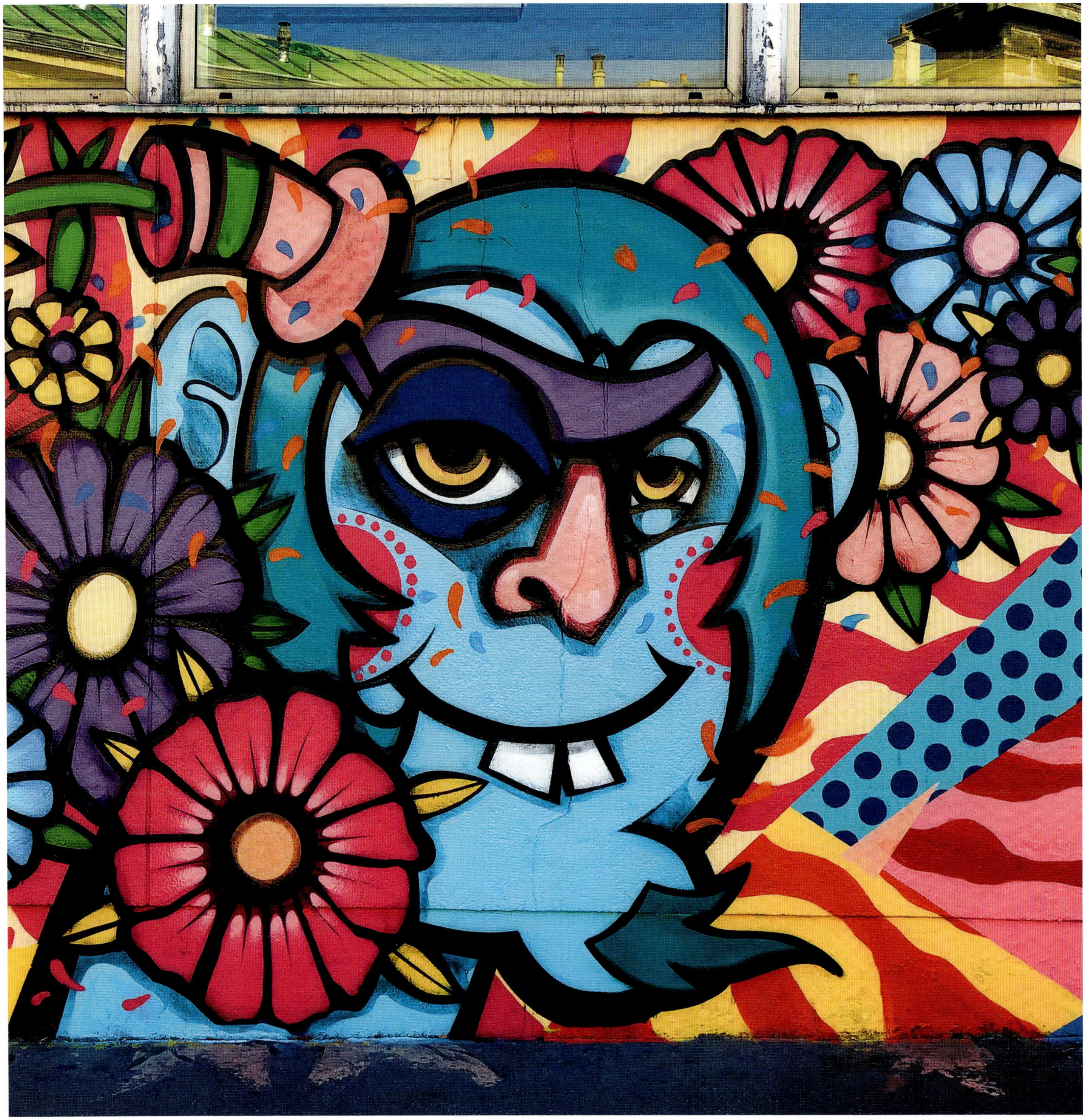

4

Nahttechniken

Verankerung an den Approximalkontakten 97

Nahttechnik für ungedeckte Transplantate 102

Koronalverschiebung des Gewebes 105

Nahttechnik für gedeckte konventionelle Transplantate 118

Nahttechnik für gedeckte Mikrotransplantate 121

Nahttechnik für die Lappenverschiebung 127

Verankerung an den Approximalkontakten

Um die parodontalen Weichgewebe unterstützen und gegebenenfalls in koronale Richtung verschieben zu können, müssen die Nähte koronal des Operationsfeldes verankert werden. Hierzu wurden verschiedene Methoden entwickelt, darunter die temporäre Befestigung kieferorthopädischer Brackets oder die direkte Verklebung der Nähte auf den Vestibulärflächen. Diese Ansätze haben offensichtliche Nachteile. Sie sind schwierig in der Ausführung, erfordern adhäsive Maßnahmen und erlauben Zug lediglich in eine Richtung. Eine einfachere, schnellere und wirksamere Alternative ist die Verankerung der Nähte an den Approximalkontakten (Abb. 4-1).

Durchführung

Approximalkontakte sind normalerweise ausreichend dicht und widerstandsfähig, um in der plastischen Parodontalchirurgie verwendete Nahtmaterialien in den Stärken 6-0 oder 7-0 zu halten (Abb. 4-2).

Falls nicht, können die Kontakte durch Auftragen eines fließfähigen Komposits geschlossen werden (Abb. 4-3). Aufgrund der unter sich gehenden Strukturen ist eine Ätzung oder die Applikation eines Adhäsivs nicht zwingend erforderlich. Das Komposit ist nach der Lichthärtung ausreichend retiniert. Dank der fehlenden adhäsiven Vorbehandlung lässt sich das Komposit schnell platzieren und ebenso einfach ohne Schädigung der Hartsubstanz wieder entfernen.

Bei Lückenstellungen ohne Approximalkontakt sollte das Komposit zum Verblocken der Interdentalräume hingegen adhäsiv befestigt werden (Abb. 4-4). Empfehlenswert ist die Verwendung eines selbstätzenden Adhäsivs. (Eine separate Ätzung mit Orthophosphorsäure ist nicht nötig.) Nach der Nahtentfernung sind auch diese temporären Kompositstrukturen noch relativ leicht und schonend mit einem Ultraschallinstrument entfernbar.

Chirurgischer Nutzen

Die Approximalkontakte liegen koronal, aber auch leicht oral zum Operationsfeld. Diese Position ist besonders günstig, da die Nähte so Zug in zwei Richtungen ausüben können: vertikalen Zug in koronale und horizontalen Zug in palatinale/linguale Richtung. Die resultierende Orientierung der Zugkräfte ist für Rezessionsdeckungen ideal, da nicht nur die Koronalverschiebung des Weichgewebes, sondern auch dessen dichte Adaptation an den Knochen, das Periost und die Zahnwurzel unterstützt wird. Durch den engen Kontakt zwischen Lappen und Wurzel wird zudem das Koagulum stabilisiert. Ein immobilisiertes Koagulum ist die Voraussetzung für eine zügige, wirksame Adhäsion des verlagerten Weichgewebes an den darunterliegenden Schichten und damit für ein gutes chirurgisches Resultat. Im Fall einer Technik mit Bindegewebetransplantat (BGT) hat die Fixation des Koagulums zudem Bedeutung für die Revaskularisation des Transplantats und ist besonders wichtig, wenn ungedeckte Transplantate zum Einsatz kommen.

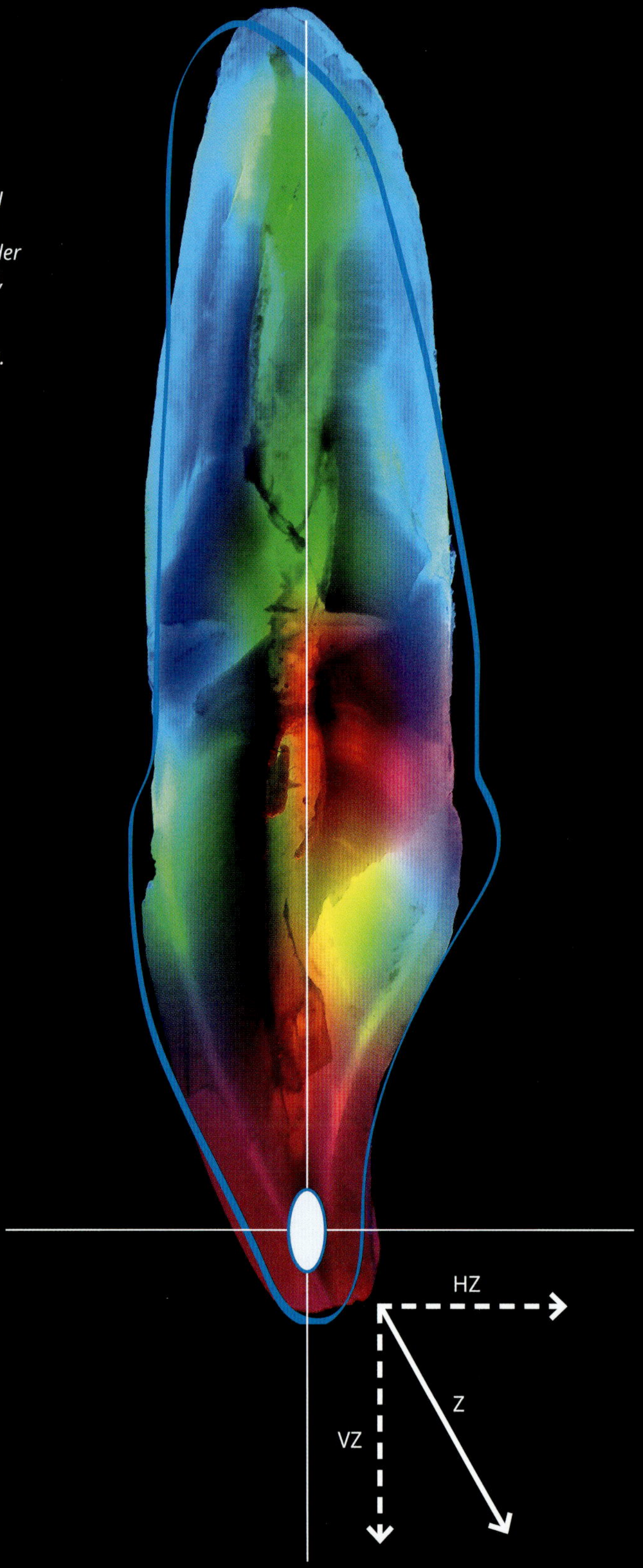

Abb. 4-1 **Chirurgische Vorteile der Lage der Approximalkontakte.**

Die Approximalkontakte liegen normalerweise koronal und leicht oral in Relation zum Operationssitus. Diese Lage ist chirurgisch insofern günstig, als der Zug (Z), der von um die Kontakte geführten Nähten ausgeübt wird, in zwei Richtungen wirkt:
- vertikaler Zug (VZ) in koronale Richtung
- horizontaler Zug (HZ) in palatinae/linguale Richtung.

Abb. 4-2 Vorgehen bei starken Approximalkontakten.

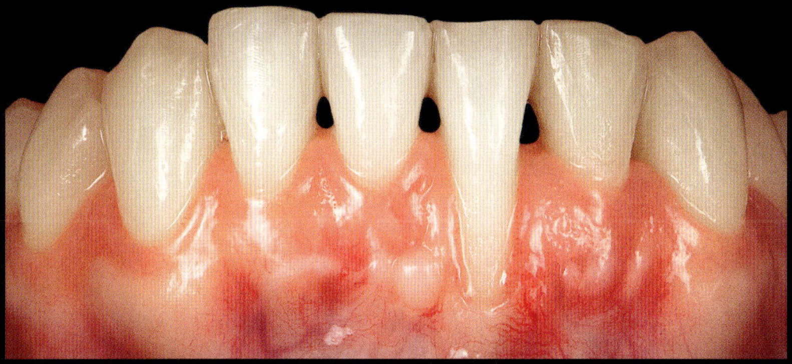

Ausgangssituation.

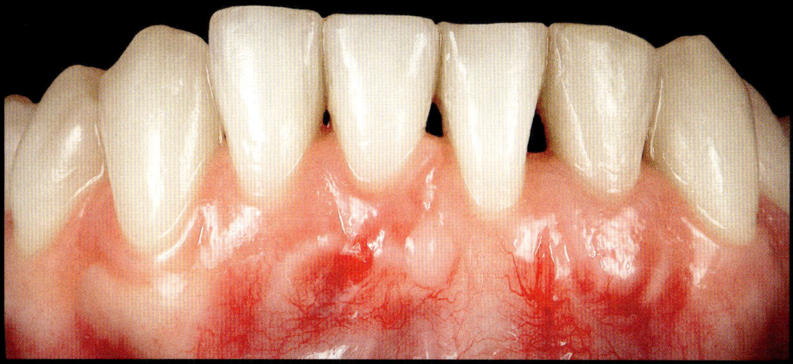

Ergebnis der Rezessionsdeckung.

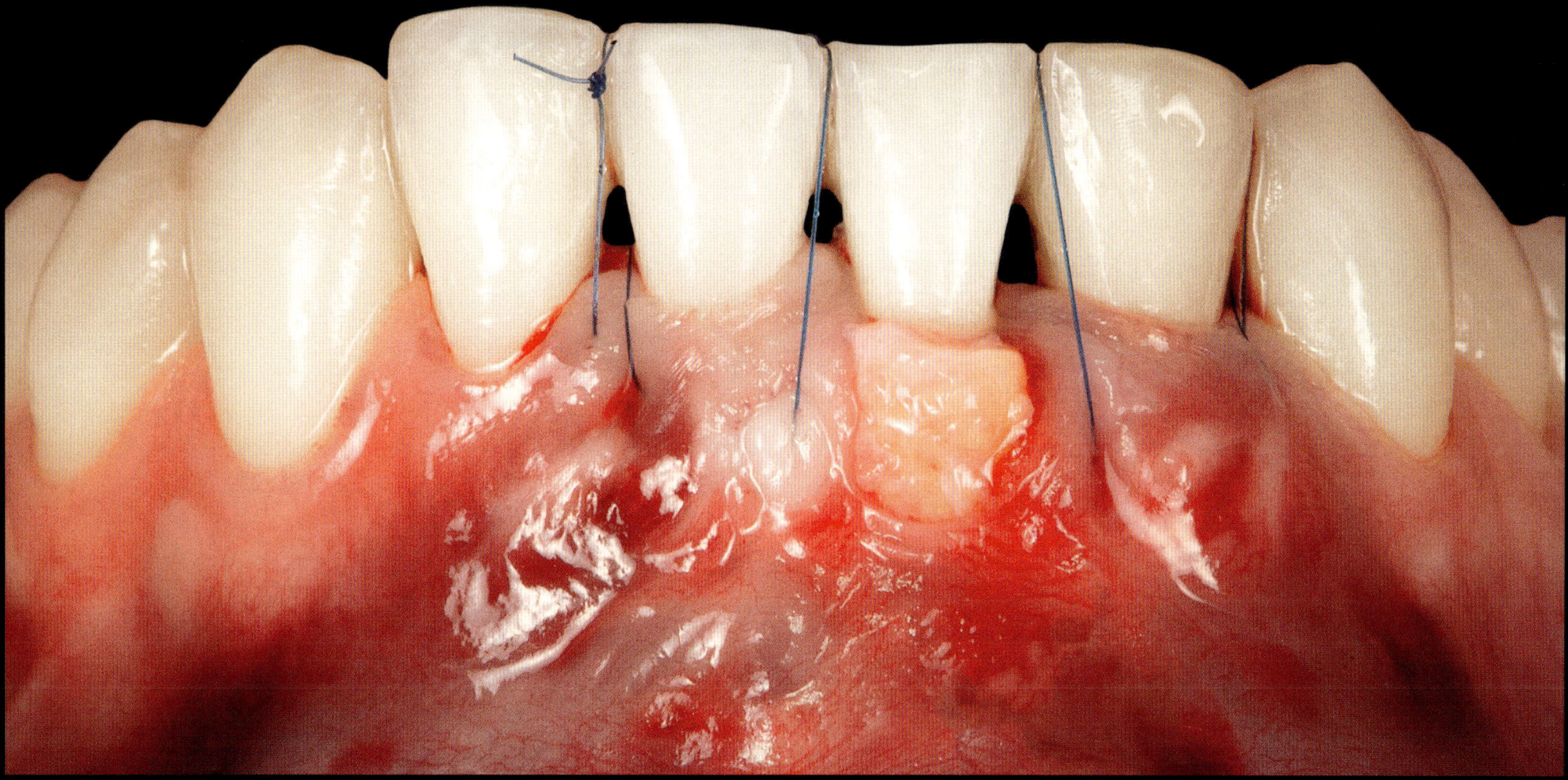

Intraoperatives Bild.

Die Approximalkontakte sind dicht und kräftig genug, um den für die Nähte verwendeten Faden der Stärke 6-0 ohne unterstützende Maßnahmen zu halten.

Abb. 4-3 Vorgehen bei schwachen Approximalkontakten.

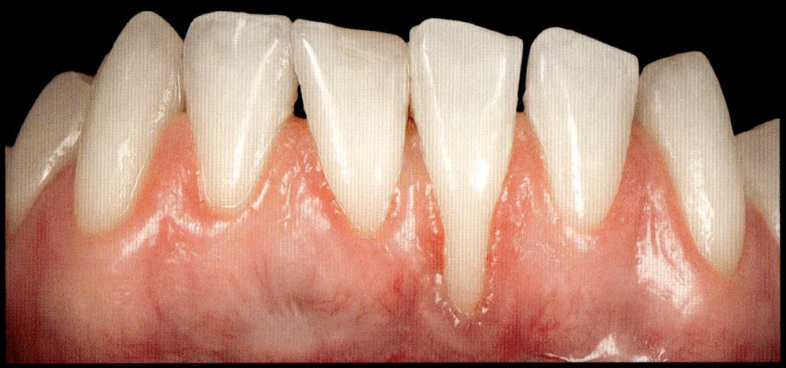

Ausgangssituation.

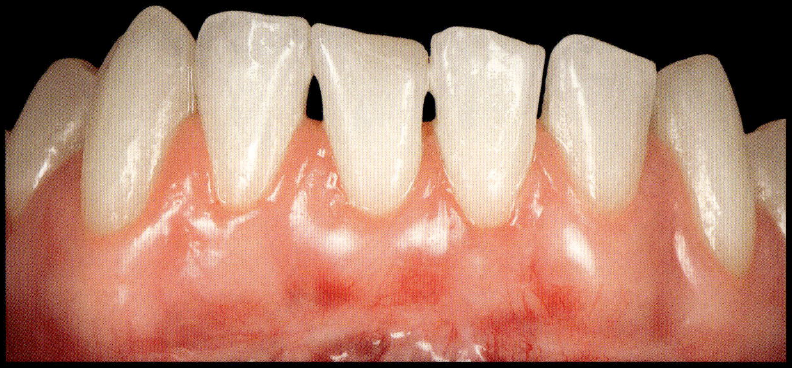

Ergebnis der Rezessionsdeckung.

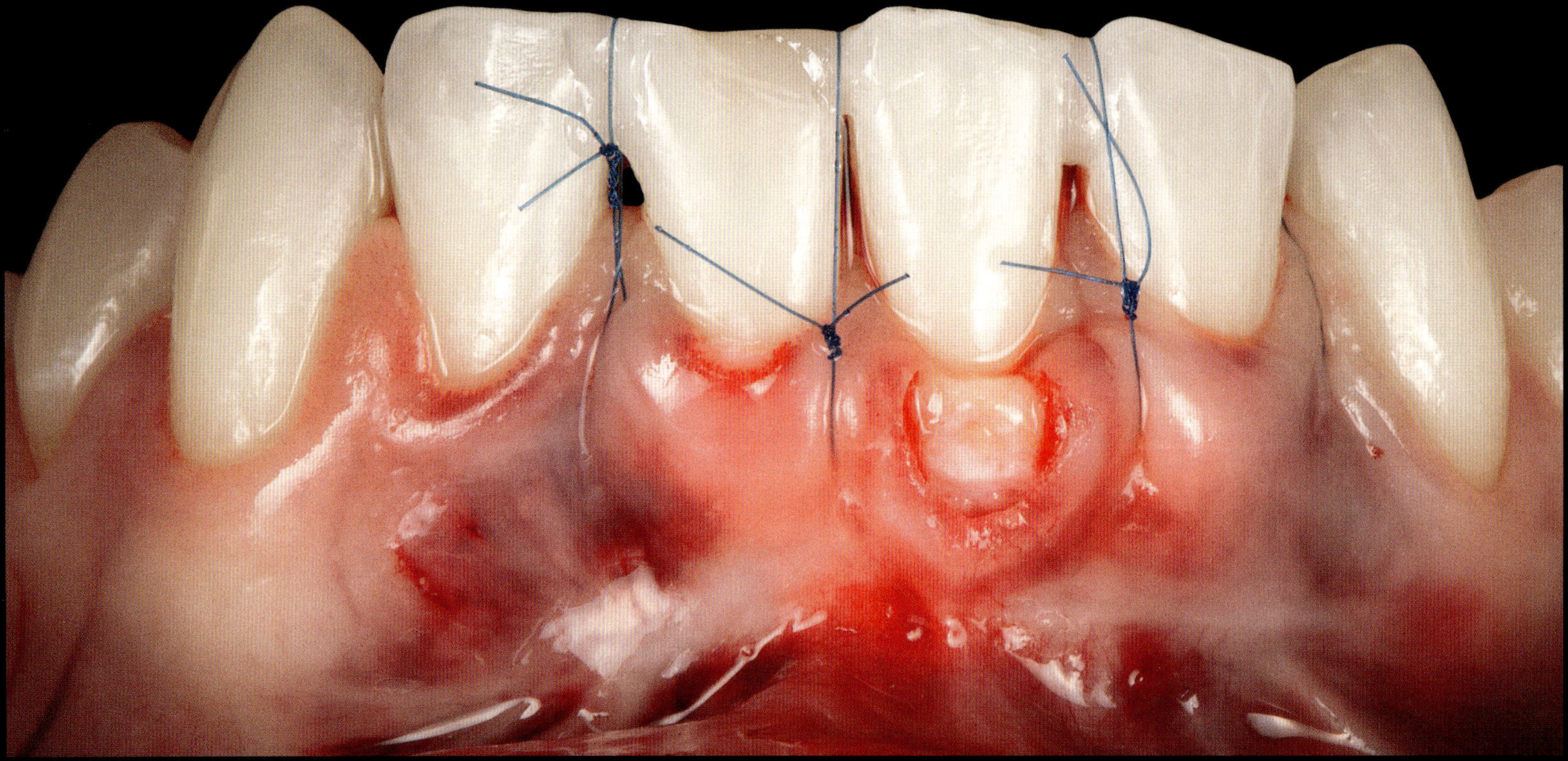

Intraoperatives Bild.

Sind die Approximalkontakte nicht ausreichend dicht, genügt eine Verblockung mit etwas fließfähigem Komposit (ohne vorherige Säureätzung und Adhäsivapplikation), um die Nähte zu halten. Aufgrund der unter sich gehenden Formen kann auf die adhäsive Konditionierung verzichtet werden. Das lichtgehärtete Komposit wird ausreichend retiniert. Der Verzicht auf adhäsive Maßnahmen erleichtert die Applikation des Komposits und seine Entfernung ohne Schädigung der Hartsubstanz.

Abb. 4-4 Vorgehen bei fehlenden Approximalkontakten.

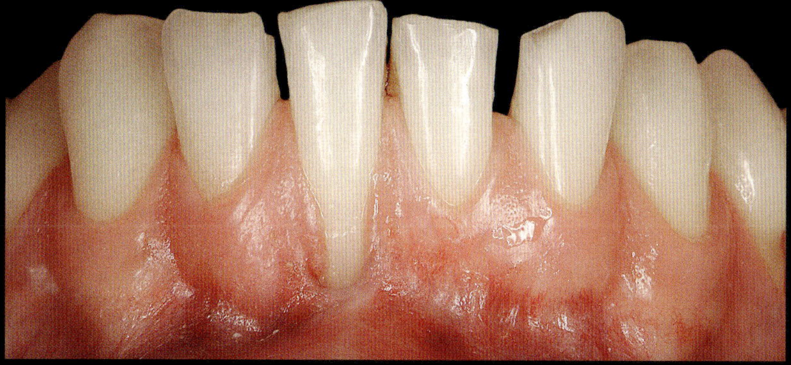

Ausgangssituation.

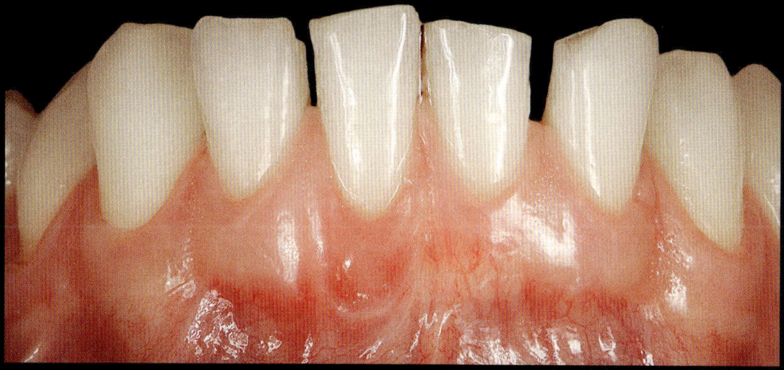

Ergebnis der Rezessionsdeckung.

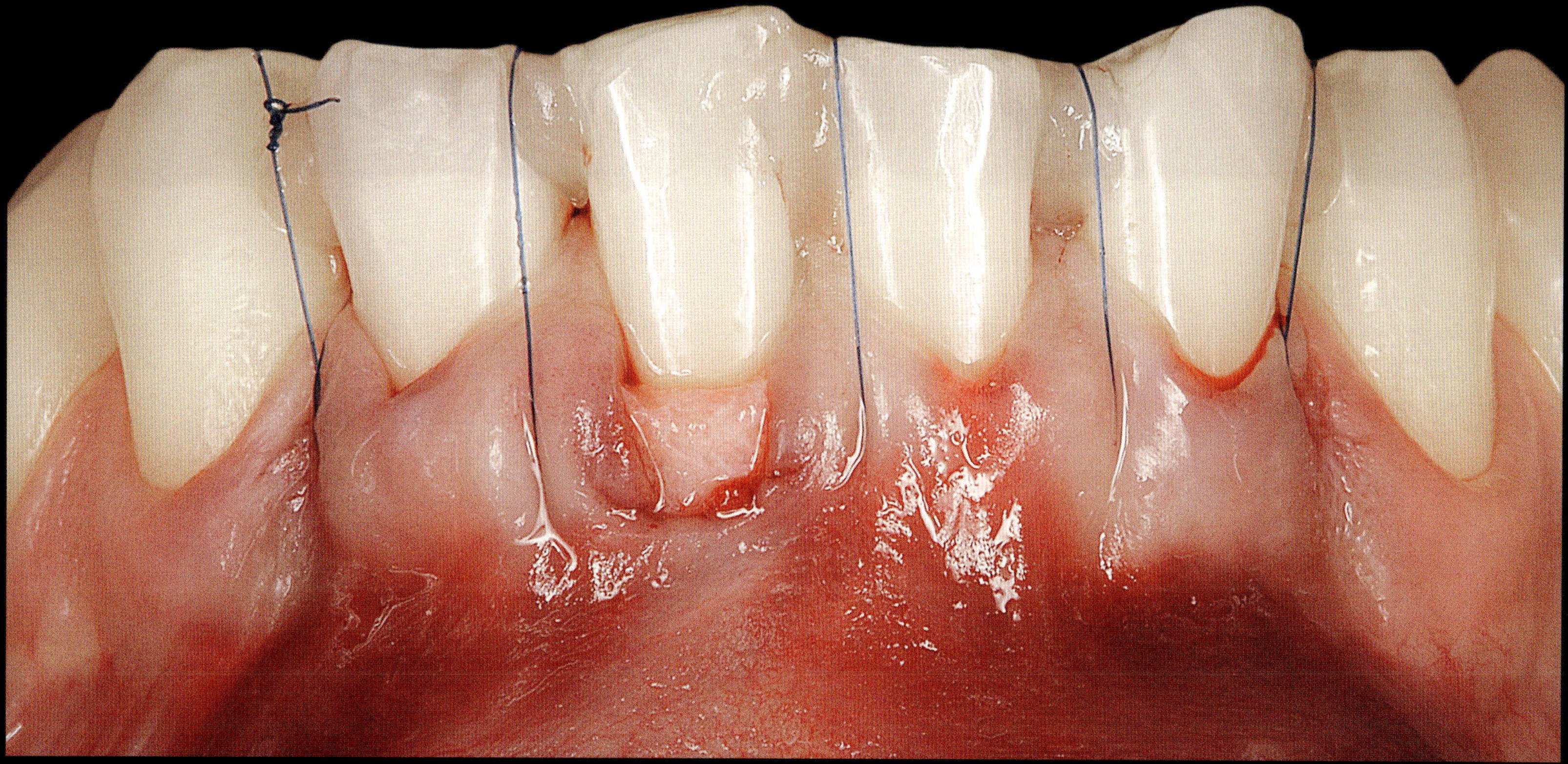

Intraoperatives Bild.

In diesem Fall mit multiplen sekundären Diastemata fehlten die Approximalkontakte ganz. Nach Konditionierung mit einem selbstätzenden Adhäsiv können mit etwas Komposit temporäre interdentale Kontakte wiederhergestellt werden, an denen sich die Nähte während der ersten Heilungsphase verankern lassen. Mit Ultraschallinstrumenten sind auch diese Kompositstrukturen ohne Beschädigung der Zahnoberflächen wieder entfernbar.

Nahttechnik für ungedeckte Transplantate

Aufgaben der Naht

- Einziehen des BGT in den Tunnel und Fixierung
- Herstellen und Aufrechterhalten der gewünschten Transplantatexposition
- Stabilisieren des Tunnellappens und Transplantats ohne Koronalverschiebung

Nahttypen

- Modifizierte U-Naht als Positionierungsnaht für das Transplantat
- Vertikale Matratzennaht

Nahttechnik

Abbildung 4-5 zeigt die chirurgischen Arbeitsschritte bei der Durchführung des ungedeckten Transplantats mit Schwerpunkt auf der Nahttechnik.

Abb. 4-5 Nahttechnik für ein ungedecktes Transplantat.

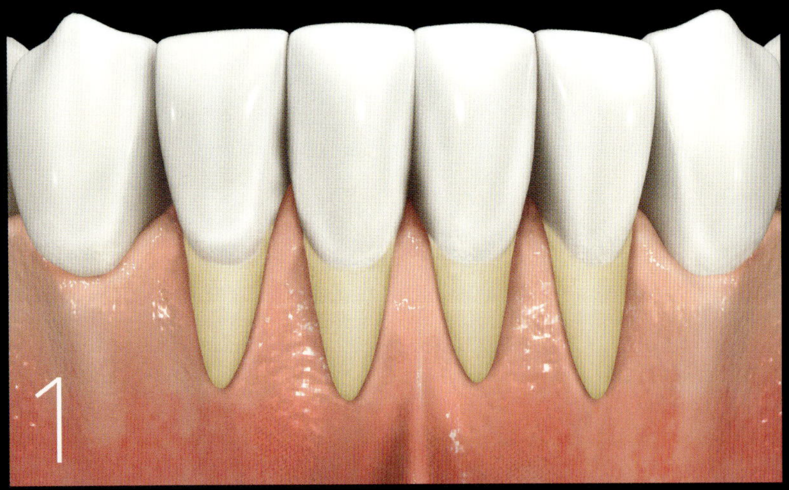

Die Behandlung der hier schematisch dargestellten klinischen Situation erfordert ein ungedecktes Transplantat. Zunächst wird im Bereich der Zähne 33 bis 43 ein Tunnellappen präpariert, der für die folgenden Schritte ausreichend mobilisiert ist.

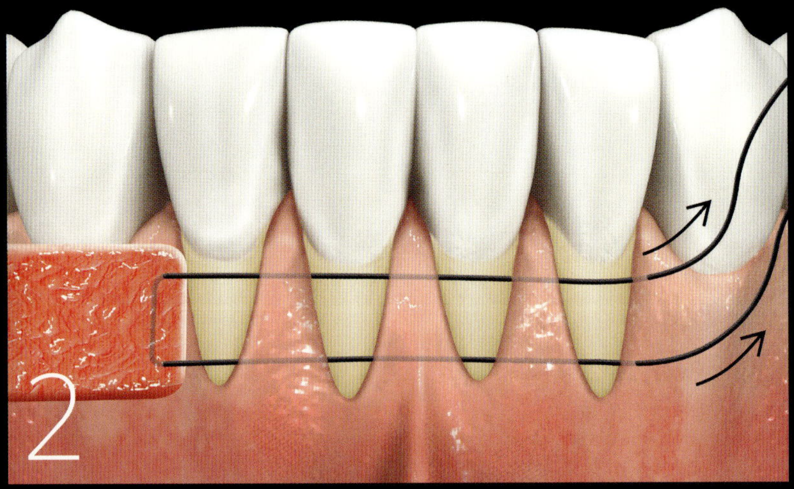

Die Positionierungsnaht, mit der das Transplantat eingezogen werden kann, ist von der U-Naht abgeleitet. Durch gleichzeitigen Zug an beiden Fadenenden wird das Transplantat sehr behutsam durch den Tunnel in seine Endposition geführt.

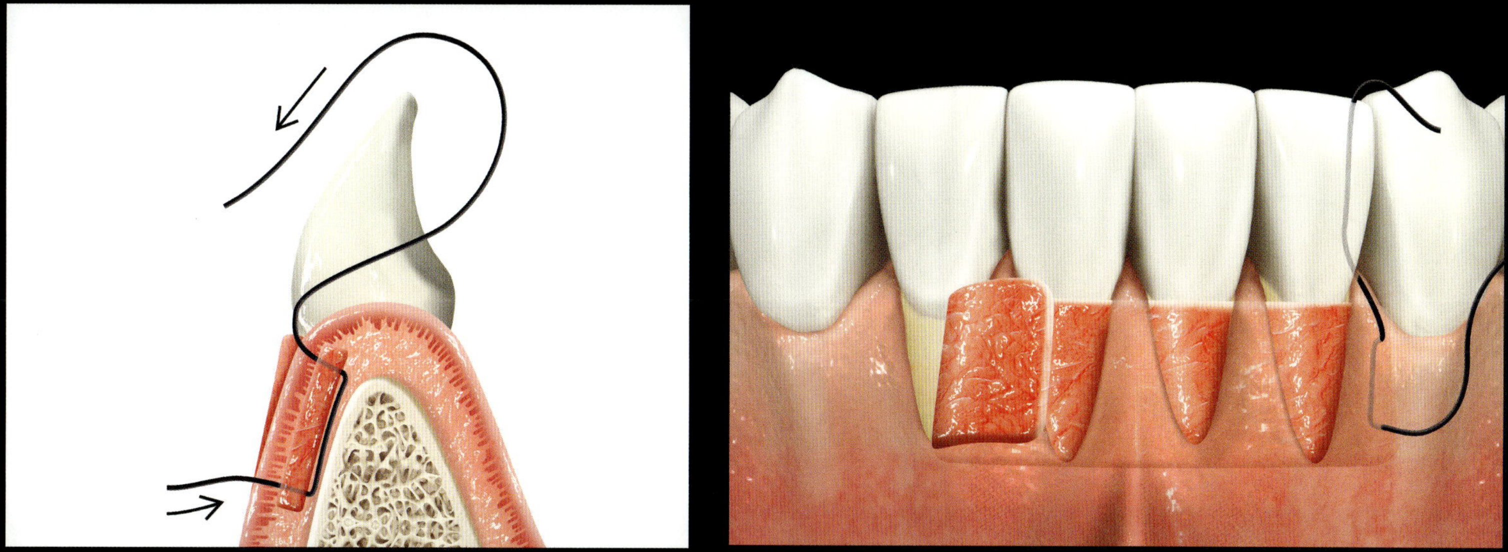

Hat das Transplantat seine Endposition erreicht, wird die U-Naht in eine vertikale Matratzennaht umgewandelt. Die Nadel wird mit der Armierungsseite (Öhrseite) voran durch den Interdentalraum nach lingual/palatinal geführt und über den Approximalkontakt hinweg wieder nach vestibulär gebracht.

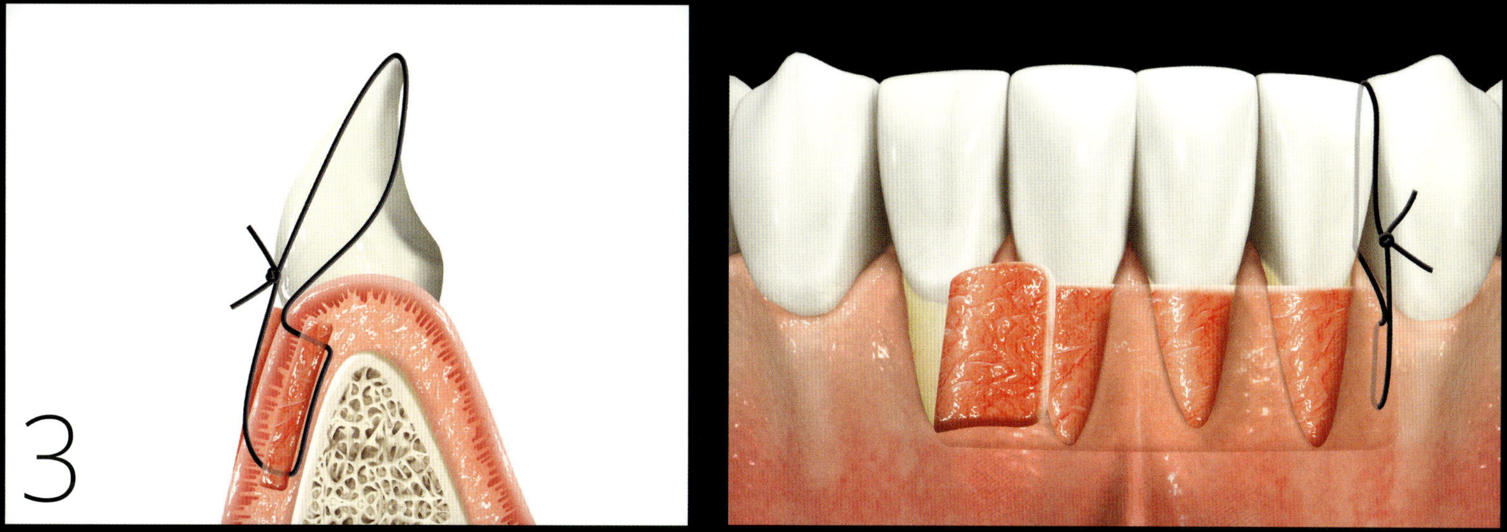

3

Der Knoten wird geknüpft, ohne die Naht dabei unter vertikalen Zug zu setzen, da bei diesem Transplantattyp keine Koronalverschiebung des Gewebes angestrebt wird.

Abb. 4-5 *(Fortsetzung).*

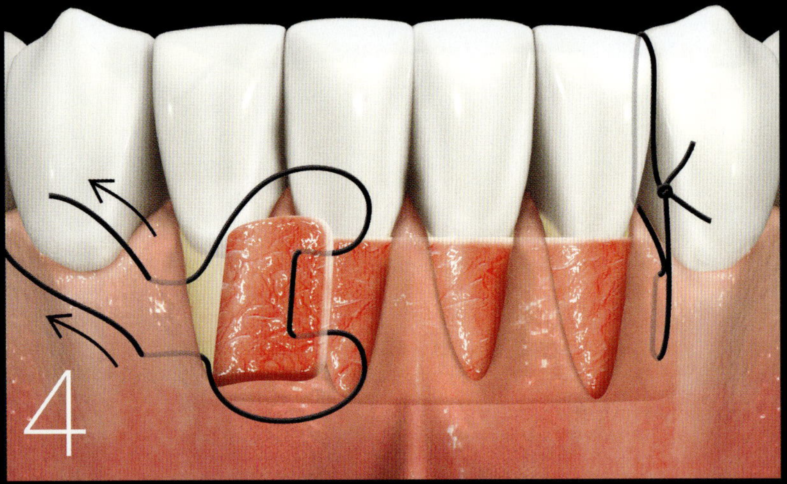

Nach der Nahtfixierung des einen Transplantatendes wird auch auf der anderen Seite des Operationsbereichs eine laterale U-Naht durchgeführt.

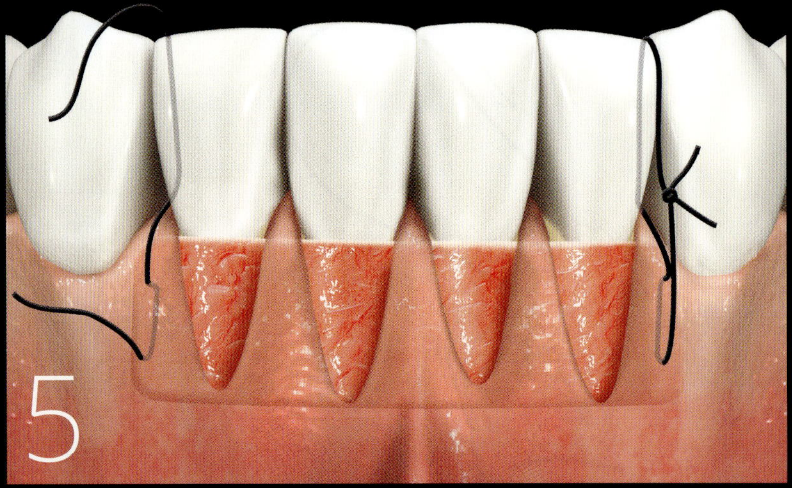

Auch hier wird die U-Naht zu einer vertikalen Matratzennaht weiterentwickelt, die am Approximalkontakt verankert wird. Nach Abschluss dieses Schrittes erstreckt sich das Transplantat spannungsfrei über die gesamte Breite des Empfängerlagers.

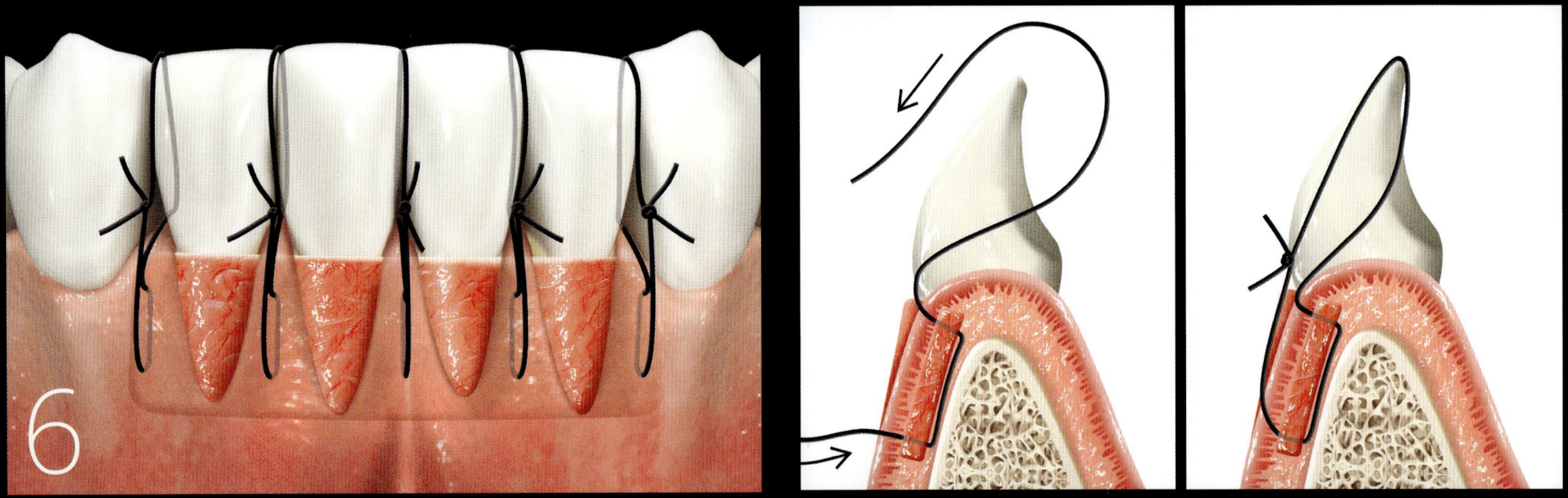

Schließlich wird in jedem dazwischen liegenden Interdentalraum eine vertikale Matratzennaht durchgeführt, um den Tunnellappen zu unterstützen und die Transplantatexposition aufrecht zu erhalten. Hierzu sticht die Nadel nahe der MGG in die Gingiva ein, fasst das Transplantat und tritt nahe der Papillenspitze wieder aus. Anschließend wird sie mit der Armierung voran durch den Interdentalraum nach lingual/palatinal geführt und über den Approximalkontakt hinweg nach vestibulär zurückgebracht, wo der Knoten geknüpft wird.

Koronalverschiebung des Gewebes

Überlegungen

Grenzen der vertikalen Matratzennaht

An den Approximalkontakten verankerte vertikale Matratzennähte sind, wie oben beschrieben, ideal für die Rezessionsdeckung mit partiell exponierten Transplantaten geeignet, da hier das Gewebe nicht in koronale Richtung verschoben, sondern lediglich unterstützt werden muss. Ist eine Verschiebung von Gewebe erforderlich, stößt dieser Nahttyp allerdings rasch an seine Grenzen **(Abb. 4-6)**. Gedeckte konventionelle Transplantate, gedeckte Mikrotransplantate und die Lappenverschiebung nutzen zur Wurzeldeckung koronal verlagertes natives Weichgewebe.

Rezessionen lassen sich, unabhängig von ihrer Miller-Klasse, anhand der Schwierigkeiten, die sich aus ihrer individuellen Form für die Wurzeldeckung ergeben, in vier Kategorien unterteilen:

- unkomplizierte Rezession: schmal und flach,
- moderat komplizierte Rezession: schmal und tief,
- komplizierte symmetrische Rezession: breit und tief, mit Ausdehnung entlang der Zahnachse,
- komplizierte asymmetrische Rezession: breit und tief, mit Ausdehnung in einer von der Zahnachse abweichenden Richtung.

Die Korrektur unkomplizierter Rezessionen durch Verschiebung von nativem Gewebe kann mithilfe von aufgehängten vertikalen Matratzennähten erfolgen. Dieser Nahttyp ist jedoch nicht für die Korrektur moderat komplizierter oder komplizierter Rezessionen geeignet, da er im Zentrum der Rezession zu einem Mangel an Deckung führt. Dieser initiale Mangel ist um so problematischer, als nach Abschluss der Intervention eine leichte Überkorrektur hergestellt sein sollte.

Überkorrektur im Bereich der SZG

In den Wochen nach der Operation kommt es im Verlauf der Heilung zur Kontraktion des Weichgewebes. Die Prognose einer vollständigen Rezessionsdeckung nach der Gewebereifung wird in der Parodontalchirurgie durch eine Überkorrektur (Verschiebung des Gingivarandes bis koronal der SZG) verbessert. Die Gingiva zieht sich während der Heilung spontan wieder aus der koronalen Position zurück, da sie nicht am Schmelz anhaften kann. Die endgültige Position wird etwa 3 Monate postoperativ erreicht.

Um Rezessionen bis über die SZG hinaus decken zu können, wird eine Nahttechnik benötigt, die das Weichgewebe gleichmäßig verschieben und unterstützen kann, unabhängig von der Form der Rezession. Im Hinblick auf dieses Ziel wurde die „Gürtel-und-Hosenträger"-Naht *(„Méthode Ceinture & Bretelles")* entwickelt.

„Gürtel-und-Hosenträger"-Naht

Die „Gürtel-und-Hosenträger"-Naht stellt eine Kombination aus einer vertikalen Matratzennaht mit Verankerung an den Approximalkontakten **(Abb. 4-7)** und einer horizontalen Matratzennaht dar **(Abb. 4-8)**, die zwei Besonderheiten aufweist: Sie ist *(1)* ebenfalls an den Approximalkontakten aufgehängt, aber *(2)* nicht an der Zahnachse, sondern der Achse der Rezession ausgerichtet. Dieser Nahttyp erfüllt mehrere Funktionen:

- harmonische Unterstützung der koronal verschobenen Gingiva auf der gesamten vestibulären Breite des betroffenen Zahns,
- Verteilung und Begrenzung der von den einzelnen Fäden ausgeübten Zugkräften durch Vermehrung der Anzahl von Zugpunkten,
- Verschiebung der Gingiva bis koronal über die SZG hinaus, unabhängig von der Form der Rezession,
- Korrektur und Fixation der Position eines durch den Lappen gedeckten Transplantats.

Die modifizierte „Gürtel-und-Hosenträger"-Naht **(Abb. 4-9)** ist, wie der Name sagt, eine Variante des eben beschriebenen Konzeptes. Sie wurde speziell für die Verwendung bei gedeckten Mikrotransplantaten entwickelt und erleichtert die Positionierung und Fixierung eines Mikrotransplantats im Tunnel.

Gefäßkomplikationen

Im Zusammenhang mit diesem Nahtkonzept stellt sich natürlich die Frage, ob die größere Zahl einzelner Nähte zu Gefäßkomplikationen führen kann. Tatsächlich ist Zahl der Fäden pro Zahn mit dieser Technik relativ hoch. Im Gegenzug sinkt jedoch die Spannung der einzelnen Fäden, da sich die Gesamtkraft, die zur Koronalverschiebung des Gewebes benötigt wird, auf alle Fäden verteilt. Die Konstriktion von Kapillargefäßen und daraus folgende Ischämie korreliert nicht mit der Gesamtanzahl der Fäden, sondern mit der vom einzelnen Faden ausgeübten Zugkraft. Hinzu kommt, dass es sich um Aufhängungsnähte handelt, die nicht auf dem Gewebe aufliegen, dieses also nicht komprimieren.

Der Durchzug der Nadel durch das Gewebe ist allerdings immer traumatisch, und mit dieser Nahttechnik kommen auf jeden behandelten Zahn nicht weniger als sechs Perforationen. Daher ist es wichtig, möglichst dünnes Nahtmaterial zu verwenden (6-0 oder 7-0, je nach dem vorliegenden gingivalen Biotyp).

Abb. 4-6 Grenzen der Weichgewebeverschiebung durch vertikale Matratzennähte in den Interdentalbereichen.

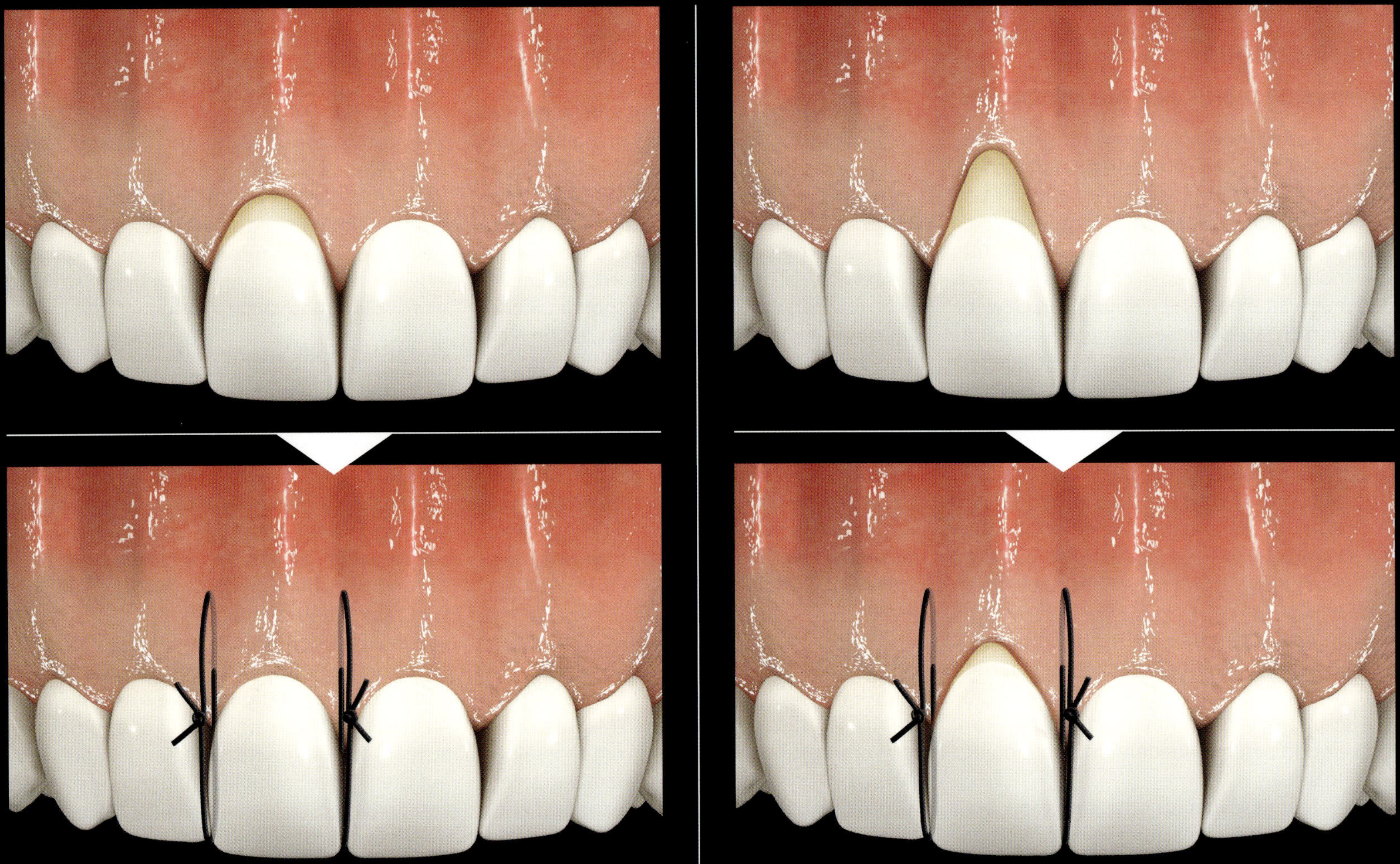

Unkomplizierte Rezession (schmal und flach): Eine vollständige Deckung ist mithilfe von vertikalen Matratzennähten auf Höhe der Interdentalräume möglich.

Moderat komplizierte Rezession (schmal und tief): Hier ist durch vertikale Matratzennähte auf Höhe der Interdentalräume nur eine partielle Deckung möglich.

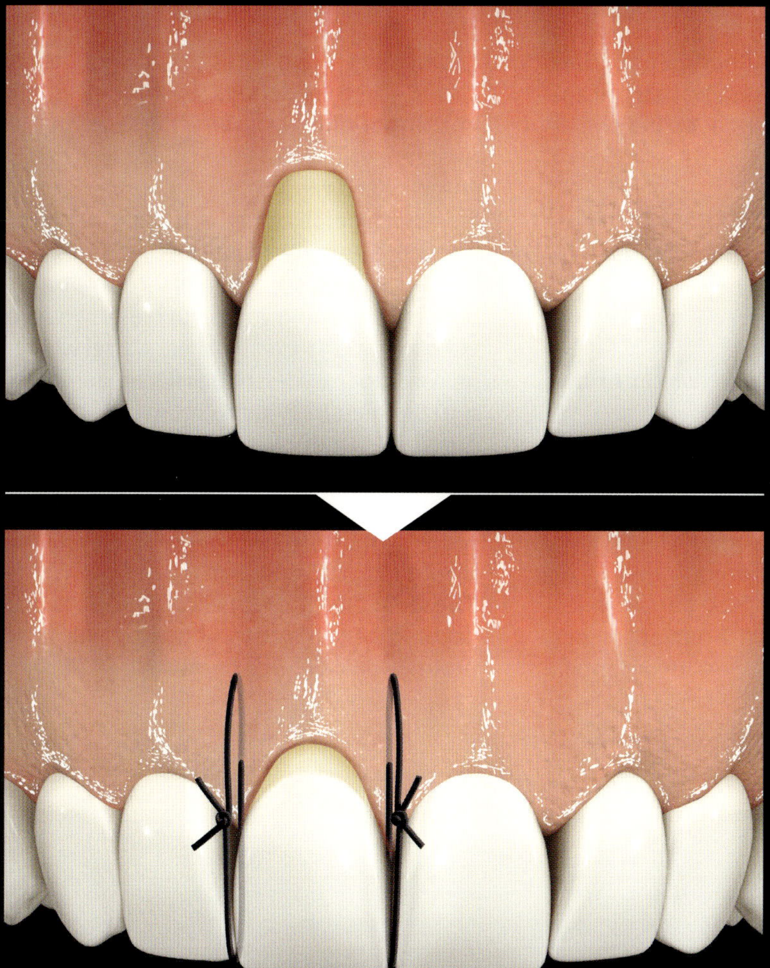

Komplizierte symmetrische Rezession (breit und tief): Auch hier ist durch vertikale Matratzennähte auf Höhe der Interdentalräume nur eine partielle Deckung möglich.

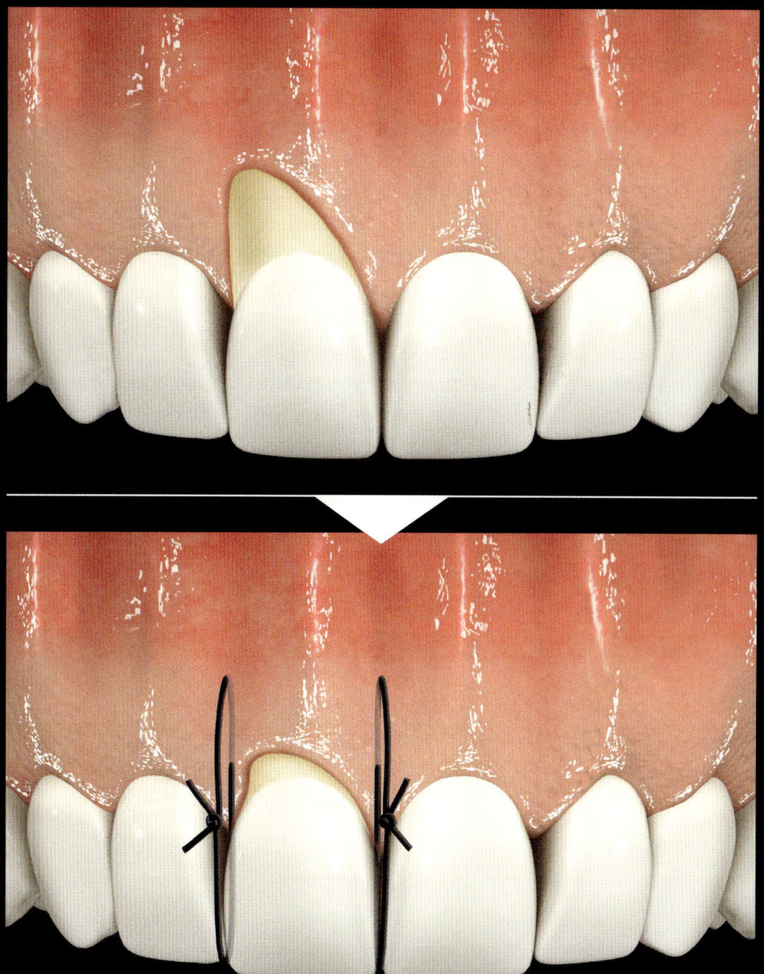

Komplizierte asymmetrische Rezession (breit und tief): Wieder ist durch vertikale Matratzennähte auf Höhe der Interdentalräume nur eine partielle Deckung möglich. Zusätzlich bleibt die gingivale Asymmetrie bestehen.

„Gürtel-und-Hosenträger"-Nahttechnik

Beschreibung

Diese Technik verbindet zwei Nahttypen, die beide im Sinne von Aufhängungsnähten an den Approximalkontakten verankert sind: Interdental verlaufende, aufgehängte vertikale Matratzennähte werden mit zwischen diesen liegenden, aufgehängten horizontalen Matratzennähten kombiniert (Abb. 4-7 und 4-8). Letztere sind ebenfalls an den Approximalkontakten verankert und an der Achse der Rezession ausgerichtet. Diese Anordnung der Nähte zwingt den Gingivarand bei der Verschiebung in eine adäquate Position und korrigiert Asymmetrien.

Es gibt mehrere Gründe für die Bezeichnung als „Gürtel-und-Hosenträger"-Naht. Zum einen ist die optische Analogie treffend. Die vertikalen Nähte entsprechen den Hosenträgern, die horizontale Naht dem Gürtel. Zum anderen impliziert der Ausdruck „Gürtel und Hosenträger" eine Redundanz funktionsverwandter Sicherungsmaßnahmen mit der Absicht, ein bestimmtes Resultat zu garantieren. Genau darum geht es auch bei dieser Nahttechnik.

Chirurgische Indikationen

- Gedecktes konventionelles Transplantat
- Lappenverschiebung

Schrittfolge

Die Nahttechnik gliedert sich, wie in Abbildung 4-7 gezeigt, in drei Phasen:

- **Phase 1:** Auf Höhe der Interdentalräume werden an den Approximalkontakten verankerte vertikale Matratzennähte ausgeführt, um eine erste Weichgewebeverschiebung in koronale Richtung zu initiieren.
- **Phase 2:** Die Nadel wird distal der zentralen Achse der Rezession etwa 2 mm apikal des freien Gingivarands durch den Tunnellappen gestochen (1) und tritt ebenso weit mesial dieser Achse wieder aus (2). Wurde ein BGT im Tunnel platziert, wird dieses von der Nadel mit erfasst, um die Position zu fixieren. Anschließend wird die Nadel über den mesialen Approximalkontakt auf die palatinale/linguale Seite gebracht (3), und kehrt von hier durch den mesialen Interdentalraum mit der Armierung voran auf die vestibuläre Seite zurück (4). Hier wird die Nadel wieder gefasst, über die Vestibulärfläche der Krone zum distalen Interdentalraum geführt und durch diesen mit der Armierung voran auf die palatinale/linguale Seite geschoben (5). Die Nadel wird erneut gefasst und über den distalen Approximalkontakt auf die vestibuläre Seite zurückgebracht (6).
- **Phase 3:** Der Knoten wird geknüpft und dabei so weit angezogen, bis die gewünschte Gewebeverschiebung hergestellt ist (7).

Abb. 4-7 Schrittfolge der „Gürtel-und-Hosenträger"-Nahttechnik.

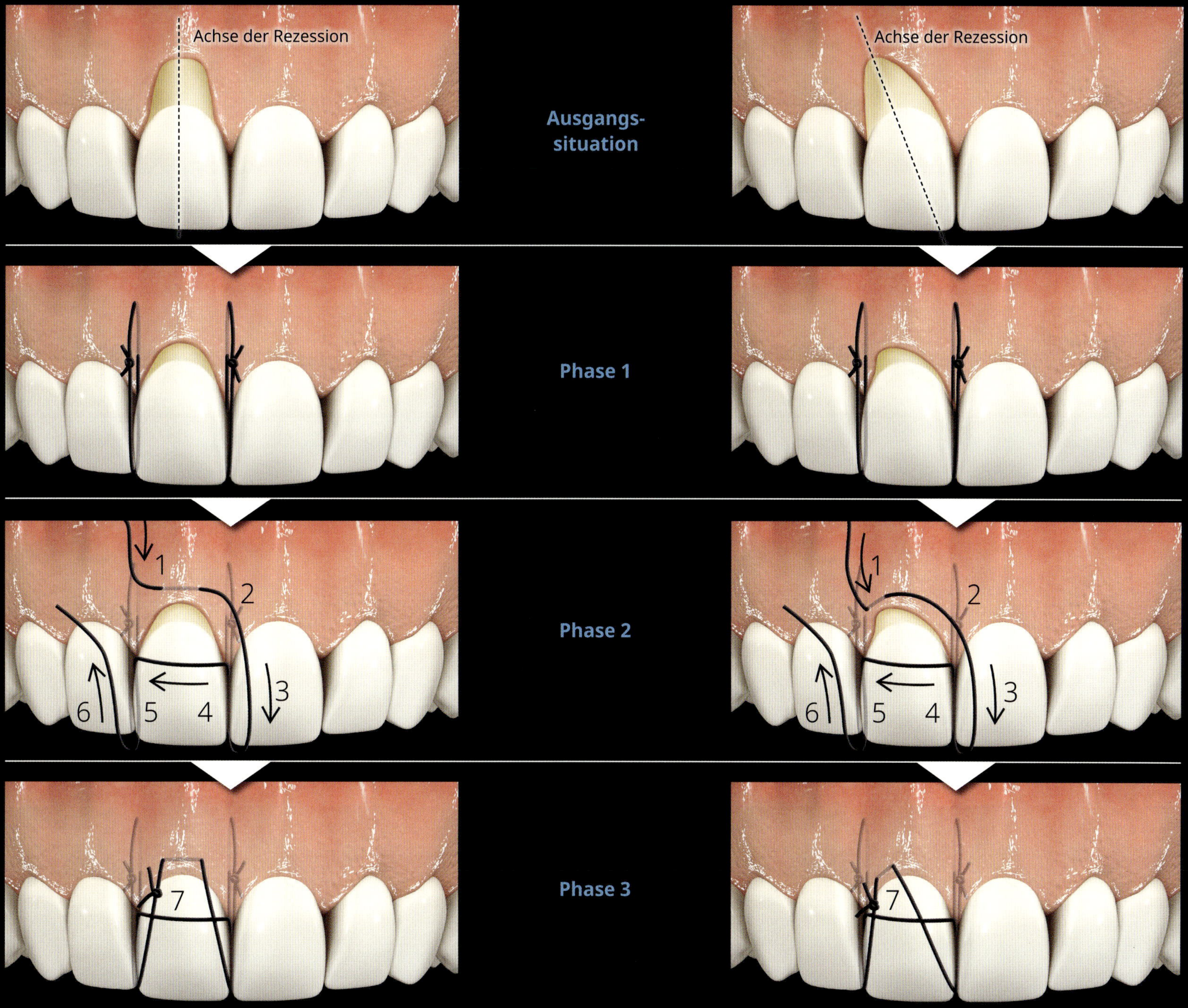

Komplizierte symmetrische Rezession

Komplizierte asymmetrische Rezession

Abb. 4-8 Illustration der einzelnen Schritte der aufgehängten horizontalen Matratzennaht an einem klinischen Beispiel.

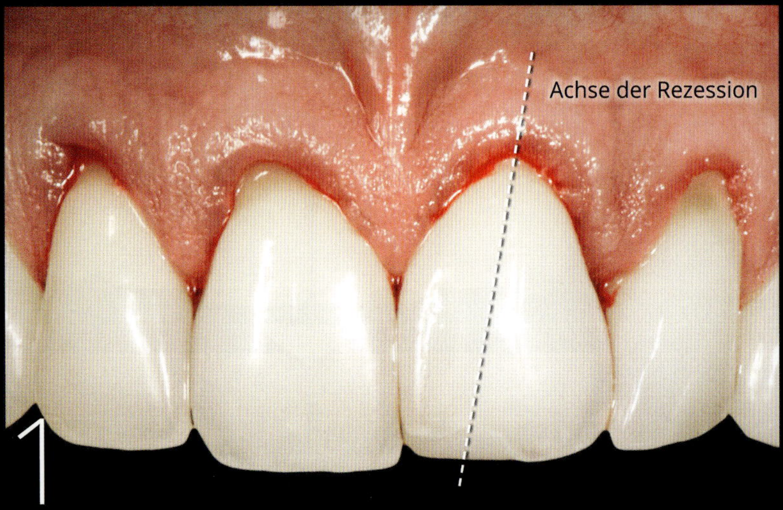

Die Rezessionsachse wird analysiert. In diesem Fall weicht sie von der Zahnachse ab.

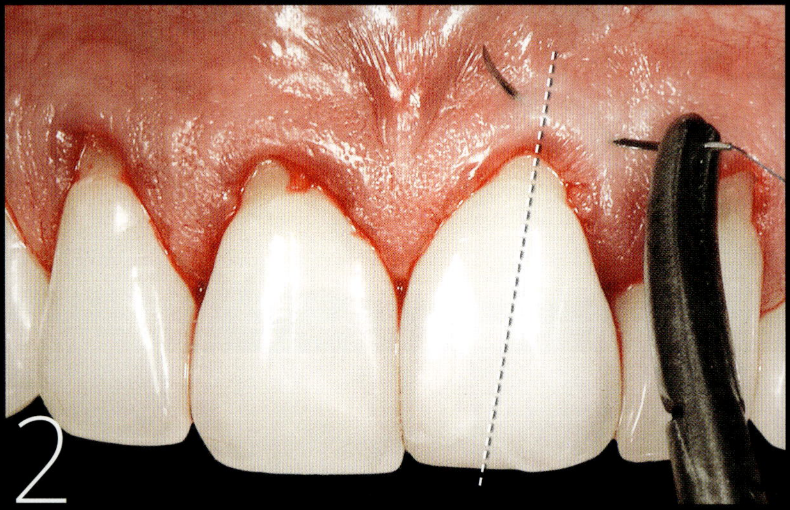

Die Nadel wird distal der Rezessionsachse mit etwa 2 mm Abstand zum Gingivarand durch den Tunnellappen gestochen und tritt mesial dieser Achse wieder aus.

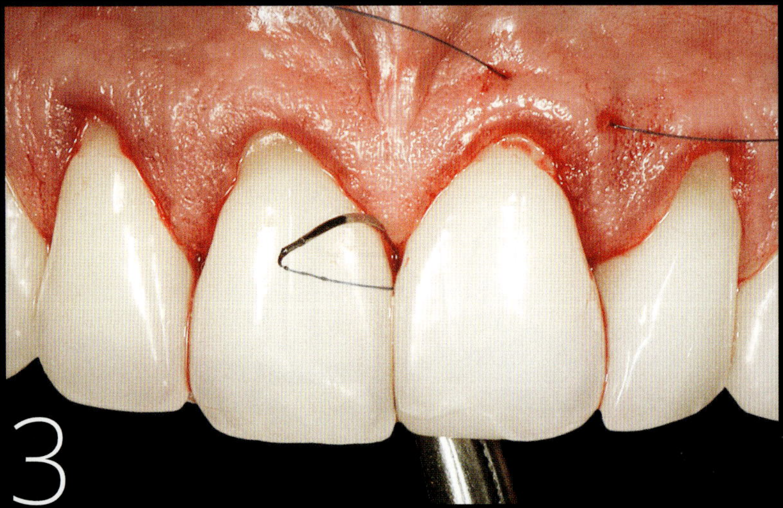

Die Nadel wird über den mesialen Approximalkontakt auf die palatinale Seite gebracht und kehrt mit der Armierung voran durch den mesialen Interdentalraum wieder nach vestibulär zurück.

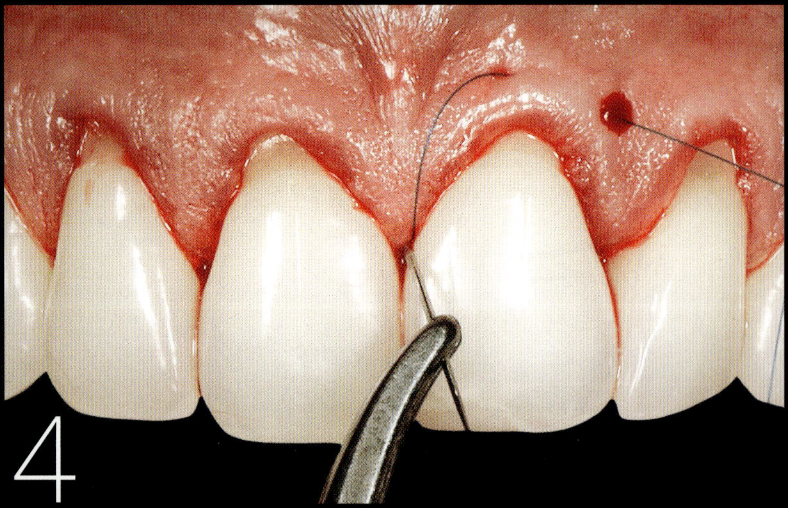

Die Nadel wird erneut gefasst und über die Vestibulärfläche der Krone zum distalen Interdentalraum geführt.

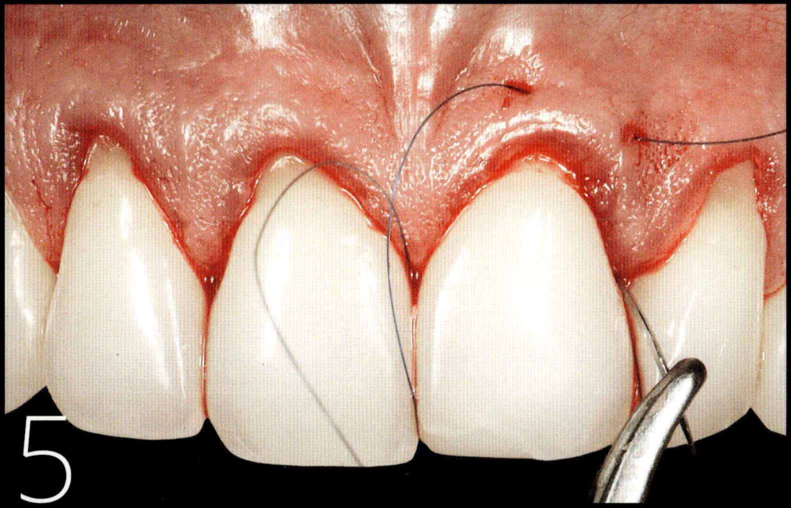

5

Die Nadel wird mit der Armierung voran unter dem distalen Approximalkontakt hindurch nach palatinal geführt.

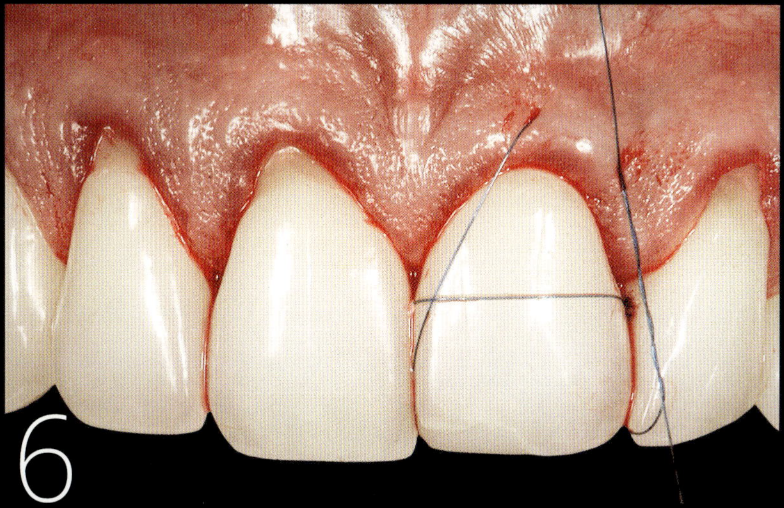

6

Die Nadel wird wieder gefasst und über den distalen Approximalkontakt auf die vestibuläre Seite zurückgebracht, wo der Knoten geknüpft wird.

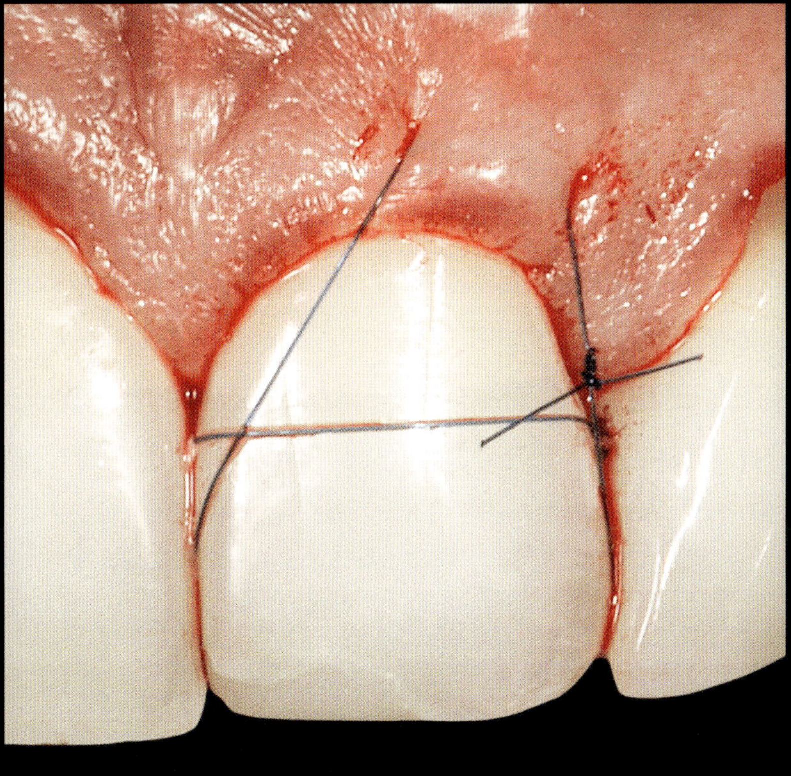

7

Der Knoten wird festgezogen, bis die gewünschte Gewebeverschiebung erreicht ist.

Abb. 4-8 *(Fortsetzung).*

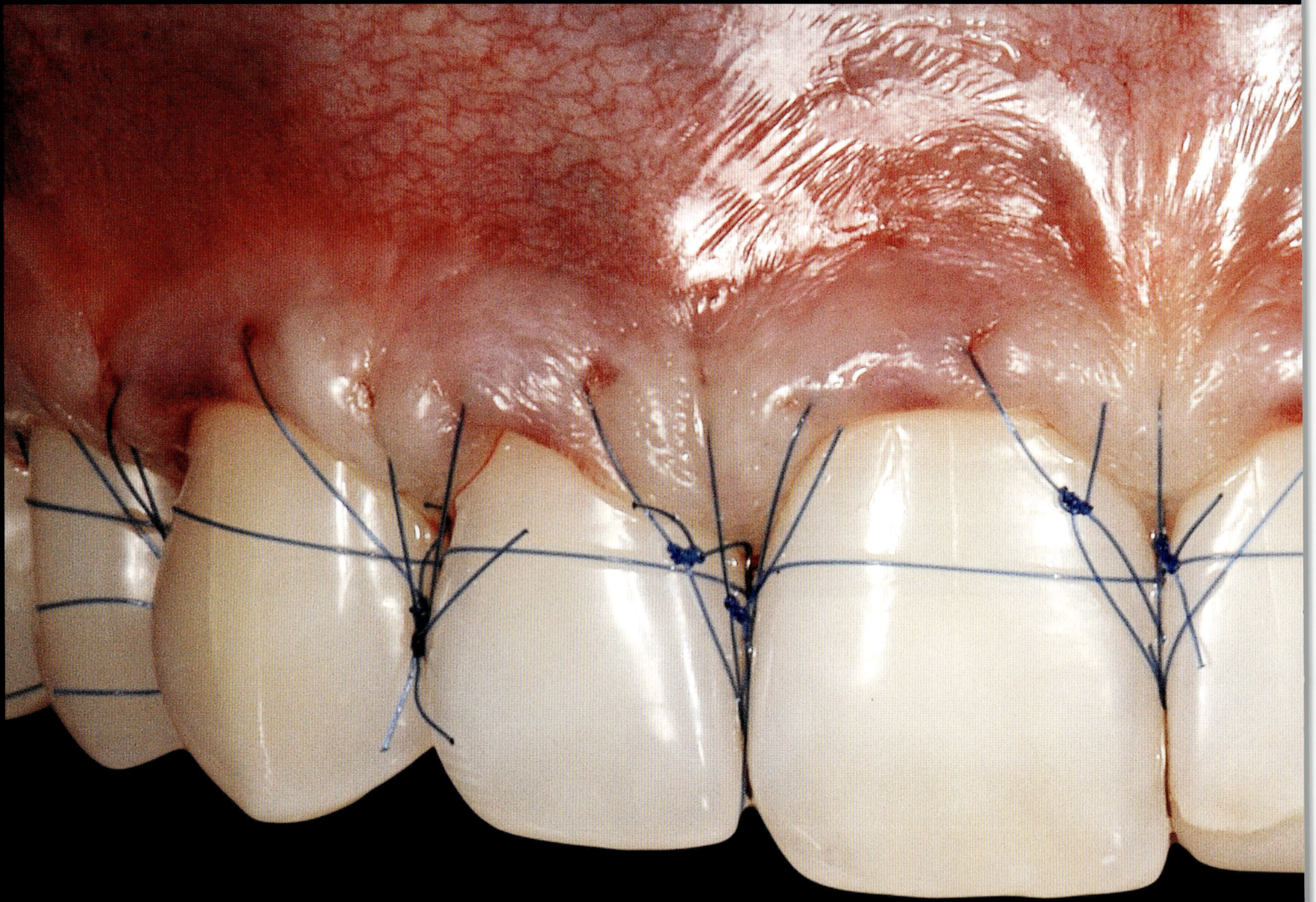

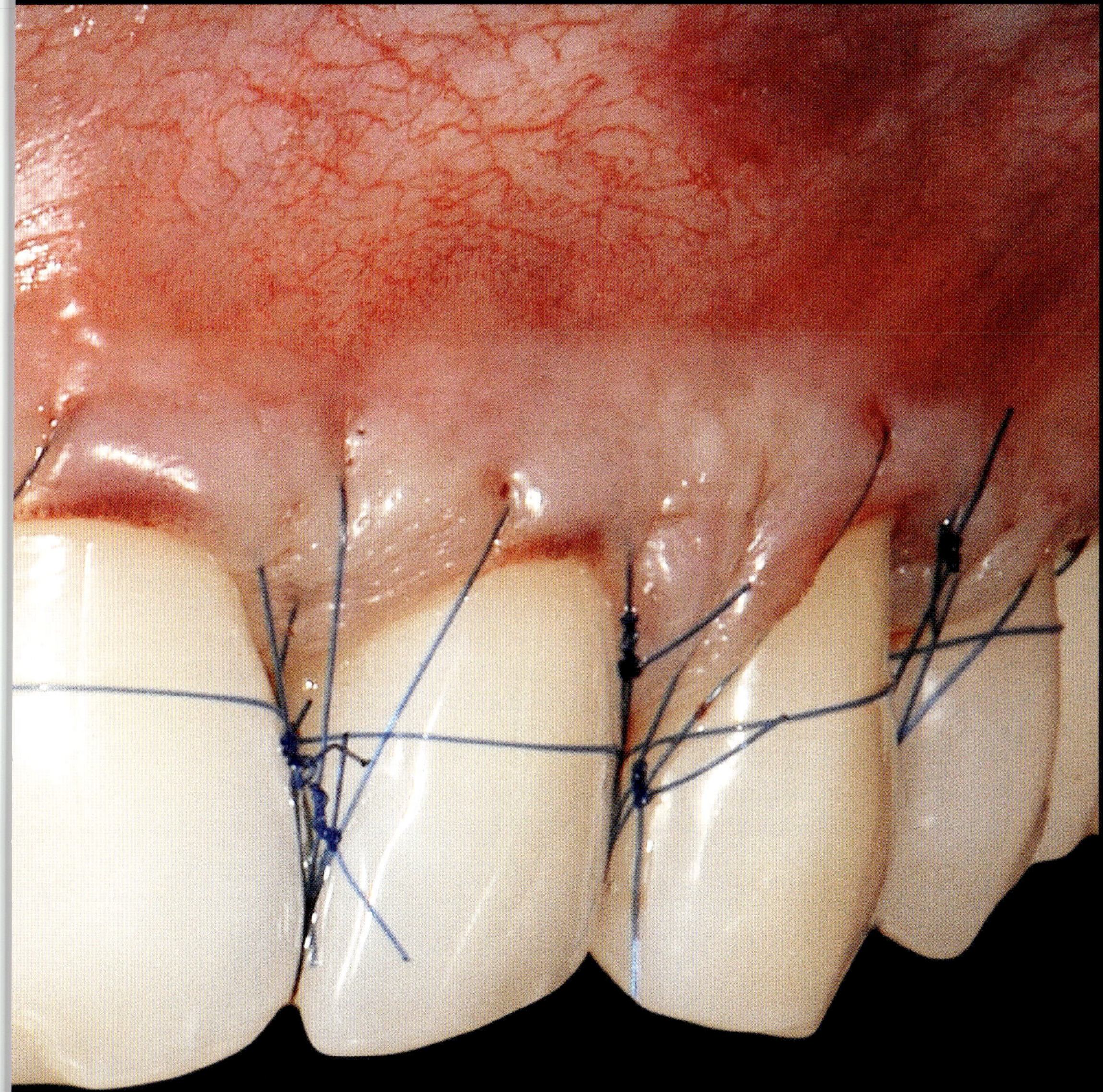

Situation nach Abschluss der Operation und Ausführung aller Nähte nach der „Gürtel-und-Hosenträger"-Methode.

Warum der Name „Gürtel-und-Hosenträger"-Nahttechnik? Zum einen ist die bildliche Analogie treffend. Die vertikalen Nähte entsprechen den Hosenträgern, die horizontale Naht dem Gürtel. Zum anderen impliziert der Ausdruck „Gürtel und Hosenträger" eine Redundanz von Sicherungsmaßnahmen mit der Absicht, ein bestimmtes Resultat garantiert zu erreichen. Genau hierin liegt auch der Zweck dieser Nahttechnik.

Modifizierte „Gürtel-und-Hosenträger"-Nahttechnik

Beschreibung

Diese Modifikation der eben beschriebenen Grundtechnik soll die Integration eines Mikrotransplantats in den Tunnel ermöglichen (Abb. 4-9 und 4-10). Sie verwendet eine abweichende Stichreihenfolge, die sich aus der Notwendigkeit ergibt, das Mikrotransplantat zu fassen und unter dem Tunnellappen zu positionieren.

Aufgaben der Naht

- Platzieren eines Mikrotransplantats im Tunnel
- Halten des Mikrotransplantats in einer gedeckten Position
- Harmonische Unterstützung der koronal verschobenen Gingiva auf der gesamten vestibulären Breite des betroffenen Zahns
- Verteilung und Begrenzung der von den einzelnen Fäden ausgeübten Zugkräfte durch Vermehrung der Anzahl von Zugpunkten
- Verschiebung der Gingiva bis koronal über die SZG hinaus, unabhängig von der Form der Rezession

Chirurgische Indikationen

- Gedecktes Mikrotransplantat

Schrittfolge

Die Nahttechnik gliedert sich in drei Phasen (Abb. 4-9):

- **Phase 1:** Die Nadel wird distal der zentralen Achse der Rezession etwa 2 mm apikal des freien Gingivarands von außen nach innen durch den Tunnellappen gestochen (1) und direkt wieder koronal aus dem Tunnel gebracht. Sie wird erneut gefasst und mit einem U-Stich durch das Mikrotransplantat geführt (2). Schließlich kehrt die Nadel in das Tunnellumen zurück und durchsticht den Lappen mesial der Rezessionsachse von innen nach außen (3).
- **Phase 2:** Die Nadel wird über den mesialen Approximalkontakt auf die palatinale/linguale Seite gebracht (4) und durch den Interdentalraum mit der Armierung voran wieder nach vestibulär geführt (5). Hier wird die Nadel neu gefasst und über die Vestibulärfläche zum distalen Interdentalraum gebracht, den sie mit der Armierung voran unter dem Approximalkontakt in palatinale/linguale Richtung passiert (6). Die Nadel wird wieder aufgenommen und kehrt über den distalen Kontakt auf die vestibuläre Seite zurück (7). Mit dieser Nahttechnik kann zugleich das Mikrotransplantat in den Tunnel eingezogen und gesichert und zum anderen eine initiale Koronalverschiebung des Weichgewebes erreicht werden.
- **Phase 3:** Der Knoten wird geknüpft und so weit angezogen, bis die gewünschte Gewebeverschiebung erreicht ist (8). Unmittelbar im Anschluss folgen die vertikalen Matratzennähte im mesialen und distalen Interdentalbereich, die ebenfalls an den Approximalkontakten verankert werden.

Abb. 4-9 Schrittfolge der modifizierten „Gürtel-und-Hosenträger"-Nahttechnik.

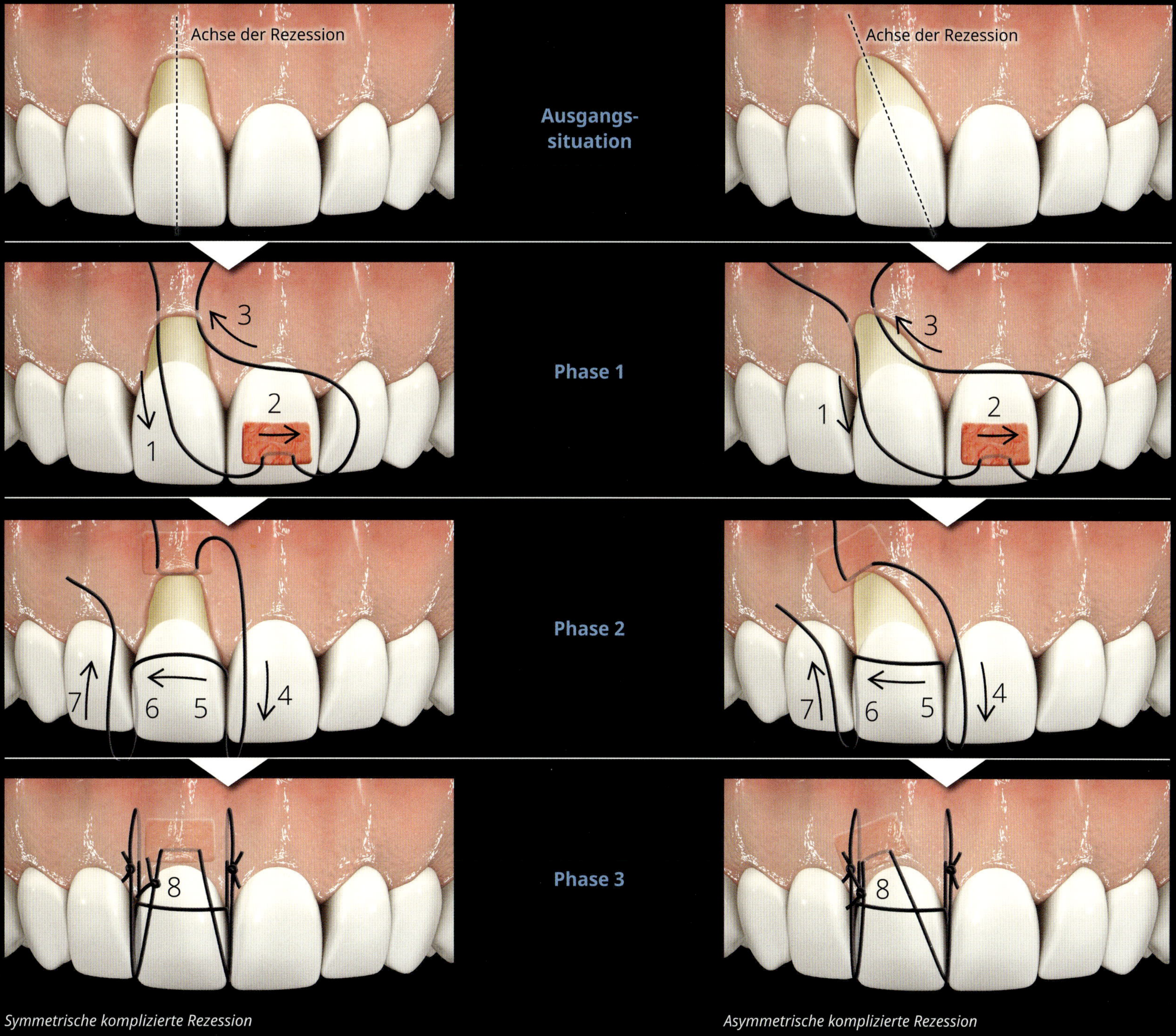

Abb. 4-10 Klinisches Beispiel für der Nahtführung bei einem gedeckten Mikrotransplantat.

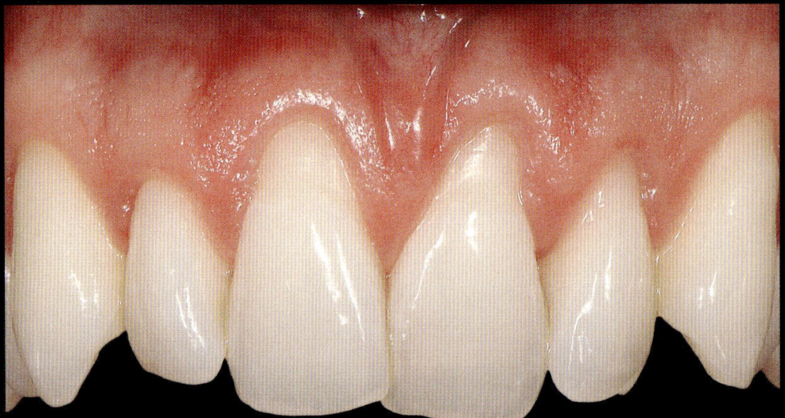

Ausgangssituation mit Defekten an den Wurzeln der Zähne 11, 21, 22 und 23.

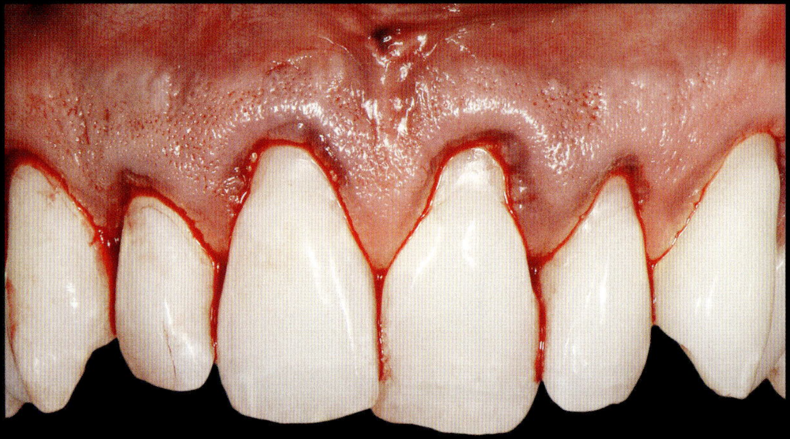

Tunnelpräparation von Zahn 12 bis Zahn 24.

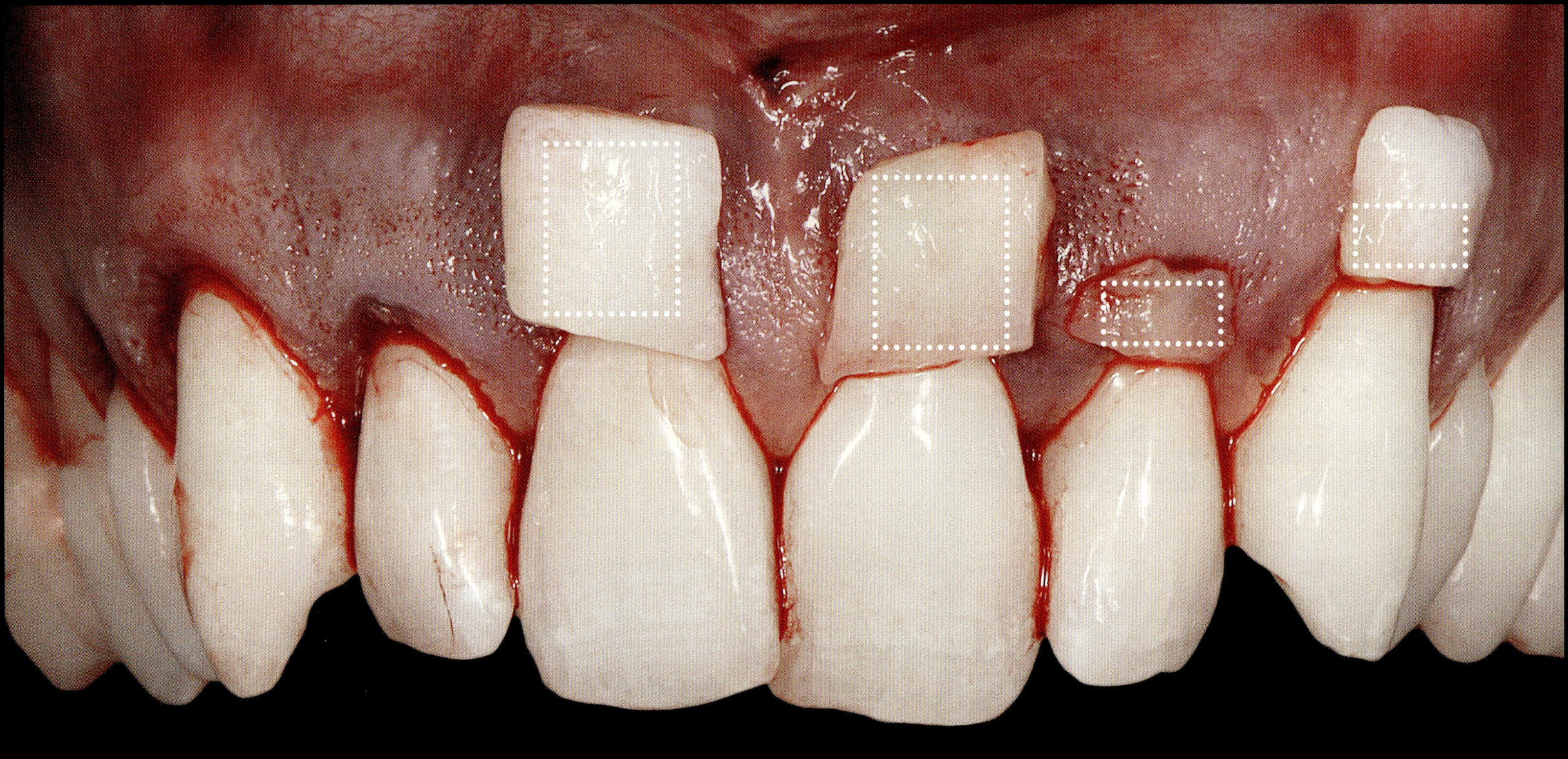

Durch Teilen des ursprünglich entnommenen Transplantats werden vier kleine Transplantate gebildet. Die gepunkteten Linien markieren die Schnitte, die geeignete Mikrotransplantate zum Ausgleich der Wurzeldefekte liefern.

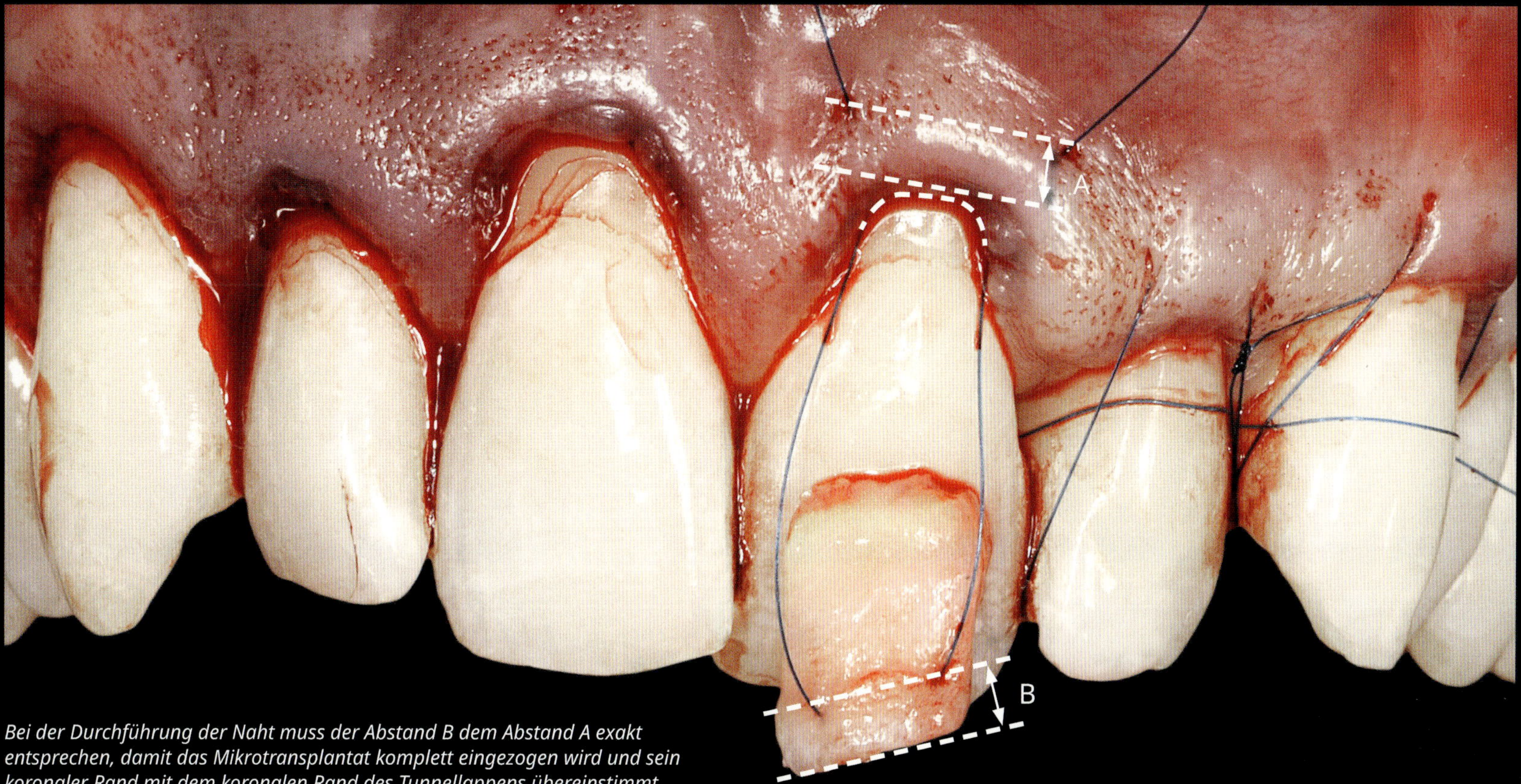

Bei der Durchführung der Naht muss der Abstand B dem Abstand A exakt entsprechen, damit das Mikrotransplantat komplett eingezogen wird und sein koronaler Rand mit dem koronalen Rand des Tunnellappens übereinstimmt. Andernfalls droht eine zu tiefe Lage im Tunnel oder eine Exposition von Transplantatgewebe. Beide Situationen sind nicht wünschenswert.

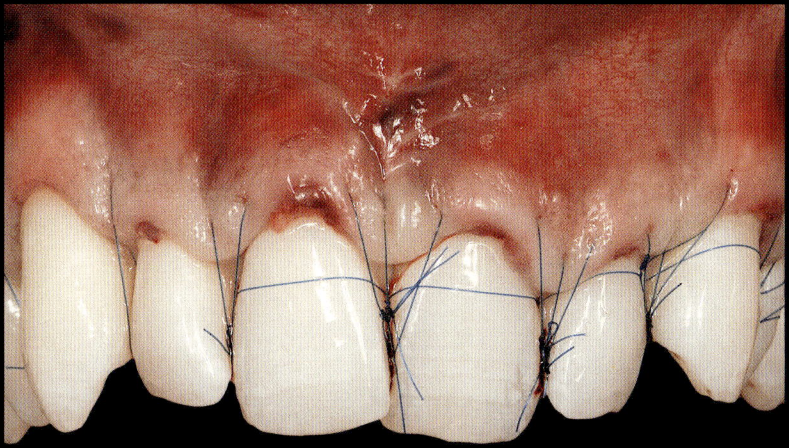

Klinisches Bild nach Ausführung aller Nähte.

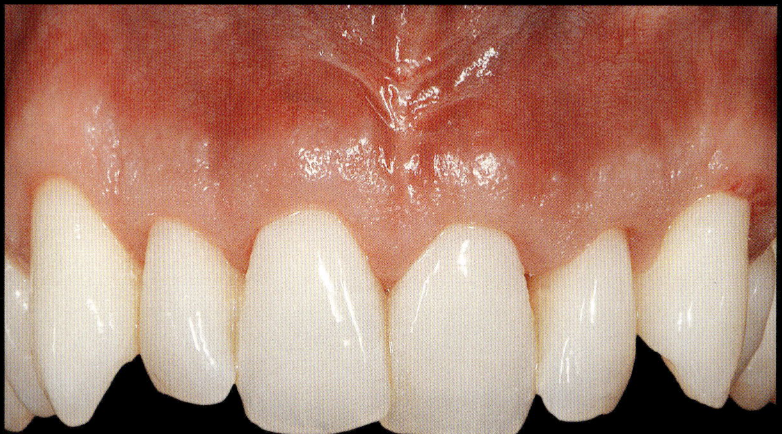

Situation nach der Nahtentfernung.

Nahttechnik für gedeckte konventionelle Transplantate

Aufgaben der Naht

- Positionierung des Transplantats
- Fixieren des Transplantats in einer vollständig gedeckten Position
- Harmonische Verschiebung des Gewebes in koronale Richtung, idealerweise mit leichter Überlappung der SZG

Nahttypen

- Modifizierte U-Naht als Positionierungsnaht für das Transplantat
- Vertikale Matratzennaht (unkomplizierte Rezessionen)
- Vertikale und horizontale Matratzennaht (moderat komplizierte und komplizierte Rezessionen)

Nahttechnik

Abbildung 4-11 zeigt die chirurgischen Schritte bei der Durchführung des gedeckten konventionellen Transplantats mit Schwerpunkt auf der Nahttechnik.

Abb. 4-11 Nahttechnik für das gedeckte konventionelle Transplantat.

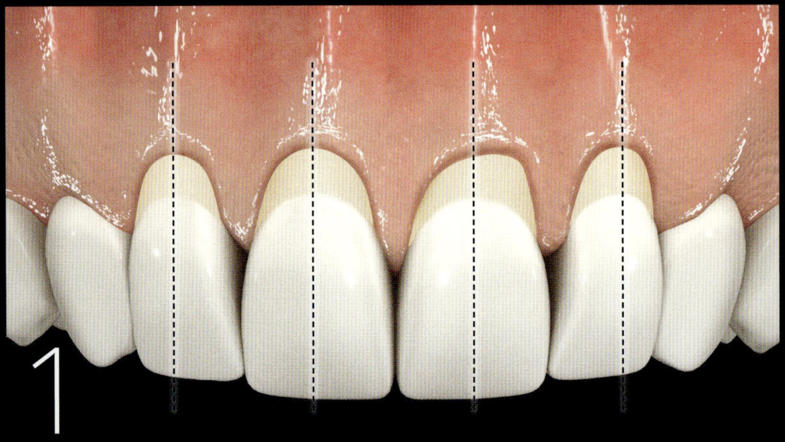

Die hier schematisch dargestellte klinische Situation erfordert den Einsatz eines gedeckten Transplantats. Die gepunkteten Linien markieren die Rezessionsachsen. Zunächst wird der Bereich der Zähne 13 bis 23 tunneliert.

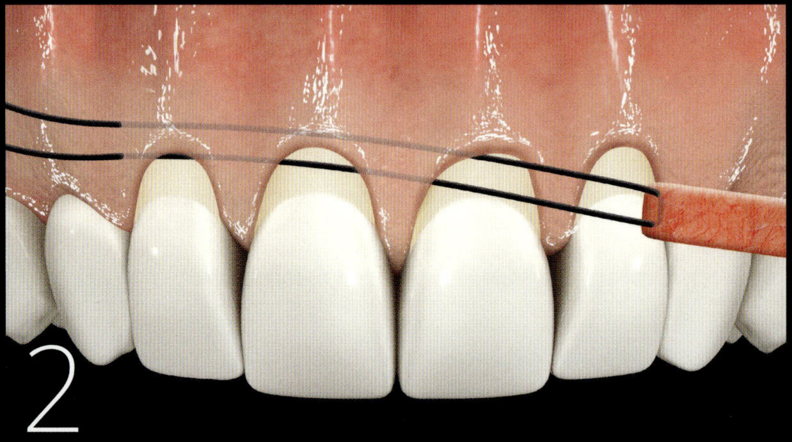

Die Positionierungsnaht, mit der das Transplantat eingezogen werden kann, ist von der U-Naht abgeleitet. Sie wird so platziert, dass das Transplantat nach dem Einziehen in den Tunnel komplett gedeckt ist.

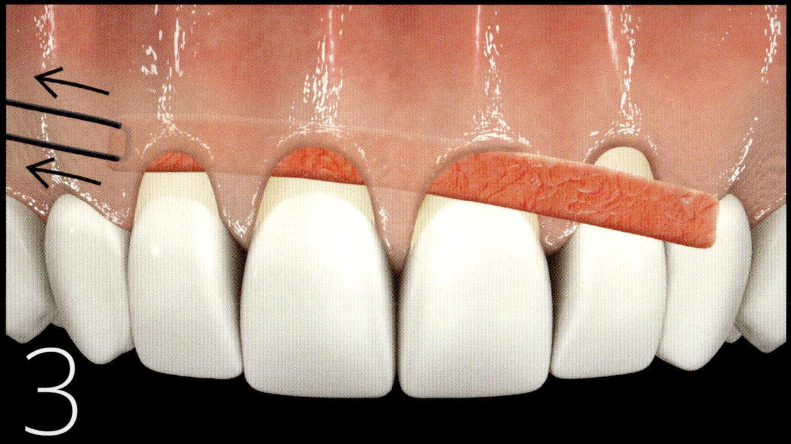

Durch gleichzeitiges Ziehen an beiden Fadenenden wird das eine Ende des Transplantats sehr behutsam durch den Tunnel in seine Endposition geführt.

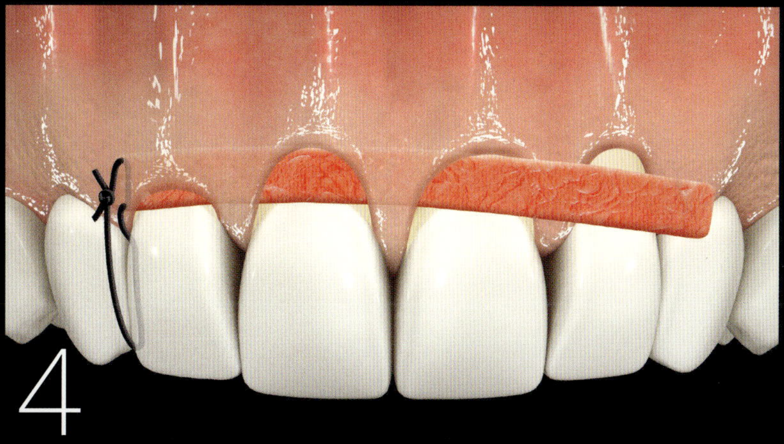

Hat das Transplantat seine Endposition erreicht, wird die U-Naht in eine vertikale Matratzennaht umgewandelt.

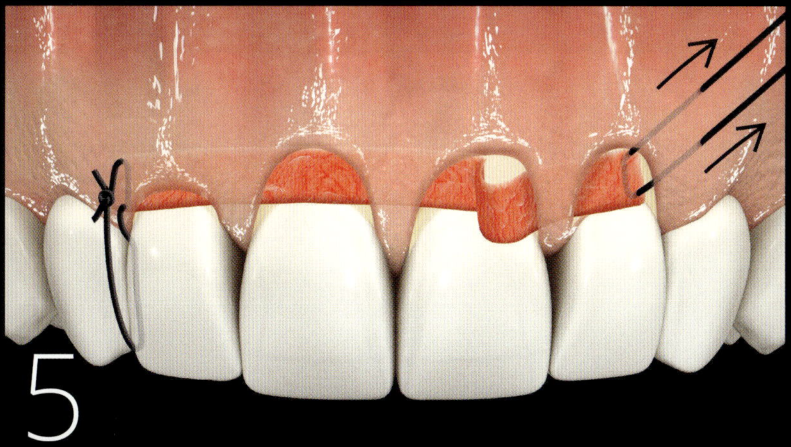

Sobald das eine Ende des Transplantat fixiert ist, wird auch das andere Ende mit einer U-förmigen Positionierungsnaht in den Tunnel eingezogen.

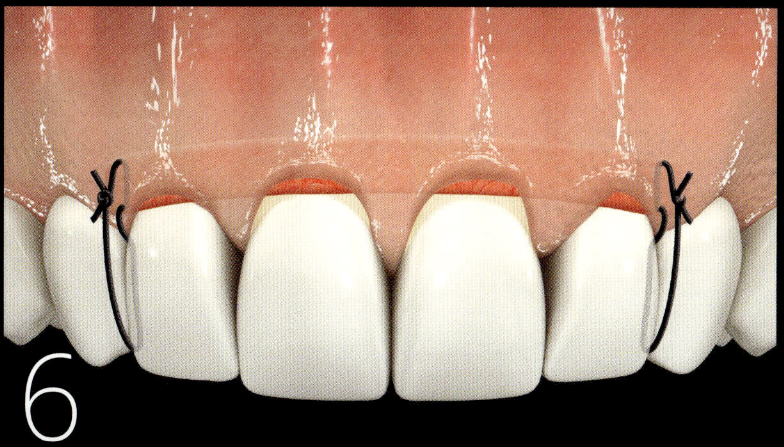

Auch diese U-Naht wird in eine am Approximalkontakt aufgehängte vertikale Matratzennaht umgewandelt. Das Transplantat erstreck sich nun spannungsfrei über die gesamte Breite der geplanten Empfängerstelle.

Abb. 4-11 *(Fortsetzung).*

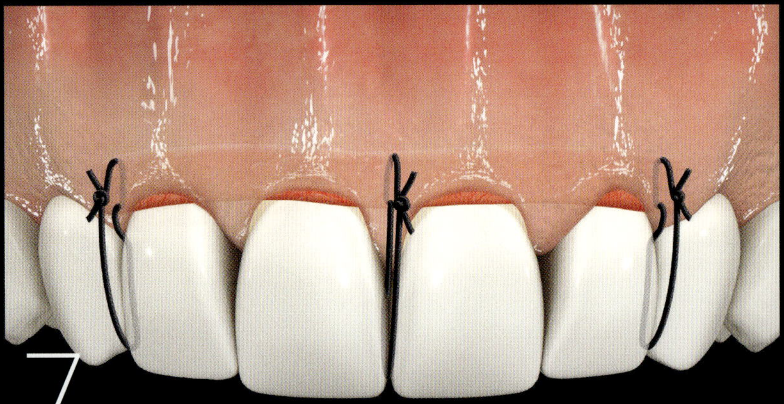

7

Die Verschiebung des Tunnellappens und darunter liegenden Transplantats in koronale Richtung wird zunächst durch eine zentrale vertikale Matratzennaht erreicht. Diese fixiert das Transplantat dabei so, dass es bis auf eine minimale Exposition gedeckt bleibt.

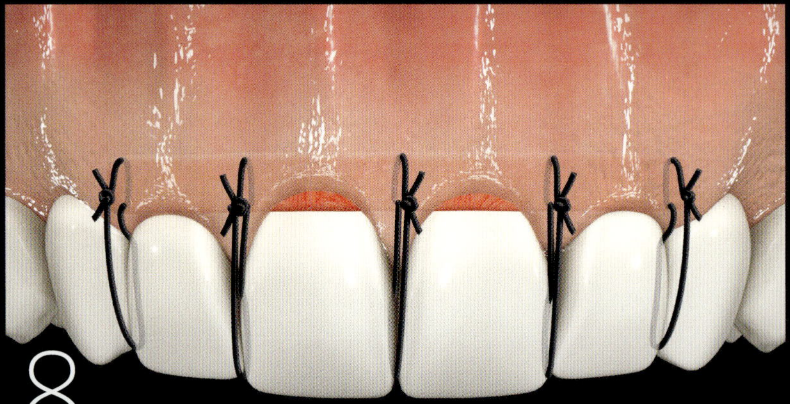

8

Schließlich werden auch auf Höhe der übrigen einbezogenen Interdentalräume aufgehängte vertikale Matratzennähte platziert. An den lateralen Schneidezähnen ist das Transplantat komplett gedeckt und das Lappengewebe ausreichend weit koronal verschoben, da die Rezessionen gering waren. An den mittleren Schneidezähnen ist die Koronalverschiebung nicht ausreichend und das Transplantat bleibt partiell exponiert.

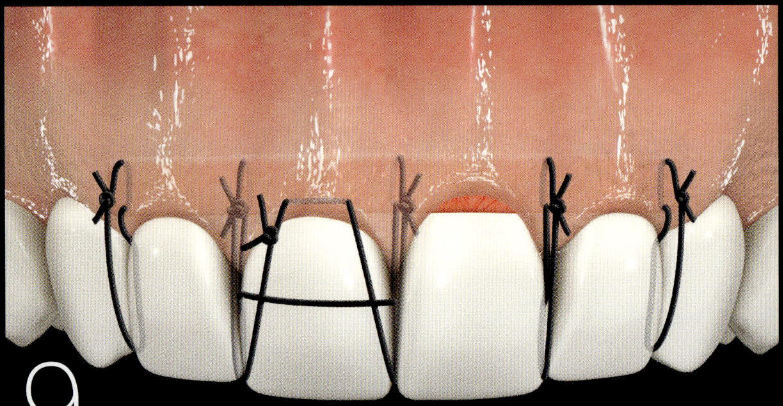

9

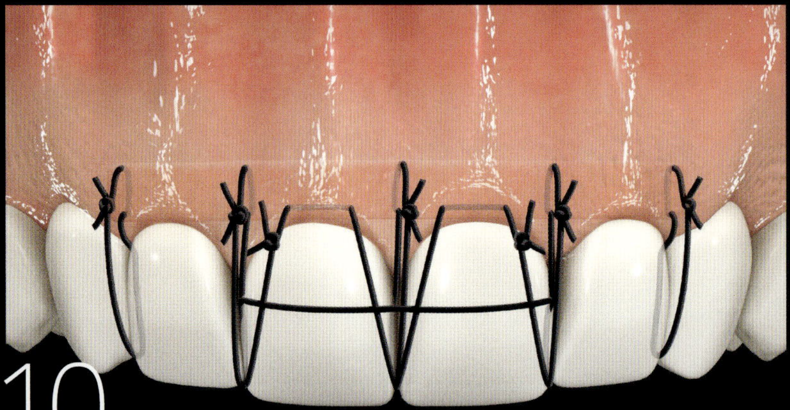

10

Deshalb werden an den zentralen Schneidzähnen zusätzliche aufgehängte horizontale Matratzennähte durchgeführt, die den Lappen über der Mitte der Vestibulärflächen fassen, um eine Deckung bis über die SZG, eine gleichmäßigere Unterstützung des Gewebes und eine bessere Spannungsverteilung zu erreichen. Dabei wird das Transplantat so mit der Nadel gefasst, dass sein koronaler Rand auf einer Höhe mit dem Lappenrand zu liegen kommt.

Nahttechnik für gedeckte Mikrotransplantate

Aufgaben der Naht

- Positionierung von Mikrotransplantaten
- Fixieren der Mikrotransplantate in einer vollständig gedeckten Position
- Harmonische Verschiebung des Gewebes in koronale Richtung, idealerweise mit leichter Überlappung der SZG

Nahttypen

- Vertikale und horizontale Matratzennaht

Nahttechnik

Abbildung 4-12 zeigt die chirurgischen Schritte bei der Durchführung gedeckter Mikrotransplantate mit Fokus auf der Nahttechnik. Die Anwendung dieser Nahttechnik in der Implantologie wird in Abbildung 4-13 an einem klinischen Fall illustriert.

Abb. 4-12 Nahttechnik für gedeckte Mikrotransplantate.

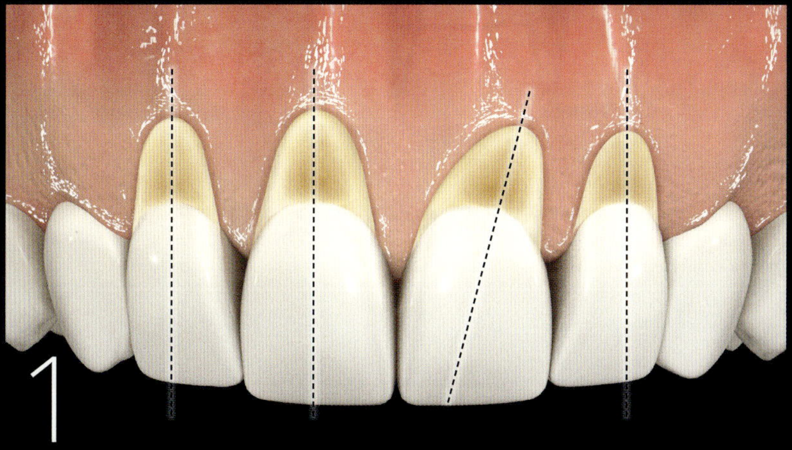

Die hier schematisch dargestellte klinische Situation erfordert den Einsatz von Mikrotransplantaten. Die Zahnwurzeln weisen Defekte auf und es liegt ein dicker gingivaler Biotyp vor. Die Rezessionsachsen sind durch gepunktete Linien markiert.

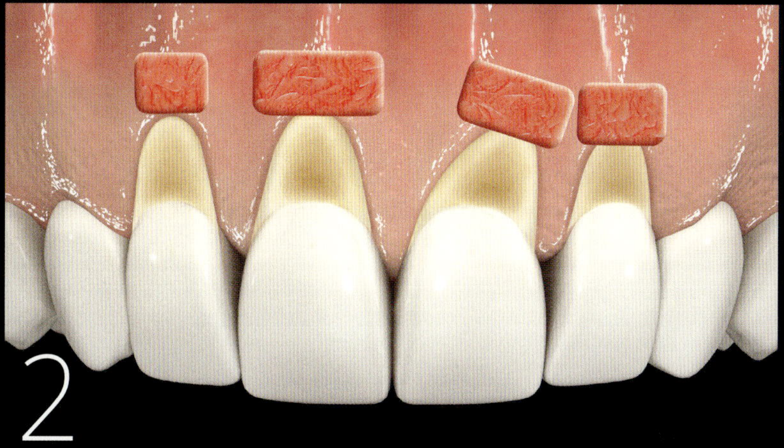

Geplante Positionen der Mikrotransplantate.

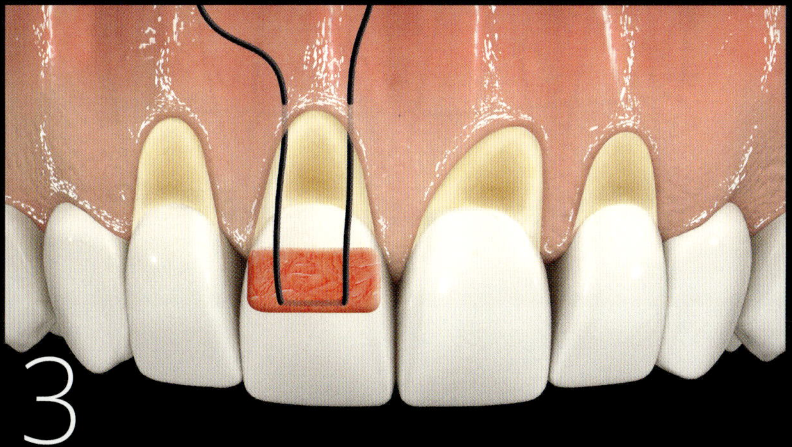

Wenn die Rezessionsdeckung mithilfe von Mikrotransplantaten erfolgt, werden die einzelnen Rezessionen nacheinander unter Verwendung der modifizierten „Gürtel- und-Hosenträger"-Nahttechnik versorgt. Am Zahn 11 wird das Mikrotransplantat zunächst mit einer U-förmigen Positionsnaht gefasst.

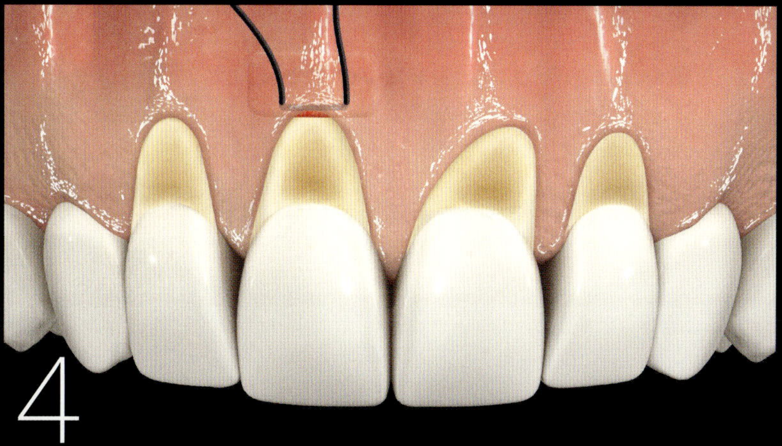

Durch gleichzeitigen Zug an beiden Fadenenden wird das Mikrotransplantat in den Tunnel gebracht. Ein Präparationsinstrument kann verwendet werden, um das Transplantat unter den Lappen zu schieben.

Abb. 4-12 *(Fortsetzung).*

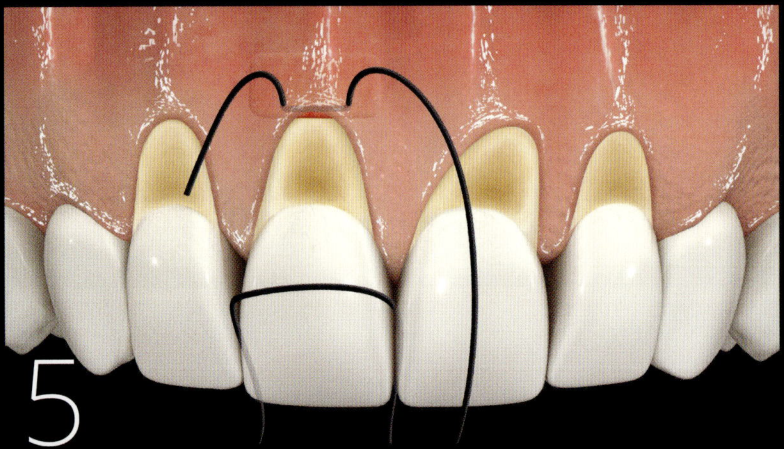

5

Nach der Positionierung des Mikrotransplantats wird die Nadel gefasst, über den mesialen Approximalkontakt auf die Gaumenseite gebracht und von dort mit der Armierung voran durch den Interdentalraum auf die vestibuläre Seite zurückgeführt. Hier zieht sie über die Vestibulärfläche der Krone zum distalen Interdentalraum, den sie mit der Armierung voran nach palatinal passiert. Von hier kehrt sie über den distalen Approximalkontakt auf die vestibuläre Seite zurück.

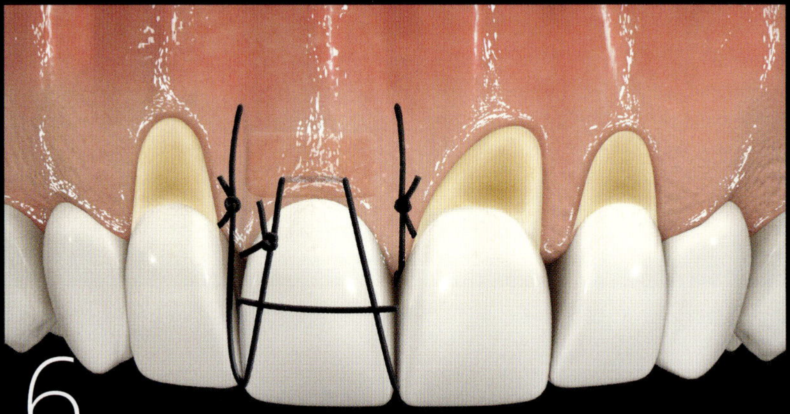

6

Der Knoten wird geknüpft und angezogen, bis die gewünschte Gewebeverschiebung erreicht ist. Anschließend werden mesial und distal vertikale Matratzennähte platziert, die nicht durch das Mikrotransplantat ziehen.

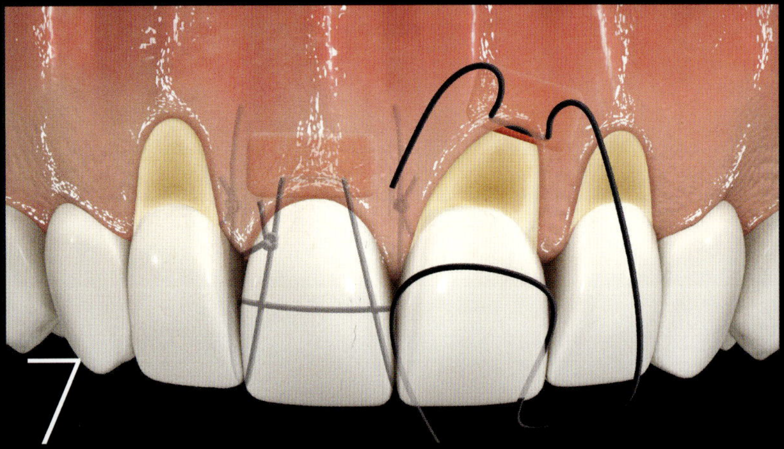

7

Dieselbe Nahttechnik wird nacheinander an allen Rezessionen durchgeführt. Die Rezessionsachse kann zwischen den einzelnen Zähnen variieren und die Orientierung der Naht ist (wie im hier gezeigten Fall am Zahn 21) entsprechend anzupassen.

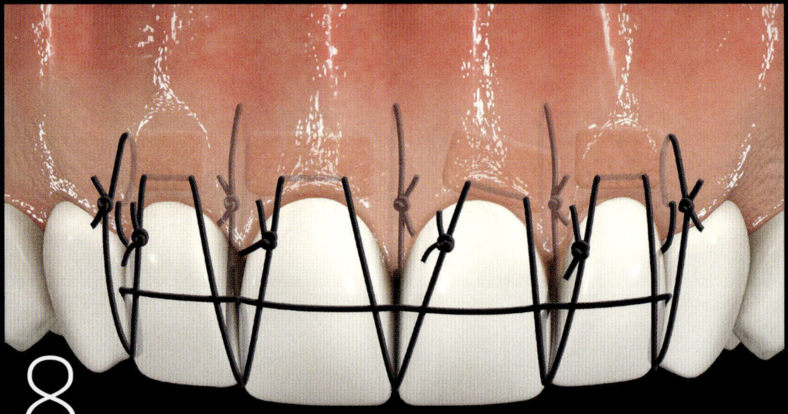

8

Am Schluss der Operation sind alle Mikrotransplantate vollständig gedeckt und liegen über den Wurzeldefekten, um den Volumenverlust auszugleichen.

Abb. 4-13 Rezessionsdeckung mit einem gedeckten Mikrotransplantat und der modifizierten „Gürtel-und-Hosenträger"-Nahttechnik an einem Implantat.

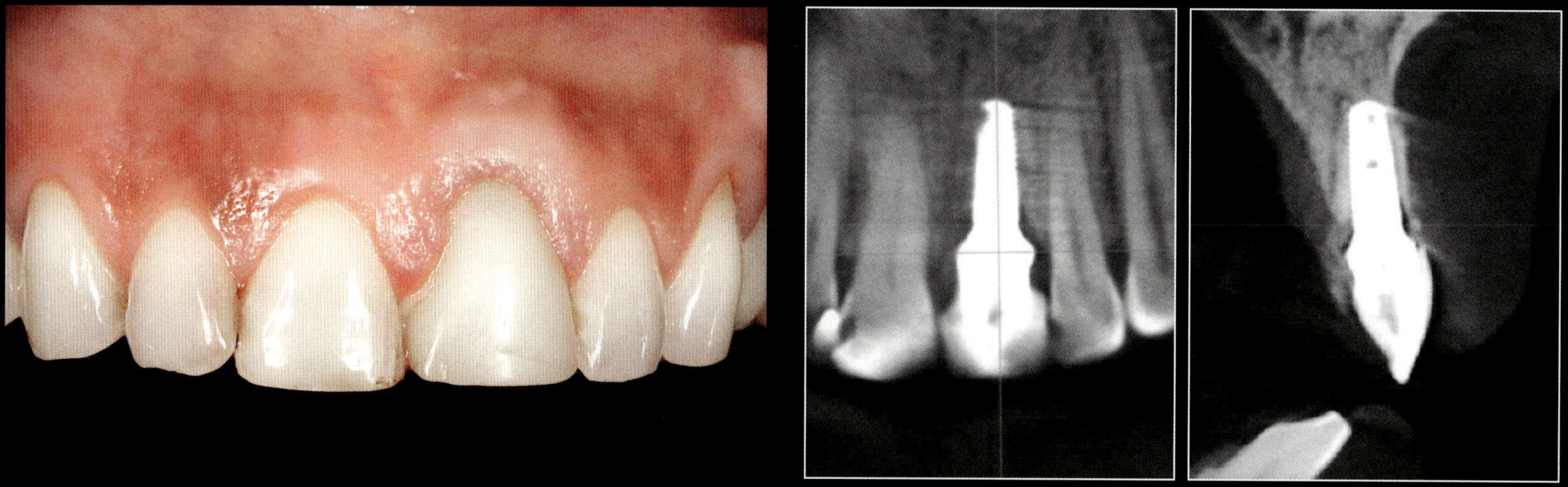

Diese Patientin war mit der gingivalen Ästhetik der implantatgetragenen Restauration 21 unzufrieden. Das Implantat war mit einem verschraubten Provisorium versorgt und weist eine korrekte dreidimensionale Position auf.

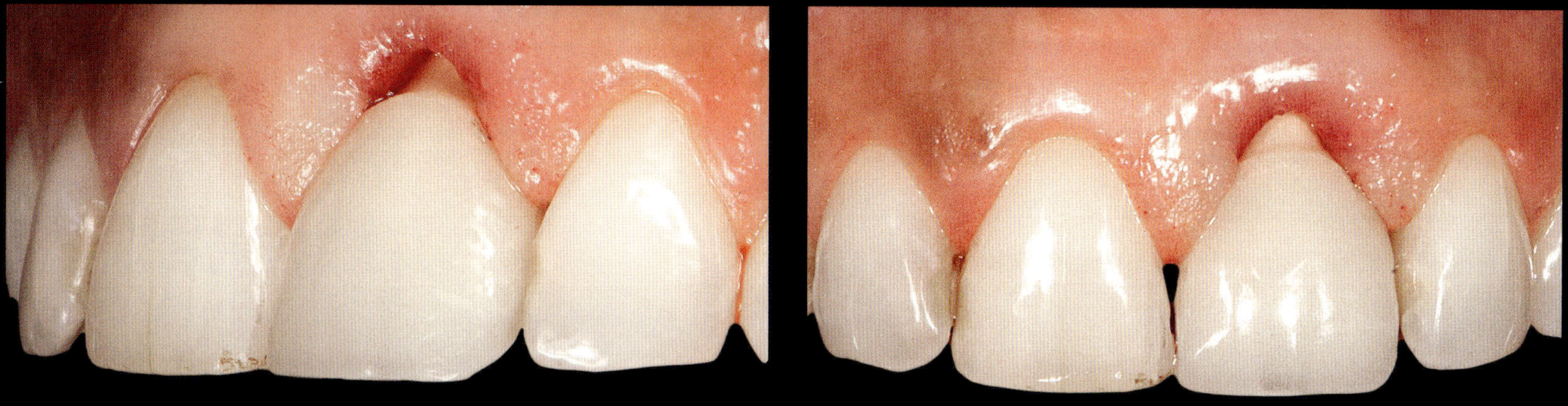

Die Krone wurde durch ein Provisorium ersetzt. Zudem wurde der Gingivarand abradiert, um ein spontanes Rückwachstum der Mukosa anzuregen. Da sich dieses nach einigen Wochen nicht einstellte, war eine chirurgische Korrektur indiziert.

Abb. 4-13 *(Fortsetzung).*

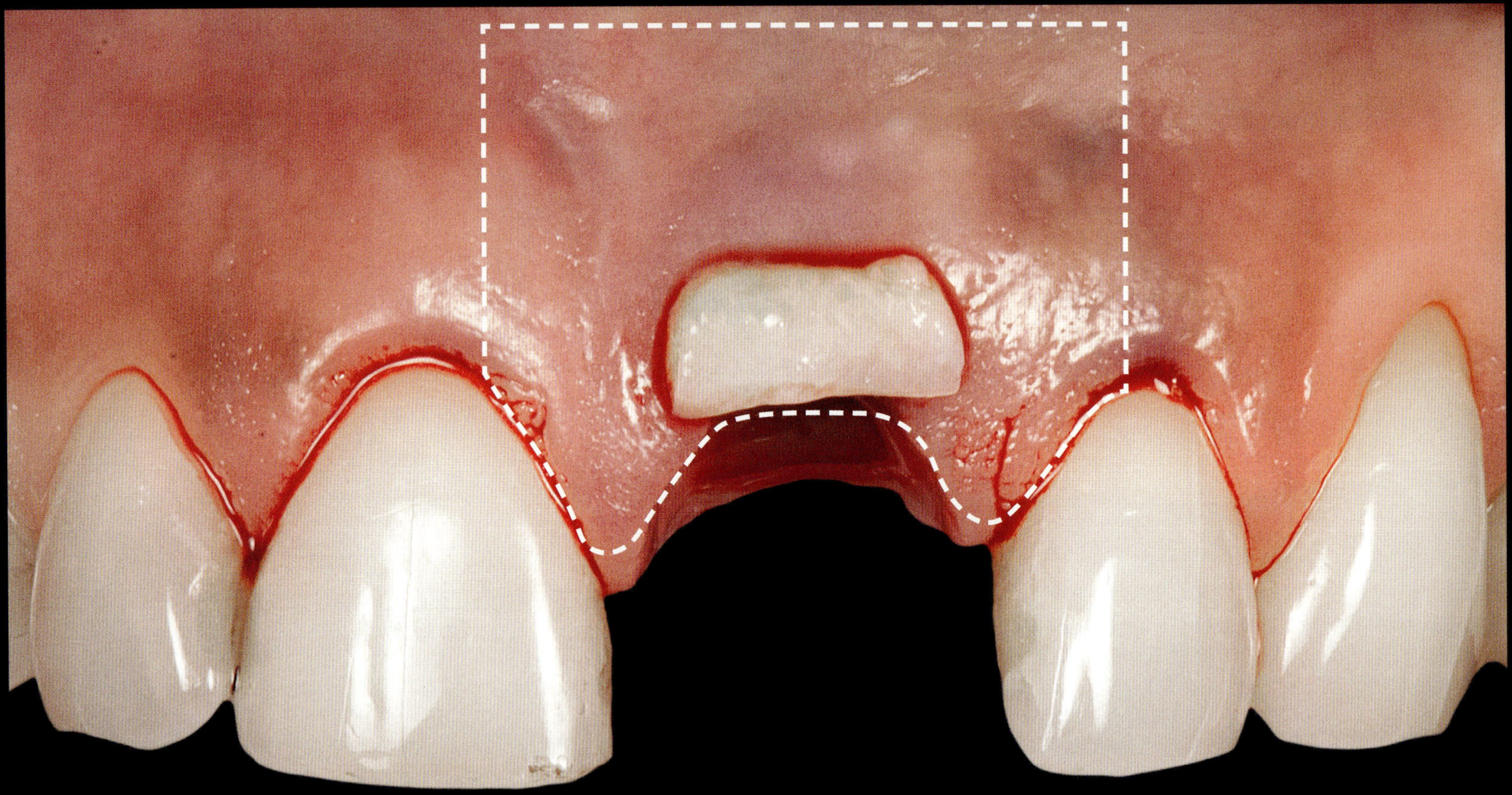

Im Bereich der Zähne 11 bis 22 wird ein teilschichtiger Envelope präpariert. Anschließend wird im Bereich des Tuber maxillae ein Mikrotransplantat entnommen und auf dem Operationsbereich platziert, um die Dimensionen zu prüfen. Durch das Transplantat soll die Konkavität kompensiert werden, die im vestibulären Profil der temporären Krone erzeugt wurde. Obwohl es sich um eine Implantatsituation handelt, kann eine Nahttechnik aus der plastischen Parodontalchirurgie genutzt werden.

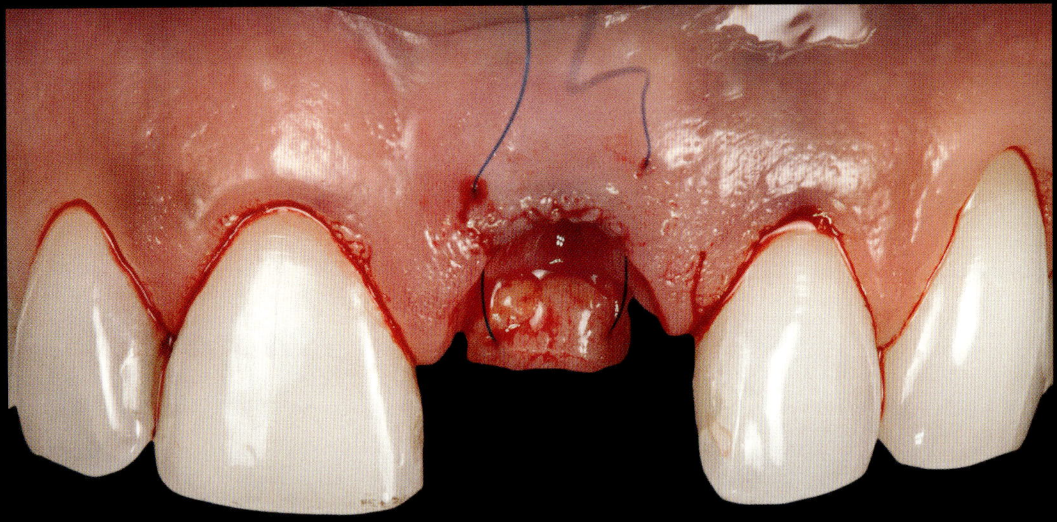

Für diesen Fall wurde die „Gürtel-und-Hosenträger"-Nahttechnik gewählt. Im ersten Schritt wird das Transplantat mithilfe einer U-förmigen Naht in den Envelope eingezogen. Diese Naht wird zunächst noch nicht geschlossen.

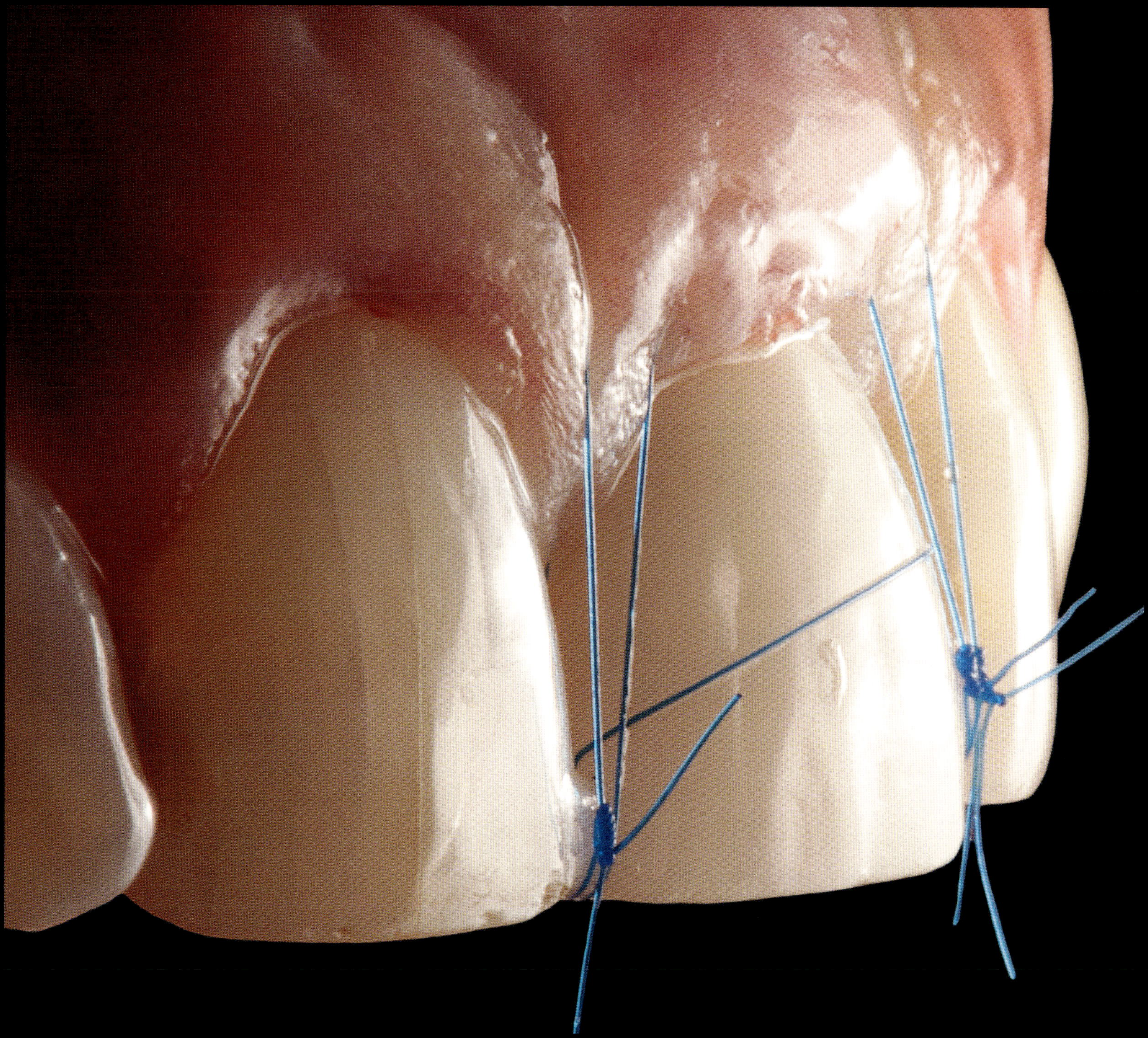

Nachdem das Transplantat an seinen Bestimmungsort gebracht ist, wird die verschraubte temporäre Krone eingesetzt. Die Nadel wird nun wieder aufgenommen und die Naht auf dieselbe Weise fertiggestellt, wie für den natürlichen Zahn beschrieben. Nach Abschluss der horizontalen Matratzennaht werden mesial und distal zusätzliche vertikale Matratzennäht durchgeführt, die jedoch keinen Kontakt mit dem Transplantat haben.

Abb. 4-13 *(Fortsetzung).*

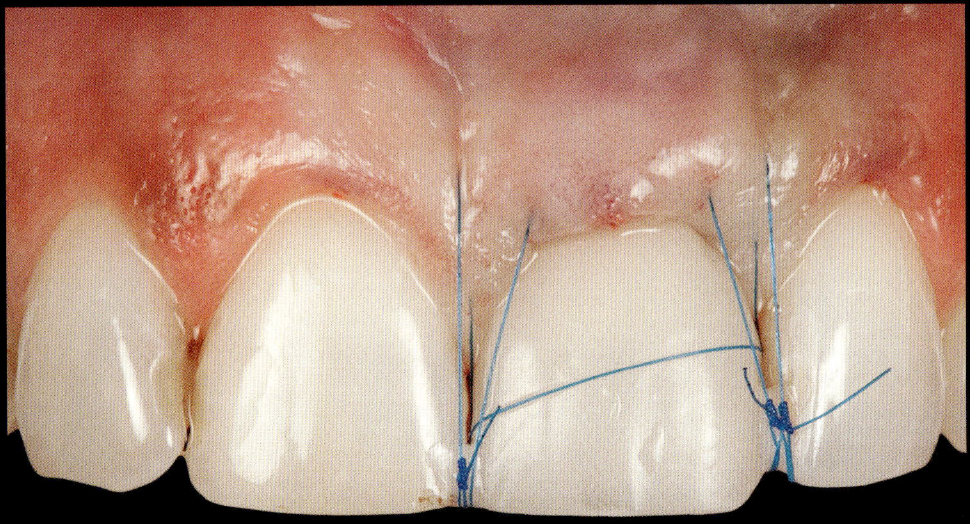

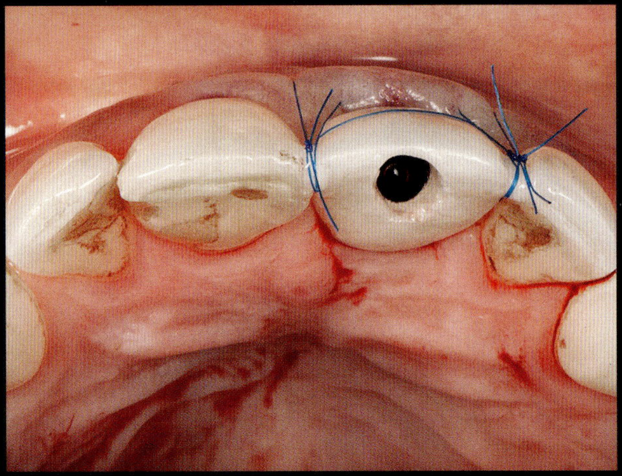

Frontal- und Okklusalansicht nach Abschluss des Eingriffs.

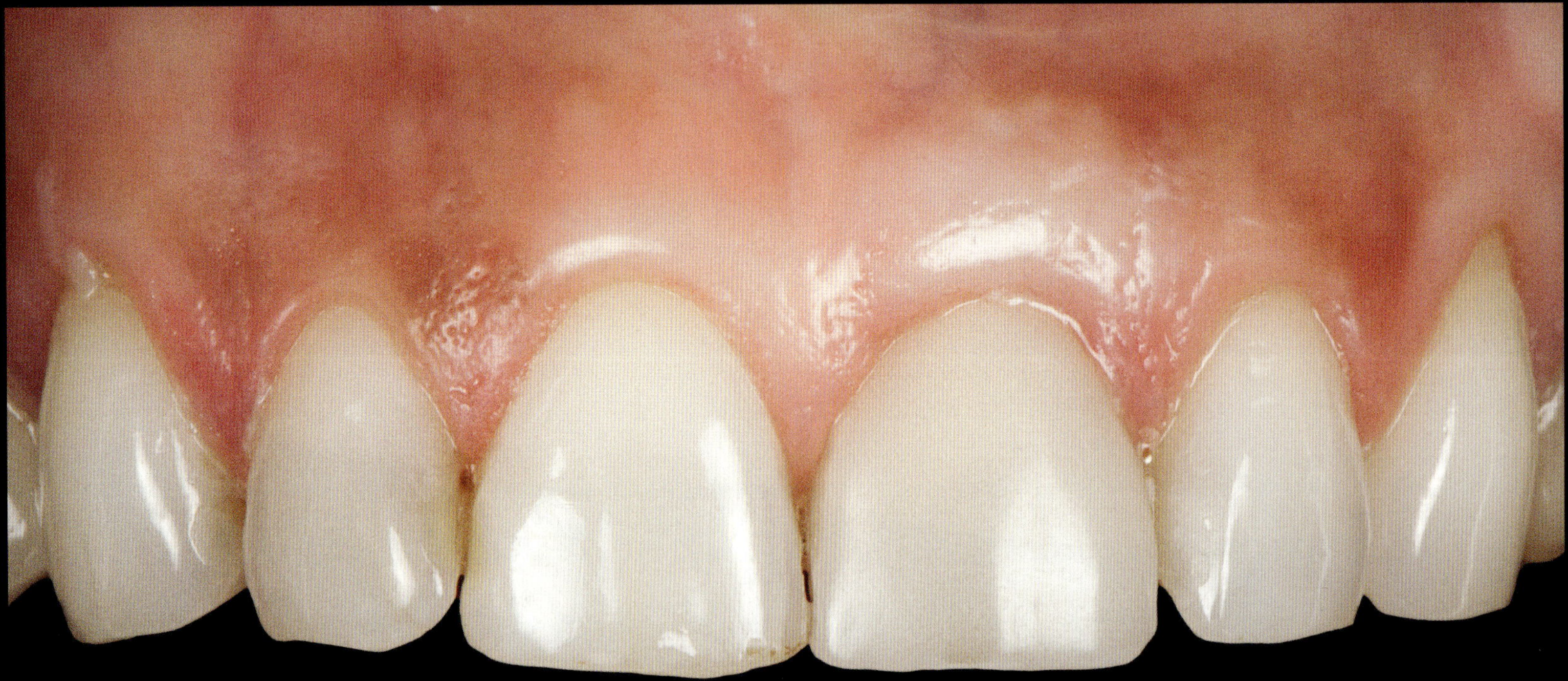

Situation 6 Monate nach dem Einsetzen der temporären Krone. Das Weichgewebe ist stabilisiert und die definitive Kronenversorgung durch den Prothetiker kann beginnen.

Nahttechnik für die Lappenverschiebung

Aufgaben der Naht

- Harmonische Weichgewebeverschiebung in koronale Richtung, idealerweise mit leichter Überlappung der SZG

Nahttypen

- Vertikale Matratzennaht (unkomplizierte Rezessionen)
- Vertikale und horizontale Matratzennaht (moderat komplizierte und komplizierte Rezessionen)

Nahttechnik

Abbildung 4-14 zeigt die chirurgischen Schritte bei der Durchführung der koronalen Lappenverschiebung mit Fokus auf der Nahttechnik.

Abb. 4-14 Nahttechnik für die Weichgewebeverschiebung.

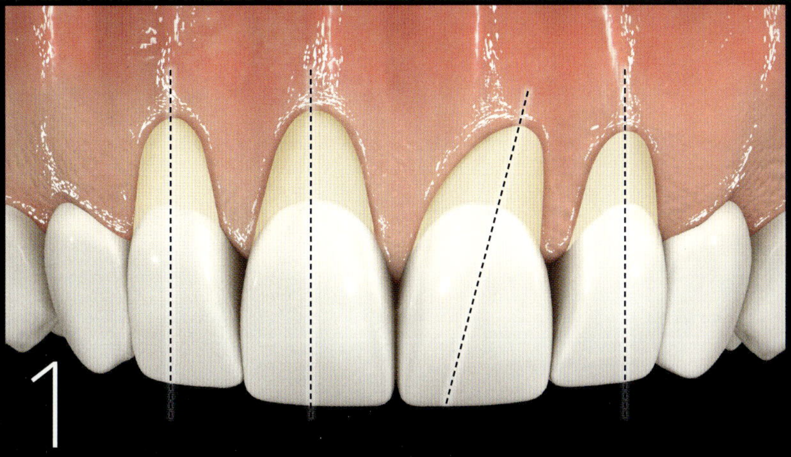

Die Behandlung der hier schematisch dargestellten klinischen Situation erfordert eine Koronalverschiebung des Weichgewebes. Die Zahnwurzeln sind intakt, und es liegt ein dicker Biotyp vor. Die gepunkteten Linien markieren die Rezessionsachsen.

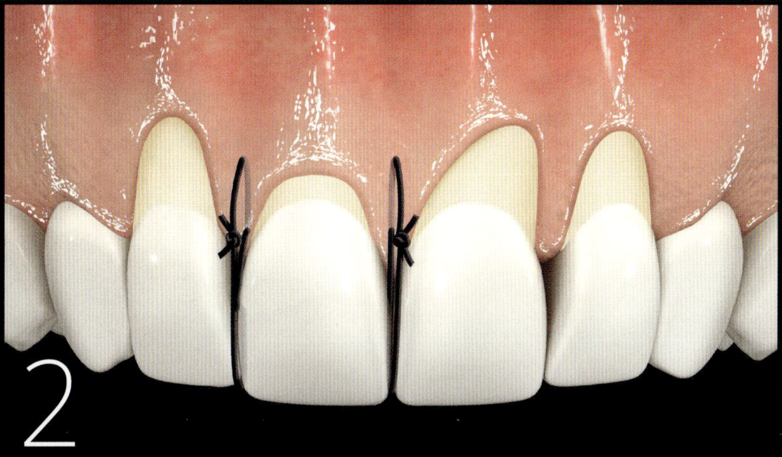

Die Lappenverschiebung beginnt mit der Ausführung vertikaler Matratzennähte auf Höhe des mesialen und distalen Interdentalraums. Aufgrund der tiefen, breiten Rezessionen bleibt die Wurzeldeckung zunächst unvollständig.

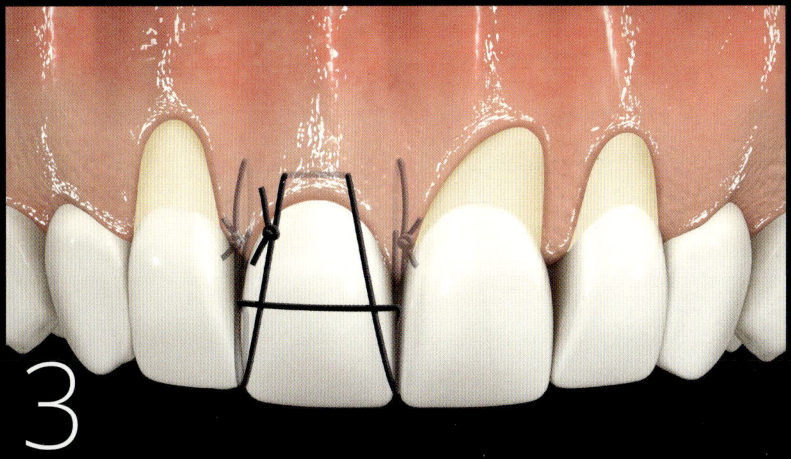

Die Wurzeldeckung wird mithilfe einer aufgehängten horizontalen Matratzennaht im zentralen Bereich des labialen Weichgewebes vervollständigt. Der Knoten wird so weit festgezogen, bis die gewünschte Weichgewebeverschiebung erreicht ist. Die Spannung ist gleichmäßig auf die einzelnen Fäden verteilt.

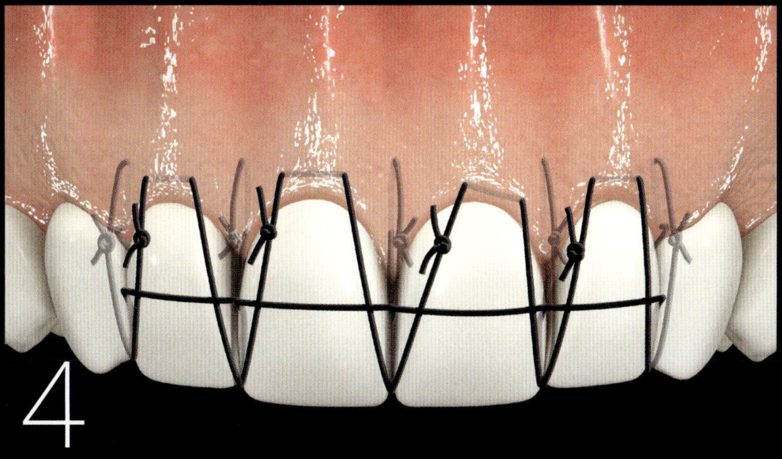

Anschließend werden dieselben Nahtschritte für alle Rezessionen wiederholt. Die Rezessionsachse kann von Zahn zu Zahn variieren, was bei der Orientierung der horizontalen Matratzennaht zu berücksichtigen ist.

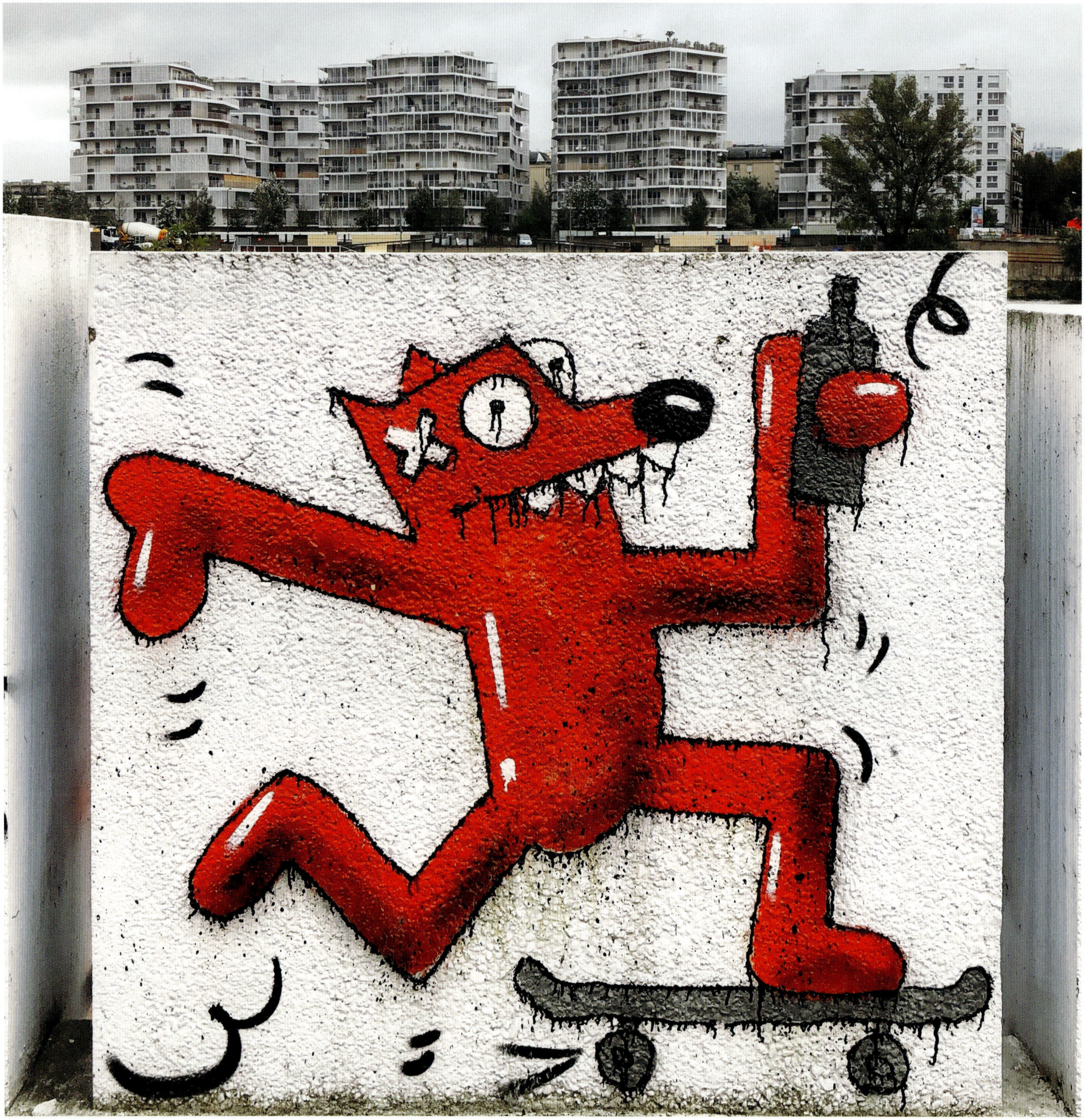

5 Transplantatgewinnung

Spenderregionen für Bindegewebetransplantate ... 131

Transplantatentnahme am Gaumen ... 135

Transplantatentnahme am Tuber maxillae ... 151

Abb. 5-1 Bestimmung der Mukosadicke am Gaumen und Tuber maxillae.

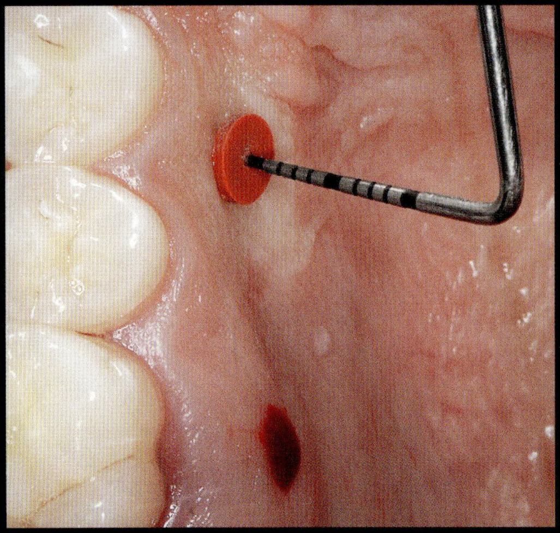

Während sich die Weichgewebedicke an der geplanten Entnahmestelle durch Sondieren unter Anästhesie bestimmen lässt, ist die Qualität des Transplantats nicht vorhersagbar.

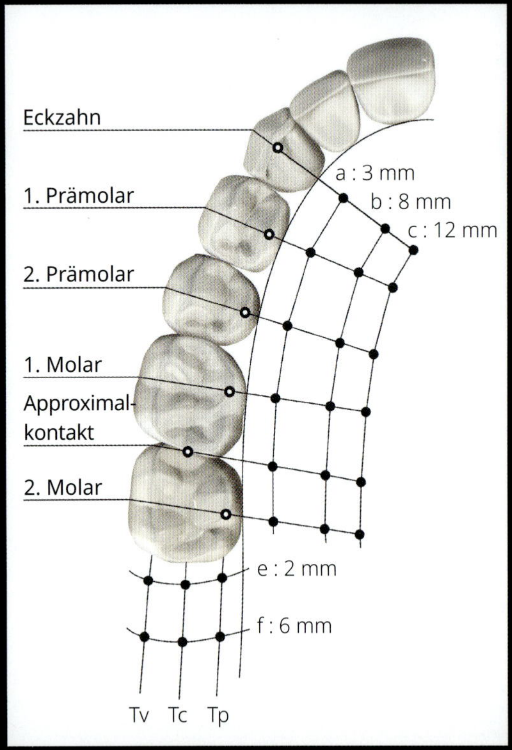

Tabelle 5-1 Dicke der mastikatorischen Mukosa im Bereich des harten Gaumens und Tuber maxillae als möglichen Spenderregionen*

Zahn	Abstand	Mittlere Dicke (mm)	SD (mm)
Eckzahn	a	2,3	0,6
	b	3,2	0,5
	c	3,3	0,6
1. Prämolar	a	2,4	0,6
	b	3,2	0,5
	c	3,9	0,6
2. Prämolar	a	2,5	0,8
	b	3,2	0,7
	c	3,9	0,8
1. Molar	a	1,8	0,8
	b	2,2	0,8
	c	3,5	1,3
2. Molar	a	2,6	0,7
	b	2,6	0,8
	c	3,9	1,5
3. Molar	a	2,6	0,8
	b	2,7	1,1
	c	3,5	1,2

Tuberregion	Abstand zum 2. Molaren	Mittlere Dicke (mm)	SD (mm)
palatinal (Tp)	e	4,6	1,7
	f	4,7	1,5
zentral (Tc)	e	5,7	1,7
	f	5,4	1,3
vestibulär (Tv)	e	3,8	1,7
	f	4,1	1,8

** Daten aus einer Studie von Studer et al. Ziel der Untersuchung an 31 Patienten (17 Männern, 14 Frauen) war eine Bewertung der Mukosadicke am Gaumen und im Tuberbereich. Nach der Anästhesie wurde mit einer skalierten Sonde an 24 Stellen (18 am Gaumen, 6 am Tuber maxillae) die Weichgewebedicke bestimmt (s. Schemazeichnung links). Die Tabelle listet die Mittelwerte und Standardabweichungen der sondierten Tiefen auf.*
Eine Betrachtung der Standardabweichung (SD) als Maß für die Streuung zeigt, dass an vielen Gaumenstellen, bspw. in der Eckzahnregion, die Mukosadicke bei allen Probanden relativ ähnlich war (kleine SD), während sie am Tuber maxillae deutlichen interindividuellen Schwankungen zu unterliegen scheint (große SD).

Spenderregionen für Bindegewebetransplantate

Die Schleimhäute des harten Gaumens und Tuber maxillae sind die wichtigste Quelle für Bindegewebetransplantate (BGT). Beide Regionen unterscheiden sich in ihren anatomischen und histologischen Eigenschaften, was wiederum Auswirkungen auf die aus ihnen entnommenen Transplantate hat.

Gaumenmukosa

Quantitative Aspekte

Entnahmestelle
Der harte Gaumen bietet das größte Reservoir an Bindegewebe innerhalb der Mundhöhle. Allerdings lässt sich nicht die gesamte Oberfläche nutzen. Die möglichen Entnahmeareale sind begrenzt.

Distal bildet die A. palatina major ein wichtiges chirurgisches Hindernis: Im dorsalen Teil des knöchernen Gaumens, am Übergang zwischen Alveolarfortsatz und Os palatinum auf Höhe des dritten Molaren öffnet sich auf beiden Gaumenseiten das Foramen palatinum majus. Die hier austretende A. palatina major versorgt die ipsilaterale Gaumenhälfte mit Blut. Der Abstand zwischen den Zähnen und dieser Arterie schwankt in Abhängigkeit von der Höhe des Gaumengewölbes. Aufgrund ihres Durchmessers, ihres Durchflusses und ihrer Lage, die eine Kompression stark erschweren, stellt die Arterie eine kritische, begrenzende anatomische Struktur dar. Mit der praxisüblichen Röntgenausrüstung lassen sich ihr Verlauf und ihre Äste nicht lokalisieren. Das Foramen palatinum majus dagegen ist in der DVT gut zu erkennen.

Mesial ist der anteriore Abschnitt der A. palatina kein kritisches Hindernis. Er kann ohne größere Blutungsgefahr chirurgisch aufgesucht werden. Allerdings ist ein Entnahme im Frontzahnbereich des Gaumens aufgrund der Rugae palatinae nicht wünschenswert. Eine Entnahme im Bereich dieser Furchen, an denen das Epithel weit in die Tiefe reicht, liefert nahezu unausweichlich ein Transplantat, das Epithelzellen enthält. Die Inklusion von Epithelzellen sollte jedoch unbedingt vermieden werden, da die in der Empfängerstelle „gefangenen" Epithelzellen Monate nach der Transplantation die Bildung von Epithelzysten induzieren können. Unabhängig hiervon erschwert die wellenförmige Anatomie der Gaumenfalten die Transplantatentnahme erheblich.

Entnahmedicke
Die Dicke der Gaumenmukosa weist deutliche inter- und intraindividuelle Schwankungen auf **(Abb. 5-1, Tabelle 5-1)**. Da die Dicke des Epithels und Periosts konstant sind, gehen diese Schwankungen auf Dickenunterschiede der Bindegewebeschicht zurück. Eine präoperative Dickenbestimmung der Gaumenmukosa ist möglich und kann klinisch durch Sondieren unter Anästhesie oder radiologisch durch Variieren des Kontrastes der DVT-Bildgebung vorgenommen werden.

Qualitative Aspekte

Das histologische Bild des Bindegewebes der Gaumenmukosa ist sehr wechselhaft. Sowohl die Dichte und Quervernetzung der Kollagenfasern als auch der Gehalt an Fett- und Drüsengewebe schwanken von Mensch zu Mensch (Abb. 5-2). Zu diesen interindividuellen Unterschieden der Bindegewebequalität kommen intraindividuelle Schwankungen hinzu. Innerhalb eines Patienten kann ein Qualitätsgefälle (Gradient) in zwei Richtungen beobachtet werden:

- Oberflächen-Tiefen-Gradient: Die Bindegewebedichte nimmt von der subepithelialen Schicht zum Periost hin immer weiter ab.
- Posteroanteriorer Gradient: Auch von der Molaren zur Eckzahnregion ist eine Abnahme der Gewebedichte zu beobachten.

Mukosa der Tuberregion

Quantitative Aspekte

Entnahmestelle
Die Tuberregionen sind sehr klein, werden aber attraktiv, wenn keine dritten Molaren vorhanden sind, da deren Fehlen das mögliche Entnahmeareal deutlich vergrößert. Zur Vergrößerung des Transplantats kann durch Modifikation der Schnittführung auch das palatinale Bindegewebe am distalsten Zahn des Quadranten einbezogen werden. Aber unabhängig von der verwendeten Technik bleibt die Länge von am Tuber gewonnenen Transplantaten sehr gering.

Entnahmedicke
Einerseits bietet die Tuberregion eine großzügige Bindegewebedicke, diese unterliegt jedoch deutlichen interindividuellen Schwankungen (s. Tabelle 5-1). Eine präoperative Bestimmung der Mukosadicke des Tuber ist möglich und kann klinisch durch Sondieren unter Anästhesie oder radiologisch durch Variieren des Kontrastes der DVT-Bildgebung erfolgen.

Qualitative Aspekte

Transplantate vom Tuber sind sehr gleichmäßig und dicht. Sie zeigen gegenüber Gaumentransplantaten eine Besonderheit: die ausgeprägte Quervernetzung ihres Kollagenfasergeflechtes. Diese Eigenschaft ist für ihre bemerkenswerte mechanische Widerstandsfähigkeit und Dimensionsstabilität über längere Zeiträume verantwortlich.

Die Blutversorgung der Tubermukosa ähnelt der eines zahnlosen Kieferkamms und erfolgt durch supraperiostale Gefäße geringen Durchmessers. Die Dichte an Kapillaren ist geringer als in der Gaumenmukosa. Diese Eigenschaft macht Transplantate vom Tuber ungeeigneter für eine Revaskularisierung unter schwierigen Bedingungen, beispielsweise bei Kontakt mit gefäßfreien Oberflächen.

Abb. 5-2 Adipöses versus fibröses Transplantat.
Diese Bindegewebetransplantate (BGT) wurden vom selben Operateur mit demselben Instrumentarium aus derselben Region entnommen, aber bei zwei verschiedenen Patienten. Das oben abgebildete BGT besteht zum größten Teil aus Fettgewebe und sein spärliches Kollegenfasergeflecht ist schlecht organisiert. Die Qualität eines solchen Transplantats ist gering: Es ist instabil, neigt bei Exposition rasch zur Nekrose und remodelliert stark, was zu einem deutlichen Rückgang der anfangs erreichten Verdickung des gingivalen Biotyps führt. Dagegen ist das unten abgebildete BGT sehr fibrös, das heißt, es enthält ein dichtes, gut organisiertes Kollagenfasergeflecht, aber nur einen geringen Anteil an Fettgewebe. Transplantate dieses Typs haben hervorragende mechanische Eigenschaften: Sie sind sehr beständig gegen Zerreißen (insbesondere während der Passage der Nadel) und wiederholtes Greifen mit der Pinzette sowie beim Einziehen in den Tunnel. Im Fall einer Exposition neigen sie weniger zur Nekrose. Zudem bleibt die Remodellierung überschaubar und die Dimensionen der Gingivaverdickung sind relativ gut vorhersagbar und langfristig stabil.

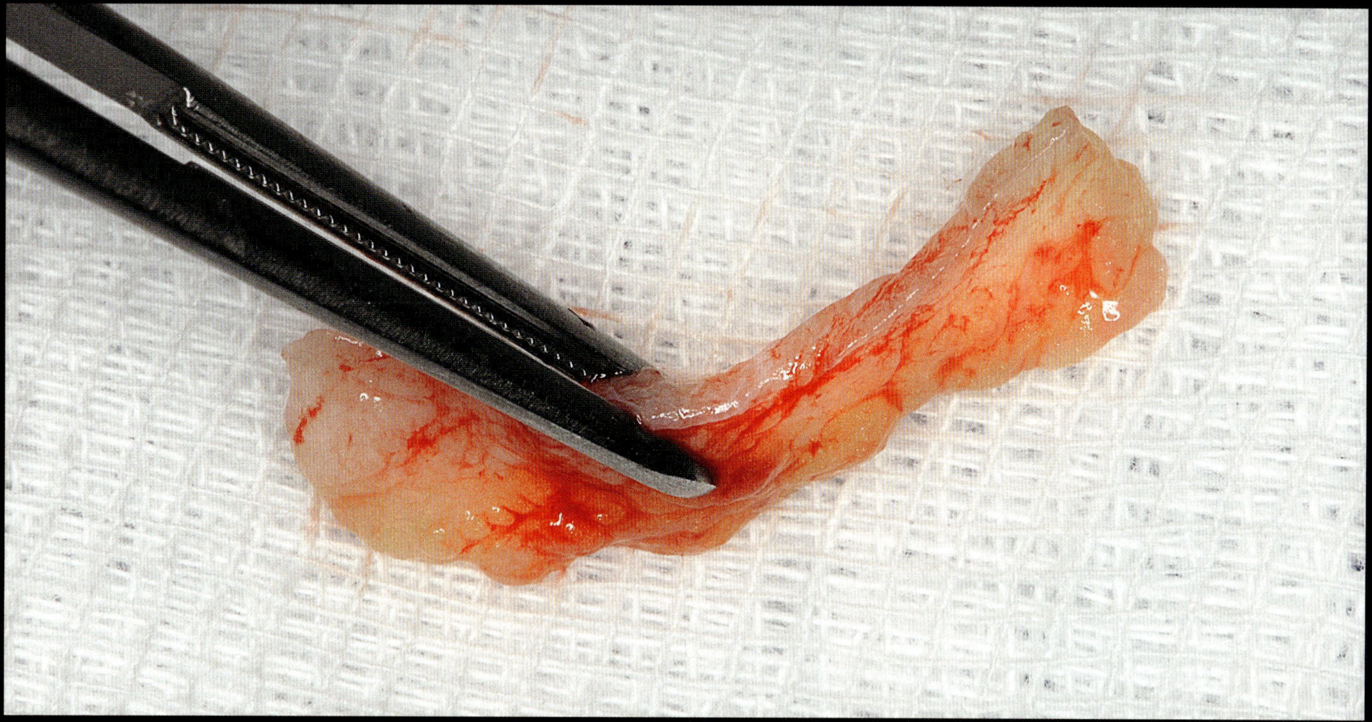

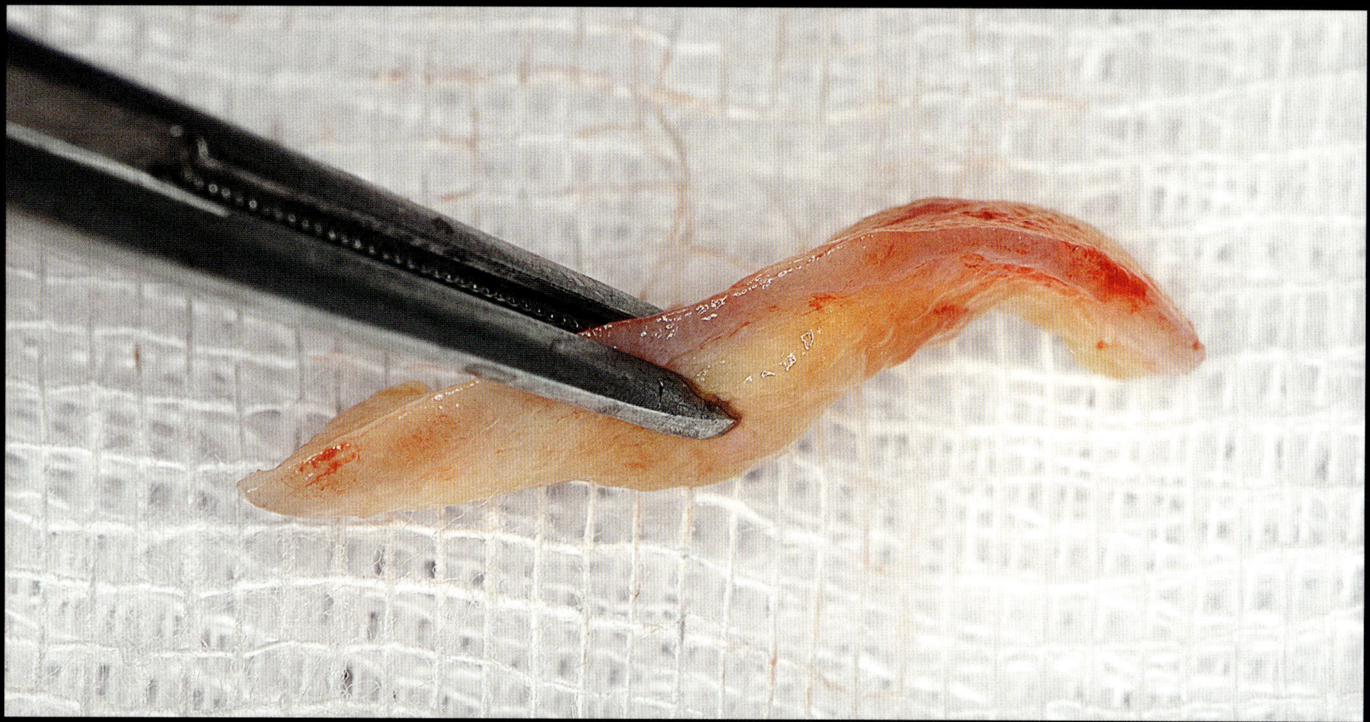

Abb. 5-3 Klinische Aufnahmen wichtiger Schritte bei der Gewinnung eines Bindegewebstransplantats mithilfe der Einzelinzisionstechnik.

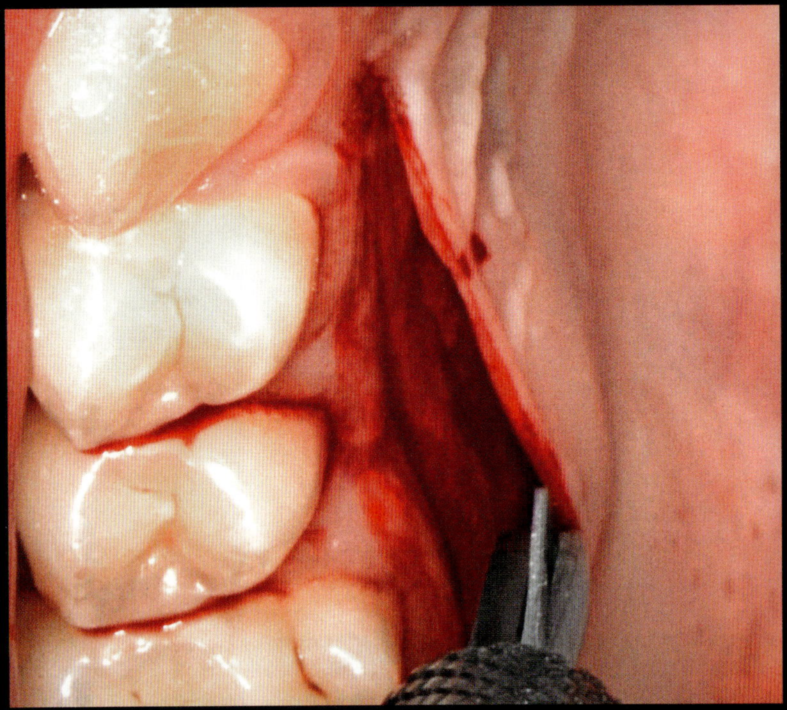

Ausführen der 2. Inzision.

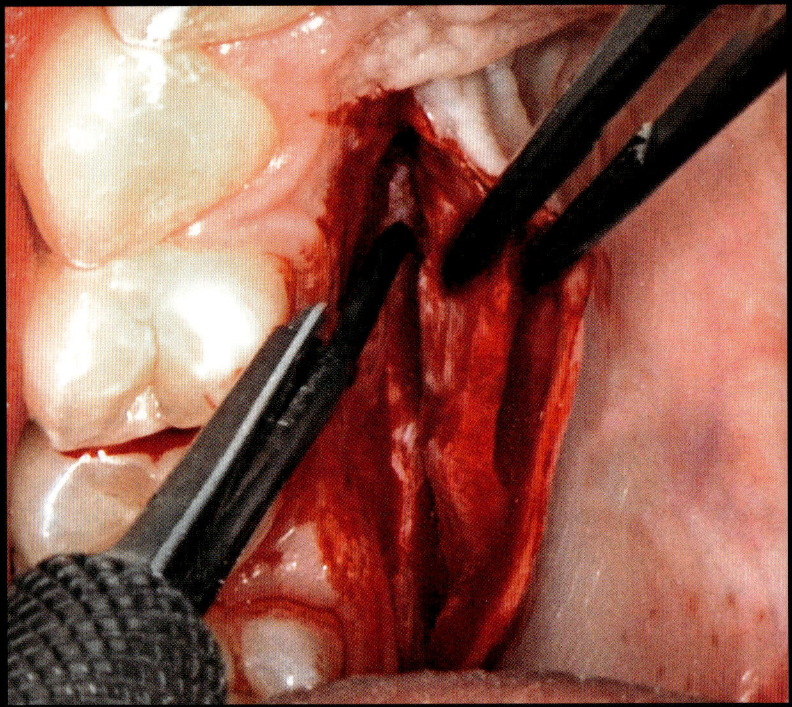

Ausführen der 3. Inzision.

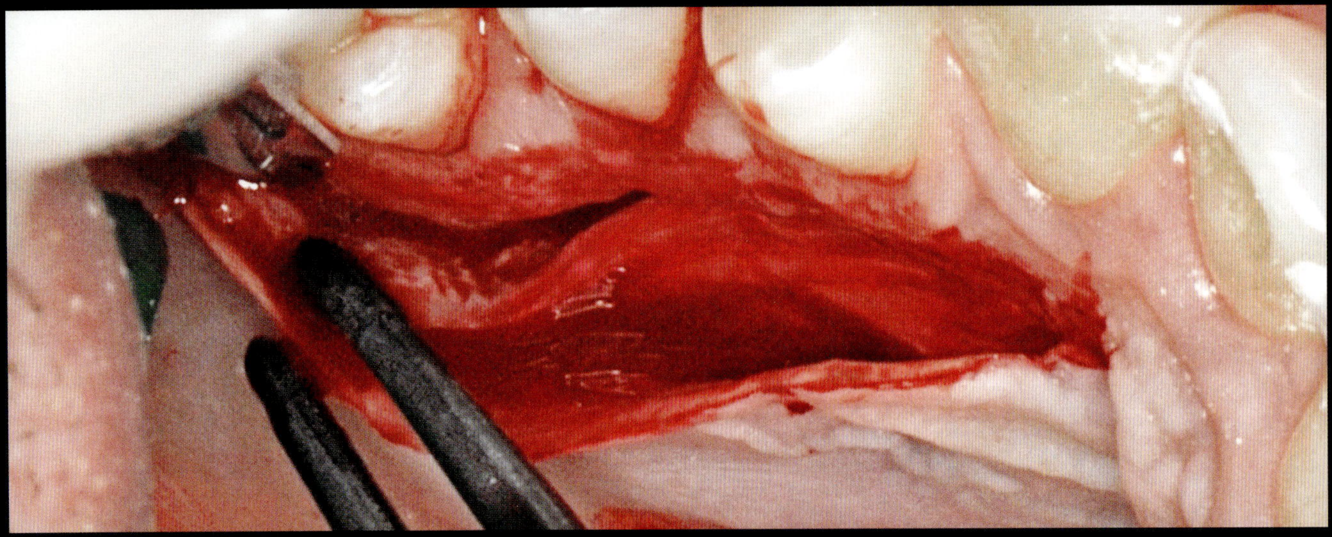

Durch die 2. und 3. Inzision wird das Transplantat von der oberflächlichen und der tiefen Schicht sauber gelöst. Um es vollständig freizustellen, sind drei weitere Inzisionen erforderlich: zwei Querinzisionen mesial und distal und eine Längsinzision in der Tiefe, die beide Querinzisionen verbindet.

Transplantatentnahme am Gaumen

Es gibt mehrere Techniken für die Transplantatentnahme am Gaumen, aber im Folgenden sollen nur zwei von ihnen beschrieben werden: die (am wenigsten invasive) Einzelinzisionstechnik und die (am meisten invasive) Entnahme als freies Gingivatransplantat (FGT). Obwohl grundverschieden, ergänzen sich diese Techniken und sollten beide beherrscht werden (s. Abb. 5-3 bis 5-8).

Einzelinzisionstechnik

Bei dieser Technik bleibt das Entnahmeareal unter der Schleimhautoberfläche verborgen, in der eine einzige längs gerichtete Inzision ausgeführt wird. Die zum Herauslösen des Transplantats erforderlichen Inzisionen werden unter der Oberfläche der Gaumenmukosa ausgeführt (Abb. 5-3).

Die Technik wurde im Jahr 1999 von Hürzeler und Weng vorgeschlagen (*„a single-incision technique"*).

Vorteile

Bei Anwendung dieser Technik liegen die Wundränder nach der Transplantatentnahme aneinander. Das bedeutet:

- schnelle Hämostase, ein sehr stabiles Koagulum und damit ein geringes Blutungsrisiko in den ersten Tagen nach der Operation,
- geringe postoperative Schmerzen aufgrund der Primärheilung mit allmählichem Schluss der Wunde.

Diese palatinale Entnahmetechnik ist von allen bislang entwickelten die am wenigsten invasive.

Nachteile

Die chirurgische Technik ist anspruchsvoll und erfordert ein gezieltes Training. Zudem ist die mögliche Transplantatgröße limitiert:

- Länge des Gewebestücks: Diese wird distal durch die A. palatina begrenzt. In der Praxis bildet im Allgemeinen die Distalfläche des ersten Molaren die Grenze, was aber in Abhängigkeit von der jeweiligen Gaumenanatomie überprüft werden sollte.
- Dicke des Gewebestücks: Diese ist begrenzt, weil nicht alles verfügbare Gewebe entnommen werden darf. So ist zum Gaumenepithel ein Sicherheitsabstand von mindestens 1 mm zu wahren, um die Blutversorgung des Oberflächenlappens nicht zu unterbrechen.

Zudem wird die Qualität des entnommenen Gewebes durch die Entnahmetechnik negativ beeinflusst: Die Bindegewebeschicht direkt unter dem Epithel bietet die beste Gewebequalität. Sie wird bei Verwendung dieser Technik jedoch nicht mitentnommen.

Indikationen

Als minimalinvasives Verfahren sollte diese Technik gut beherrscht und routinemäßig eingesetzt werden. Sie ist für alle in diesem Buch erläuterten Transplantationstechniken geeignet. Aufgrund der Unwägbarkeiten hinsichtlich der Gewebequalität empfiehlt sich für ungedeckte Transplantate jedoch die Verwendung eines freien Gingivatransplantats, das in situ entepithelisiert wird.

Chirurgische Technik

Entnahmephase

1. Die Entnahme (Abb. 5-4) beginnt mit der Anästhesie des Gaumens, bei der ein Vasokonstriktorzusatz verwendet wird, um die Sicht während des Eingriff zu verbessern. Die erste Inzision wird senkrecht zum Knochen gesetzt und verläuft in Längsrichtung mit etwa 3 mm Abstand zum Gingivarand der Zähne. Sie sollte etwas länger sein als das zu entnehmende Gewebestück.
2. Die zweite Inzision folgt der Linie der ersten Inzision, wird aber parallel zur Gaumenoberfläche ausgeführt und hält 1 mm Abstand zur Oberfläche. Dieser Sicherheitsabstand verhindert eine Nekrose des oberflächlichen Gewebelappens während der anschließenden Heilung. Die Tiefe der Inzision sollte leicht über die geplante Transplantatbreite hinausgehen.
3. Die dritte Inzision verläuft parallel zur zweiten, hat dieselbe Länge und Tiefe und wird dicht über dem Knochen, aber ohne direkten Knochenkontakt durchgeführt. Der Abstand zwischen der zweiten und dritten Inzision entspricht der Dicke des Transplantats.
4. Die vierte Inzision ist am mesialen Rand der Entnahmestelle lokalisiert. Das Skalpell wird wieder in die Ebene der zweiten Inzision eingeführt, an deren mesialem Rand um 90° gedreht und schneidet in Richtung Knochen, bis die Ebene der dritten Inzision erreicht ist.
5. Die fünfte Inzision entspricht der vierten, wird aber am distalen Rand der Entnahmestelle durchgeführt.
6. Mit der sechsten Inzision wird das Transplantat vollständig gelöst. Sie wird am medialen Rand des Entnahmebereichs über dessen gesamte Länge geführt. Das Skalpell wird wieder in die zweite Inzision eingeführt und dann auf 45° geneigt, sodass es in Richtung Knochen schneiden kann, bis es die dritte Inzision erreicht.
7. Das nun nicht mehr mit dem Gaumen verbundene Transplantat wird vorsichtig mit einer Pinzette entnommen und in isotonischer Kochsalzlösung zwischengelagert.

Wundverschluss und Hämostase

Die Einzelinzisionstechnik liefert einander berührende Wundränder, was den Schluss der Entnahmestelle vereinfacht (Abb. 5-5). Dabei können verschiedene Nahttechniken verwendet werden. Für eine zügige und zuverlässige Hämostase sollten die Nähte den oberflächlichen Lappen leicht komprimieren. Der Autor schlägt Dreiecksnähte vor, da sie die genannten Anforderungen erfüllen und wenig zeitaufwendig sind. Je nach der Länge der Entnahmestelle sind ein bis drei dieser Nähte für den Wundverschluss ausreichend. Die Nahttechnik umfasst folgende Schritte:

1. Die Naht beginnt an der medialen Basis der Entnahmestelle, um den besonders empfindlichen Rand des Oberflächenlappens nicht zu punktieren und eine Ischämie in diesem schlecht mit Blut versorgten Bereich zu vermeiden. Die Nadel wird distal an der Lappenbasis eingestochen, zieht in Längsrichtung der Entnahmestelle 1 cm nach mesial und sticht wieder aus.
2. Die Nadel wird neu gefasst und in Richtung des an den Zähnen verbliebenen Mukosasaums gewendet. Hier wird sie in der Tiefe bis in den Interdentalbereich gestochen und tritt im Zentrum der palatinalen Papille wieder aus.
3. Der Knoten wird geknüpft und mit moderatem Druck festgezogen.

Schutz der Entnahmestelle

Die Epithel-Bindegewebeschicht des Oberflächenlappens, der die Entnahmestelle deckt, bietet wirksamen Schutz. Postoperative Blutungen und Schmerzen sind selten und nicht stark. Ein zusätzlicher Schutz durch eine Gaumenplatte ist möglich, aber in der Regel unnötig.

Abb. 5-4 Schematische Darstellung der einzelnen Arbeitsschritte bei der Transplantatentnahme mit der Einzelinzisionstechnik.

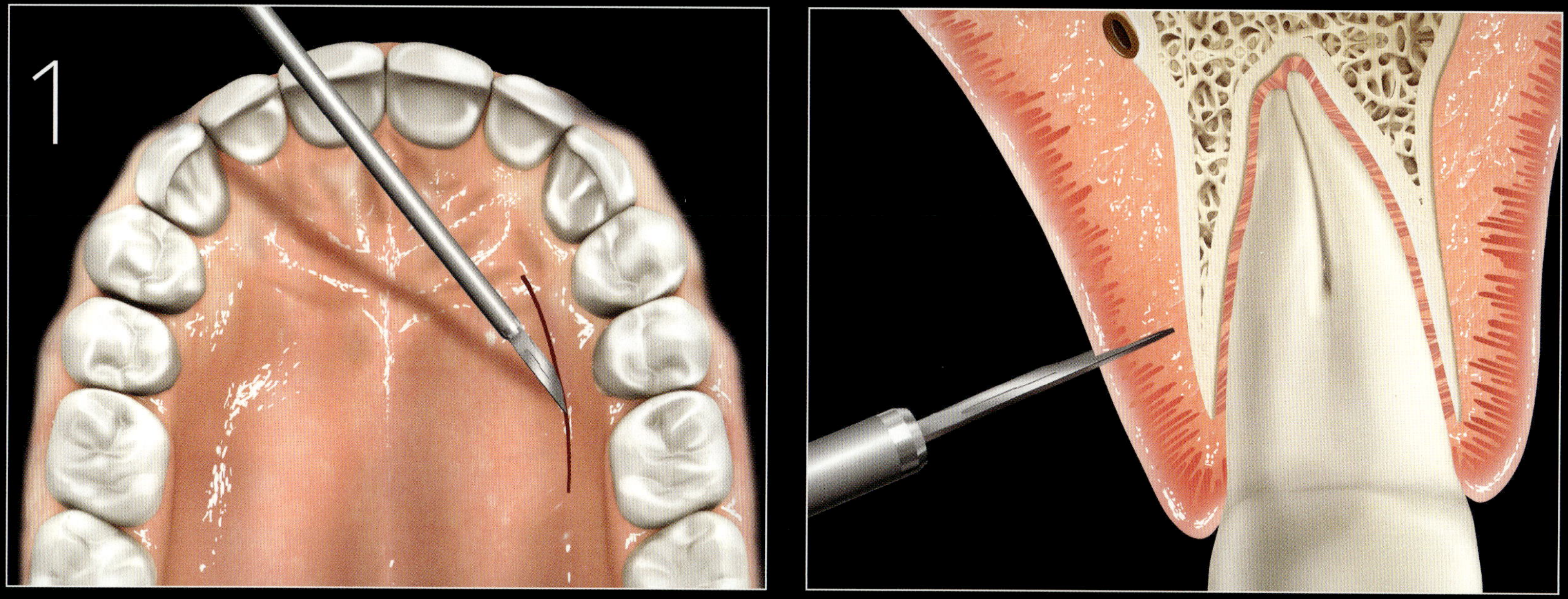

Die erste Inzision wird senkrecht zum Knochen gesetzt und verläuft in Längsrichtung im Abstand von 3 mm zu den Zahnhälsen. Ihre Länge sollte etwas größer sein als die gewünschte Transplantatlänge.

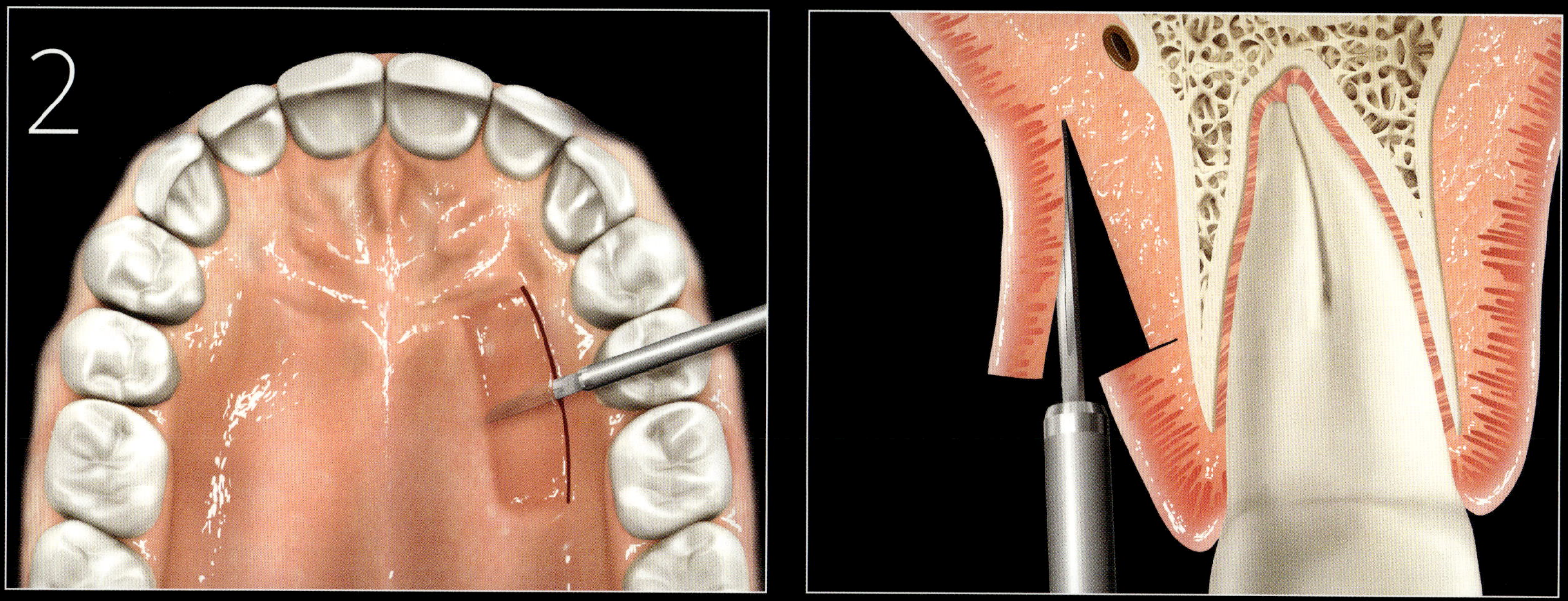

Die zweite Inzision beginnt an der ersten Inzisionslinie und verläuft parallel zur Gaumenoberfläche, zu der sie einen Sicherheitsabstand von mindestens 1 mm hält. Die Tiefe dieser Inzision sollte leicht über die gewünschte Transplantatbreite hinausgehen.

Abb. 5-4 *(Fortsetzung).*

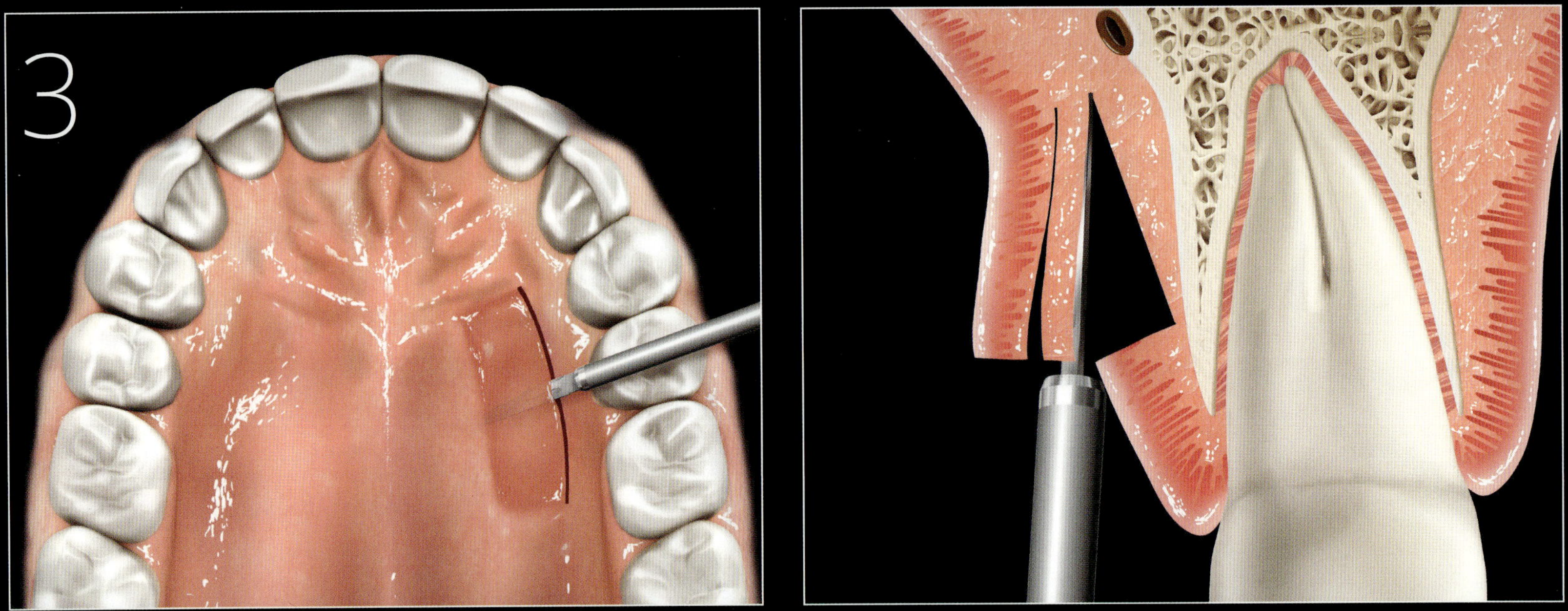

Die dritte Inzision verläuft parallel zur zweiten, hat dieselbe Länge und Tiefe, liegt aber näher am Knochen, ohne diesen zu berühren. Der Abstand zwischen der zweiten und dritten Inzision entspricht der Transplantatdicke.

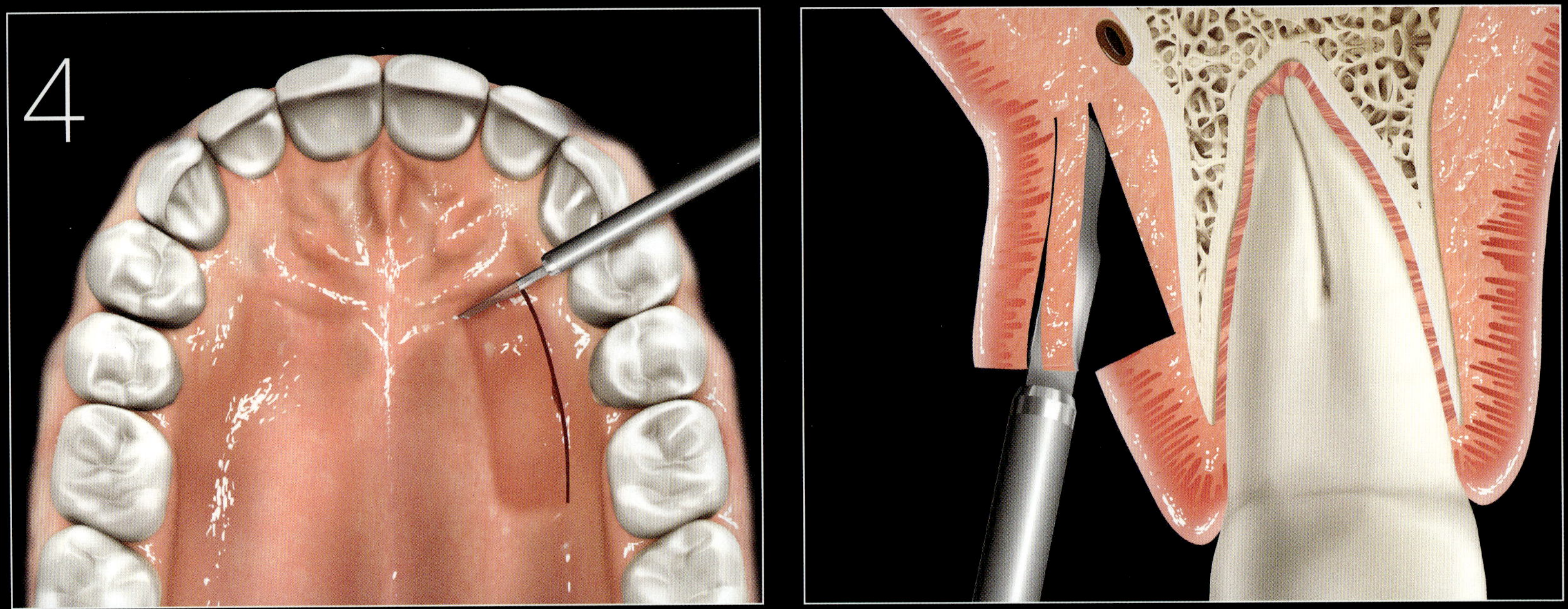

Die vierte Inzision wird am mesialen Rand der Entnahmestelle ausgeführt. Hierzu wird das Skalpell wieder in die Ebene der zweiten Inzision eingeführt und dann um 90° gedreht. Der Schnitt erfolgt senkrecht zum Knochen, bis die Ebene der dritten Inzision erreicht wird.

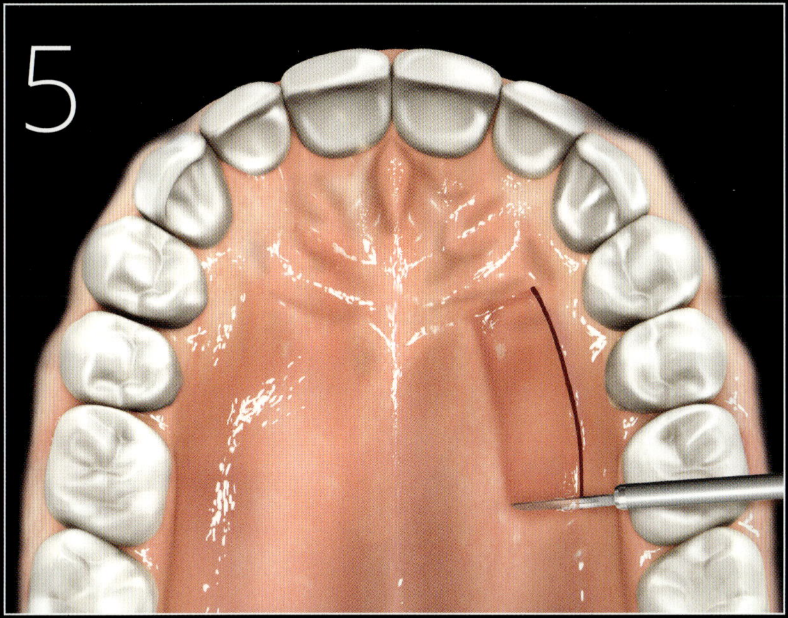

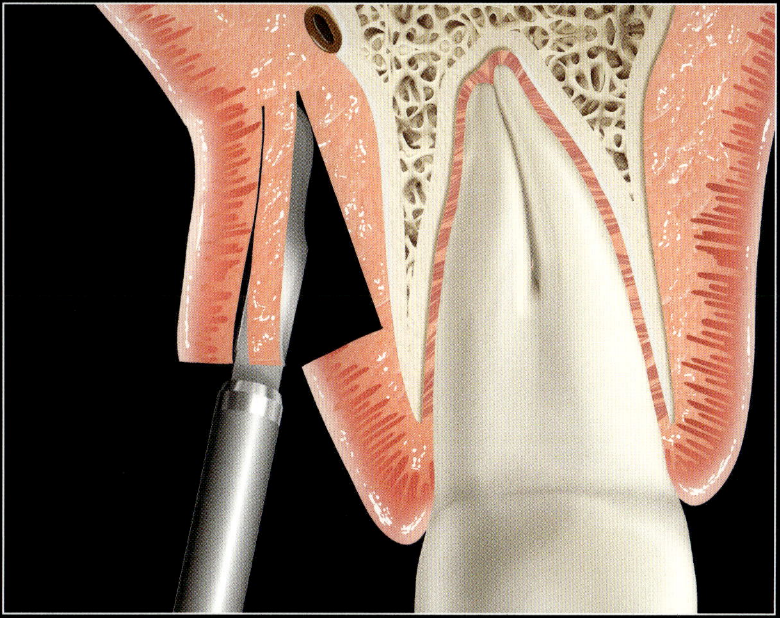

Die fünfte Inzision wird auf dieselbe Weise wie die vierte Inzision, jedoch am distalen Rand der Entnahmestelle ausgeführt.

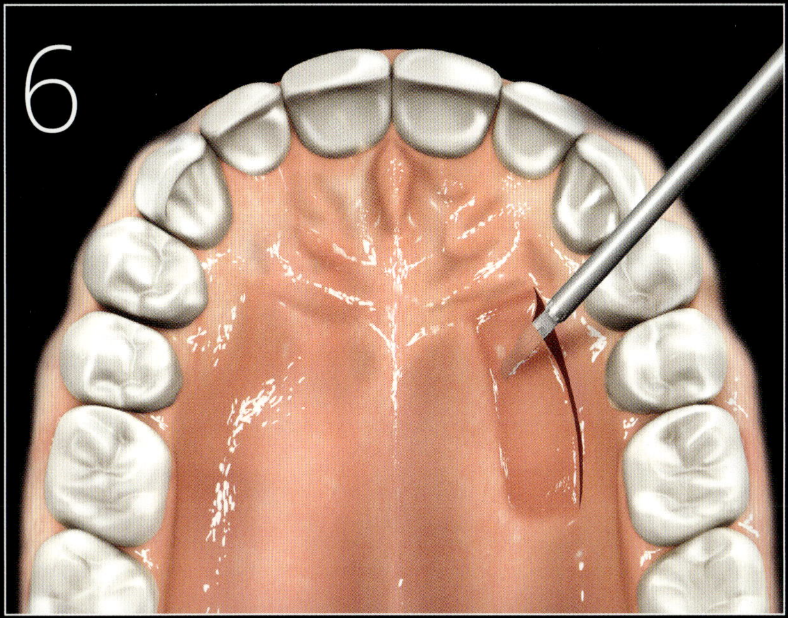

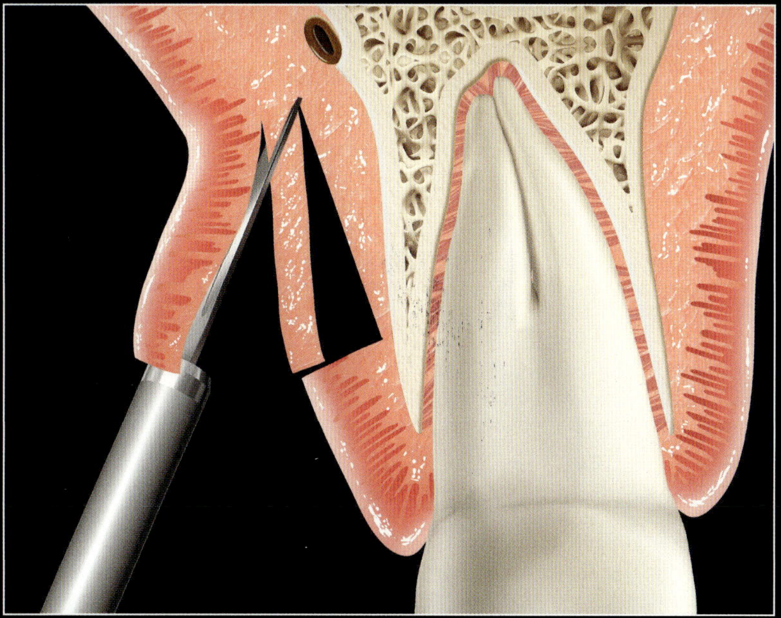

Mit der sechsten Inzision wird die Freistellung des Transplantats abgeschlossen. Sie verläuft entlang des medialen Rands der Entnahmestelle. Das Skalpell wird wieder in die zweite Inzision eingeführt und dann auf 45° geneigt, sodass es in Richtung Knochen schneiden kann, bis die Ebene der dritten Inzision erreicht ist.

Abb. 5-4 *(Fortsetzung).*

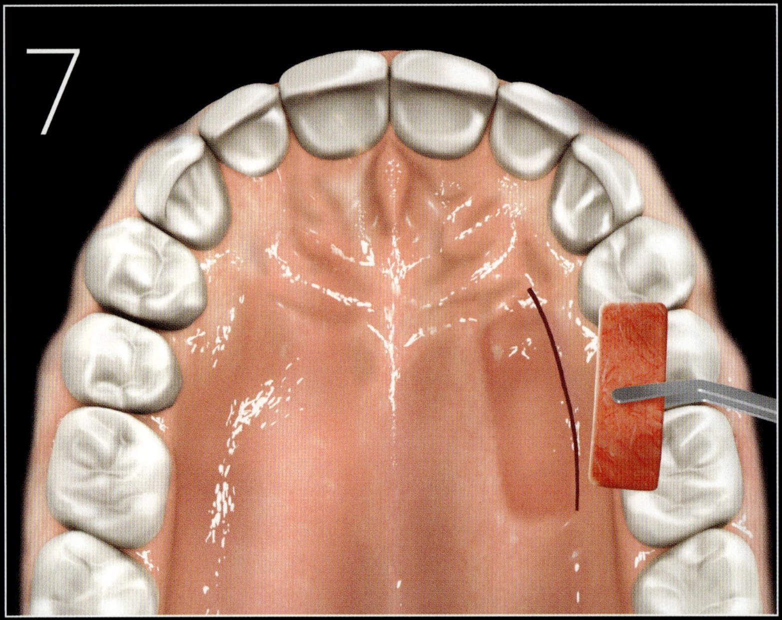

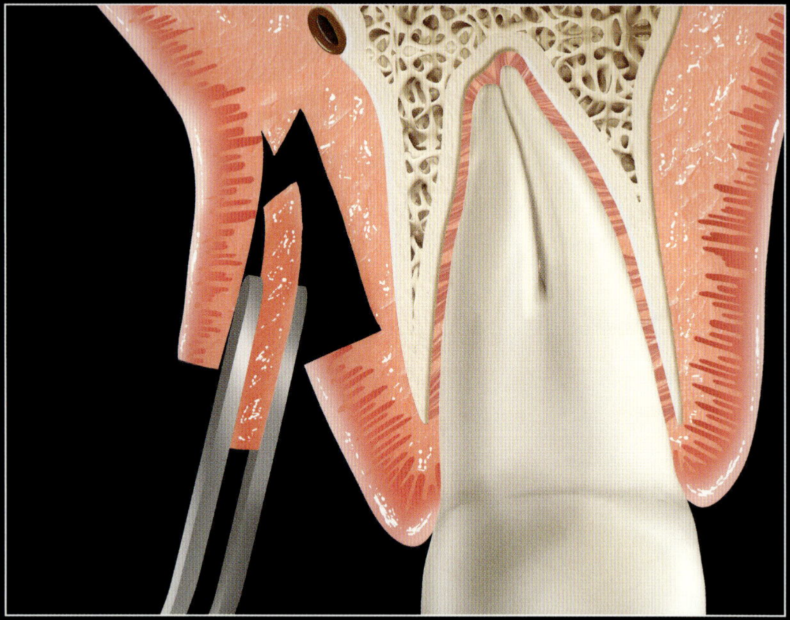

Das Transplantat ist nun nicht mehr mit dem Gaumen verbunden und kann vorsichtig mit einer Pinzette entnommen werden. Anschließend wird es in isotonischer Kochsalzlösung zwischengelagert.

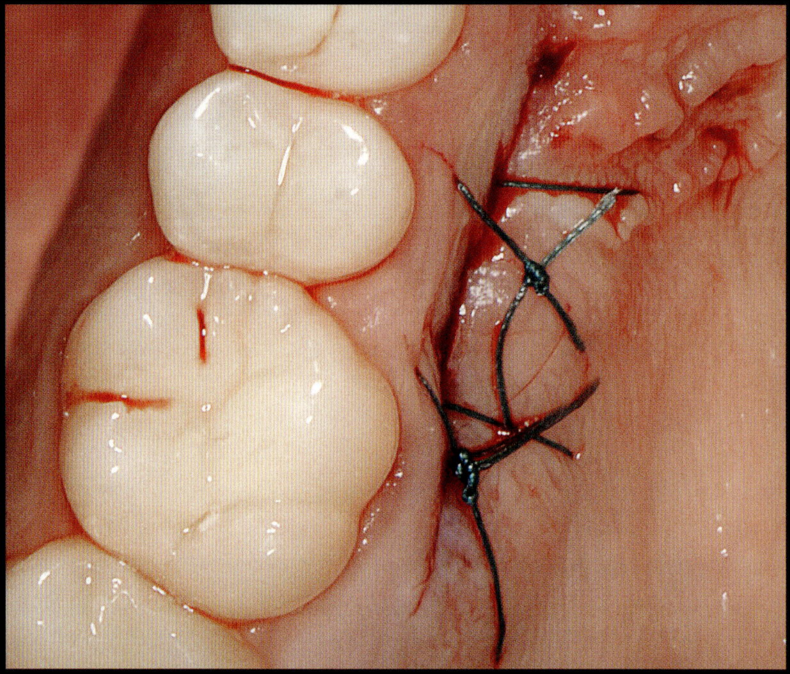

Abb. 5-5 Wundverschluss nach der Transplantatentnahme mit der Einzelinzisionstechnik.

Klinische Situation nach Entnahme eines palatinalen BGT mit der Einzelinzisionstechnik. Nach dem Wundverschluss mit zwei Dreiecksnähten zeigen sich die Wundränder gut adaptiert. Dreiecksnähte sind einfach und schnell durchführbar. Sie unterstützen eine geschlossene Heilung mit dicht adaptierten Wundrändern, drücken den Oberflächenlappen leicht auf die darunter liegende Schicht und vermeiden eine iatrogene Ischämie des empfindlichen Lappenrandes.

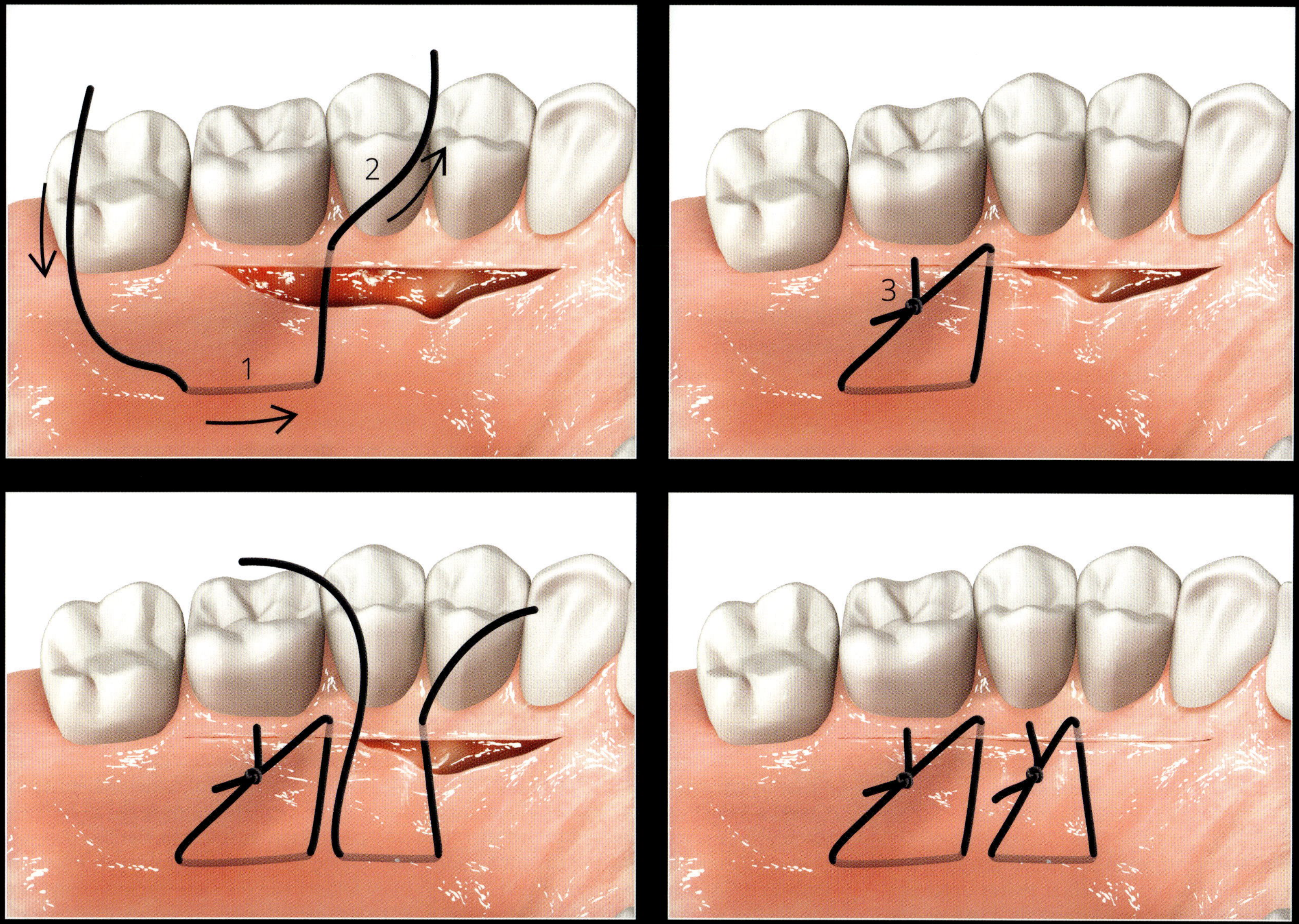

Schematische Darstellung der Schrittfolge einer Dreiecksnaht.

1. *Der Einstich erfolgt mit Abstand zum Lappenrand auf der medialen Seite der Entnahmestelle. Die Nadel durchsticht die Lappenbasis distal und zieht 1 cm in Längsrichtung des Transplantats nach mesial, wo der Ausstich erfolgt.*
2. *Die Nadel wird wieder gefasst und mit der Spitze in Richtung des an den Zähnen verbliebenen Mukosasaums gebracht. Hier wird sie in der Tiefe in Richtung Interdentalraum gestochen und tritt im Zentrum der Papillenbasis wieder aus.*
3. *Der Knoten wird geknüpft und mit sanftem Druck festgezogen.*

Freies Gingivatransplantat mit In-situ-Entepithelisierung

Die Entnahmetechnik ähnelt der klassischen Technik für die Entnahme von Epithel-Bindegewebe-Transplantaten. Allerdings wird das Transplant noch vor seiner Ablösung vom Gaumen im Entnahmesitus entepithelisiert.

Vorteile

Die Entnahme eines freien Gingivatransplantats (FGT) mit Entepithelisierung in situ ist technisch unkompliziert. Alle manuellen Arbeitsschritte sind einfach und der Operationssitus liegt an der Oberfläche.

Durch die Entfernung der Epithelschicht in situ werden Verletzungen des Transplantats mit der Pinzette vermieden, wie sie bei der extraoralen Entepithelisierung auftreten, bei der das Transplantat fest gehalten werden muss.

Zudem liefert diese Technik eine optimale Transplantatqualität, weil das unmittelbar subepithelial liegende, qualitativ hochwertigste Bindegewebe mit entnommen wird.

Aufgrund der oberflächlichen Präparation kann die Entnahme gegebenenfalls nach distal ausgedehnt werden, um ein längeres Transplantat zu gewinnen. Diese Möglichkeit hängt jedoch von der Dicke und Breite der Entnahme und der Tiefe des Gaumens ab.

Nachteile

Die Hämostase kann problematisch sein. Das Koagulum haftet schlechter an der Unterlage als bei der Einzelinzisionstechnik, da die Wunde offen verheilt. Aufgrund der Sekundärheilung sind auch die postoperativen Schmerzen stärker. Um die Blutungsgefahr und Schmerzen zu begrenzen, empfiehlt es sich, die Wunde durch eine Gaumenplatte oder einen Wundverband aus Komposit zu schützen.

Indikationen

Diese Technik liefert bezüglich der Qualität des entnommenen Bindegewebes zuverlässige Ergebnisse. Daher ist sie vor allem für Rezessionsdeckungen geeignet, die ein widerstandsfähiges Transplantat erfordern, beispielsweise Techniken mit ungedecktem Transplantat. Aufgrund der größeren postoperativen Beschwerden sollte sie allerdings nicht routinemäßig zum Einsatz kommen.

Chirurgische Technik

Entnahmephase

1. Der Eingriff (Abb. 5-6) beginnt mit einer Anästhesie ohne Vasokonstriktorzusatz. Senkrecht zur Gaumenoberfläche werden vier ein Rechteck bildende oberflächliche Inzisionen ausgeführt, die knapp bis ins Bindegewebe reichen und sich an den Ecken leicht überschneiden. Die Seitenlängen dieses Rechtecks entsprechen den Transplantatdimensionen. Die Inzisionen rufen nur eine leichte Blutung hervor, sodass eine gute Sicht auf die Entnahmestelle gewahrt bleibt.
2. Die Oberfläche des umschnittenen Mukosaareals wird mit einem grobkörnigen kugelförmigen Diamanten mit großem Durchmesser unter Wasserspülung oder mit einem Raspatorium entepithelisiert (Abb. 5-7). Am Gewebe selbst ist nicht klar zu erkennen, wann es adäquat entepithelisiert ist. Hierin liegt der Grund für den Verzicht auf einen Vasokonstriktorzusatz bei der initialen Anästhesie: Das visuelle Zeichen dafür, dass die Entepithelisierung vollständig abgeschlossen wurde, ist eine die gesamte Oberfläche bedeckenden diffuse Blutung.
3. Anschließend wird in der Umgebung der Entnahmestelle weitere Anästhesielösung, diesmal mit reichlich Adrenalinzusatz, injiziert. Die vier initialen Inzisionen werden vertieft, ohne den Knochen aufzusuchen. Würde gleich zu Beginn bis in die volle Tiefe inzidiert, dann wäre das nur durch seine Basis gehaltenen Transplantat während der Entepithelisierung bereits zu beweglich.
4. Schließlich wird das Transplantat durch eine fünfte Inzision vom Gaumen gelöst, die in der Tiefe parallel zur Gaumenoberfläche verläuft. Das Skalpell wird von der lateralen der beiden Längsinzisionen her angesetzt. Die Lage der fünften Inzision in Relation zur Gaumenoberfläche bestimmt die Dicke des Transplantats, das nach seiner Ablösung mit einer Pinzette entnommen wird.

Wundverschluss und Hämostase

Da die Oberflächenschicht entfernt wird, ist kein Verschluss der Entnahmestelle möglich. Die Stelle sollte durch einen Wundverband oder eine Gaumenplatte komprimiert werden. Als einfache und wirksame Variante empfiehlt sich die Platzierung eines Wundverbandes aus Komposit, der an den Rändern der Entnahmestelle verankert wird (Abb. 5-8).

Schutz der Entnahmestelle

Anders als bei der vorigen Technik fehlt eine schützende Epithelschicht. Die Wundheilung findet per secundam intentionem in unmittelbarem Kontakt mit dem oralen Milieu statt. Daher ist mit deutlichen Schmerzen zu rechnen, die 7 bis 15 Tage anhalten. Neben den üblichen die Heilung behindernden Faktoren (Rauchen, Diabetes) scheint die Tiefe der Entnahme Einfluss auf den Schmerz zu haben. Es empfiehlt sich, dem Knochen so wenig nahe zu kommen wie möglich.

Die postoperativen Schmerzen werden systemisch durch ein Analgetikum (und ggf. Codein) und lokal durch Tragen eines Wundschutzes gelindert. Das heißt, auch der zur Hämostase platzierte Kompressionsverband aus Komposit hat eine analgetische Funktion.

Abb. 5-6 Schematische Darstellung der Schrittfolge bei der Entnahme eines freien Gingivatransplantats mit In-situ-Entepithelisierung.

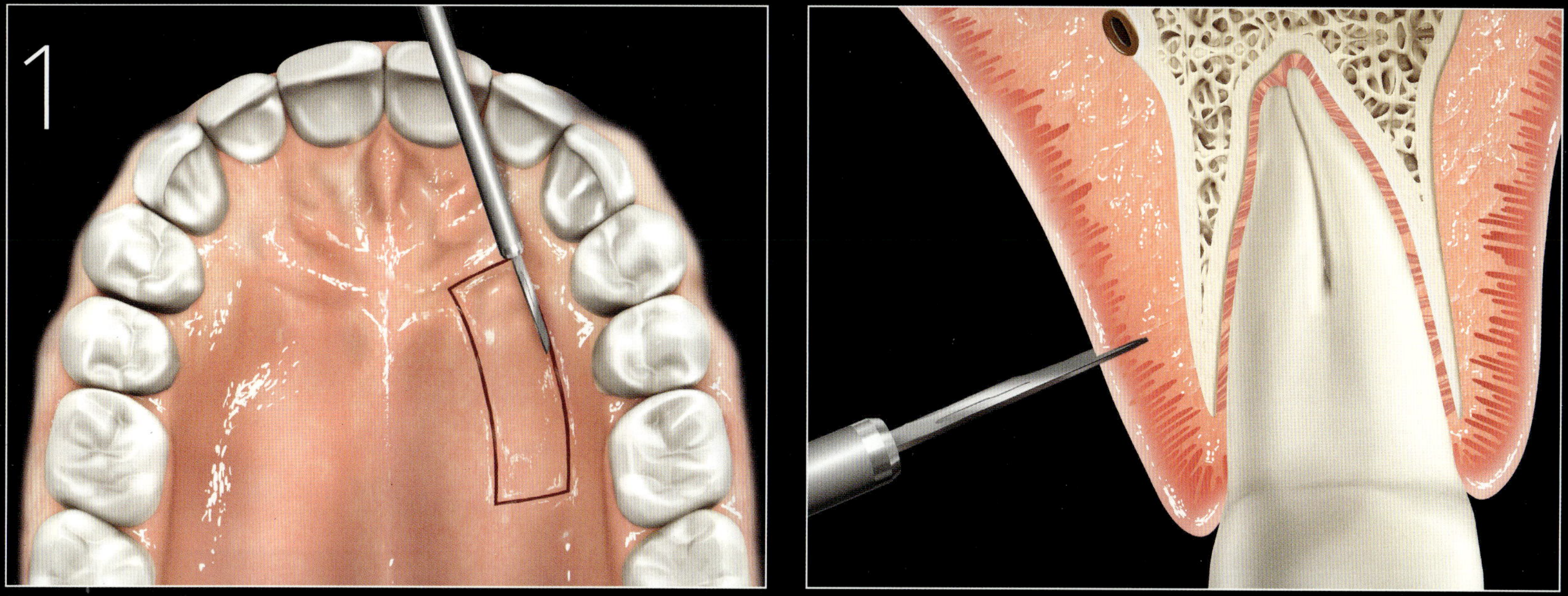

Die Anästhesie erfolgt mit einem Anästhetikum ohne Vasokonstriktorzusatz. Zunächst werden senkrecht zur Gaumenoberfläche vier einander leicht überschneidende oberflächliche Inzisionen ausgeführt, die knapp bis ans Bindegewebe reichen. Die Abmessungen dieses Rechtecks entsprechen den Transplantatdimensionen. Die einsetzende Blutung ist gering und macht den Umriss des Spenderareals gut sichtbar.

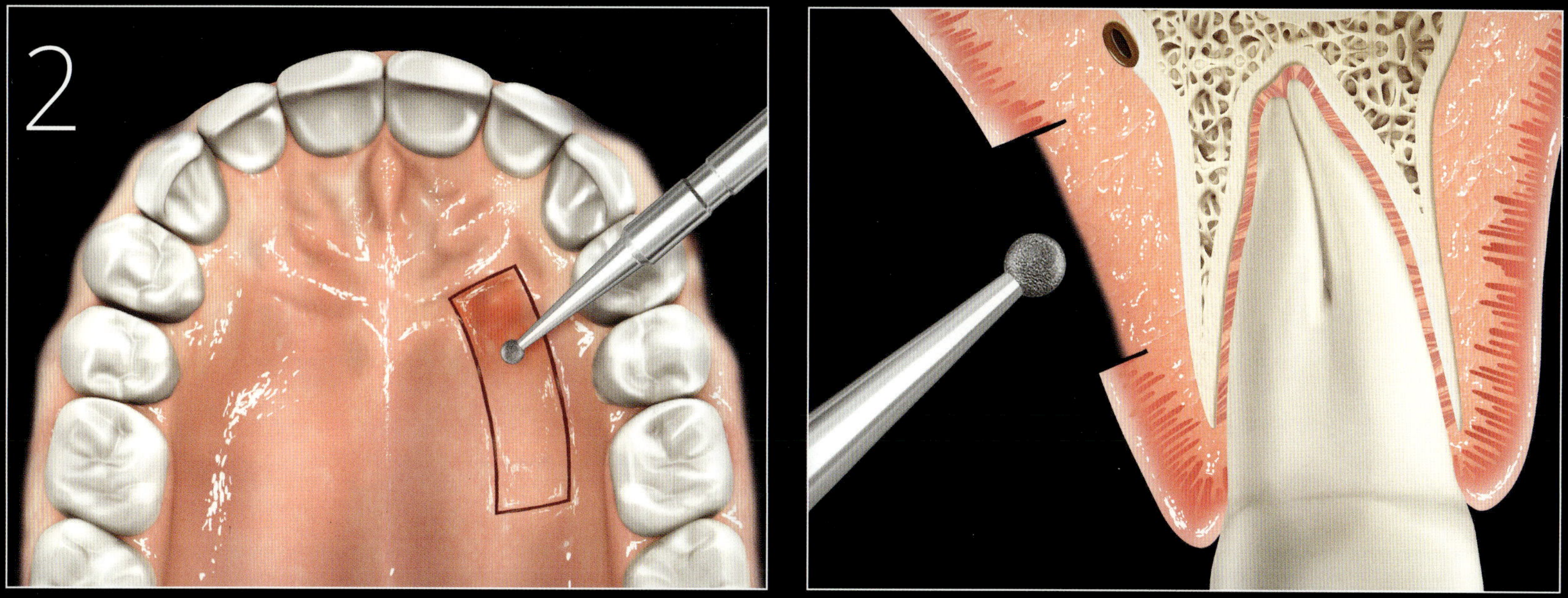

Die Oberfläche des Areals wird mit einem grobkörnigen kugelförmigen Diamanten mit großem Durchmesser unter reichlicher Spülung entepithelisiert. Sobald die gesamte Oberfläche eine diffuse Blutung zeigt, ist eine adäquate Entepithelisierung erreicht.

Abb. 5-6 *(Fortsetzung).*

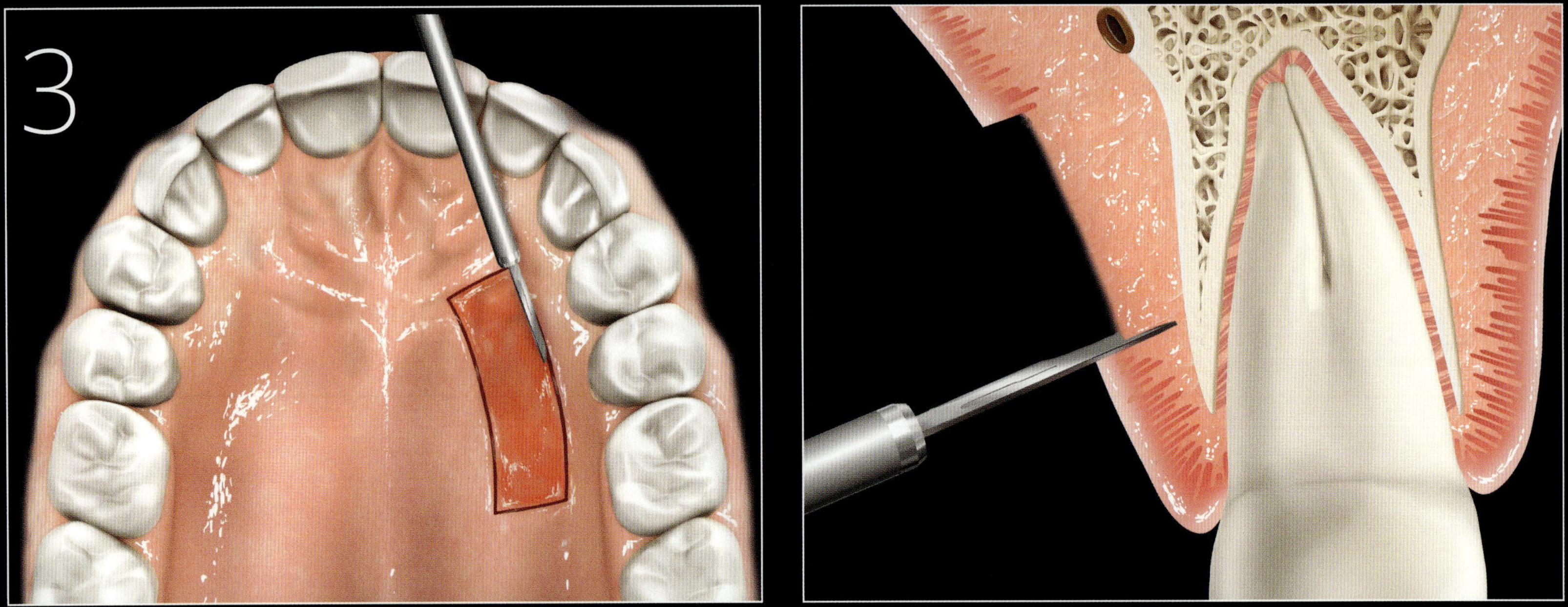

In der Umgebung der Entnahmestelle wird weiteres Anästhetikum, nun mit Adrenalinzusatz, injiziert. Anschließend werden die vier Inzisionen vertieft, ohne bis zum Knochen vorzudringen.

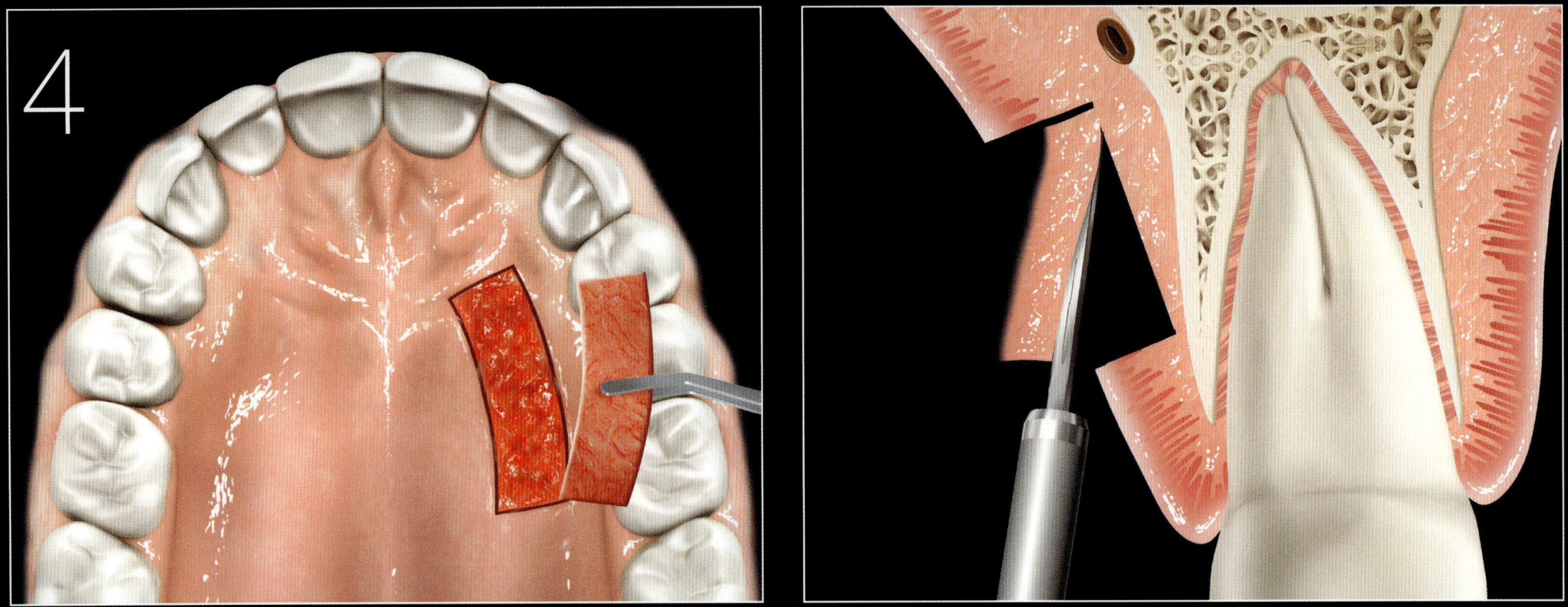

Eine fünfte Inzision wird in der Tiefe parallel zur Gaumenoberfläche ausgeführt, wobei das Skalpell durch die lateralere der beiden Längsinzisionen läuft. Die Lage dieser letzten Inzision in Relation zur Gaumenoberfläche bestimmt die Dicke des Transplantats. Das Transplantat ist nun komplett frei und kann mit der Pinzette entnommen werden.

Abb. 5-7 Zwei Möglichkeiten der In-situ-Entepithelisierung.

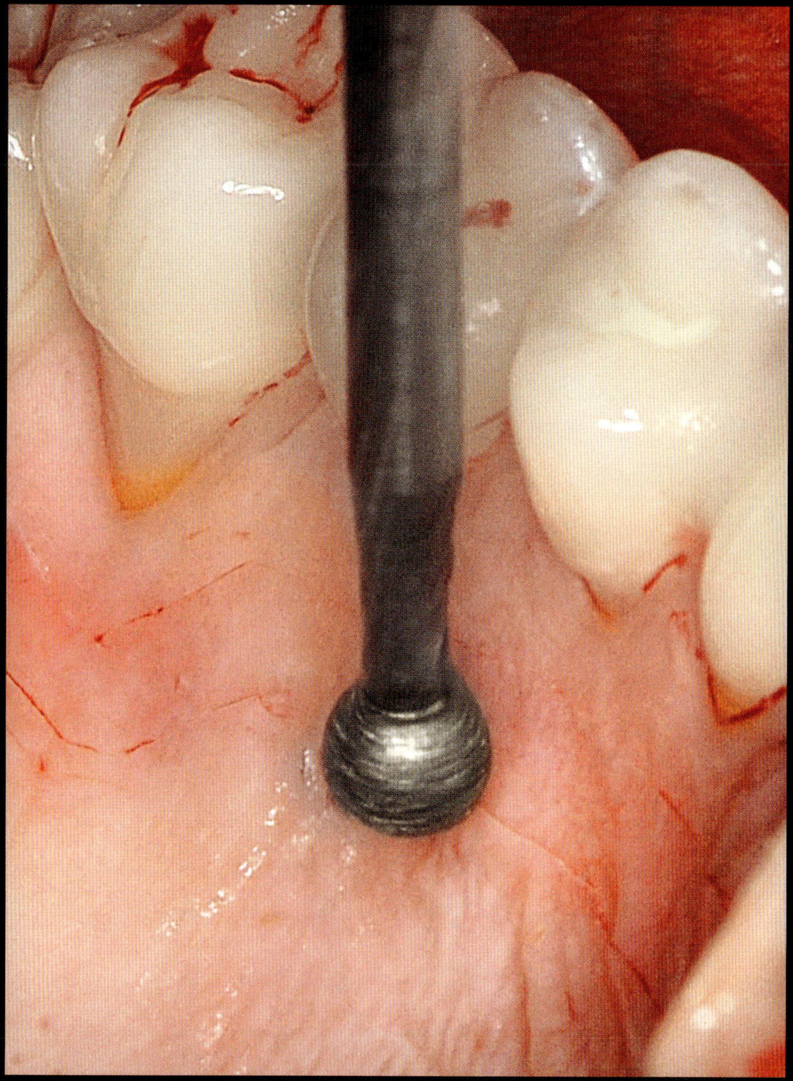

Entepithelisierung mit einem kugelförmigen Diamanten.

Das Epithel wird mit dem Winkelstück und einem grobkörnigen kugelförmigen Diamanten unter reichlicher Spülung abgetragen. Die Drehzahl sollte relativ gering gewählt werden, um eine optimale mechanische Abrasion ohne Erhitzung des Gewebes zu erreichen. Die abgetragenen Epithelstückchen werden vom Wasserspray fortgetragen und sind nicht deutlich zu erkennen. Die Entepithelisierung ist abgeschlossen, wenn das gesamte Entnahmeareal von einer diffusen Blutung überzogen ist. Diese zeigt an, dass die Lamina propria erreicht wurde.

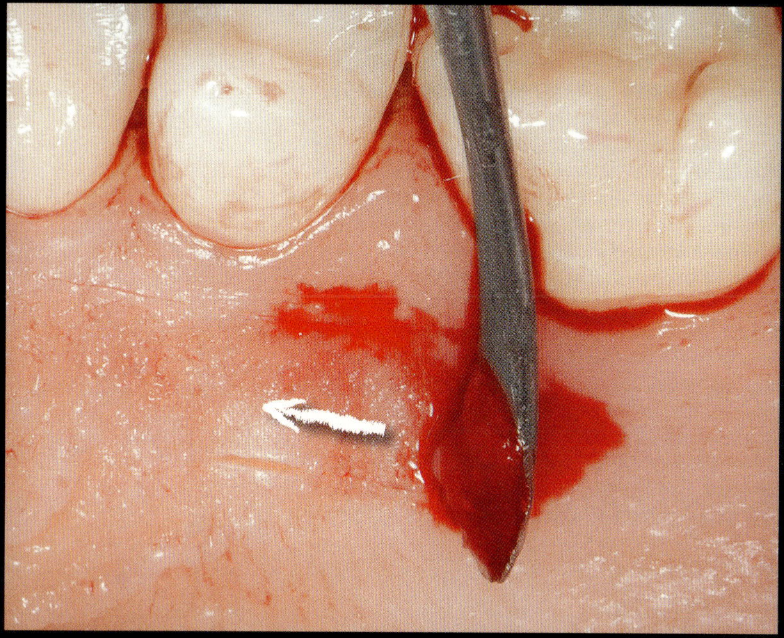

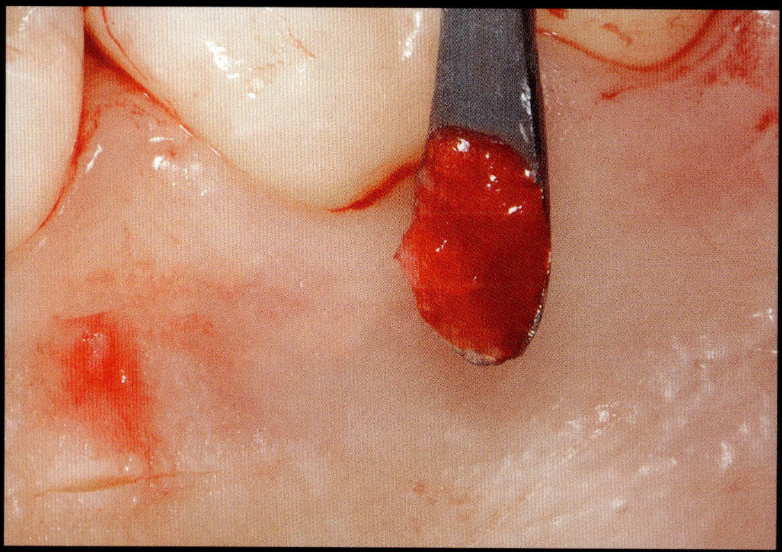

Entepithelisierung mit einem Raspatorium.

(Oben) Das Epithel wird mit dem Raspatorium (P24GSP, Fa. Hu-Friedy, Frankfurt am Main, Deutschland) abgeschabt. (Unten) Die entfernten Epithelpartikel sammeln sich in der konkaven Fläche des Instruments, sodass eine Sichtbeurteilung der entfernten Epithelmenge möglich ist. Sobald das gesamte Entnahmeareal von einer diffusen Blutung überzogen ist, die anzeigt, dass die Lamina propria erreicht wurde, ist die Entepithelisierung abgeschlossen.

Abb. 5-8 Schutz des Gaumens durch einen nahtverankerten Wundverband aus Komposit.

Nach der Entnahme eines FGT sollte die Wunde geschützt werden, um die Blutungsgefahr und postoperative Schmerzen zu verringern. Eine konventionelle Gaumenplatte wird von den Patienten jedoch meist als unangenehm und störend beschrieben, erfordert präoperative Planung und verursacht zusätzliche Herstellungskosten. Dagegen ist die Herstellung eines Wundverbandes aus fließfähigem Komposit, verankert durch eine Naht, einfach, praktisch, bequem und kostengünstig. Aufgrund seiner glatten Oberfläche und geringen Dicke ist er auch für die Patienten angenehm. Im Bild ist das Zickzackmuster der Naht zur Verankerung des fließfähigen Komposits schematisch dargestellt. Die gestrichelten Linien entsprechen den im Komposit eingebetteten Nahtabschnitten. Das Komposit wird schrittweise unter und über der Naht appliziert und ist nach der Lichthärtung gut an Ort und Stelle fixiert.

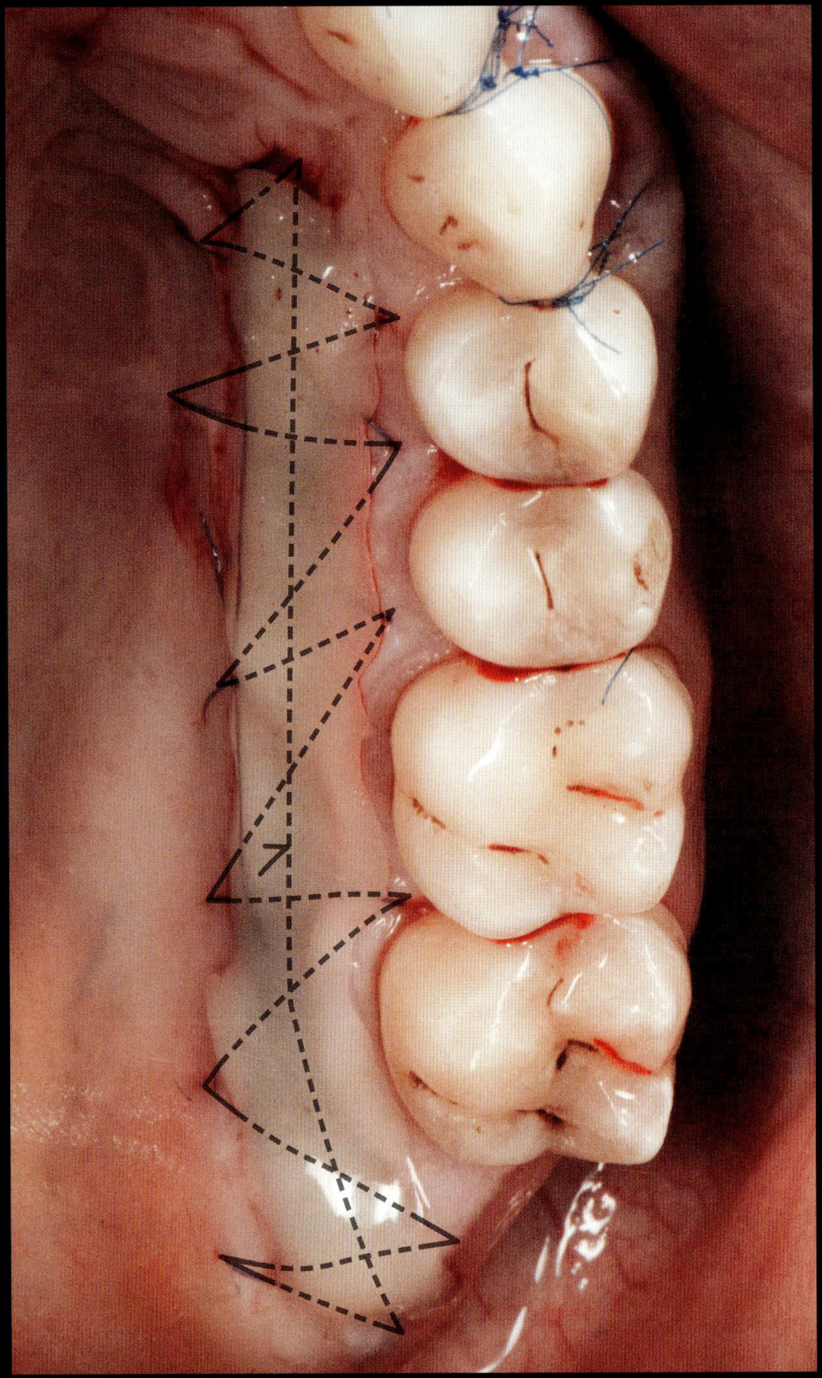

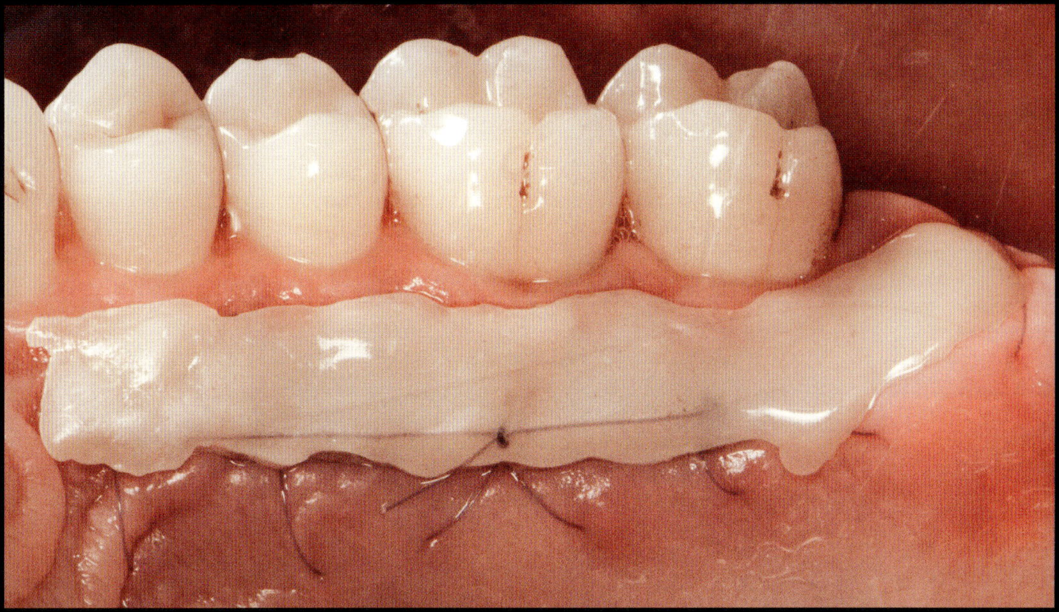

Nach einer Woche zeigte sich der Verband immer noch fest am Gaumen verankert und war vollkommen unbeweglich. Weder waren Blutungen aufgetreten noch gab der Patient nennenswerte Schmerzen an.

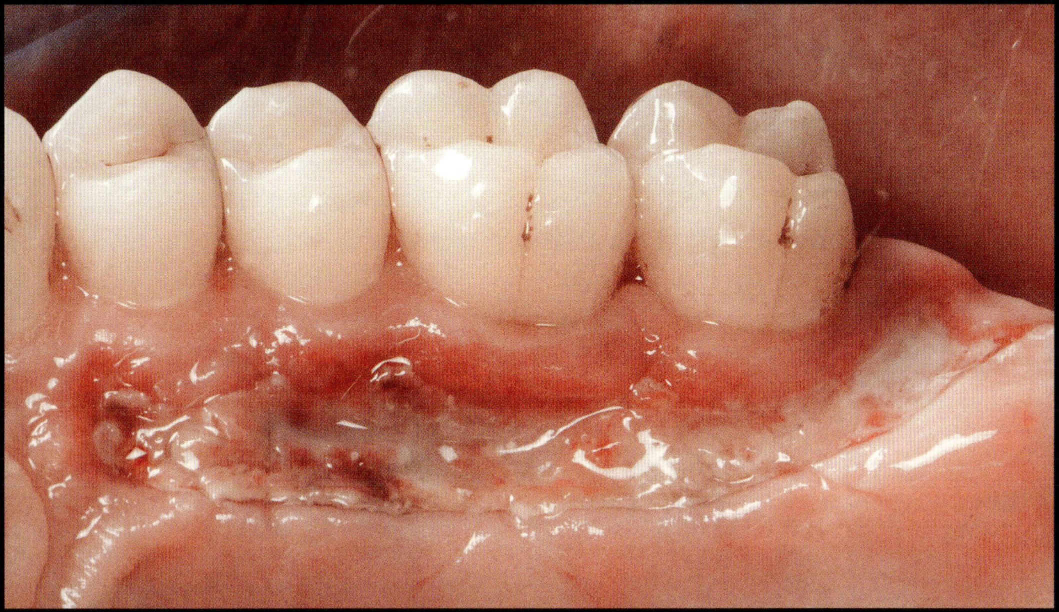

Bild der heilenden Entnahmestelle unmittelbar nach Entfernung des Kompositverbands. Die Sekundärheilung wurde durch den Verband nicht behindert. Das Komposit kann ohne Probleme 1 bis 2 Wochen in situ bleiben. Nach dieser Zeitspanne beginnt es sich zu lockern und wird in manchen Fällen spröde. Ein idealer Kompromiss zwischen dem Schutz des Heilungsprozesses und der Degradation des Komposits wird bei einer Entfernung des Verbands nach 14 Tagen erreicht.

EINZELINZISIONSTECHNIK

Mit der Einzelinzisionstechnik gewonnene BGT. Infolge der interindividuellen anatomischen Unterschiede enthalten die Transplantate, obwohl alle in derselben Region entnommen, mehr oder weniger Fettgewebe und ein mehr oder weniger dichtes Kollagenfasergeflecht.

Überwiegend adipöses Transplantat fast ohne Kollagengeflecht

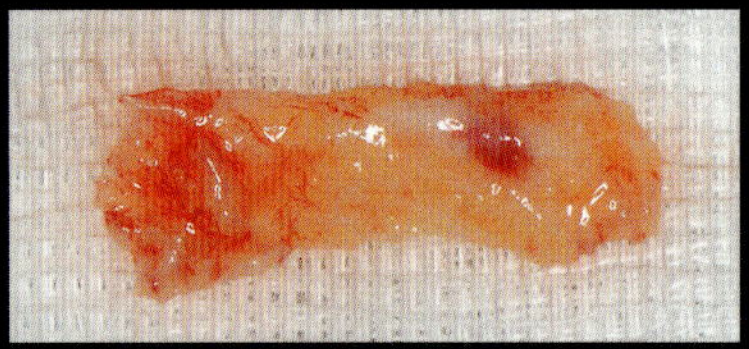

Fibröses Transplantat mit weniger dichtem Kollagennetz und seltenen Fettgewebeeinschlüssen

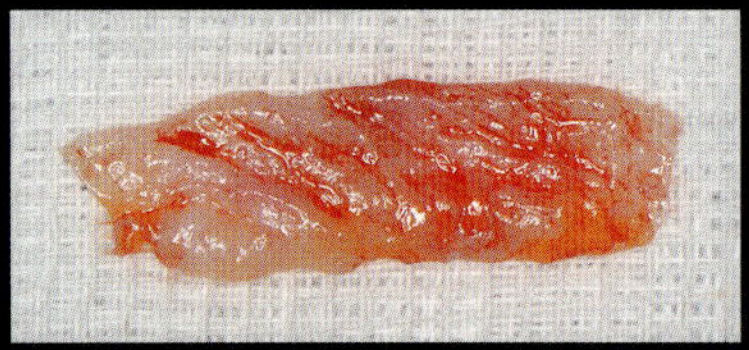

Fibröses Transplantat mit sehr dichtem Kollagennetz und seltenen Fettgewebeeinschlüssen

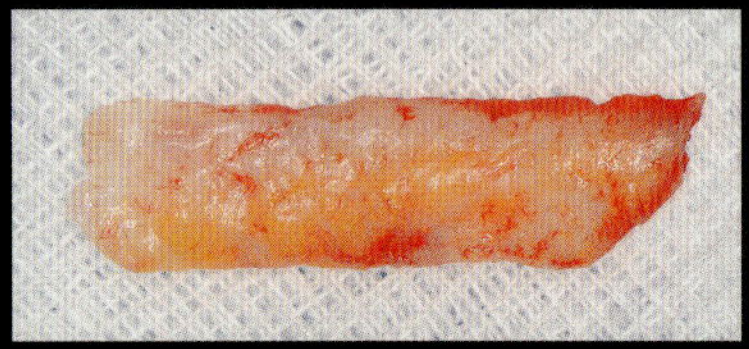

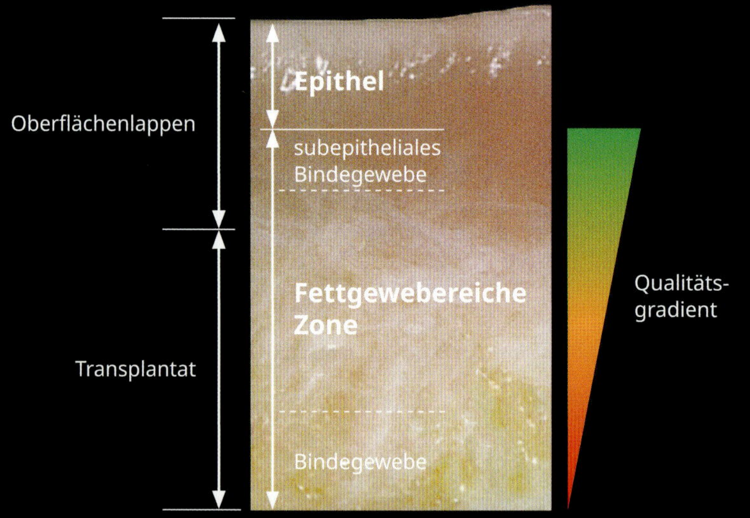

Bei einer Transplantatentnahme mit der Einzelinzisionstechnik ist auf einen Sicherheitsabstand von mindestens 1 mm zur Oberfläche zu achten, um eine Nekrose des Oberflächenlappens zu verhindern.
Zu beachten ist ferner, dass das Epithel nur überleben kann, wenn es aus darunterliegendem Bindegewebe vaskularisiert wird. Deshalb wird ein Teil des Bindegewebes auf dem Knochen belassen und ist nicht im Transplantat enthalten.

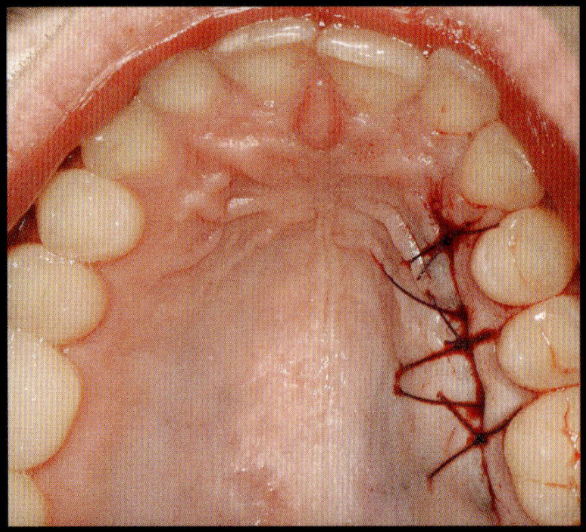

Klinisches Bild nach einer Transplantatentnahme mit der Einzelinzisionstechnik

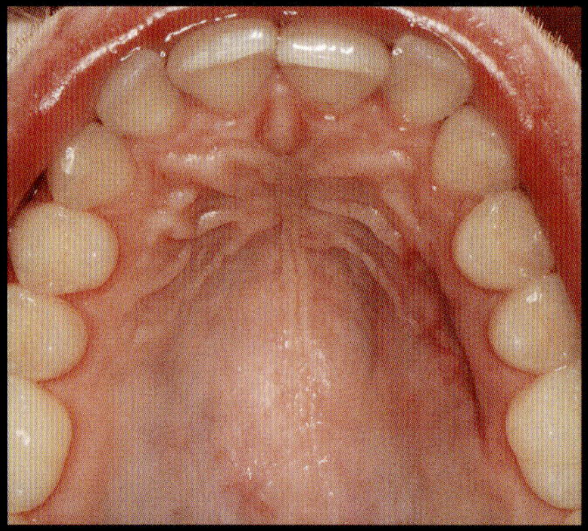

Primärheilung der Entnahmewunde 1 Woche postoperativ.

IN SITU ENTEPITHELISIERTES FREIES GINGIVATRANSPLANTAT

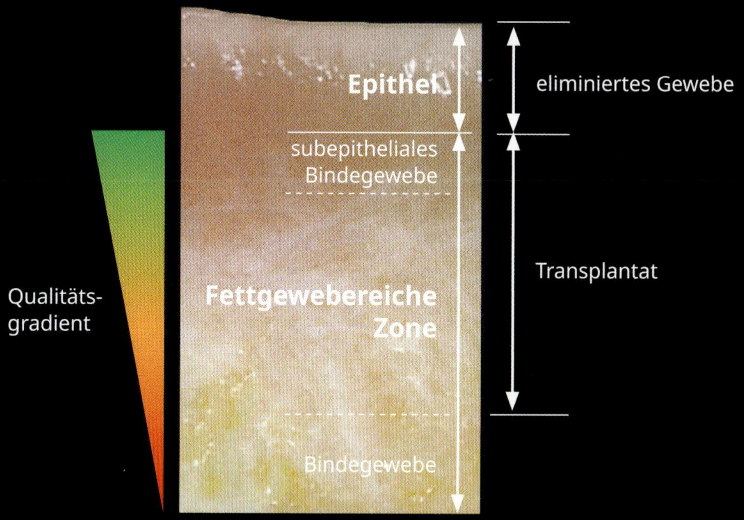

Die Transplantatentnahme als FGT mit In-situ-Entepithelisierung liefert das qualitativ beste Bindegewebe, da die qualitativ schlechtere tiefe Schicht am Gaumen verbleibt.

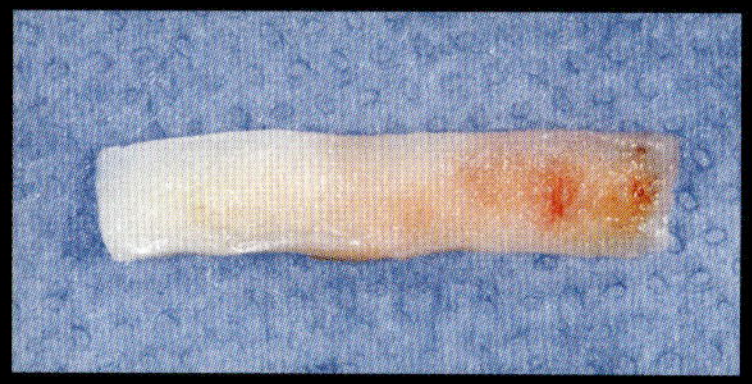

Bindegewebe, das als FGT mit In-situ-Entepithelisierung entnommen wurde. Mit dieser Technik gewonnene Transplantate haben gleichmäßig gute Eigenschaften: adipöse Einschlüsse sind gering und das Kollagennetzwerk ist dicht.

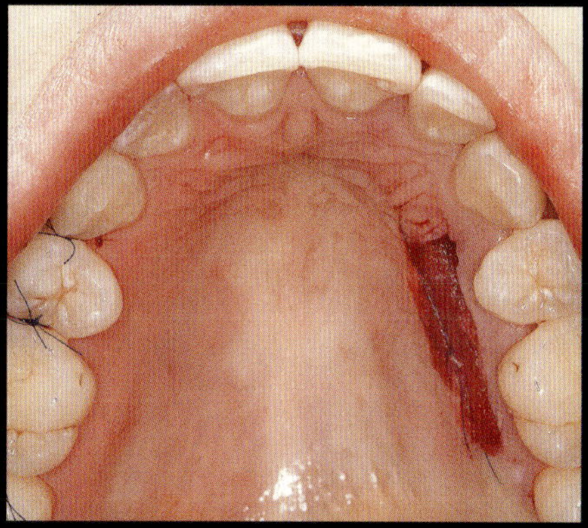

Situation nach der Entnahme. Zur Blutstillung wurde ein kollagenhaltiges hämostatisches Präparat appliziert, das durch eine gekreuzte Naht fixiert wird. Auf weiteren Schutz der Wunde wurde verzichtet.

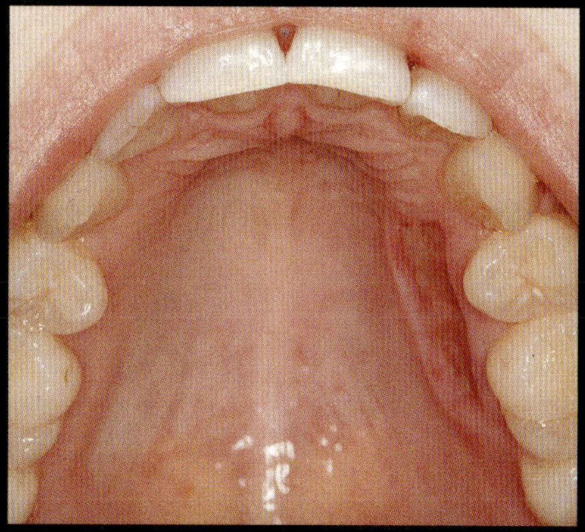

Sekundärheilung der Operationswunde 1 Woche postoperativ. Granulationsgewebe und das in Resorption begriffene Fibrinkoagulum füllen den Boden der Entnahmestelle. Da keine Schutzvorrichtung zum Einsatz kam, waren die postoperativen Schmerzen relativ stark.

Abb. 5-9 Klinische Beispiele für die einfache und die erweiterte Transplantatentnahme am Tuber maxillae.

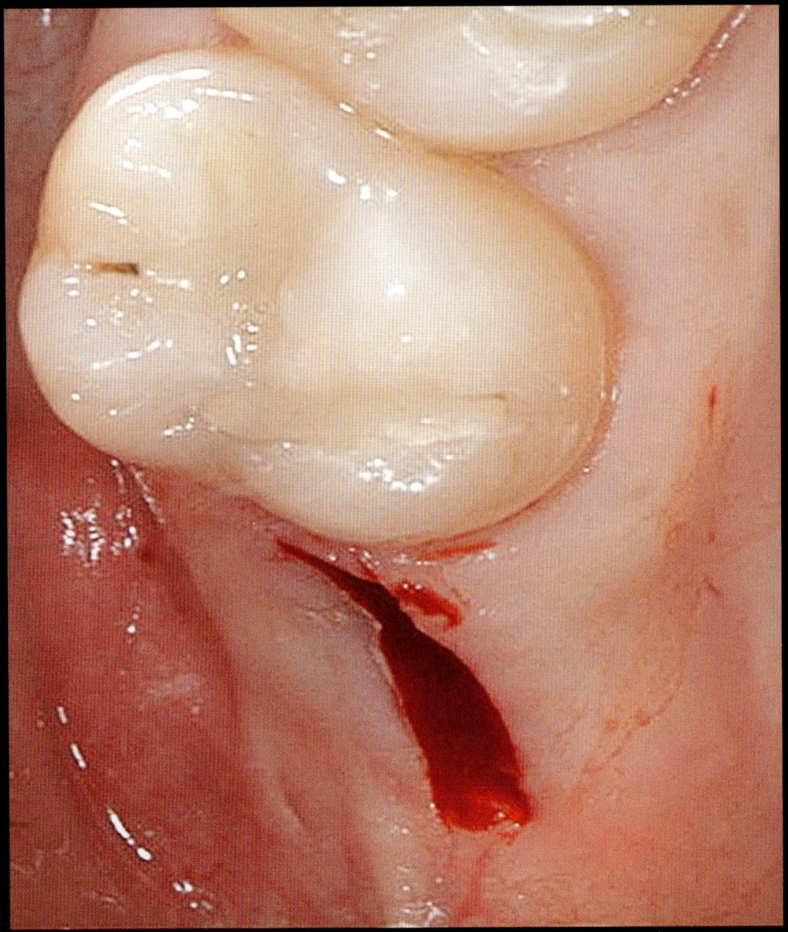

Einfache Transplantatentnahme am Tuber.

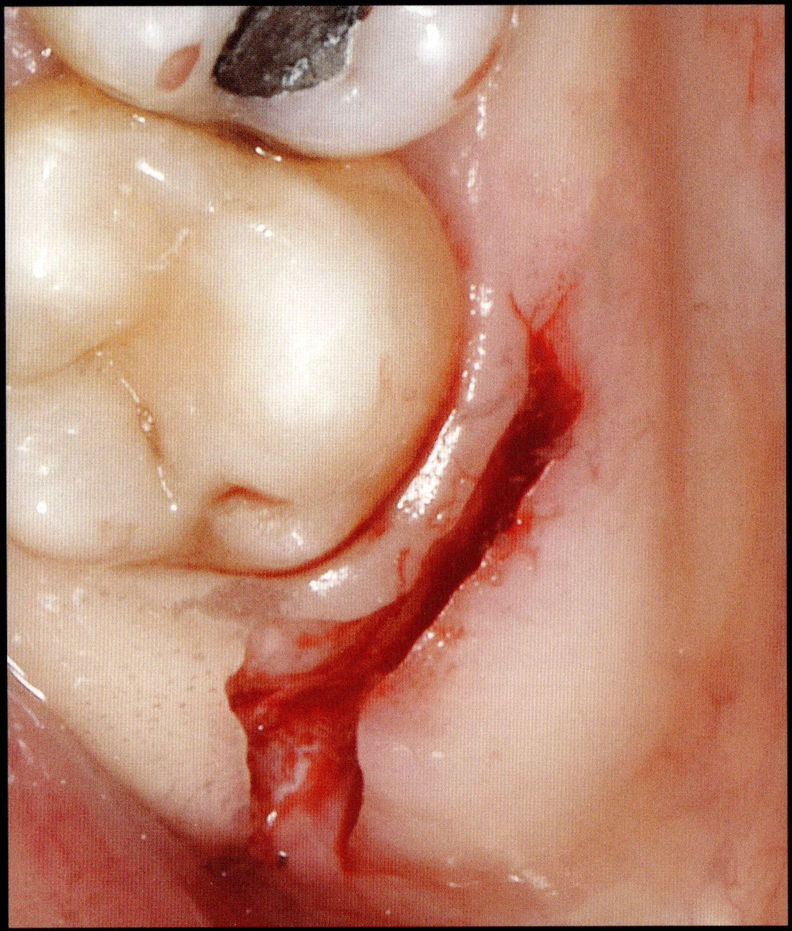

Palatinal erweiterte Transplantatentnahme am Tuber.

Transplantatentnahme am Tuber maxillae

Prinzip

Die Entnahme am Tuber maxillae ähnelt der Entnahme eines Epithel-Bindegewebetransplantats. Das Transplantat wird jedoch vor der Entnahme in situ entepithelisiert und als reines BGT entnommen.

Vorteile

Das Bindegewebe am Tuber maxillae ist dichter und damit qualitativ hochwertiger. Die langfristige Dimensionsstabilität dieses hochfibrösen Gewebes stellt einen klaren Vorteil dar.

Zudem sind die postoperativen Schmerzen im Tuberbereich moderat und deutlich geringer als am Gaumen.

Blutungskomplikationen sind ebenfalls unbedeutend, da die Vaskularisation des Tubergewebes derjenigen des unbezahnten Kieferkamms entspricht und aus kleinlumigen supraperiostalen Gefäßen besteht. Histologisch zeigt das Tuber-Bindegewebe eine geringere Blutgefäßdichte als das des Gaumens.

Nachteile

Der Tuber maxillae hat normalerweise – auch wenn der Weisheitszahn fehlt – eine kleine Oberfläche. Durch Modifikation der Schnittführung kann die Oberfläche der Entnahme auf das palatinale Bindegewebe am endständigen Zahn ausgedehnt werden. Aber unabhängig hiervon bleibt die Länge von am Tuber entnommenen Weichgewebetransplantaten relativ gering.

Die distalen Abschnitte des Oberkiefers sind oft schwer zugänglich, weshalb in der Regel abgewinkelte mikrochirurgische Skalpelle zum Einsatz kommen müssen.

Indikationen

Aufgrund ihrer Anatomie eignen sich Weichgewebetransplantate vom Tuber hervorragend zur Teilung in Mikrotransplantate. Deren Größe und histologische Eigenschaften sprechen allerdings gegen eine ungedeckte Platzierung: Da das Tuber-Bindegewebe weniger Blutgefäße enthält als das vom Gaumen, ist sein Revaskularisierungsvermögen unter schwierigen Bedingungen (ungedeckte Einheilung) gering. Daher ist seine Verwendung als ungedecktes Transplantat absolut kontraindiziert.

Chirurgische Technik

Entnahmephase

1. Die Entnahme (Abb. 5-9) beginnt mit einer Anästhesie mit Vasokonstriktorzusatz. Für die einfache Entnahme wird mit vier einander leicht überlappenden oberflächlichen Inzisionen ein Rechteck auf der Tuberoberfläche abgegrenzt. Für die erweiterte Entnahme werden die beiden Längsinzisionen an der distalen Seite des letzten Molaren vorbeigeführt und bis auf die palatinale Seite verlängert, wo die Inzisionen nicht mehr senkrecht, sondern in einem Winkel von 30° zum Knochen geführt werden.
2. Die Oberfläche des umschnittenen Gewebeareals wird ausschließlich mit einem scharfen Raspatorium entepithelisiert, da die Verwendung eines rotierenden Instruments in dieser Region schwierig und für die Krone des endständigen Molaren riskant ist. Wann eine adäquate Entepithelisierung erreicht ist, lässt sich visuell schwer entscheiden, da das Tuber-Bindegewebe schlecht vaskularisiert ist und kaum blutet. Deshalb wird eine circa 1 mm dicke Schicht entfernt.
3. Die Inzisionen werden vertieft, ohne Knochenkontakt zu suchen. Wenn gleich zu Beginn auf die volle Tiefe inzidiert würde, wäre das nur noch von seiner Basis gehaltene Transplantat während der Entepithelisierung mobil, was das Abtragen der Epithelschicht erschweren und ungenauer machen würde.
4. Schließlich wird das Transplantat durch eine in der Tiefe parallel zum Knochen verlaufende Inzision freigegeben, wobei das Skalpell durch eine der Längsinzisionen eingeführt wird.

Wundverschluss und Hämostase

Ein Verschluss der Entnahmestelle ist nicht nötig. Sollte eine stärkere Blutung auftreten, wird ein hämostatisches Material eingelegt und mit einer gekreuzten Naht fixiert.

Schutz der Entnahmestelle

Nicht erforderlich.

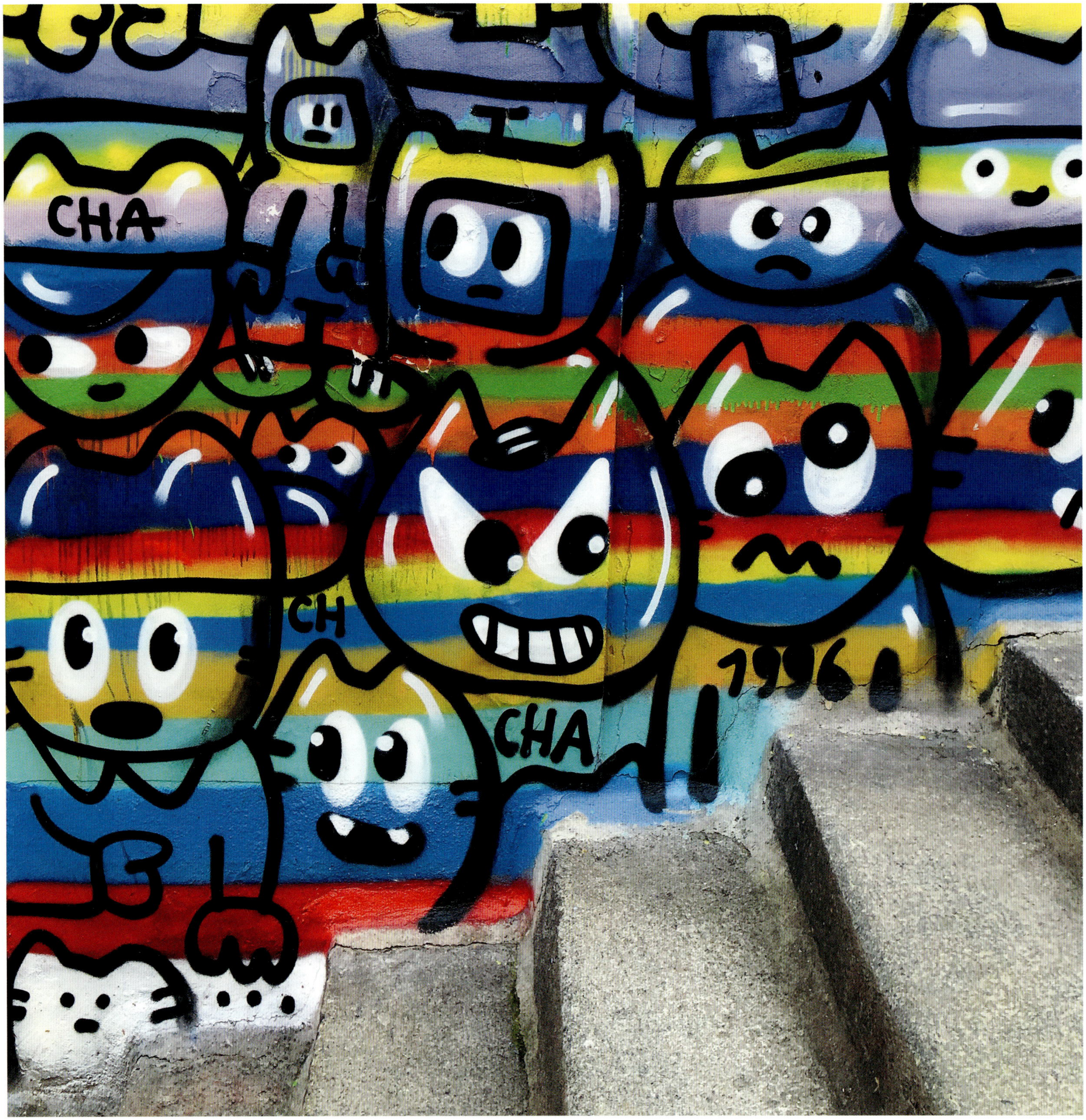
CHA
CH
CHA
1996

6 Vorbereitung und Durchführung

Planung und Timing der Behandlung 155

Geräte, Instrumente und Materialien 163

Training 171

Planung und Timing der Behandlung

Behandlungsplanung

Für die Planung der Behandlungsschritte und ihrer zeitlichen Abfolge müssen zunächst zahlreiche klinische Informationen zusammengetragen und analysiert werden. Hierzu dient neben der Untersuchung im Behandlungsstuhl auch die fotografische Dokumentation der Ausgangssituation. Die in **Abbildung 6-1** vorgeschlagene Checkliste leitet den Behandler durch die einzelnen Schritte, die sich unter vier übergeordnete Themen subsummieren lassen:

- Untersuchung relevanter klinischer Elemente
- Formulieren der Behandlungsziele
- Wahl der am besten geeigneten Intervention
- Planung der Behandlungssequenz

Vorbereitung des Eingriffs

Die prächirurgischen Maßnahmen variieren in Abhängigkeit von der Ausgangssituation. Eine allgemeine Zeitleiste der einzelnen Behandlungsphasen und ihrer Abfolge ist in **Abbildung 6-2** dargestellt.

Parodontale Vorbehandlung

Allgemein gilt, dass ein parodontalchirurgischer Eingriff nur an einem gesunden Zahnhalteapparat vorgenommen werden darf. Im Fall der Tunneltechnik ist dies um so wichtiger, als die Tunnelierung mit mechanischem Stress für das Weichgewebe verbunden ist, das in entzündetem Zustand dazu neigt, einzureißen. Daher ist es unumgänglich, vor dem Eingriff ein entzündungsfreies Parodont herzustellen. Hierzu dient die routinemäßige Durchführung einer parodontalen Vorbehandlung, deren Art und Dauer von der Ausgangssituation abhängen:

- Liegt eine Parodontitis vor, wird 2 Monate vor dem Eingriff eine nichtchirurgische Parodontitistherapie initiiert. Dies umfasst: Mundhygieneinstruktion, Scaling, Wurzelglättung, Politur der Zahn und Wurzelflächen.
- Liegt eine Gingivitis vor, wird 1 Monat vor dem Eingriff eine parodontale Erhaltungstherapie durchgeführt, bestehend aus: Mundhygieneinstruktion, Scaling, Politur der Zahn- und Wurzelflächen.

1. Relevante klinische Aspekte

Kontraindikationen
- ☐ absolute (z. B. Herzklappenfehler, Radiatio): ____________
- ☐ relative (z. B. Rauchen, nicht eingestellter Diabetes mellitus) ____________

Rezessionen
- ☐ Klasse I: ____________
- ☐ Klasse II: ____________
- ☐ Klasse III: ____________
- ☐ Klasse IV: ____________

Dentaler Befund
- ☐ radikulärer Defekt ____________
- ☐ koronoradikulärer Defekt ____________
- ☐ radikuläre Kompositrestauration ____________
- ☐ koronoradikuläre Kompositrestauration ____________

Indikationen
- ☐ Verbessern der Ästhetik
- ☐ Lindern von Überempfindlichkeiten
- ☐ Erleichterung der Mundhygiene
- ☐ Verdicken des Biotyps vor einer kieferorthopädischen Behandlung oder Kronen-/Brückenversorgung

Risikofaktoren
- ☐ Wurzelposition: ____________
- ☐ parodontaler Biotyp: ____________
- ☐ ansetzendes Frenulum: ____________
- ☐ mechanisches Trauma: ____________
- ☐ parodontale Entzündung
  - Gingivitis: ____________
  - Parodontitis: ____________
- ☐ ungünstige Restaurationen: ____________

Klinische Parameter für den Entscheidungsbaum
- ☐ Resthöhe des keratinisierten Gewebes: ____________
- ☐ Tiefe des Vestibulums: ____________
- ☐ gingivaler Biotyp: ____________
- ☐ Wurzeldefekte: ____________

Approximalkontakte
- ☐ stark ____________
- ☐ schwach ____________
- ☐ fehlend ____________

2. Behandlungsziele

- ☐ Verringerung beeinflussbarer Risikofaktoren: ____________ ____________
- ☐ Wurzeldeckung
  - partiell: ____________
  - vollständig: ____________
- ☐ Verbreiterung des keratinisierten Gewebes: ____________ ____________
- ☐ Verdickung des gingivalen Biotyps: ____________ ____________
- ☐ Erhalt der MGG/Tiefe des Vestibulums: ____________ ____________

Abb. 6-1 Checkliste für die Bewertung der Ausgangssituation und Formulierung des Behandlungsplans. MGG: Mukogingivalgrenze.

3. Wahl der geeigneten Intervention

- ☐ ungedecktes Transplantat: ______________________
- ☐ gedecktes konventionelles Transplantat: __________
- ☐ gedecktes Mikrotransplantat: ___________________
- ☐ Verschiebung des Weichgewebes: _______________
- ☐ kombinierter Ansatz: __________________________

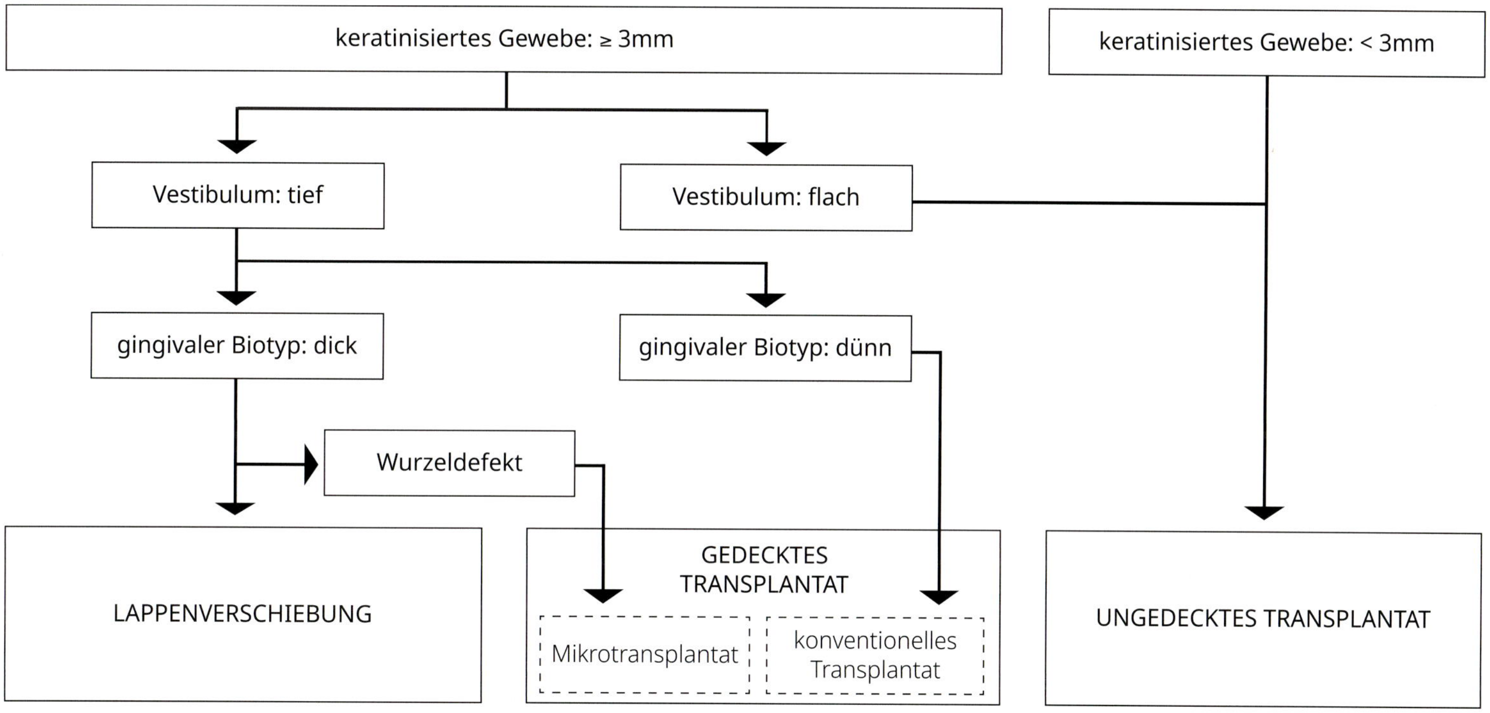

4. Behandlungssequenz

Vorbehandlung

- ☐ Verringern beeinflussbarer Risikofaktoren: __________
- ☐ parodontale Vorbehandlung
  - PZR: ______________________________
  - Scaling und Wurzelglättung: __________________
- ☐ restaurative Vorbehandlung
  - radikuläre Kompositfüllung entfernen: __________
  - koronoradikuläre Kompositfüllung entfernen: ______
  - Restauration der Zahnkrone: ________________

Chirurgische Intervention

- ☐ Approximalkontakte schließen: ______________
- ☐ Tunnelpräparation (Bereich):_______________
- ☐ Transplantatentnahmetechnik: ______________
- ☐ Nahttechnik:___________________________
- ☐ begleitende chirurgische Maßnahmen (z. B. Frenuloplastik):

  ____

  ____

  ____

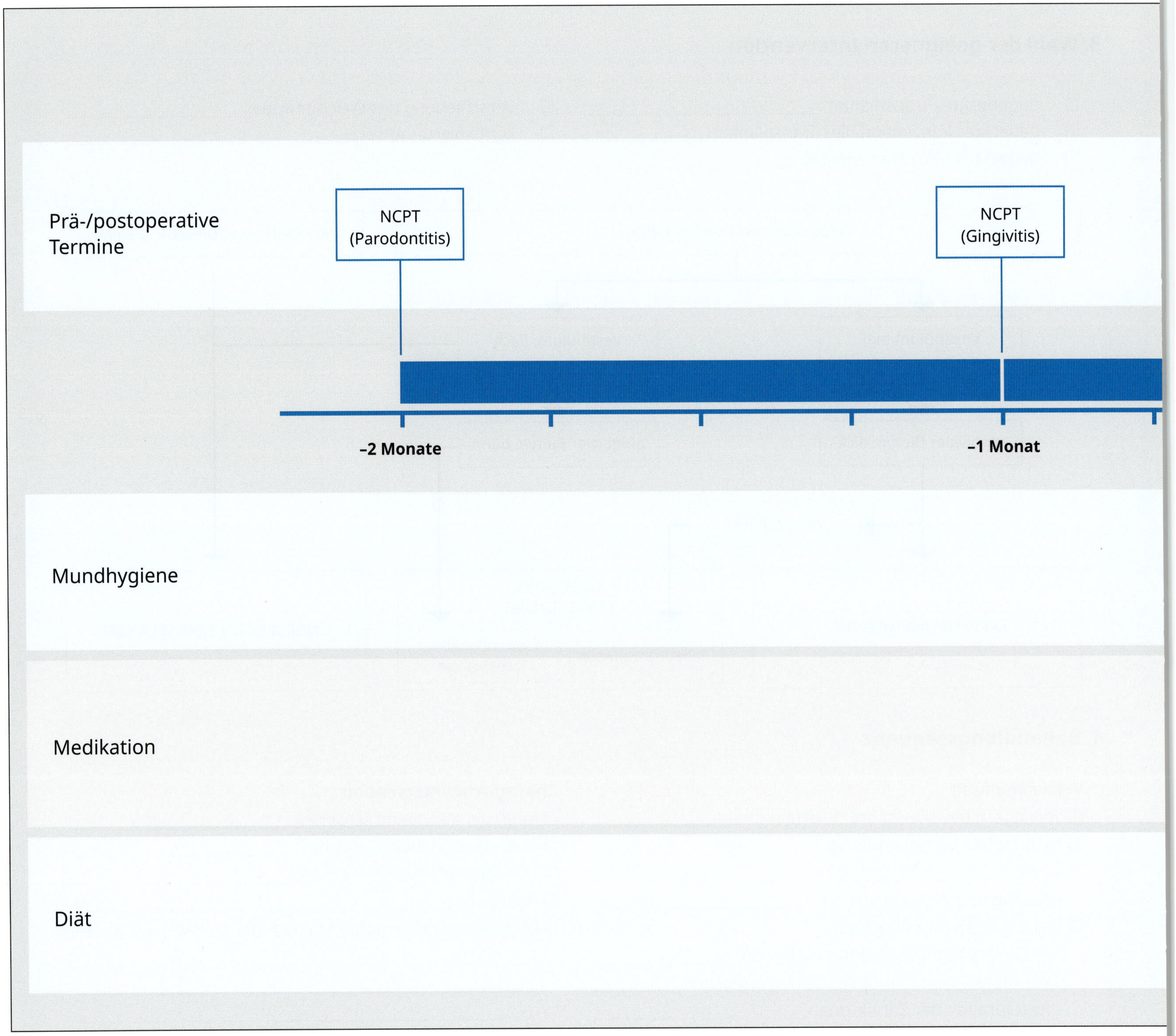

Abb. 6-2 Diagramm zum zeitlichen Ablauf der parodontalchirurgischen Behandlung einschließlich Vorbehandlung und Nachsorge. NCPT: nichtchirurgische Parodontaltherapie, UPT: unterstützende Parodontaltherapie

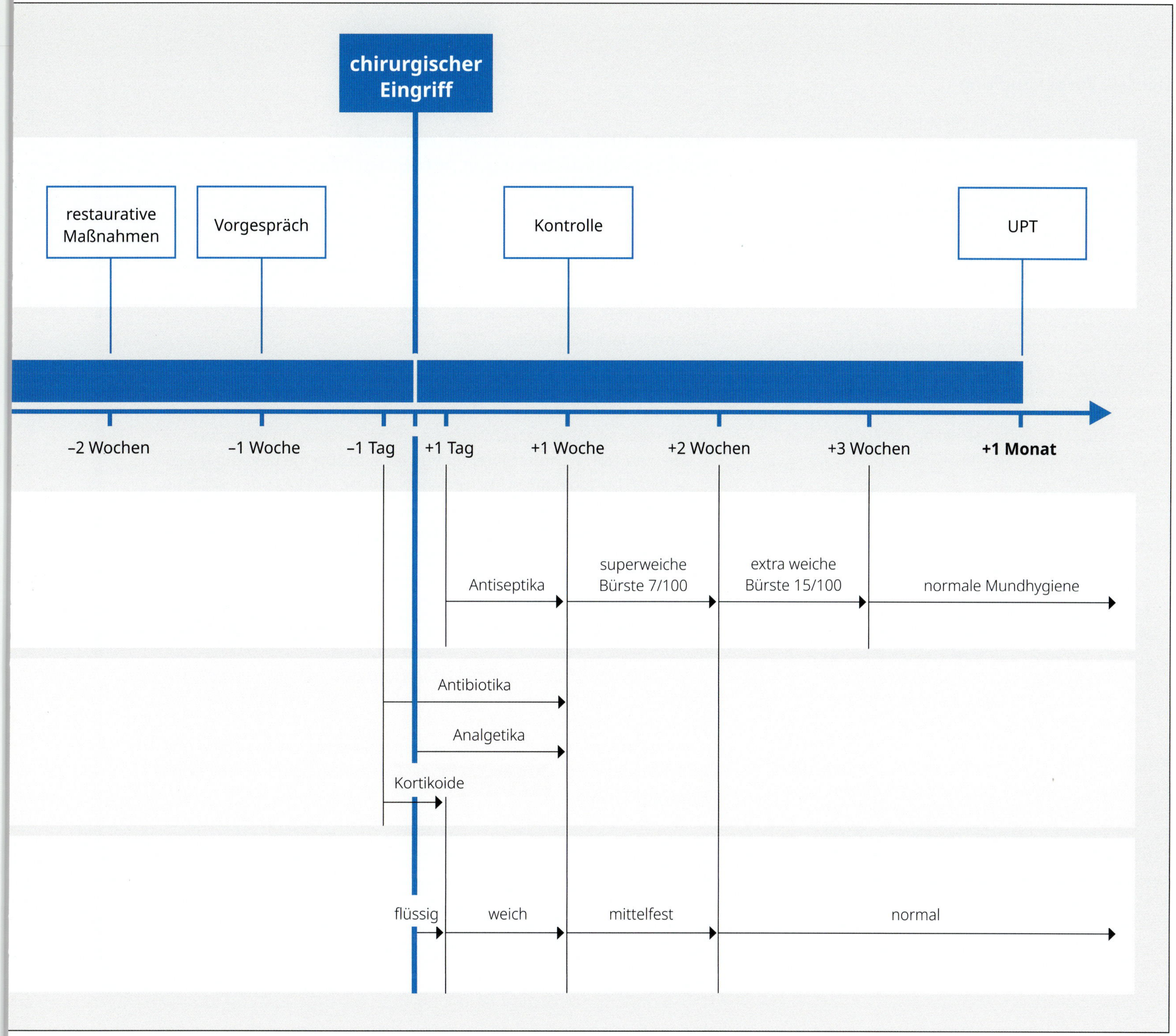
chirurgischer Eingriff
restaurative Maßnahmen
Vorgespräch
Kontrolle
UPT
–2 Wochen
–1 Woche
–1 Tag
+1 Tag
+1 Woche
+2 Wochen
+3 Wochen
+1 Monat
Antiseptika
superweiche Bürste 7/100
extra weiche Bürste 15/100
normale Mundhygiene
Antibiotika
Analgetika
Kortikoide
flüssig
weich
mittelfest
normal

Dentale Vorbehandlung

Koronoradikuläre Defekte und Zahnhalsfüllungen machen eine konservierende Vorbehandlung erforderlich:

- Ein Verschwinden der SZG, wie es bei koronoradikulären Substanzverlusten zu beobachten ist, beeinträchtigt die Wurzeldeckung nachhaltig. Der die Zahnkrone betreffende Anteil des Defekts muss mit Komposit restauriert werden.
- Eine innerhalb der Wurzel liegende Zahnhalsfüllung ist mit einem rotierenden Diamant- oder einem Ultraschallinstrument vollständig zu entfernen. Anschließend wird die Wurzeloberfläche sorgfältig mit einem Ultraschallinstrument gereinigt, um Komposit- und Adhäsivreste möglichst vollständig zu beseitigen.
- Von einer koronoradikulären Kompositrestauration wird, wenn sie ästhetisch zufriedenstellend und dicht ist, der koronale Anteil erhalten. Insuffiziente koronoradikuläre Füllungen werden hingegen komplett entfernt, und der koronale Teil des Defekts wird neu restauriert. Der optimale Zeitpunkt für die restaurativen Maßnahmen ist etwa 2 Wochen präoperativ, also zwischen der parodontalen Vorbehandlung und der parodontalchirurgischen Intervention.

Vorgespräch

Eine Woche präoperativ findet ein vorbereitendes Aufklärungsgespräch statt, bei dem der Patient seine informierte Einwilligung erteilt **(Abb. 6-3)** sowie prä- und postoperative Instruktionen **(Abb. 6-4)** und Verschreibungen für die begleitende Medikation **(Abb. 6-5)** erhält.

Informierte Einwilligung in einen mukogingivalchirurgischen Eingriff

Ich, ... (der/die Unterzeichnende),

bestätige, dass ich von Herrn/Frau ....
darüber aufgeklärt wurde,

- dass meine parodontale Situation eine mukogingivalchirurgische Intervention aus ästhetischen und/oder funktionellen Gründen rechtfertigt, dass aber auch der Verzicht auf eine solche Behandlung möglich ist.
- dass der Nutzen dieser Intervention an eine strenge Befolgung aller erteilten postoperativen Instruktionen und die regelmäßige Teilnahme an Nachuntersuchungen gebunden ist.
- dass der Erfolg chirurgischer Maßnahmen aufgrund unvorhersehbarer Entwicklungen generell nicht garantiert werden kann.

Ich bestätige, dass ich den Aufklärungsbogen und die postoperativen Instruktionen, die mir gemeinsam mit dieser Erklärung ausgehändigt wurden, gelesen habe.

Ich bestätige, dass ich ein Aufklärungsgespräch mit meiner Zahnärztin/meinem Zahnarzt geführt und die Vorteile, Nachteile und Risiken der geplanten Intervention verstanden habe.

Ich bestätige, dass ich alle notwendigen Fragen stellen konnte und mich selbstständig und bewusst für die Durchführung der Intervention entschieden habe.

Ort, Datum

Unterschrift

Abb. 6-3 Beispiel für eine Erklärung zur informierten Einwilligung.
(Zur Beachtung: Dieses Beispielformular ist kein medizinjuristisches Referenzdokument, sondern dient lediglich zur Veranschaulichung.)

Die Intervention

Die Durchführung der im vorliegenden Buch beschriebenen Interventionen nimmt 30 Minuten bis 2 Stunden in Anspruch und erfolgt unter konventioneller Lokalanästhesie. Zur Verbesserung des Patientenkomforts und der Operationsbedingungen ist in vielen Fällen eine bewusste Sedierung sinnvoll. Überdies scheint die sedative Linderung des Operationsstresses für den Patienten mit einer Verringerung der postoperativen Morbidität einherzugehen. Die ambulante perioperative Sedierung unterliegt landesspezifischen Einschränkungen, die zu beachten sind. (Bspw. ist in Frankreich im ambulanten Rahmen nur die orale und inhalative Sedierung gesetzlich zulässig.) Im Fall einer Gabe per os kann die Einnahme des Sedativums am Tag vor dem Eingriff beginnen und bis zum ersten postoperativen Tag fortgesetzt werden. Der Wirkeintritt, die Wirkdauer und die Intensität der gefühlten Wirkung sind jedoch individuell verschieden und schwer vorherzusagen, weshalb häusliche Betreuung und eine Begleitung beim Arztbesuch notwendig sind.

Die inhalative Sedierung durch Einatmen einer Mischung aus Stickoxid (Lachgas) und Sauerstoff lässt sich ambulant besser nutzen, da die Wirkung sehr schnell einsetzt und wieder ausklingt. Theoretisch können die Patienten allein nach Hause gehen, wenngleich es nach Operationen immer besser ist, nach Hause gefahren zu werden.

Postoperative Betreuung

Kontrolluntersuchung nach einer Woche

Die Nahtentfernung erfolgt in aller Regel eine Woche postoperativ im Rahmen einer Kontrolluntersuchung. Wenn noch nicht sicher von einer stabilen Verklebung der tiefen Gewebeschichten ausgegangen werden kann, sollten die Nähte jedoch eine weitere Woche in situ bleiben. Hat die Entnahmewunde am Gaumen einen Kompositverband erhalten, kann dieser ebenfalls entfernt werden.

Prä- und postoperative Instruktionen für mukogingivalchirurgische Eingriffe

TAG VOR dem Eingriff
Medikation: gemäß Verschreibung

MORGEN VOR dem Eingriff
Medikation: gemäß Verschreibung
Diät: nicht nüchtern zur Operation erscheinen

ABEND NACH dem Eingriff
Medikation: gemäß Verschreibung
Diät: flüssig, kühl, keine sauren Nahrungsmittel
Bei Blutung am Gaumen: Nicht ausspucken, nicht spülen! Setzen Sie sich hin und versuchen Sie, sich zu entspannen. Halten Sie eine vierfach gefaltete Kompresse 20 Minuten auf die Wunde und entfernen sie diese anschließend vorsichtig. Wenn die Blutung fortbesteht, wenden Sie sich unter der angegebenen Nummer an: ....
Mundhygiene: Operationsstellen nicht reinigen. An den übrigen Stellen normale Zahnpflege (Zahnbürste, ggf. Interdentalbürstchen) durchführen.
Aktivität: Bleiben Sie zu Hause, ruhen Sie sich aus.

ERSTER TAG NACH dem Eingriff
Medikation: gemäß Verschreibung
Diät: flüssig, kühl, keine sauren Nahrungsmittel
Bei Blutung am Gaumen: Nicht ausspucken, nicht spülen! Setzen Sie sich hin und versuchen Sie, sich zu entspannen. Halten Sie eine vierfach gefaltete Kompresse 20 Minuten auf die Wunde und entfernen sie diese anschließend vorsichtig. Wenn die Blutung fortbesteht, wenden Sie sich unter der angegebenen Nummer an: ....
Mundhygiene: Operationsstellen mit einem sauberen Finger vorsichtig mit antiseptischem Mundgel bestreichen. An den übrigen Stellen normale Zahnpflege (Zahnbürste, ggf. Interdentalbürstchen) durchführen.
Aktivität: kein Sport

ZWEITER TAG NACH dem Eingriff bis ENDE DER ERSTEN WOCHE
Medikation: gemäß Verschreibung
Diät: weich, normale Temperatur, keine sauren Nahrungsmittel
Bei Blutung am Gaumen: Nicht ausspucken, nicht spülen! Setzen Sie sich hin und versuchen Sie, sich zu entspannen. Halten Sie eine vierfach gefaltete Kompresse 20 Minuten auf die Wunde und entfernen sie diese anschließend vorsichtig. Wenn die Blutung fortbesteht, wenden Sie sich unter der angegebenen Nummer an: ....
Mundhygiene: Operationsstellen mit antiseptischer Mundspülung reinigen, dann mit einem sauberen Finger vorsichtig antiseptisches Gel auftragen. An den übrigen Stellen normale Zahnpflege (Zahnbürste, ggf. Interdentalbürstchen) durchführen.
Aktivität: kein Sport

ZWEITE WOCHE NACH dem Eingriff
Diät: relativ weich, normale Temperatur, keine sauren Nahrungsmittel
Mundhygiene: Operationsstellen vorsichtig mit einer superweichen (7/100) Zahnbürste reinigen. An den übrigen Stellen normale Zahnpflege (Zahnbürste, ggf. Interdentalbürstchen) durchführen.

DRITTE WOCHE NACH dem Eingriff
Diät: normal
Mundhygiene: Operationsstellen mit einer extra weichen (15/100) Zahnbürste reinigen. An den übrigen Stellen normale Zahnpflege (Zahnbürste, ggf. Interdentalbürstchen) durchführen.

ANSCHLIESSEND
Mundhygiene: Zähne und Zahnfleisch normal gemäß Mundhygieneinstruktion reinigen
Parodontale Nachsorge: Professionelle parodontale Erhaltungsmaßnahmen sollten am Ende des ersten Monats nach dem Eingriff und anschließend alle 6 Monate durchgeführt werden.

Abb. 6-4 Beispiel für ein Blatt mit postoperativen Instruktionen.

(Zur Beachtung: Dieses Beispielblatt ist kein medizinjuristisches Referenzdokument, sondern dient lediglich zur Veranschaulichung.)

1-Monats-Kontrolluntersuchung und Langzeit-Nachbeobachtung

Einen Monat nach dem Eingriff können parodontale Erhaltungsmaßnahmen durchgeführt werden, da das Weichgewebe zu diesem Zeitpunkt fest mit der Unterlage verwachsen ist. Da parodontale Entzündungen zweifellos der wichtigste Risikofaktor für ein Rezidiv der Rezessionen sind, sollten regelmäßige Nachsorgetermine wahrgenommen werden, um das Behandlungsergebnis langfristig zu erhalten. Die Intervalle der unterstützenden Parodontaltherapie sind dabei für jeden Patienten individuell zu wählen.

Elektrische Zahnbürsten mit oszillierendem Bürstenkopf scheinen sowohl eine gute Plaquekontrolle zu ermöglichen als auch traumatische Putzgewohnheiten zu unterlaufen und werden daher allgemein empfohlen.

BEISPIELMEDIKATION

AMOXICILLIN 500 mg
Tabletten
2 Tbl. morgens und 2 Tbl. abends; 8 Tage, beginnend mit dem Abend vor dem Eingriff

ODER

CLINDAMYCIN 300 mg
Tabletten
2 Tbl. morgens und 2 Tbl. abends; 8 Tage, beginnend mit dem Abend vor dem Eingriff

METHYLPREDNISOLON 4 mg
Tabletten
2 Tbl. mittags am Tag vor dem Eingriff; 2Tbl. morgens und 2 Tbl. mittags am Tag des Eingriffs; 1 Tbl. morgens und 1 Tbl. mittags am Tag nach dem Eingriff

PARACETAMOL 500mg
Tabletten
1 Tbl. bei leichten bis moderaten Schmerzen; 2 Tbl. bei starken Schmerzen; maximal 8 Tbl. pro Tag. Einzeldosen gleichmäßig verteilen und Maximaldosis nicht überschreiten!

CHLORHEXIDINDIGLUKONAT
Mundspülung
6 Tage ab dem ersten Tag nach dem Eingriff; jeweils morgens, mittags und abends 1 Minute spülen

CHLORHEXIDINDIGLUKONAT
Mundgel
6 Tage ab dem Tag nach dem Eingriff; Gel mit einem sauberen Finger auf die Operationsstellen auftragen

Superweiche Zahnbürste (7/100)
während der 2. Woche nach dem Eingriff; Operationsstellen mit Mundgel putzen

Extra weiche Zahnbürste (15/100)
während der 3. Woche nach dem Eingriff; Operationsstellen mit normaler Zahnpasta putzen

Abb. 6-5 Empfohlene Medikation für parodontalchirurgische Eingriffe bei allgemeingesunden Patienten.

Geräte, Instrumente und Materialien

Die in diesem Buch beschriebenen Techniken lassen sich nicht mit herkömmlichen chirurgischen Arbeitsmitteln durchführen. Um die notwendige Genauigkeit zu erreichen, ist eine spezielle Operationsausrüstung erforderlich, die Vergrößerungshilfen, mikrochirurgische Instrumente, eine spezielle Absaugung und sehr feines Nahtmaterial umfasst.

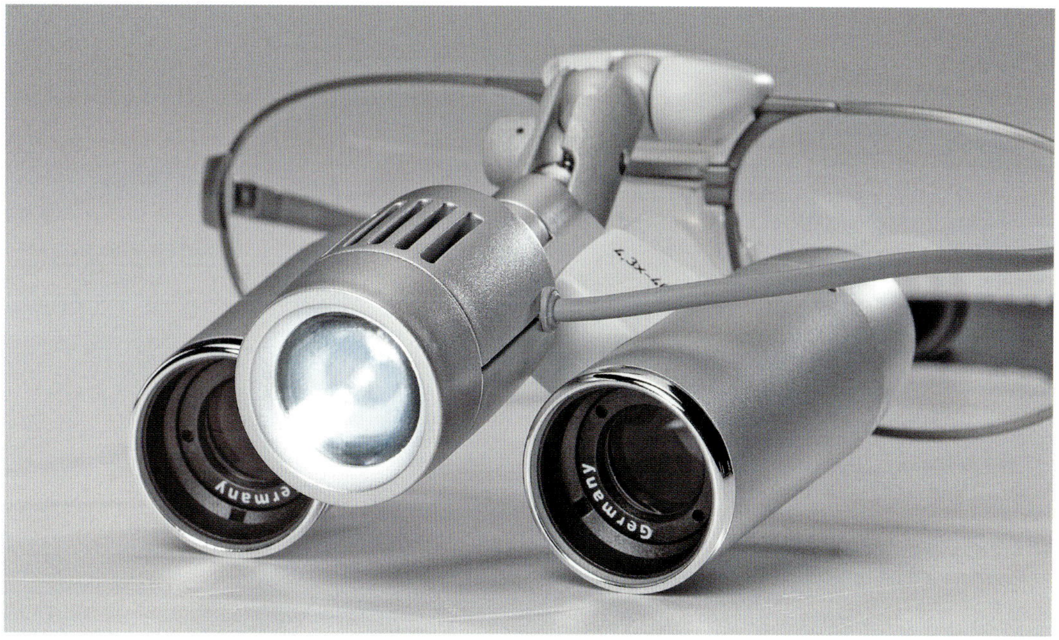

Abb. 6-6 **Kepler-Lupen (EyeMag, Fa. Zeiss).**

Zu den vielfältigen Vorteilen dieser optischen Konstruktion zählt der hohe Vergrößerungsbereich. Für die plastische Parodontalchirurgie sind sie hervorragend geeignet, und ihre Verwendung empfiehlt sich im Anschluss an eine initiale Lernphase mit schwächeren Galilei-Lupen, um sich an das Arbeiten unter optischer Vergrößerung zu gewöhnen. Die hohe Vergrößerung ermöglicht eine sehr präzise Kontrolle der Instrumentenbewegungen und eine detaillierte Beobachtung der Weichgewebereaktionen.

Vergrößerungshilfen

Zur vergrößerten Darstellung des Operationsfeldes können zwei Typen optischer Hilfsmittel verwendet werden: Lupen und Mikroskope. Lupen sind die einfachere und in der plastischen Parodontalchirurgie unverzichtbare Lösung (Abb. 6-6 und 6-7). Sie bieten folgende Vorteile:

- bessere Sichtbarkeit feiner Detailstrukturen des Weich- und Hartgewebes vor und während des Eingriffs und damit bessere Bewertung der klinischen Situation und präzisere Ausführung der chirurgischen Arbeitsschritte,
- mögliche Kompensation der in der Regel ab dem 40. Lebensjahr einsetzenden Presbyopie (Altersweitsichtigkeit),
- Ermöglichung einer ergonomischen Arbeitshaltung.

Lupen werden entweder über ein Headgear bzw. Kopfband am Kopf befestigt oder an einem Brillengestell auf der Nase getragen. Man unterscheidet anhand der optischen Konstruktion zwischen Galilei- und Kepler-Lupen (Abb. 6-8):

- Galilei'sche Lupen sind als einfache Reihe von Sammel- und Zerstreuungslinsen konstruiert, die vom Licht auf geradem Weg passiert werden. Sie ermöglichen eine Vergrößerung maximal um den Faktor 3, da es bei einer weiteren Steigerung der Vergrößerung zur Verzerrung des Bildes kommt.
- Kepler- oder Prismenlupen führen das Licht vom Objekt auf einem komplizierten Weg zum Auge, da es mehrmals in einem Prisma reflektiert wird, bis es die Netzhaut des Betrachters erreicht. Diese komplexeren Systeme sind leider schwerer als Galilei-Lupen, bieten aber etliche Vorteile, darunter eine stärkere Vergrößerung, ein breiteres Sichtfeld und mehr Schärfentiefe (bei gleicher Vergrößerung). Der Vergrößerungsfaktor liegt in der Regel zwischen 3 und 6. Für die plastische Parodontalchirurgie empfiehlt (nach einer Einführung in die Verwendung von Galilei'schen Lupen) die Benutzung eines Kepler-Systems.

Ferner ist, trotz des zusätzlichen Gewichts, die Verwendung einer LED-Lampe mit hoher Farbtemperatur (kaltes Licht) in Verbindung mit der Vergrößerungshilfe anzuraten. Sie hellt das Operationsfeld auf und minimiert Schatten, da sie zwischen oder über den Augen installiert wird und somit in der Blickachse leuchtet.

Das Lupenlicht ergänzt das Operationslicht und würde sogar ausreichen, es zu ersetzen. Lichtintensitäten von maximal 30 000 Lux scheinen für das Auge ungefährlich zu sein. Sicherheitsbedenken bezüglich einer längeren Exposition gegen blaues LED-Licht kann durch Vorschalten von Filtern begegnet werden.

Sichtfeld
Das Sichtfeld wird mit zunehmender Vergrößerung kleiner. Ein Lupensystem mit 2,5facher Vergrößerung zeigt noch annähernd den gesamten Kiefer, eine Vergrößerung um den Faktor 3,5 nur noch einen Quadranten, und ab einem Vergrößerungsfaktor von 4 ist das Sichtfeld auf eine kleine Gruppe von Zähnen oder sogar einen einzelnen Zahn beschränkt.

Schärfentiefe
Die Schärfentiefe ist der Abstandsbereich, innerhalb dessen sich das Objekt befinden muss, um vom Lupensystem scharf dargestellt zu werden. Die Ausdehnung dieses Bereichs wird mit wachsender Vergrößerung kleiner und kann bei hohen Vergrößerungen sehr gering sein.

Arbeitsabstand
Hierbei handelt es sich um den Abstand vom Auge zum Mittelpunkt des Sichtfeldes (ungefähr in der Mitte des Schärfebereichs auf einer geraden Linie zwischen dem Auge und dem betrachteten Objekt). Der Arbeitsabstand ist behandlerspezifisch und der Versuch, sich an einen inadäquaten Abstand anzupassen, macht die ergonomischen Vorteile der Verwendung eines Lupensystems zunichte.

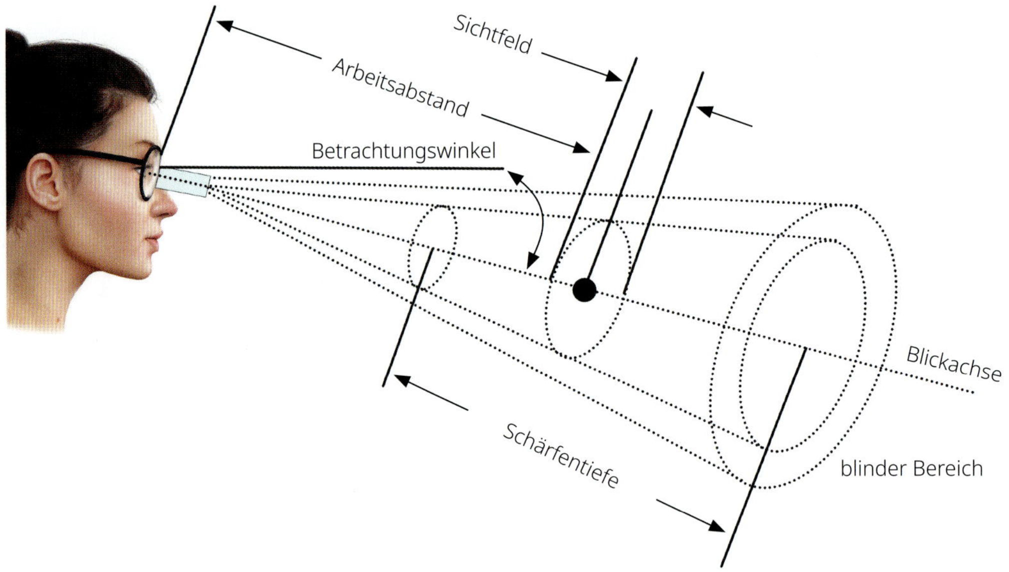

Blinder Bereich
Keine Sicht auf des Operationsfeld besteht in dem ringförmigen Bereich, der durch die Lupenfassung verdeckt wird.

Betrachtungswinkel
Der Winkel zwischen der Horizontalebene und der Blickachse des Operateurs bei bequemer Kopfhaltung. Der korrekte Winkel gestattet die Betrachtung des Operationsfeldes durch die Lupenbrille unter Wahrung einer ergonomischen Körperhaltung

Abb. 6-7 Schematische Darstellung der wichtigsten optischen Konzepte und Eigenschaften, die beim Arbeiten mit Operationslupen zu beachten sind.

Instrumentarium

Es empfiehlt sich, eine spezielle Box mit mikrochirurgischen Instrumenten zusammenzustellen. Die Verwahrung in einer eigenen Instrumentenkassette ist nicht nur praktisch, sondern schützt auch die empfindlichen Arbeitsenden vor Abnutzung. Der Autor hat in Zusammenarbeit mit Hu-Friedy eine solche Instrumentenkassette entwickelt, die alle mikrochirurgischen Instrumente enthält, die für die hier beschriebenen Operationstechniken benötigt werden (Abb. 6-9 bis 6-13).

Einige mikrochirurgische Instrumente (Skalpell-Handgriffe, Pinzetten, Nadelhalter und Scheren) unterscheiden sich von ihren konventionellen Pendants nur durch die geringere Größe. Andere Instrumente wurden speziell für die Tunnelpräparation entwickelt und weisen besonders geeignete Formen und Angulationen auf. Hierzu zählen Tunnelierinstrumente und Gingivektomiemesser sowie mikrochirurgische Raspatorien. Instrumente für die Tunnelpräparation liegen mit ihren Eigenschaften in der Mitte zwischen Raspatorium und Skalpell. Sie verfügen über eine der tiefen Ebene zugewandte abgeschrägte Schneide und eine „weiche" Seite, die zur Oberfläche weist. Gingivektomiemesser haben Arbeitsenden, die beidseitige, unterschiedlich lange Schneiden aufweisen. Mikrochirurgische Raspatorien sind nicht schneidende Instrumente, mit denen die Papillen vom vestibulären Knochen gelöst werden können, während das Instrument am benachbarten Zahn abgestützt wird. Durch kombinierte Verwendung dieser Instrumente lassen sich die einzelnen Envelope-Präparationen initiieren, erweitern und zu einem zusammenhängenden Tunnel verbinden.

Optisches Schema einer Galilei-Lupe
Bei diesen Systemen passiert das Licht auf geradem Weg eine Reihe von Sammel- und Zerstreuungslinsen.

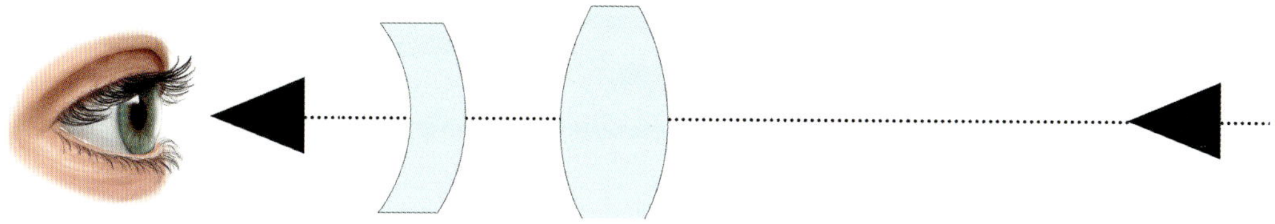

Optisches Schema einer Prismenlupe
Dieses System ist durch einen komplizierten Lichtweg vom Objekt zum Auge gekennzeichnet. Das Licht wird mehrfach in einem Prisma reflektiert, bevor es die Netzhaut des Betrachters erreicht.

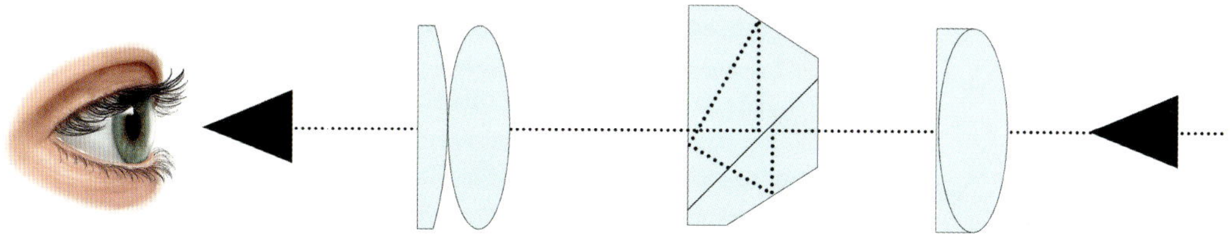

Abb. 6-8 Schematische Darstellung des optischen Aufbaus von Galilei- und Keplerlupen.

Absaugung

Die Absaugkanüle ist ein Schlüsselelement chirurgischer Eingriffe. Sie muss für optimale Sicht sorgen (unabhängig vom Grad der Blutung), ohne dabei das in der Nähe befindliche Gewebe zu verletzen. Die Absaugrate und der Kanülendurchmesser sind deshalb wichtige Parameter.

Die Kanüle muss den spezifischen Anforderungen der jeweiligen Operationsstelle genügen. Die Tunnelpräparation und die Entnahmestelle des BGT haben völlig unterschiedliche Eigenschaften. Im Bereich des Tunnels ist die Blutung gering, während sehr präzise abgesaugt werden muss, da die manipulierten Mukosastrukturen sehr empfindlich sind. Dagegen kann die Entnahmestelle, insbesondere wenn sie sich am Gaumen befindet, stark bluten, während hier weniger Präzision erforderlich ist.

Sehr vorteilhaft in der Anwendung sind speziell entwickelte chirurgische Absaugungen mit geschachtelten Spitzen (Abb. 14). Die größere Spitze eignet sich für die Absaugung an der Entnahmestelle, während die dünnere Einsteck-Spitze für die empfindliche Tunnelpräparation gedacht ist.

Nahtmaterial

Chirurgisches Nahtmaterial besteht aus zwei wesentlichen Elementen, dem Faden und der diesem vorangehenden Nadel. Der Faden ist in der Armierungszone mit der Nadel verbunden und setzt diese fort. Für seine Verwendung wird das Nahtmaterial anhand bestimmter Eigenschaften gewählt, die für die geplante Intervention geeignet sein müssen und den Durchmesser, die Form, die Resorbierbarkeit und das Fadenmaterial betreffen (Abb. 6-15 bis 6-19).

Es wäre völlig unangemessen, in der plastischen Parodontalchirurgie konventionelles Nahtmaterial zu verwenden. Die am besten geeigneten Fadenstärken sind 6-0 und 7-0. Der Durchmesser 6-0 eignet sich für dicke und intermediäre, 7-0 für dünne gingivale Biotypen. An monofilen Fäden können Mikroorganismen und orale Flüssigkeiten deutlich schlechter entlangwandern als an geflochtenem Polyfilament mit seiner ausgeprägten Kapillarwirkung. Monofilament verringert somit das Risiko nahtbedingter Infektionen. Außerdem lässt seine Spannung während der Heilung nicht nach, sodass eine permanente Gewebeunterstützung gegeben ist. Darüber hinaus ist es sehr geschmeidig, reißfest und zuverlässig zu knoten.

Es gibt resorbierbare und nicht resorbierbare Nahtmaterialien, was jedoch im vorliegenden Fall kaum von Bedeutung ist, da alle Nähte entfernt werden, lange bevor ihre Zersetzung beginnt.

Für die Fadenherstellung steht ein breites Spektrum an Materialien zur Verfügung. Eine besonders wichtige Eigenschaft ist die Biokompatibilität des gewählten Materials, da sie das postoperative Gewebetrauma verringert. Unter den in geringer Fadenstärke verfügbaren Monofilamenten zeigt vor allem Polyvinylidenfluorid (PVDF) eine hervorragende Gewebeverträglichkeit.

Auch der Querschnitt, der Durchmesser, die Kurvatur und die Länge der Nadel sind so zu wählen, dass eine optimale Handhabung möglich ist, die ebenfalls das Operationstrauma reduziert. Als besonders günstig für die Verwendung in der plastischen Parodontalchirurgie haben sich 3/8-Kreis-Nadeln mit etwa 12 mm Länge, dreieckigem Querschnitt (außen schneidend) und Präzisionsspitze erwiesen.

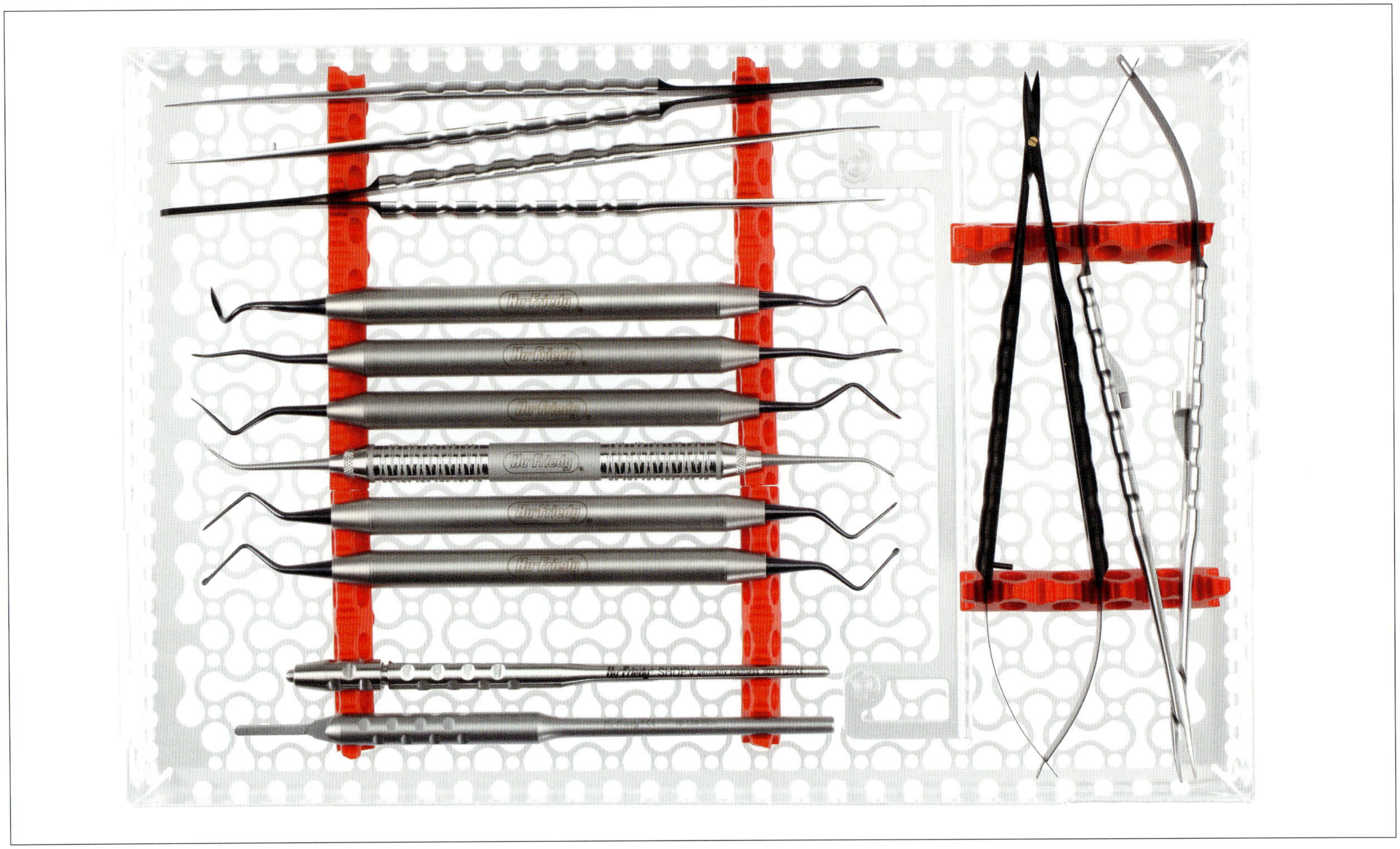

Abb. 6-9 **Mikrochirurgische Instrumentenkassette „Dr. Ronco Tunneling Kit" (Fa. Hu-Friedy).**

Äußerst vorteilhaft ist eine eigene Instrumentenkassette, die alle benötigten mikrochirurgischen Instrumente zusammenfasst. Die gemeinsame Aufbewahrung in einer Kassette ist zum einen ergonomisch und schützt zum anderen die Arbeitsenden der Instrumente vor Abnutzung. Die oben abgebildete Box umfasst alle für die hier beschriebenen chirurgischen Techniken benötigten Instrumente. Sie ist in fünf Sektionen gegliedert:

Grüne Sektion: Transplantatentnahme und Nahtknoten
- **A** mikrochirurgische Pinzette, fein gezahnt (TPSLCOSM)
- **B** mikrochirurgische Pinzette, diamantiert (TPDAPV)

Rote Sektion: Tunnelpräparation, erster Teil (Mukosa)
- **C** Gingivektomiemesser Allen/Orban, Black Line (KO12KPO3AX)
- **D** Tunnelierinstrument #1, Black Line (TKN1X)
- **E** Tunnelierinstrument #2 gewinkelt, Black Line (TKN2X)

Gelbe Sektion: Tunnelpräparation, zweiter Teil (Papillen)
- **F** mikrochirurgisches Raspatorium (PH26M)
- **G** Tunnelierinstrument Giles de Quincey #1 (FQUINCEY1X)
- **H** Tunnelierinstrument Giles de Quincey #2 (FQUINCEY2X)

Violette Sektion: Transplantatentnahme
- **I** mikrochirurgischer Skalpellklingenhalter (SHDPV)
- **J** Skalpellklingenhalter, europäischer Griff (0-130-5EM)

Blaue Sektion: Naht
- **K** mikrochirurgische Schere Castroviejo, Black Line (SPVX)
- **L** mikrochirurgischer Nadelhalter, gebogen, diamantiert (NHDCPV)

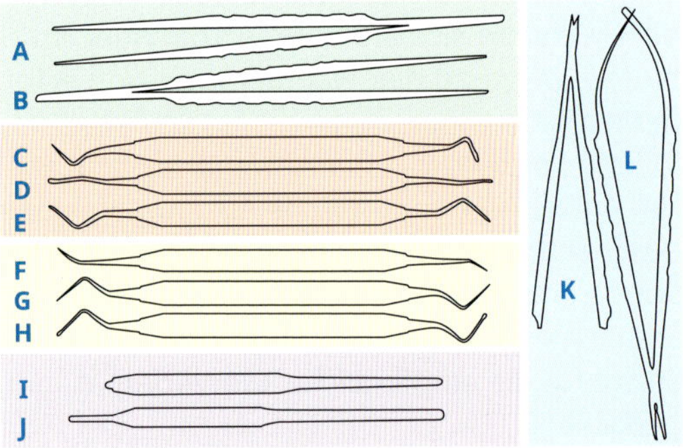

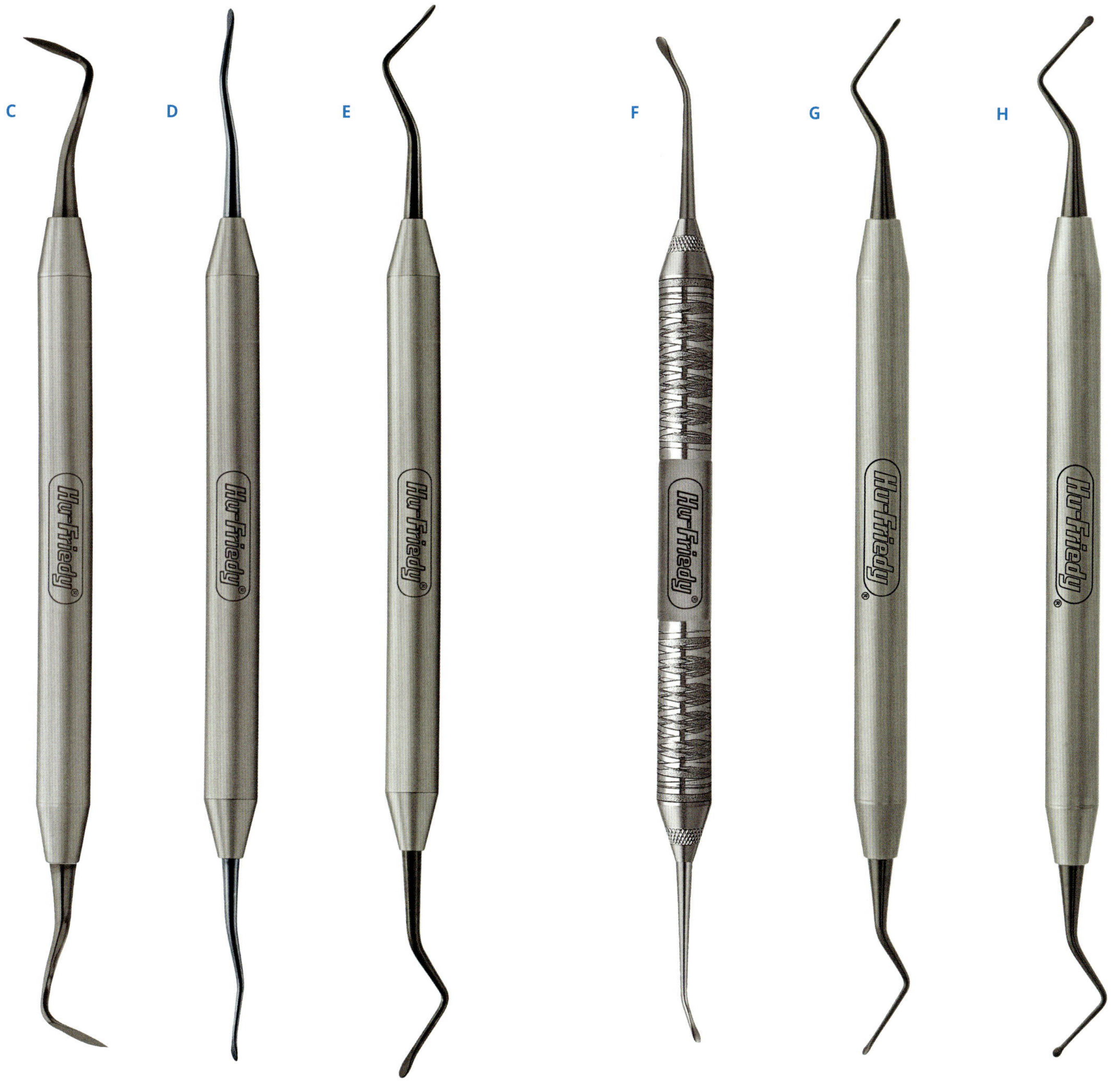

Abb. 6-10 Vergrößerte Ansichten der Instrumente für die Tunnelpräparation (rote und gelbe Sektion).

Rote Sektion: Tunnelpräparation, erster Teil (Mukosa)
- **C** Gingivektomiemesser Allen/Orban, Black Line (KO12KPO3AX)
- **D** Tunnelierinstrument #1, Black Line (TKN1X)
- **E** Tunnelierinstrument #2 gewinkelt, Black Line (TKN2X)

Gelbe Sektion: Tunnelpräparation, zweiter Teil (Papillen)
- **F** mikrochirurgisches Raspatorium (PH26M)
- **G** Tunnelierinstrument Giles de Quincey #1 (FQUINCEY1X)
- **H** Tunnelierinstrument Giles de Quincey #2 (FQUINCEY2X)

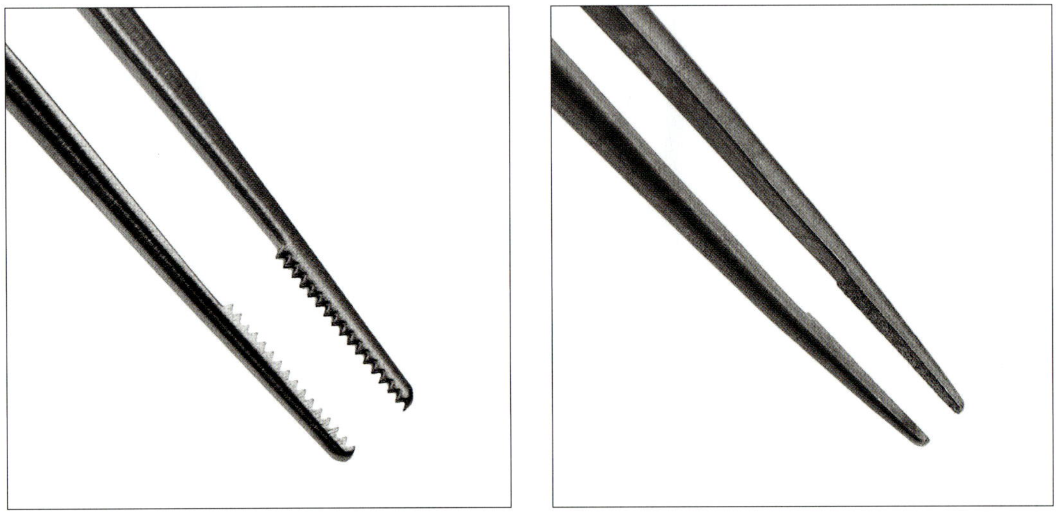

Abb. 6-11 Mikrochirurgische Pinzetten mit fein gezahnten (links) und mit diamantierten Enden (rechts).
Pinzetten kommen bei zwei Arbeitsschritten zum Einsatz: bei der Transplantatentnahme zum Halten des Transplantats und bei der Naht zum Anziehen des Knotens. Sie sollten das mechanische Gewebetrauma möglichst gering halten und andererseits einen sicheren Griff des Fadens ermöglichen.

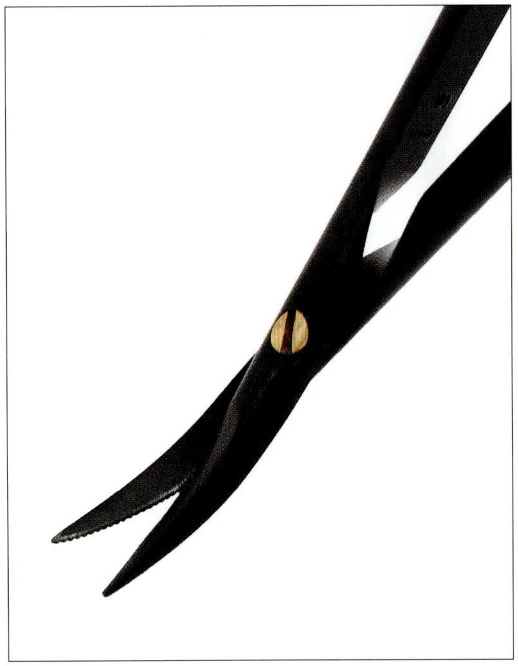

Abb. 6-12 Mikrochirurgieschere nach Castroviejo.
Primäre Aufgabe dieser Schere ist das Schneiden des Nahtmaterials.

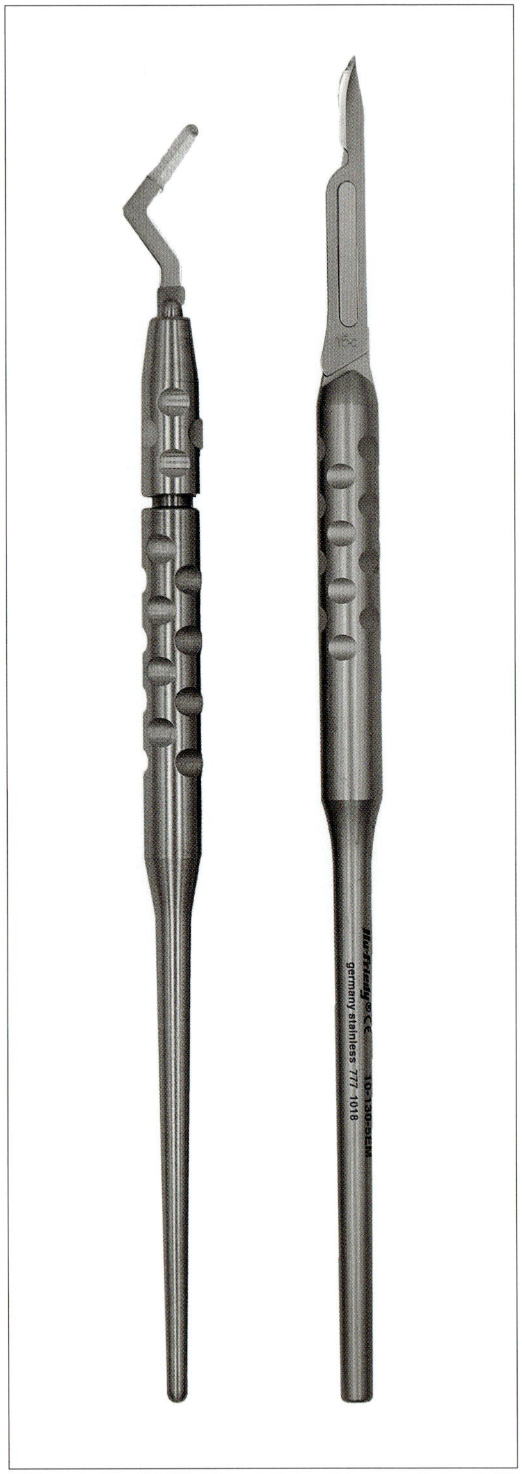

Abb. 6-13 Skalpelle und Skalpellklingenhalter.
Skalpelle werden nie für die Tunnelpräparation verwendet. Ihr Einsatz ist streng auf die Transplantatentnahme vom Gaumen oder Tuber maxillae beschränkt. Klassische 15C-Klingen erlauben ein bequemes Arbeiten am Gaumen und lassen sich in einem runden Klingenhalter präzise führen. Im schwerer zugänglichen Tuberbereich ermöglichen gewinkelte mikrochirurgische Skalpellklingen eine höhere Präzision beim Arbeiten. Sie benötigen einen speziellen Klingenhalter.

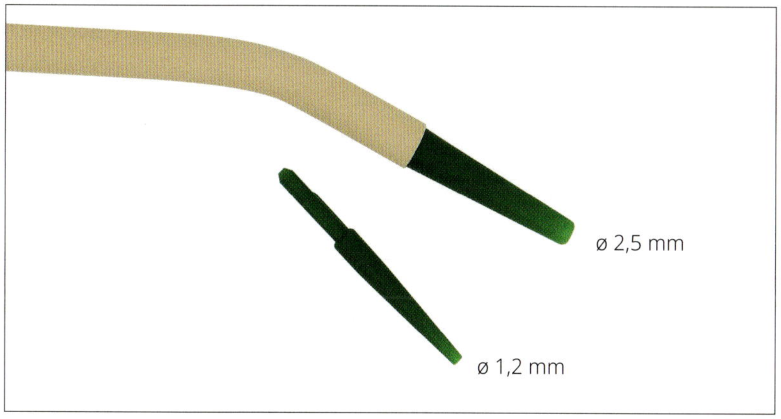

Abb. 6-14 Mikrochirurgische Absaugkanüle (Surgitip-Mikro, Coltene).

Die Absaugkanüle muss sich an die spezifischen Anforderungen der Operationsstelle anpassen lassen, da die Tunnelpräparation und die Entnahmestelle des Transplantats unterschiedliche Eigenschaften haben. Im Bereich der Tunnelpräparation ist die Blutung schwach, während aufgrund der empfindlichen gingivalen Strukturen eine präzise Absaugung wichtig ist. Dagegen ist an der Stelle der Transplantatentnahme (insbesondere am Gaumen) mit einer starken Blutung zu rechnen, während hier weniger genau abgesaugt werden muss. Die Einweg-Absaugkanüle Surgitip Mikro bietet den Vorteil zweier unterschiedlicher Spitzen. Die größere Spitze erfüllt die Anforderungen der Entnahmestelle, während die dünnere, feinere Spitze sich gut für die Tunnelpräparation eignet.

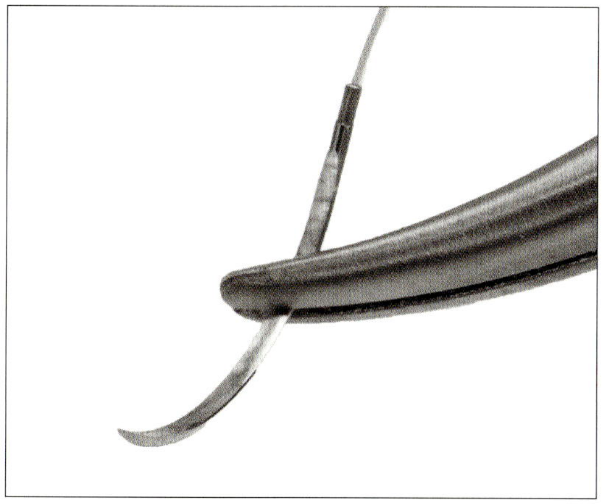

Abb. 6-15 Großaufnahme einer Nadel.

Nahtmaterial besteht aus zwei Elementen mit ähnlichem Durchmesser, dem Faden und der diesem vorangehenden Nadel. Der Faden ist in der Armierungszone mit der Nadel verbunden und setzt sie in gerader Linie fort.

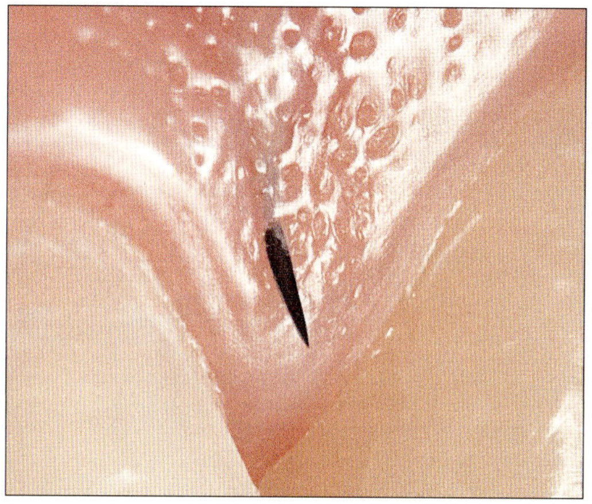

Abb. 6-16 Klinisches Bild einer außen schneidenden Nadel mit dreieckigem Querschnitt und Präzisionsspitze.

Das Gewebe wird ohne Lazeration perforiert.

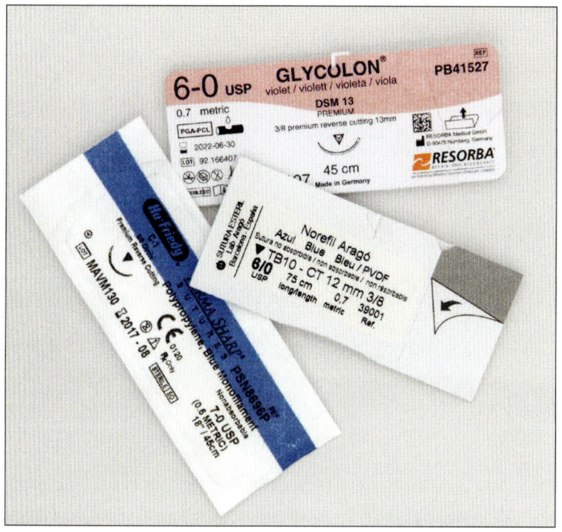

Abb. 6-17 Drei Nahtmaterialien, die in der plastischen Parodontalchirurgie häufig zum Einsatz kommen.

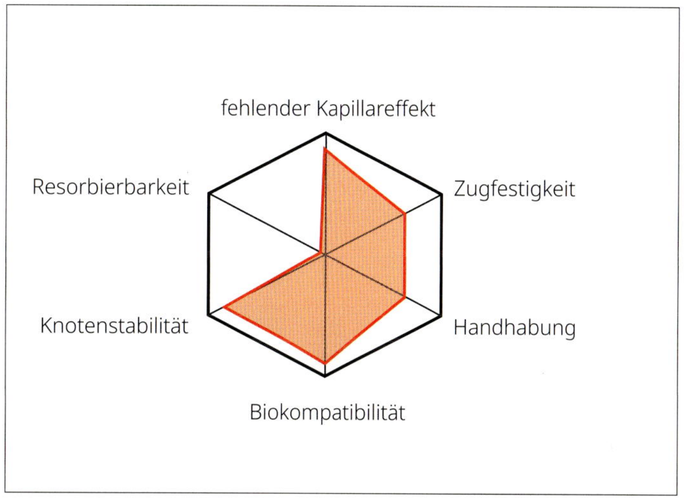

Abb. 6-18 Netzdiagramm der Eigenschaften einer für die plastische Parodontalchirurgie gut geeigneten Naht: PVDF-Monofilament der Stärke 6-0.

Abb. 6-19 Klinisches Beispiel für die gute Biokompatibilität monofiler PVDF-Naht (Stärke 6-0).

Eine Woche postoperativ sind die Durchtrittsstellen der Fäden frei von Entzündungszeichen. Die Naht wird vom umgebenden Gewebe sehr gut angenommen und weist keine Plaqueablagerungen auf.

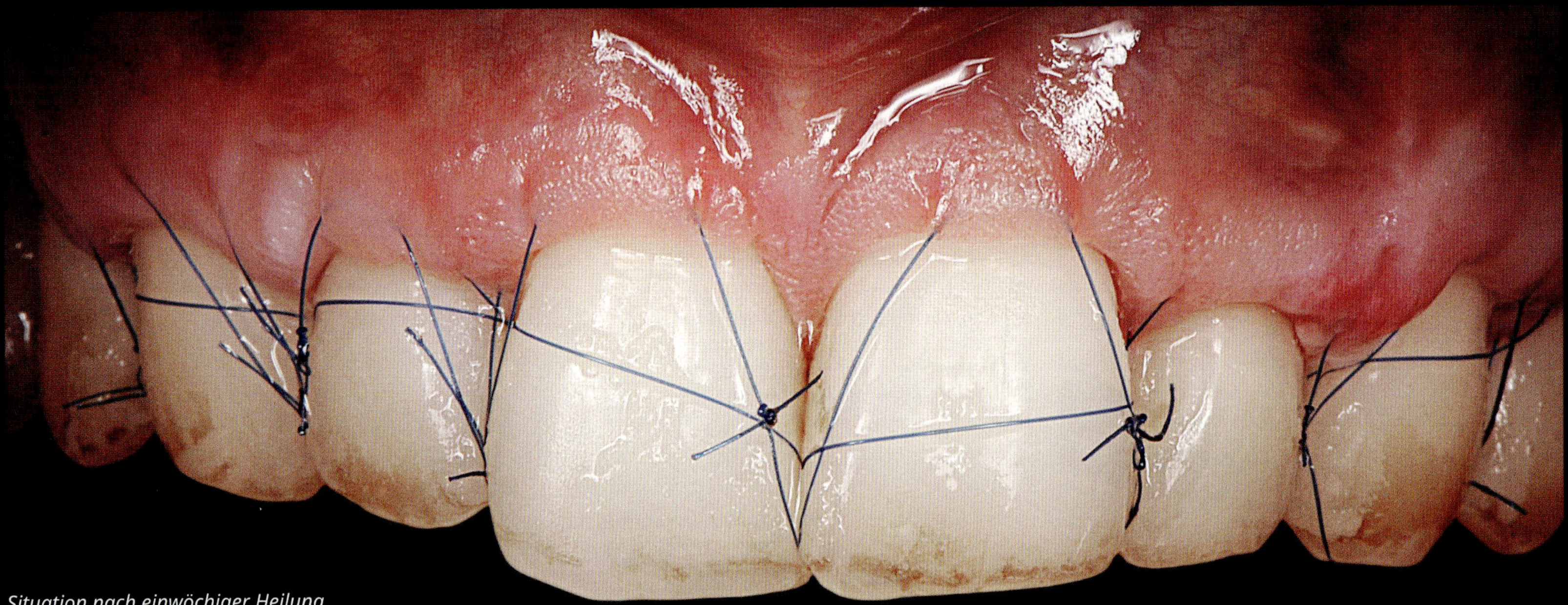

Situation nach einwöchiger Heilung.

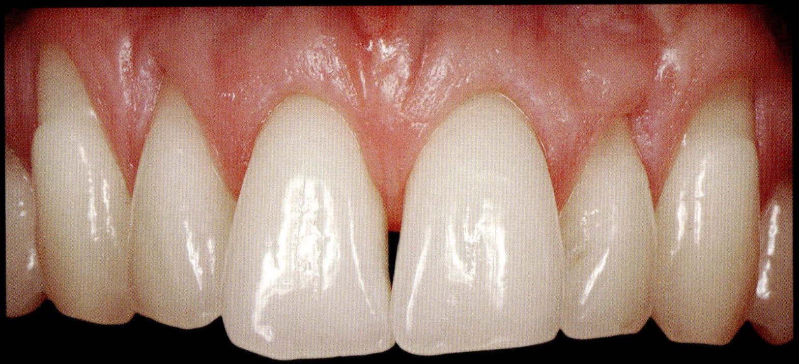

Ausgangssituation.

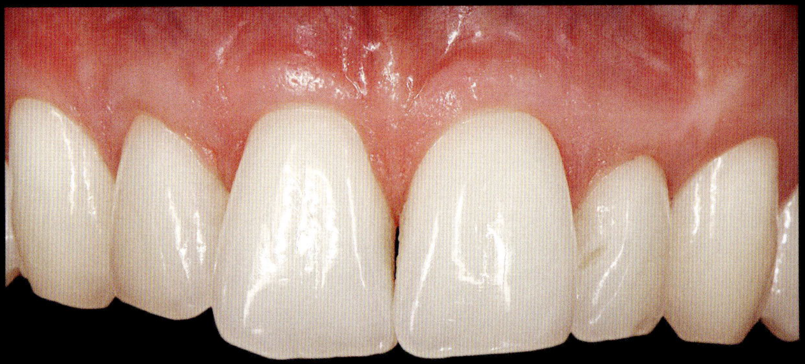

Abschlusssituation (> 6 Monate).

Training

Grundübungen – Mikrochirurgie entdecken

Ein Grundlagentraining zur Eingewöhnung in das mikrochirurgische Arbeiten lässt sich relativ leicht realisieren (Abb. 6-20 bis 6-30). Die Übungen können allein und ohne Lehrer durchgeführt werden. Das hier vorgeschlagene Übungsprogramm verursacht darüber hinaus nur geringe Kosten.

Benötigtes Material

- Operationslupen
- Kleiner mikrochirurgischer Instrumentensatz, bestehend aus Nadelhalter, Schere, Pinzette und Skalpellklingenhalter mit rundem Griff
- Monofile Naht (Stärke 6-0)
- Rohe Aubergine (Die Zähigkeit der Auberginenhaut und das weiche, lockere Fruchtfleisch simulieren das Epithel und das darunter liegende Bindegewebe.)

Übungen

Inzision und Naht

Hierzu werden an einer längs halbierten, auf der Schnittfläche aufliegenden Aubergine einfache Inzisionen durchgeführt, deren Schnittränder mit verschiedenen Nahttypen (Einzelknopfnaht, vertikale/horizontale Matratzennaht, durchschlungene fortlaufende Naht) wieder zusammengefügt werden.

Bei diesen Übungen lassen sich Erfahrungen mit den oben genannten optischen Konzepten (Sichtfeld, Arbeitsabstand, Schärfentiefe) sammeln. Jeder kann das Arbeiten unter optischer Vergrößerung lernen, aber in der Regel ist eine Eingewöhnungsphase erforderlich. Relativ schnell wird die Bedeutung einer sicheren Handauflage und einer guten Atmungskontrolle deutlich, um Verwacklungen zu vermeiden, die unter der Vergrößerung viel stärker wahrgenommen werden.

Für die Nahttechnik ist es wichtig, Knoten ausschließlich mit Pinzette und Nadelhalter zu knüpfen, ohne Nadel oder Faden direkt mit den Fingern zu berühren. Zur Perfektionierung der Fähigkeiten sollten nur chirurgische oder Kreuzknoten verwendet werden, da sie eine sichere Steuerung der Nahtspannung ermöglichen.

Transplantatentnahme

Auch die Transplantatentnahme mit der Einzelinzisionstechnik lässt sich an einer Aubergine üben. Neben der Beherrschung der Schrittfolge dieser Technik vermittelt das Training wichtige Grundfertigkeiten, weil es die Entwicklung der räumlichen Wahrnehmung der Instrumente fördert. Da die Mehrzahl der Inzisionen unter dem Oberflächenlappen verborgen sind, muss zum großen Teil ohne Sicht gearbeitet werden.

Meisterkurs – das technische Repertoire erweitern

Die Teilnahme an einem Meisterkurs bietet die Gelegenheit, die eigenen technischen Fähigkeiten zu erweitern und zu vertiefen. Dabei können anatomische Modelle wie Tierkiefer oder Reproduktionen menschlicher Kiefer aus Kunststoff und Silikon zum Einsatz kommen. Diese realistischeren Modelle ermöglichen den Erwerb neuer chirurgischer Techniken und das Üben neuer Handbewegungen. Hier können die Tunnelpräparation und alle Transplantat- und Gewebeverschiebungstechniken des vorliegenden Buches geübt werden (Abb. 6-24 und 6-25).

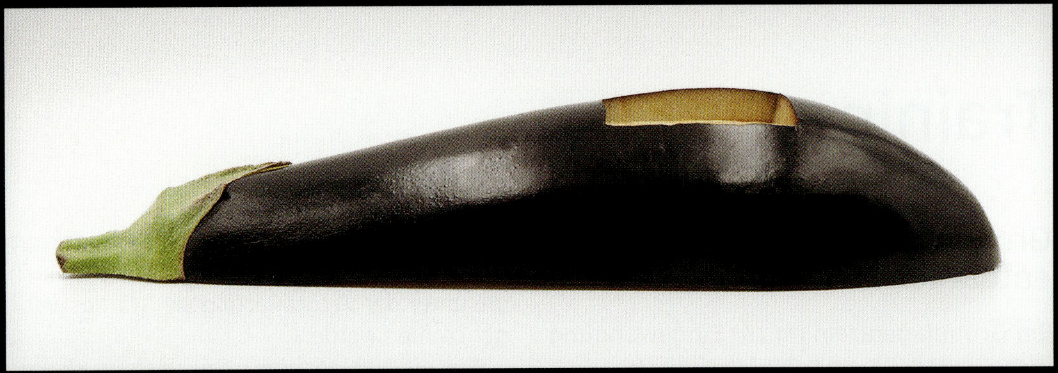

Abb. 6-20 Aubergine als Übungsmodell für mikrochirurgische Techniken.

Die feste Schale und das weiche Fruchtfleisch der Aubergine simulieren die für die plastische Parodontalchirurgie relevante Epithel- bzw. Bindegewebeschicht.

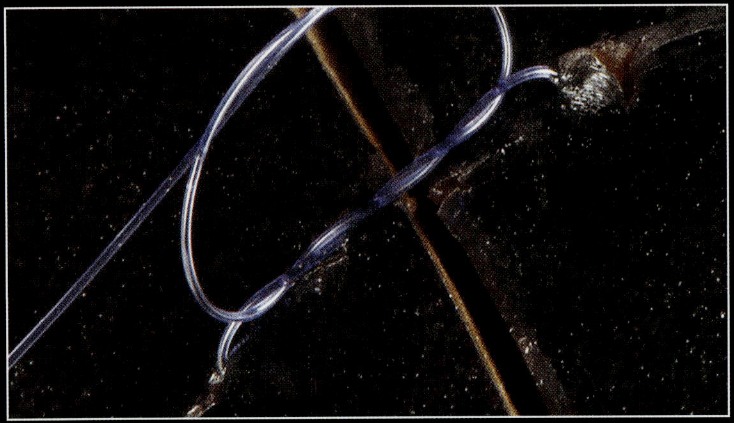

Abb. 6-21 Üben des chirurgischen Knotens an einer Einzelknopfnaht.

Der chirurgische Knoten besteht aus mehreren übereinander gelagerten Knoten. Es existieren verschiedene Versionen, die sich in der Anzahl der Einzelknoten und ihrer Richtung unterscheiden. Hier wird die Sequenz 3-1-1 verwendet, das heißt: drei Knoten (Umschlingungen) in eine Richtung, ein Knoten in die Gegenrichtung und ein weiterer Knoten in Gegenrichtung zum vorigen. Der angezogene erste Knoten stellt die abschließende Nahtspannung her, die anschließenden gegenläufigen Knoten dienen nur zur Sicherung. Deshalb ist es wichtig, dass nach Knüpfung des ersten Knotens die Fäden stehen, nicht zurückgleiten und bereits den gewünschten Zug auf das Gewebe ausüben. Die Einzelknoten des chirurgischen Knotens müssen nach Art eines Kreuzknotens in einer Ebene liegen, das heißt flach zueinander orientiert sein (daher auch „Flachknoten").

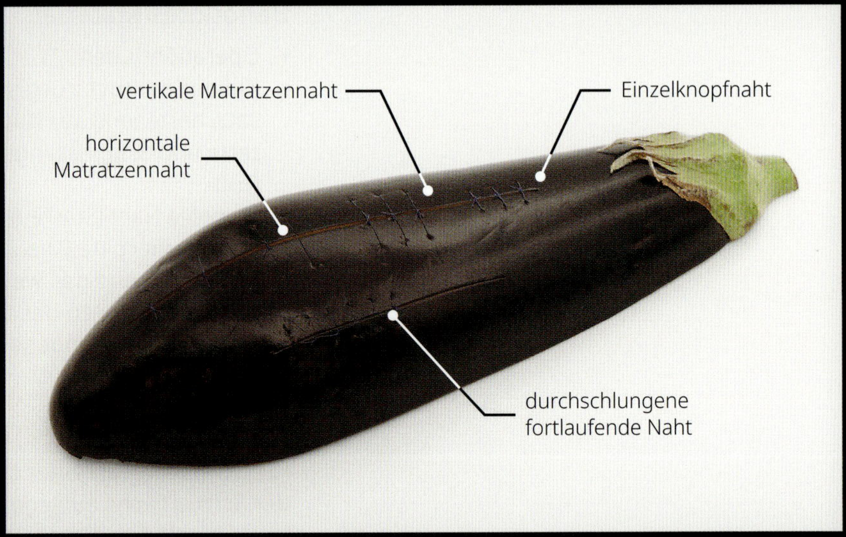

Abb. 6-22 Mikrochirurgische Inzisions- und Nahtübungen.

Zur Gewöhnung an das mikrochirurgische Arbeiten gehört die Ausführung einfacher Inzisionen und die spannungsfreie Adaptation der Schnittränder mittels verschiedener Nahttypen (Einzelknopfnaht, vertikale/horizontale Matratzennaht, durchschlungene fortlaufende Naht) unter optischer Vergrößerung.

Abb. 6-23 Übung zur mikrochirurgischen Transplantatentnahme.
Diese Bilder zeigen die simulierte Entnahme eines BGT mit der Einzelinzisionstechnik sowie den Schluss der Entnahmewunde mit Dreiecksnähten (s. Kap. 5).

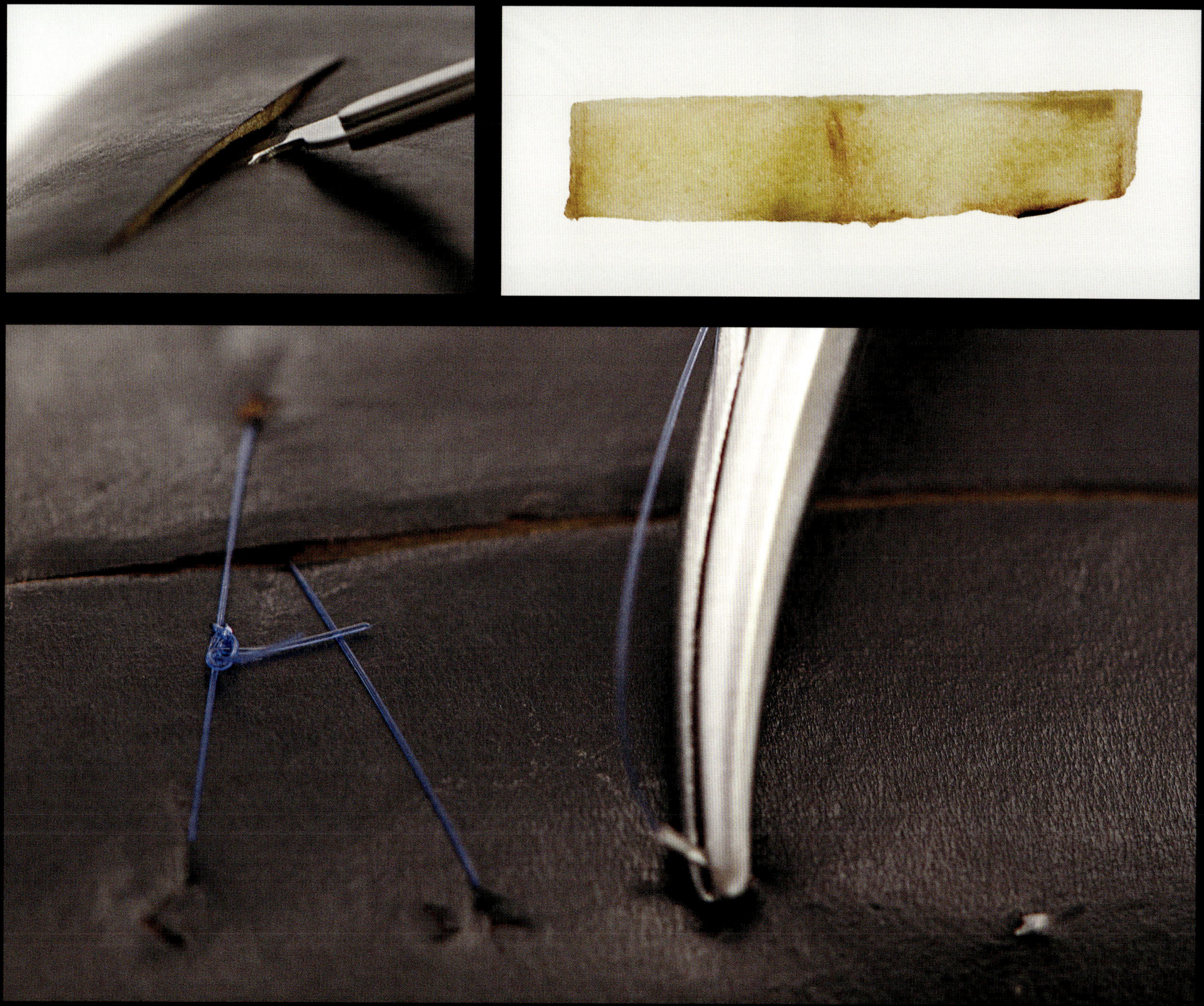

Abb. 6-24 Schrittfolge eines gedeckten Mikrotransplantats, durchgeführt während eines mikrochirurgischen Meisterkurses an einem Schweinekiefer.

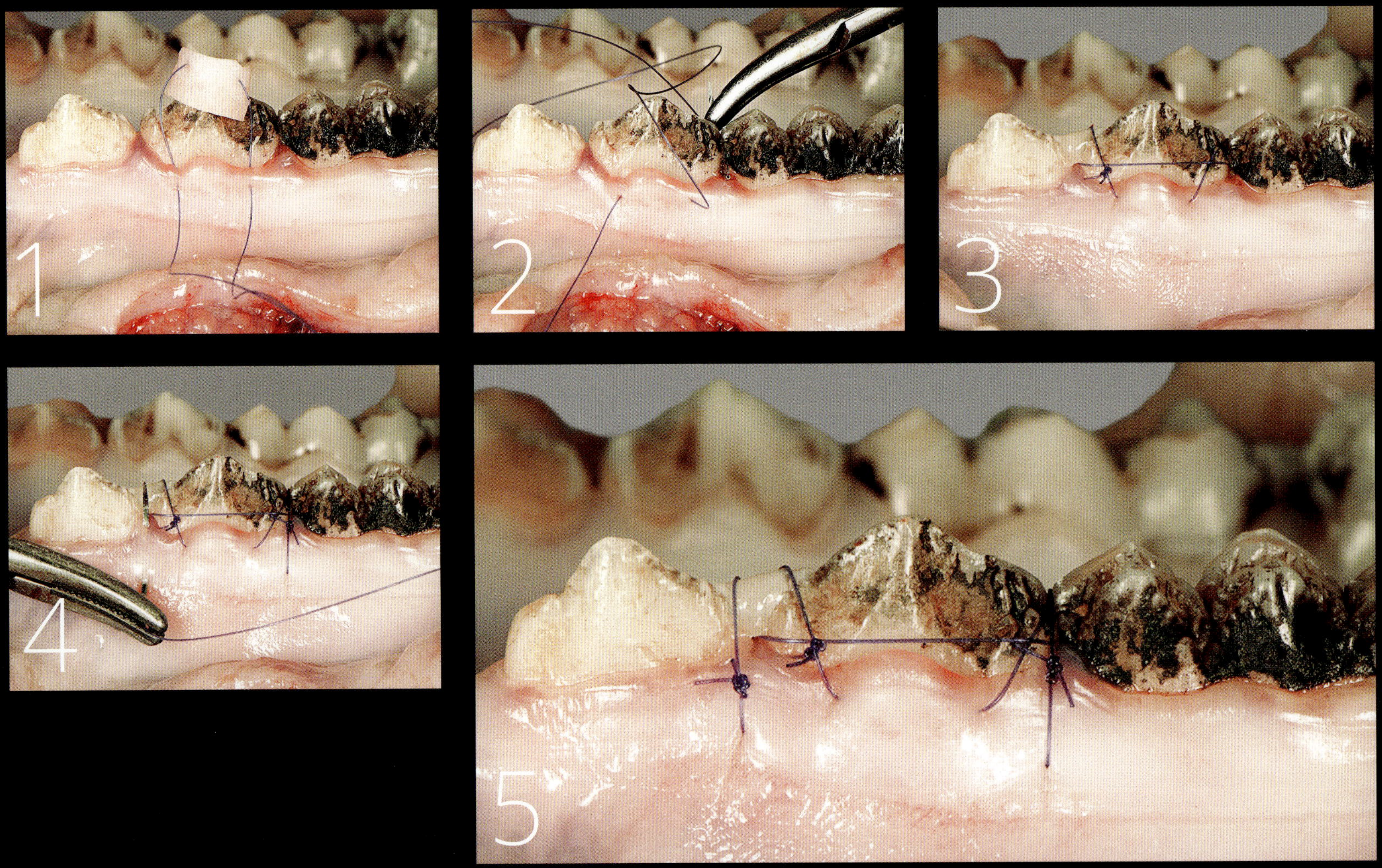

Abb. 6-25 Schrittfolge eines ungedeckten Transplantats, durchgeführt während eines mikrochirurgischen Meisterkurses an einem Schweinekiefer.

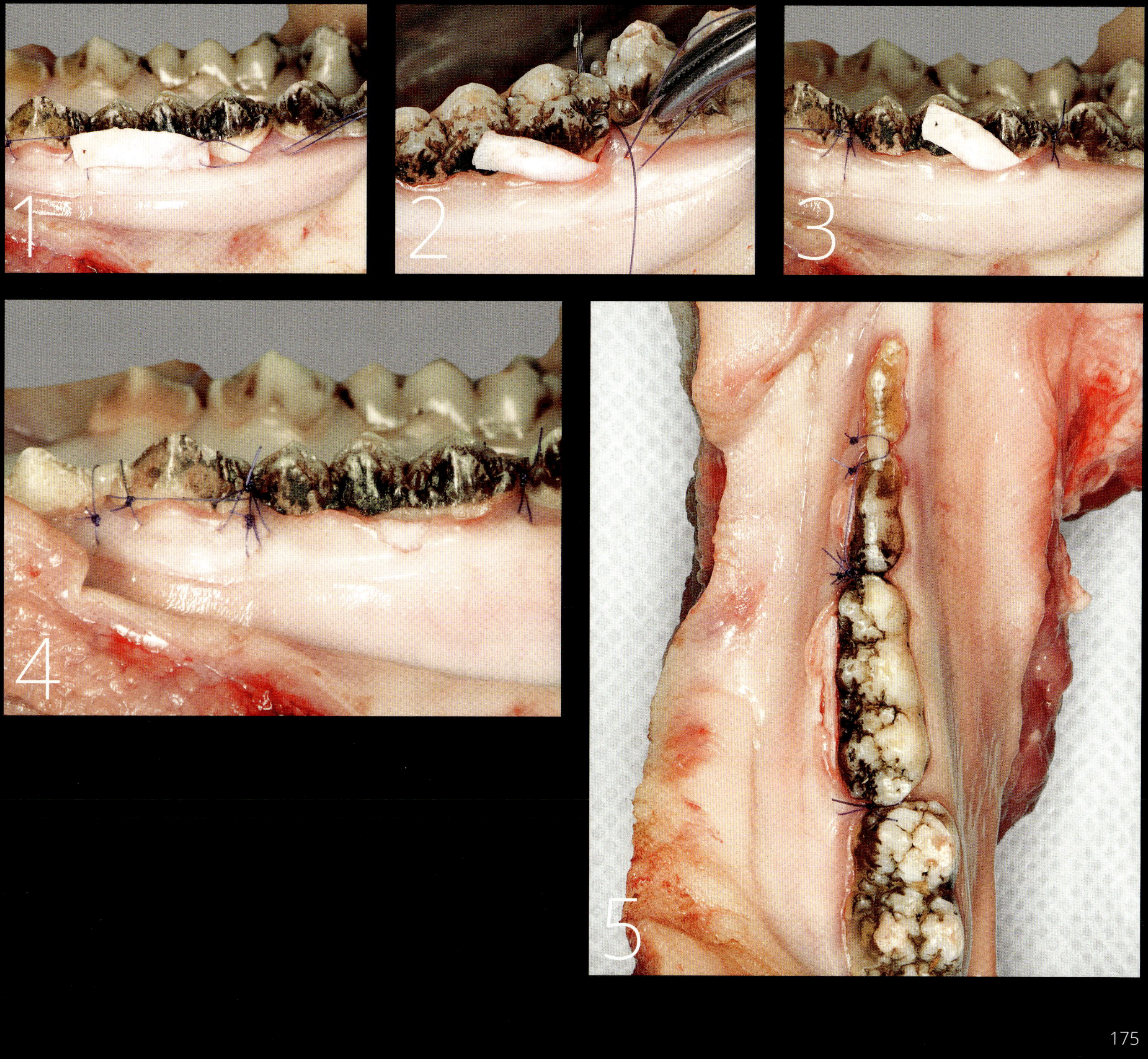

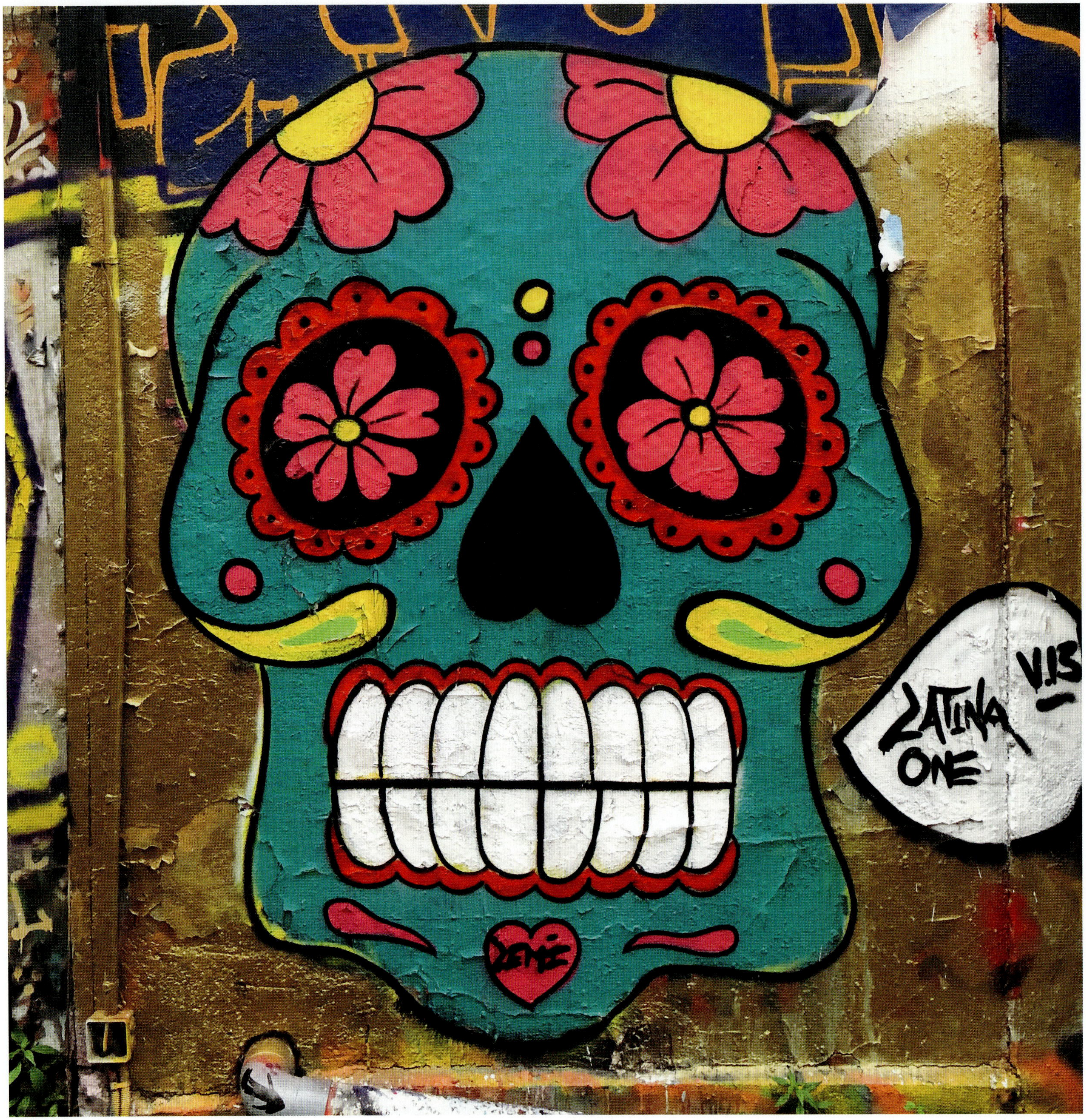
LATINA
ONE
V.13

7
Klinische Anwendung

Erfolg in der plastischen Parodontalchirurgie 179
Ungedecktes Transplantat 180
Konventionelles gedecktes Transplantat 196
Gedecktes Miktotransplantat 206
Lappenverschiebung 222
Kombinierte Ansätze 228

Erfolg in der plastischen Parodontalchirurgie

Ästhetische Erfolgskriterien

Die Wurzeldeckung ist zwar das wichtigste, aber nicht das einzige Kriterium für den ästhetischen Erfolg. Es gibt weitere visuelle Aspekte, die nicht außer Acht gelassen werden sollten:

- harmonischer Bogenverlauf (Scalloping) der Gingivaränder,
- Freiheit von Narben,
- Erhalt der Papillenformen,
- adäquate Breite des keratinisierten Gewebes im Zahnhalsbereich (da die rötliche Farbe der unkeratinisierten Alveolarmukosa in unmittelbarer Nachbarschaft zum Zahn unansehnlich wirkt),
- harmonische Integration der Farbe, der Textur und des Volumens der modifizierten oder rekonstruierten Gingiva in die native mukogingivale Umgebung,
- Fehlen einer sichtbaren Abgrenzung des rekonstruierten Areals vom nativen Gewebe.

Funktionelle Erfolgskriterien

Über den ästhetischen Zielen darf nicht außer Acht gelassen werden, dass das Zahnfleisch an erster und wichtigster Stelle eine Komponente des Zahnhalteapparates darstellt, dessen Funktion die Verankerung der Zähne ist. Die Bewertung des Therapieerfolgs muss diesen funktionellen Aspekt berücksichtigen, und ein parodontalchirurgischer Eingriff sollte bestimmte funktionelle Anforderungen erfüllen:

- Erhalt oder Regeneration von keratinisiertem Gewebe in einem Umfang, der die parodontale Gesundheit und die Mundhygiene unterstützt. Es wurde gezeigt, dass das Parodont auch bei einer geringen Breite des keratinisierten Gewebes gesund und stabil erhalten werden kann, sofern eine besonders strikte und sorgfältige Mundhygiene durchgeführt wird. Die Praxis lehrt allerdings, dass eine solche Mundhygiene umso schwerer aufrechtzuerhalten ist, je weniger keratinisiertes Gewebe vorhanden ist. Trotz kontroverser Diskussion in der Fachliteratur ist wahrscheinlich, dass ein relativ breites Gingivaband sich günstig auf die Hygienefähigkeit und den Komfort beim Zähneputzen auswirkt und damit auch die parodontale Gesundheit fördert.
- Verdickung der Gingiva bei dünnen oder mittleren Biotypen. Die Literatur zeigt, dass eine Erhöhung der Gingivadicke das Parodont langfristig stärkt. Ein dickeres Zahnfleisch ist für das orale Milieu weniger empfindlich.
- Erhalt (oder Minimierung der Verringerung) der Tiefe des Vestibulums. Reduziert sich die Tiefe der Umschlagfalte durch den Eingriff, kann dies zu Dyskomfort und Schwierigkeiten bei der Mundhygiene führen. Die Lage der Mukogingivalgrenze (MGG) ist möglicherweise genetisch determiniert. Sie könnte nach einer chirurgischen Koronalverlagerung sehr langsam (über einen Zeitraum von mehreren Jahren) zu ihrer ursprünglichen apikaleren Position zurückkehren. Bislang lässt sich jedoch weder eine Gesetzmäßigkeit dieser Rückwanderung bestätigen noch ihre Chronologie verändern. Ein tiefes Vestibulum kann durch den Eingriff ohne weitere Folgen reduziert werden. Ist das Vestibulum hingegen flach, sollte seine Tiefe möglichst erhalten werden.

Klinische Beispiele

Statt die klinische Anwendung und Bewährung des in diesem Buch beschriebenen Behandlungskonzeptes Punkt für Punkt erörtern, scheint es sinnvoller, dem Leser eine Reihe repräsentativer Fallbeispiele aus der Praxis vorzustellen, die den strikten ästhetischen und funktionellen Ansatz dieses Konzeptes illustrieren.

Ungedecktes Transplantat

FALL 1

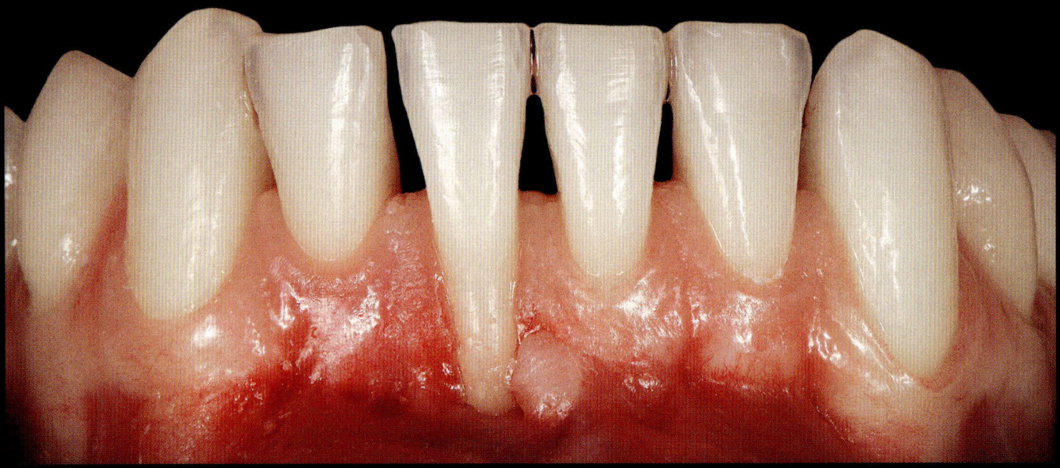

Ausgangssituation.

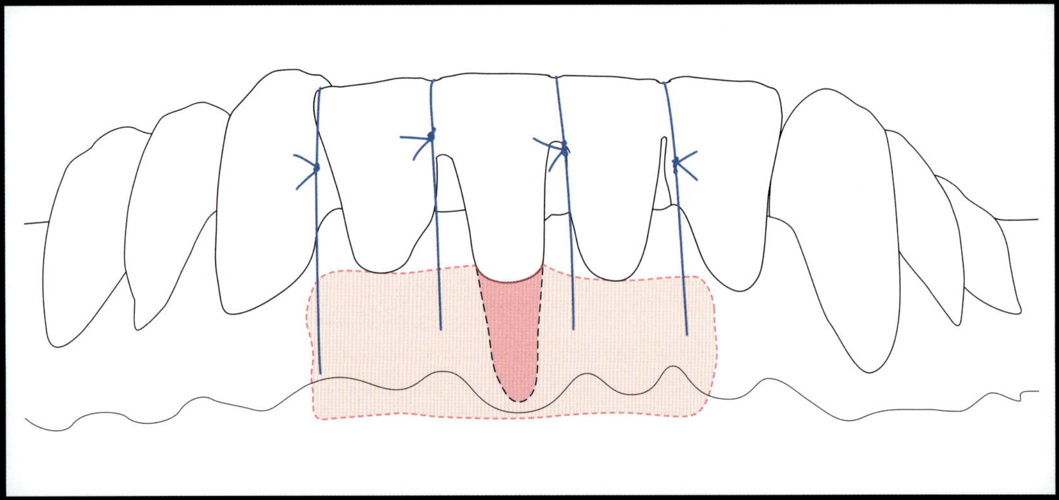

Geplante Intervention.

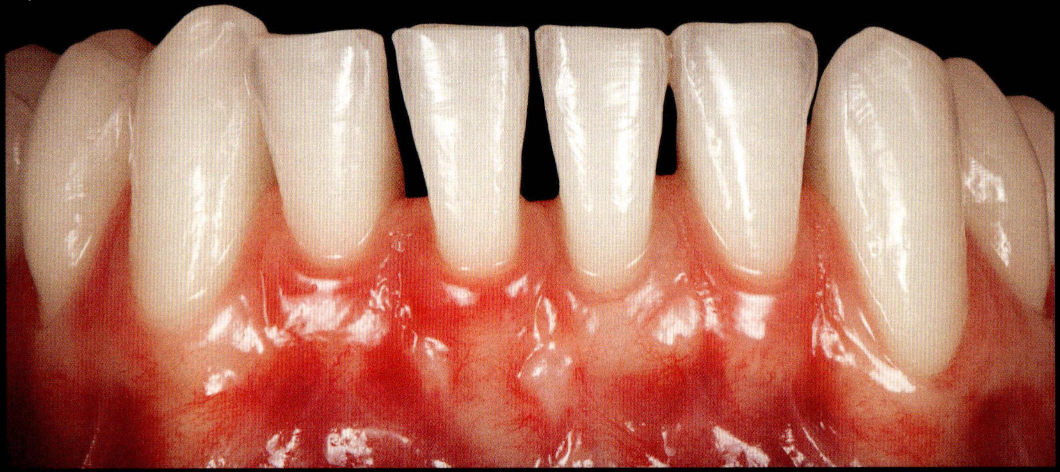

Behandlungsergebnis.

1. Relevante klinische Aspekte

Kontraindikationen

- keine

Rezessionsklassen

- Klasse III: Zahn 41

Dentale Befunde

- keine

Indikationen

- Ästhetik verbessern
- Überempfindlichkeiten reduzieren
- Mundhygiene erleichtern
- Narbengewebe entfernen

Risikofaktoren

- vestibuläre Wurzelstellung
- dünner gingivaler Biotyp
- Entzündung (Parodontitis)

Klinische Parameter für den Entscheidungsbaum

- Resthöhe des keratinisierten Gewebes: 0 mm
- Tiefe des Vestibulums: flach
- gingivaler Biotyp: dünn
- Wurzeldefekte: keine

Approximalkontakte

- fehlend

2. Behandlungsziele

Verringerung beeinflussbarer Risikofaktoren

- Parodontitisprogression stoppen

Erreichbare Wurzeldeckung

- partiell (Klasse-III-Rezession)

Verbreiterung des keratinisierten Gewebes

- erforderlich

Verdickung des gingivalen Biotyps

- erforderlich

Erhalt der Tiefe des Vestibulums

- erforderlich

3. Wahl der geeigneten Intervention

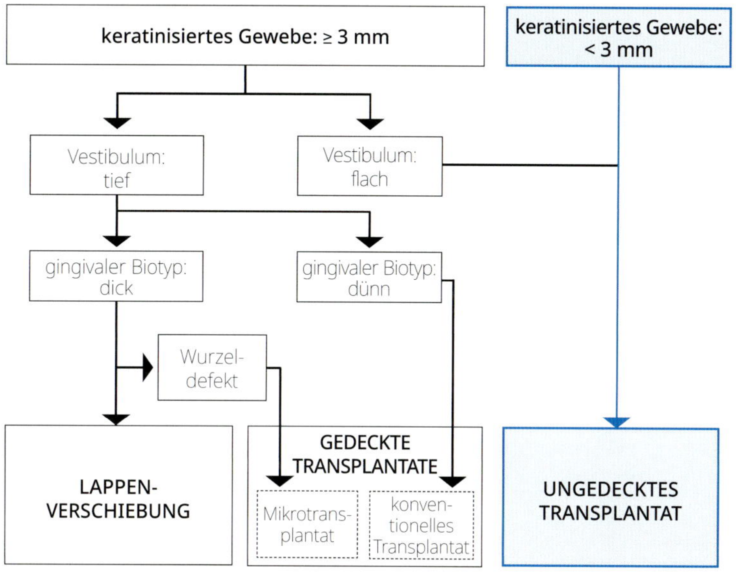

4. Behandlungssequenz

Vorbehandlung

- Parodontitistherapie (Scaling, Wurzelglättung, Mundhygiene-instruktion)

Chirurgische Intervention

- Herstellen provisorischer Approximalkontakte mit Komposit
- Tunnelpräparation: Zähne 32 bis 43
- Transplantatentnahme: freies Gingivatransplantat (FGT, In-situ-Entepithelisierung)
- Nahttechnik: approximal aufgehängte Matratzennähte
- Narbengewebe entfernen

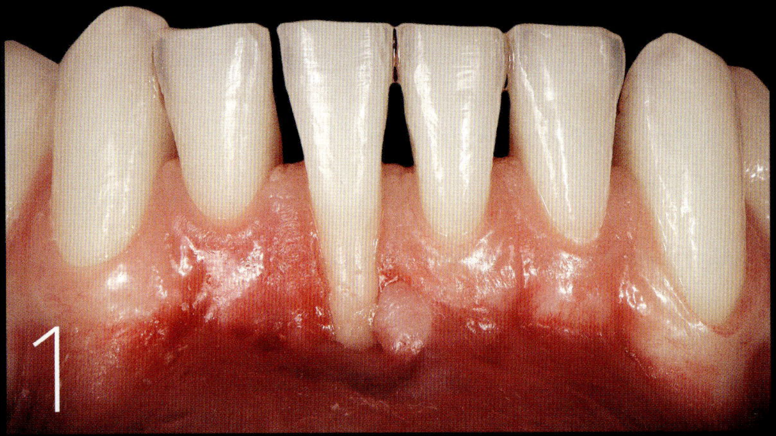

Präoperative Situation 2 Monate nach der Parodontitisbehandlung: gesunde parodontale Situation, Fehlen von keratinisiertem Gewebe am Zahn 41 sowie iatrogene Vernarbung (nach einem fehlgeschlagenen FGT).

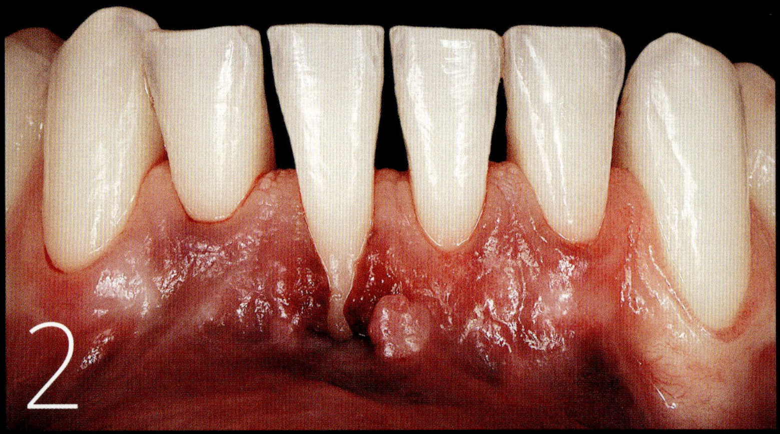

Tunnelpräparation im Bereich der Zähne 32 bis 43.

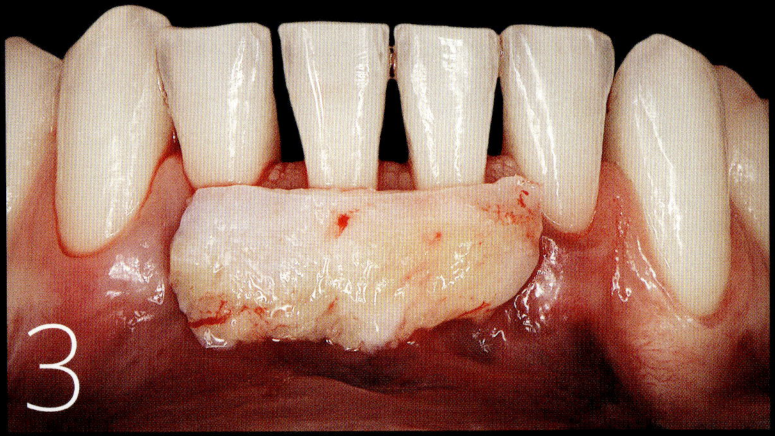

Anprobe des Weichgewebetransplantats.

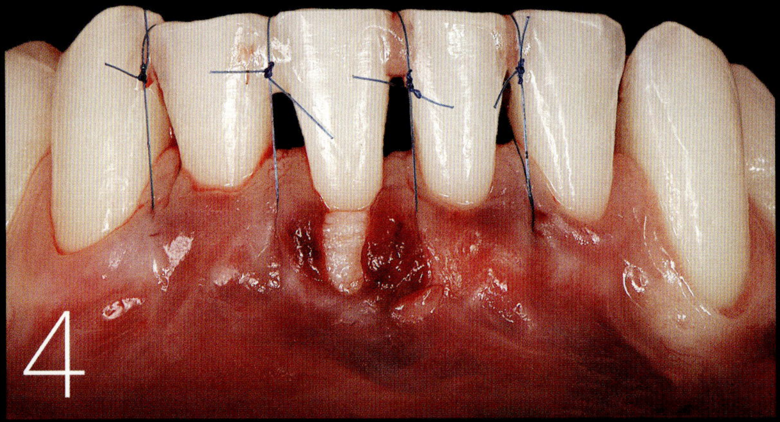

Das BGT bleibt nach seiner Positionierung partiell exponiert, das heißt, die Rezession wird ohne Verschiebung der Mukogingivalgrenze (MGG) gedeckt. Das Narbengewebe wird am Schluss der Intervention mit einem Mikroskalpell entfernt.

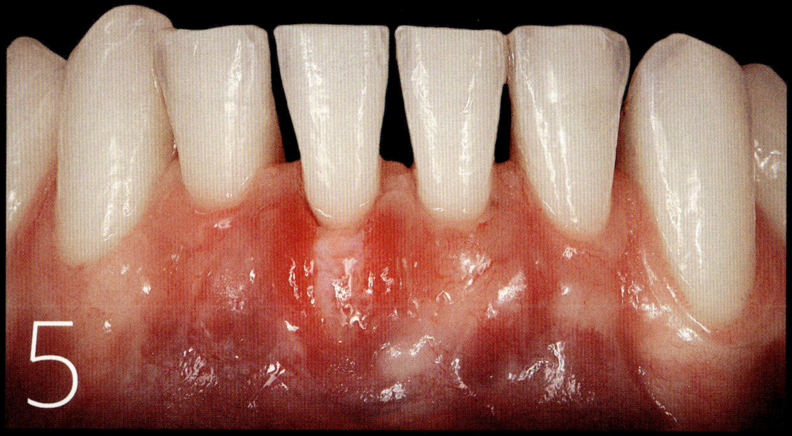

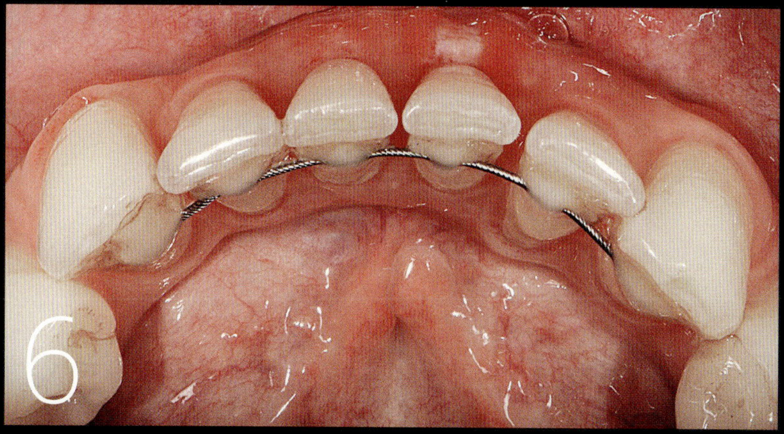

Situation nach 1-wöchiger Heilung (Frontal- und Okklusalansicht). Fortschreitende Revaskularisierung des ungedeckten Transplantatteils und beginnende Sekundärheilung.

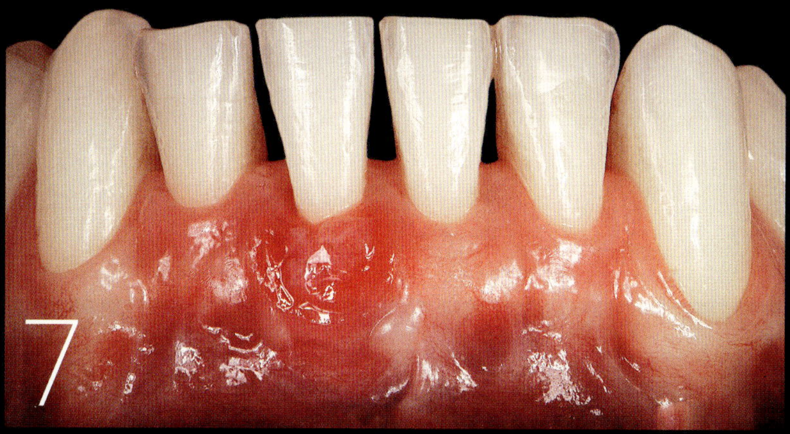

Situation nach 2-wöchiger Heilung.

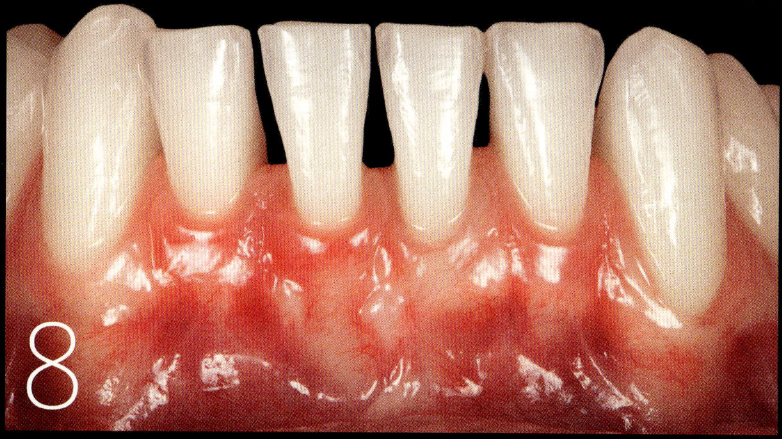

Abschlusssituation (> 6 Monate postoperativ) mit zufriedenstellender Wurzeldeckung. Die Gingivaränder sind angeglichen, es wurde keratinisiertes Gewebe regeneriert, die Tiefe des Vestibulums ist erhalten geblieben und die optische Integration des rekonstruierten Gewebes ist gelungen.

FALL 2

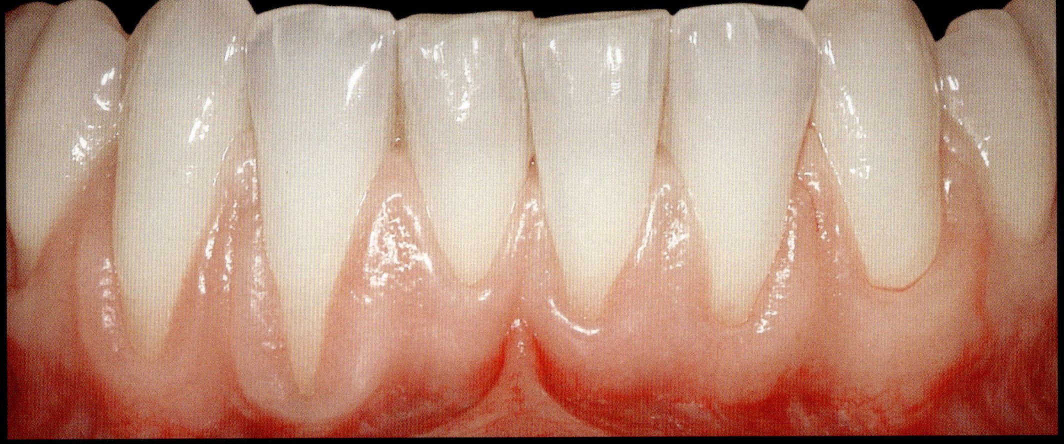

Ausgangssituation.

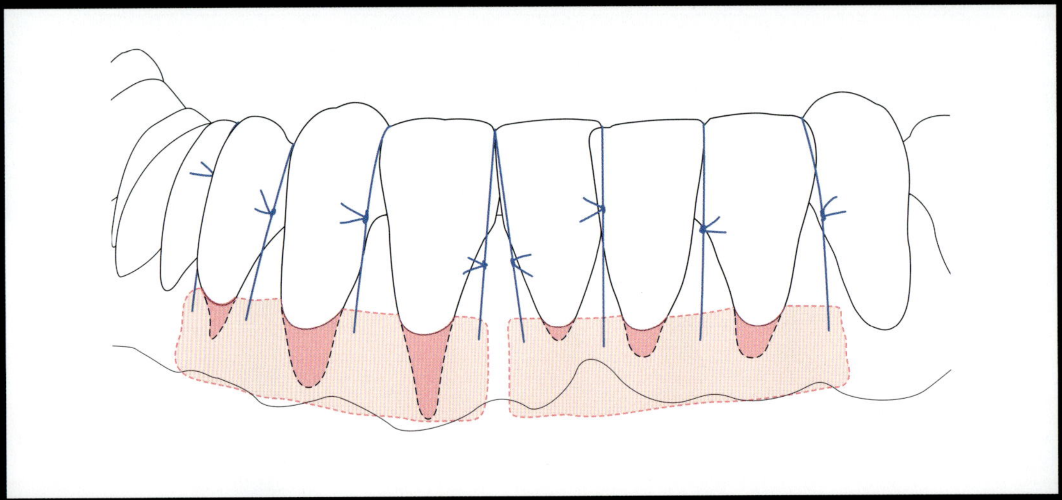

Geplante Intervention.

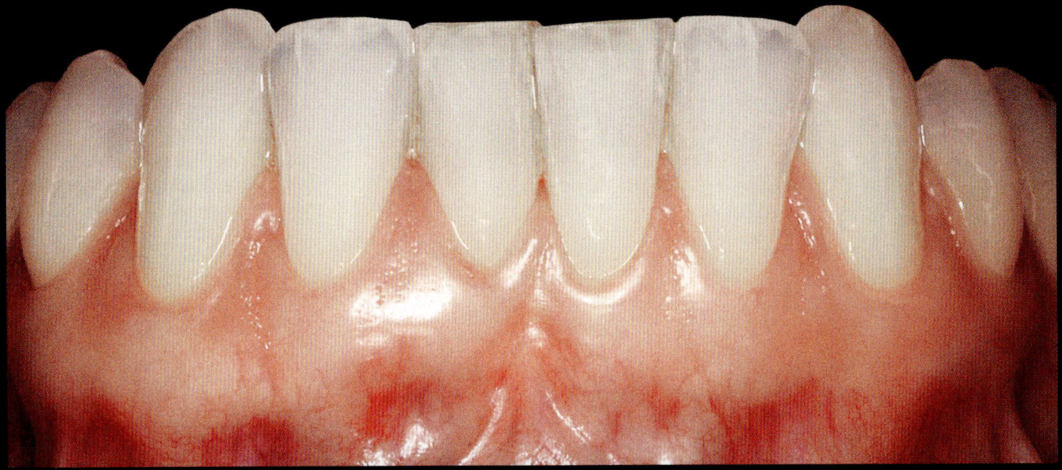

Behandlungsergebnis.

1. Relevante klinische Aspekte

Kontraindikationen

- keine

Rezessionsklassen

- Klasse I: Zahn 44, 43 und 41 bis 32
- Klasse II: Zahn 42

Dentale Befunde

- keine

Indikationen

- Ästhetik verbessern
- Überempfindlichkeiten reduzieren

Risikofaktoren

- vestibuläre Wurzelstellung
- traumatische Putztechnik

Klinische Parameter für den Entscheidungsbaum

- Resthöhe des keratinisierten Gewebes: < 3 mm an den Zähnen 42 und 43 sowie ≥ 3 mm an den Zähnen 44, 41, 31, 32
- Tiefe des Vestibulums: flach
- gingivaler Biotyp: mittel
- Wurzeldefekte: keine

Approximalkontakte

- schwach

2. Behandlungsziele

Verringerung beeinflussbarer Risikofaktoren

- Anleitung zu atraumatischer Zahnpflege

Erreichbare Wurzeldeckung

- vollständig

Verbreiterung des keratinisierten Gewebes

- erforderlich

Verdickung des gingivalen Biotyps

- wünschenswert

Erhalt der Tiefe des Vestibulums

- erforderlich

3. Wahl der geeigneten Intervention

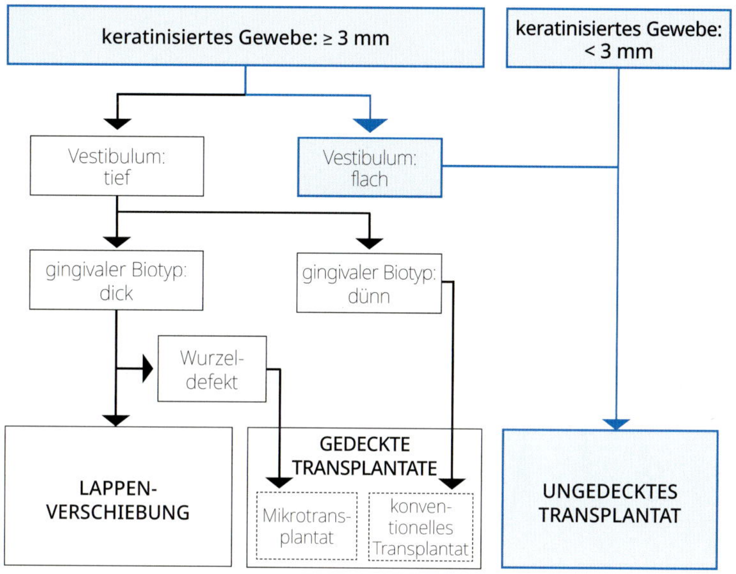

4. Behandlungssequenz

Vorbehandlung

- Anleitung zu atraumatischer Putztechnik

Chirurgische Intervention

- Approximalkontakte verstärken
- Tunnelpräparation im Bereich der Zähne 45 bis 33
- Transplantatentnahme als: BGT (Einzelinzisionstechnik)
- Nahttechnik: approximal aufgehängte Matratzennähte

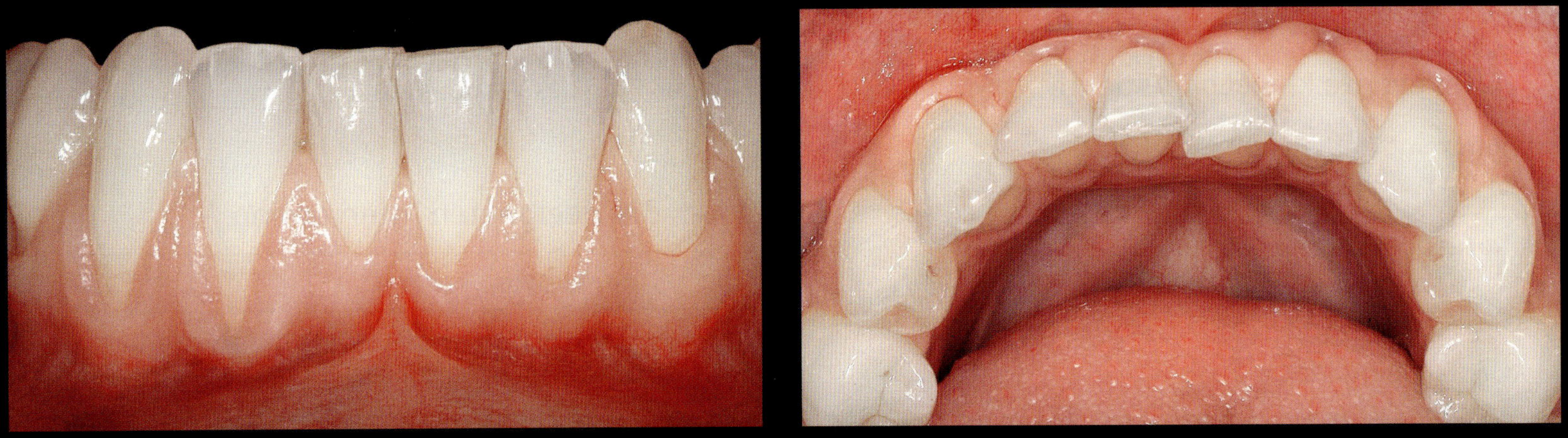

Ausgangssituation, Frontal- und Okklusalansicht.

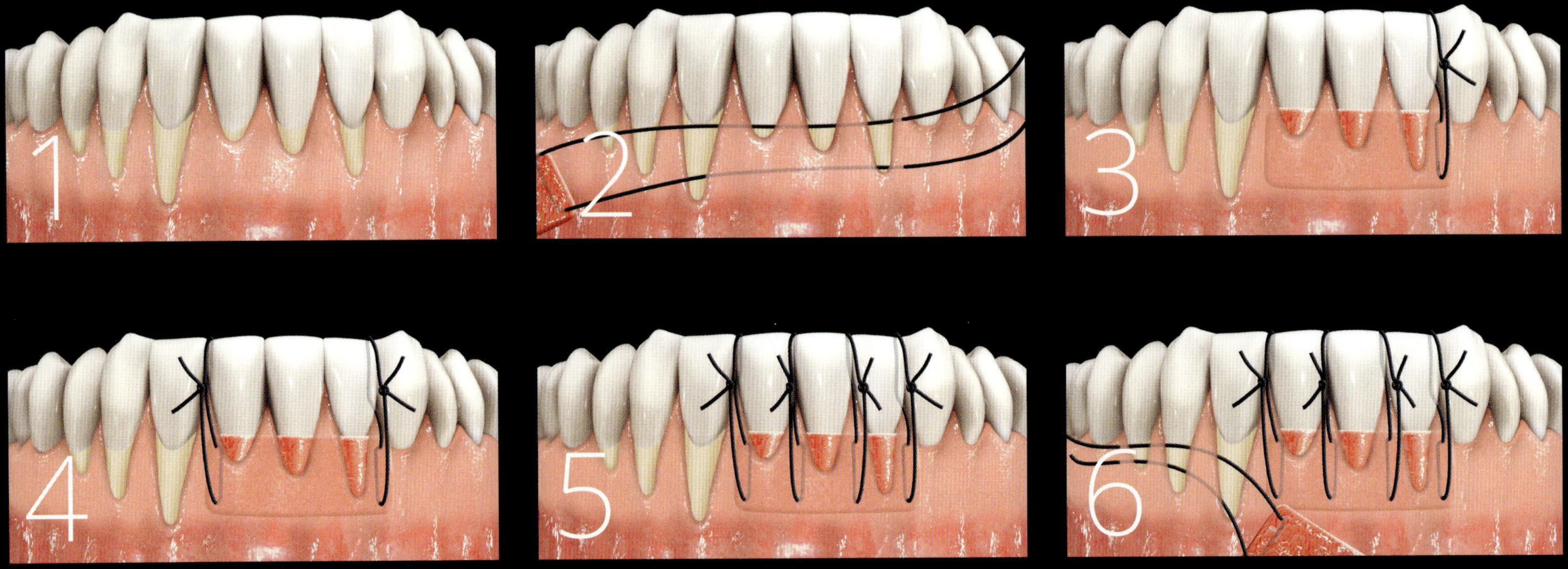

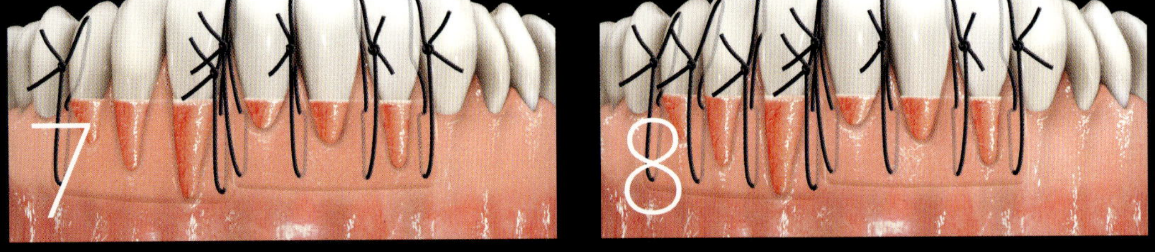

Schematische Darstellung der Intervention. Nacheinander werden zwei BGT platziert, die auf Höhe der Papille zwischen den Zähnen 42 und 41 aneinander stoßen.

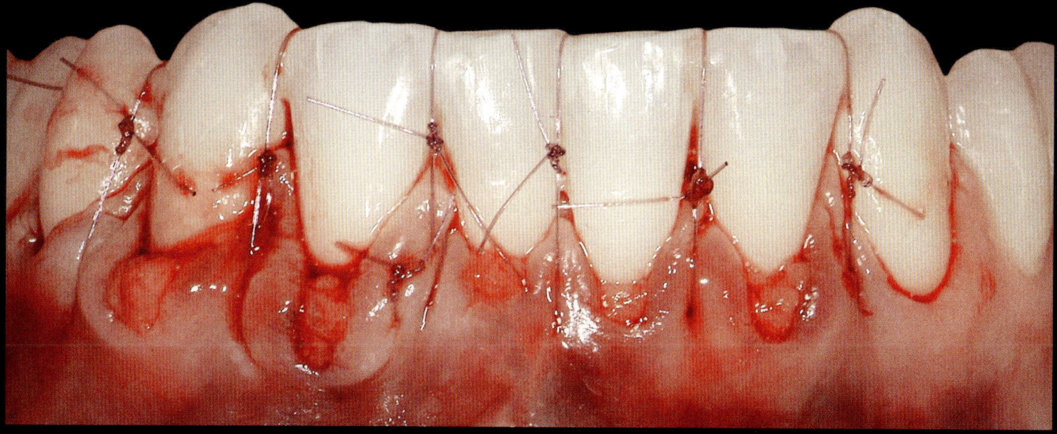

Situation nach Abschluss der Operation. Die Transplantate sind partiell exponiert und decken die Rezessionen, ohne das die MGG verschoben wurde.

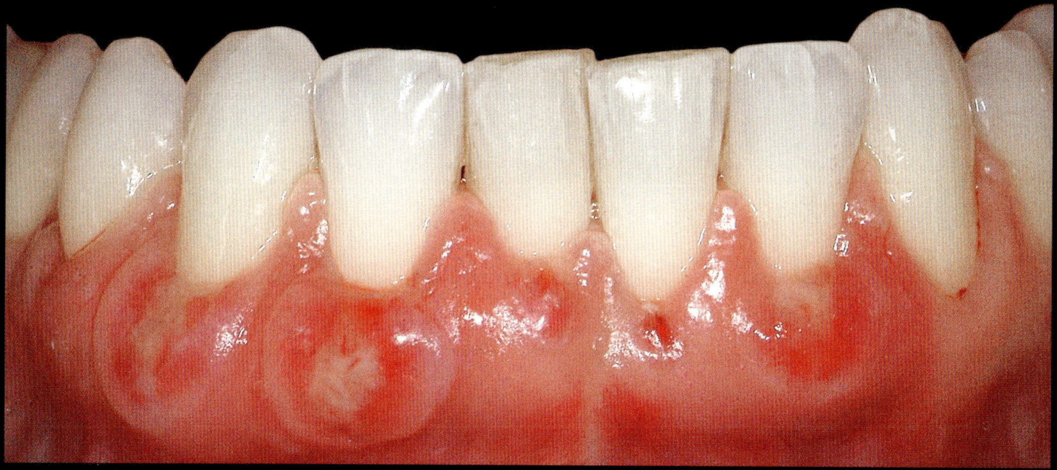

Situation nach 1-wöchiger Heilung. Fortschreitende Revaskularisierung der exponierten Transplantatanteile. Wie zu erkennen, wachsen die neuen Gefäße zentripetal von den Rezessionsrändern her ein. Besonders deutlich zeigt sich dies am Zahn 42.

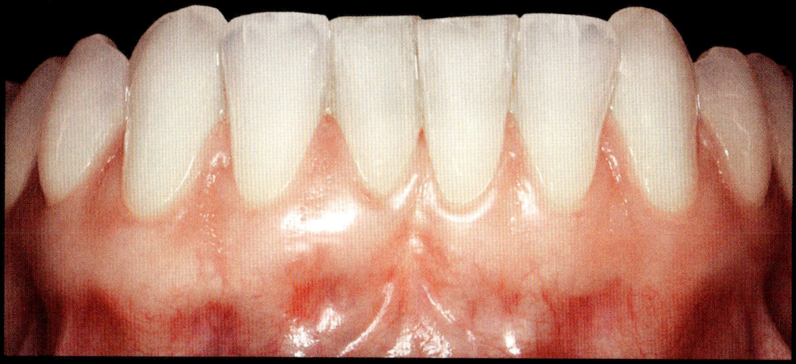

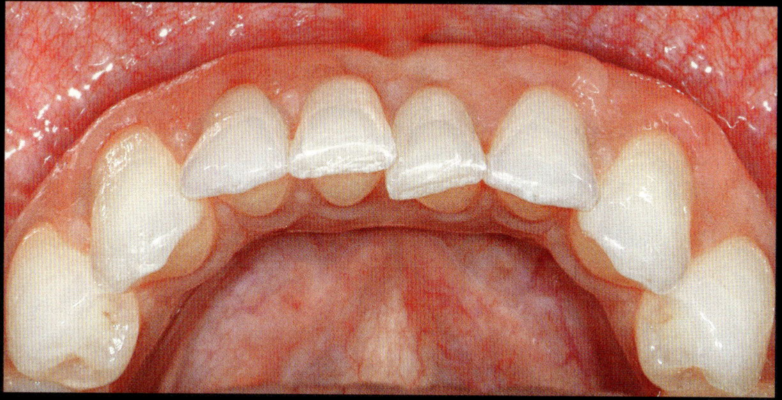

Abschlusssituation (> 6 Monate), Frontal- und Okklusalansichten. Neben der Wurzeldeckung und Angleichung der Gingivaränder wurde keratinisiertes Gewebe regeneriert, die Tiefe des Vestibulums erhalten und eine ästhetische Integration des rekonstruierten Gewebes (Farbe und Textur) in die vorhandene Umgebung erreicht.

FALL 3

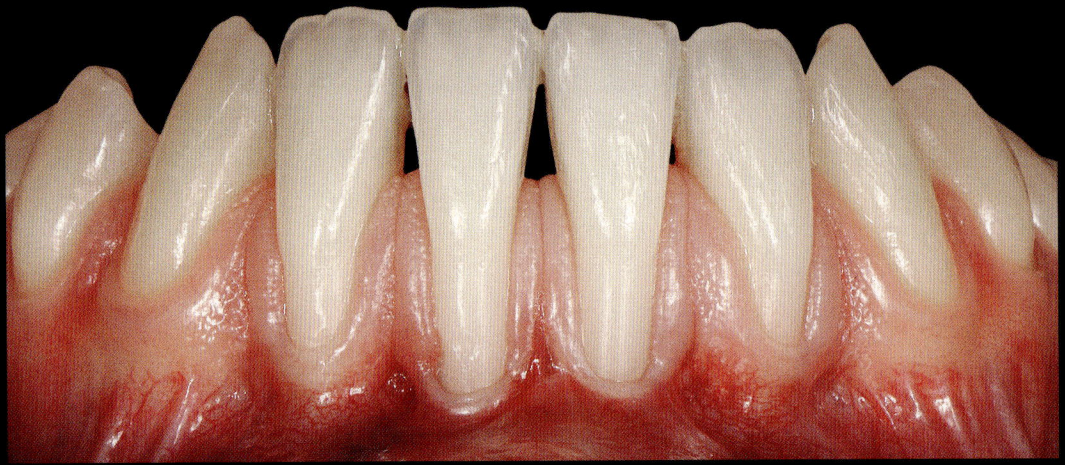

Ausgangssituation.

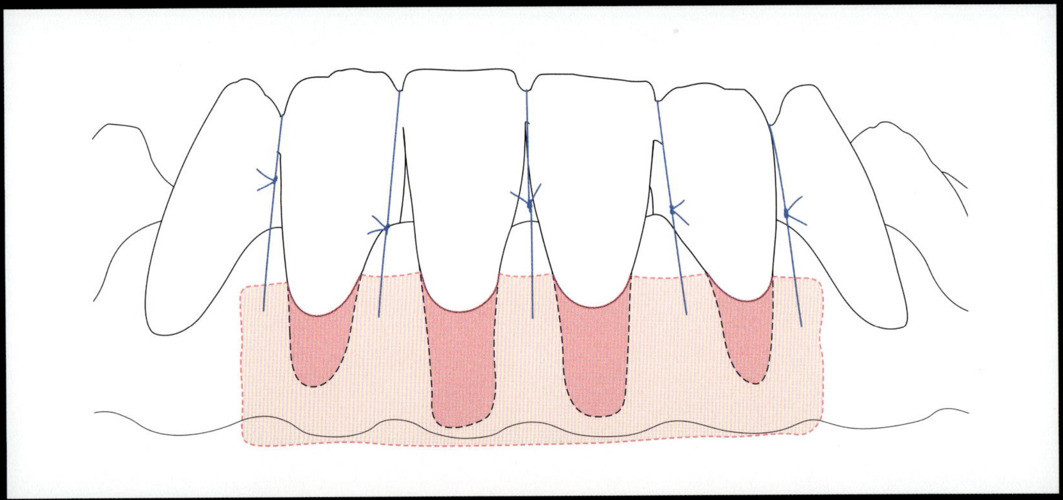

Geplante Intervention.

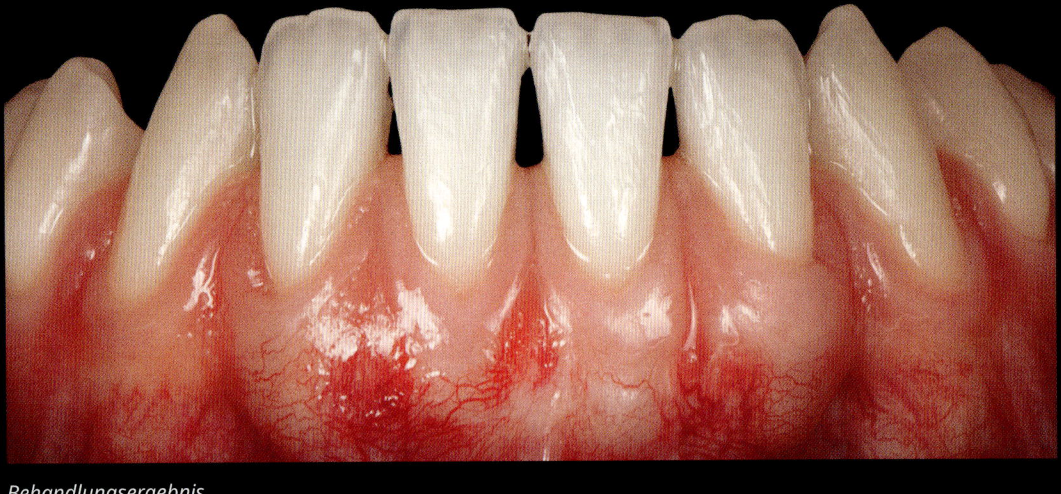

Behandlungsergebnis.

1. Relevante klinische Aspekte

Kontraindikationen

- keine

Rezessionsklassen

- Klasse III: Zahn 42, 41, 31, 32

Dentale Befunde

- keine

Indikationen

- Ästhetik verbessern
- Überempfindlichkeiten reduzieren
- Mundhygiene erleichtern

Risikofaktoren

- vestibuläre Wurzelstellung
- Entzündung (Parodontitis)

Klinische Parameter für den Entscheidungsbaum

- Resthöhe des keratinisierten Gewebes: < 3 mm
- Tiefe des Vestibulums: flach
- gingivaler Biotyp: mittel
- Wurzeldefekte: keine

Approximalkontakte

- stark

2. Behandlungsziele

Verringerung beeinflussbarer Risikofaktoren

- Parodontitisprogression stoppen

Erreichbare Wurzeldeckung

- partiell (Klasse-III-Rezessionen)

Verbreiterung des keratinisierten Gewebes

- erforderlich

Verdickung des gingivalen Biotyps

- erforderlich

Erhalt der Tiefe des Vestibulums

- erforderlichd

3. Wahl der geeigneten Intervention

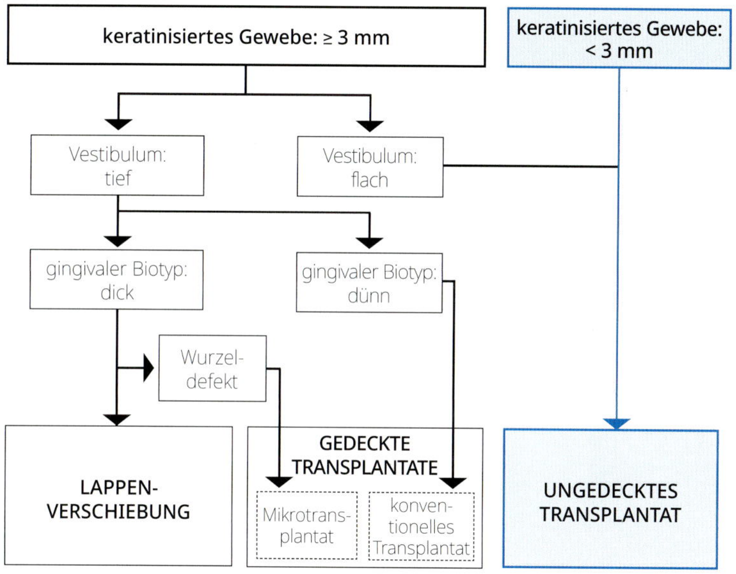

4. Behandlungssequenz

Vorbehandlung

- Parodontitistherapie (Scaling, Wurzelglättung, Mundhygiene-instruktion)

Chirurgische Intervention

- Tunnelpräparation im Bereich der Zähne: 33 bis 43
- Transplantatentnahme als: FGT (In-situ-Entepithelisierung)
- Nahttechnik: approximal aufgehängte Matratzennähte

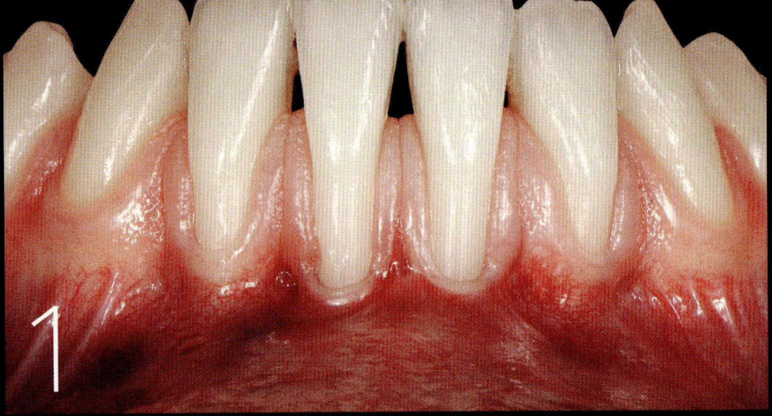

Präoperatives Bild 2 Monate nach der Parodontalbehandlung. An den Zähnen 42 bis 32 ist kein keratinisiertes Gewebe vorhanden.

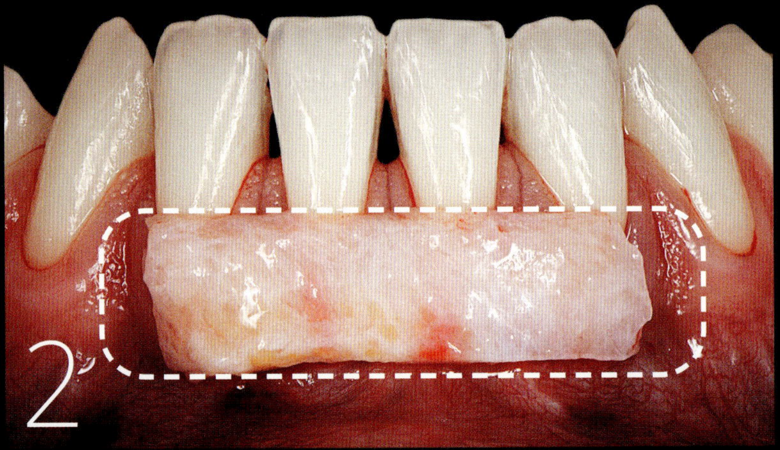

Nach der Tunnelpräparation im Bereich der Schneide- und Eckzähne wurde ein Weichgewebetransplantat vom Gaumen entnommen. Aufgrund einer Fehleinschätzung ist das Transplantat etwas zu kurz, sodass für die exponierten Anteile im Bereich der Zähne 32 und 42 ein gewisses Nekroserisiko besteht. Idealerweise hätte das Transplantat den gesamten markierten Bereich (gestrichelte Linie) bedecken sollen, um eine optimale Blutversorgung zu erhalten.

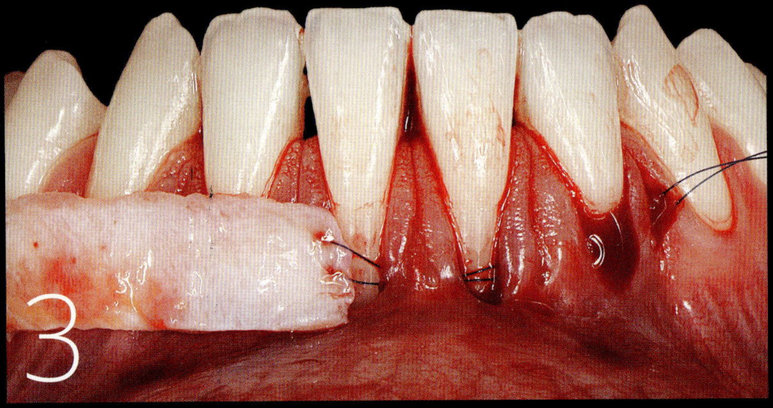

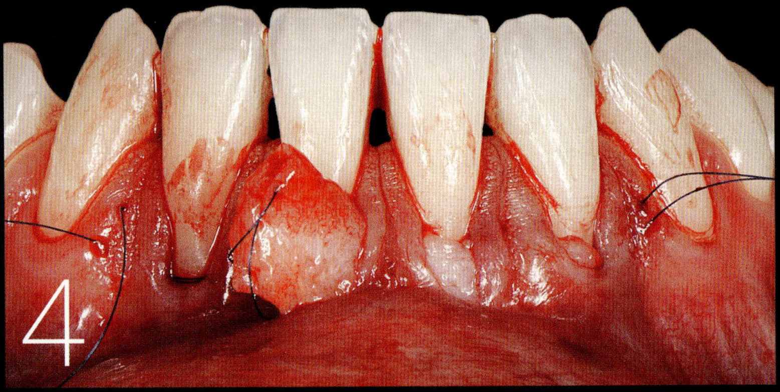

In der gegebenen Situation wird das Transplantat nicht auf die übliche Weise in Position gebracht. Die U-förmige Positionierungsnaht, mit deren Hilfe es in den Tunnel eingezogen wird, wird normalerweise gleich im Anschuss in eine aufgehängte vertikale Matratzennaht umgewandelt und durch einen Knoten abgeschlossen. Eine exakte Zentrierung des Transplantats, die aufgrund seiner Unterdimensionierung wichtig wäre, könnte so nicht erfolgen. Daher werden die beiden U-förmigen Positionierungsnähte unmittelbar nacheinander ausgeführt, sodass durch bidirektionalen Zug an den Fäden auf der rechten und linken Seite des Transplantats eine optimale Zentrierung herbeigeführt werden kann. Erst dann werden die U-Nähte in vertikale Matratzennähte umgewandelt und durch Knoten geschlossen. Die übrigen Nähte werden wie üblich durchgeführt.

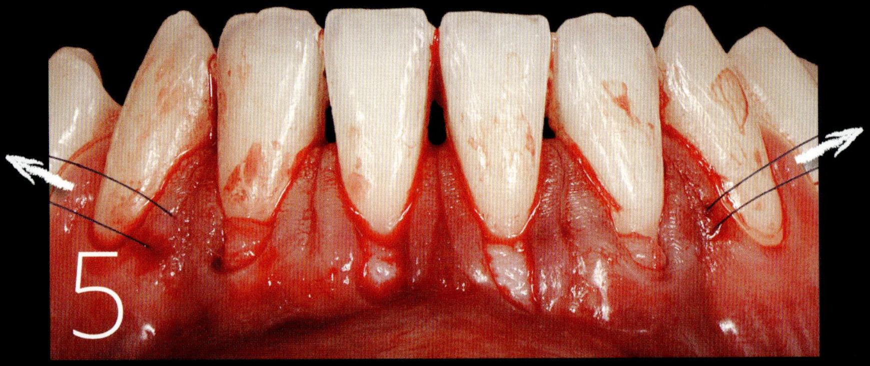

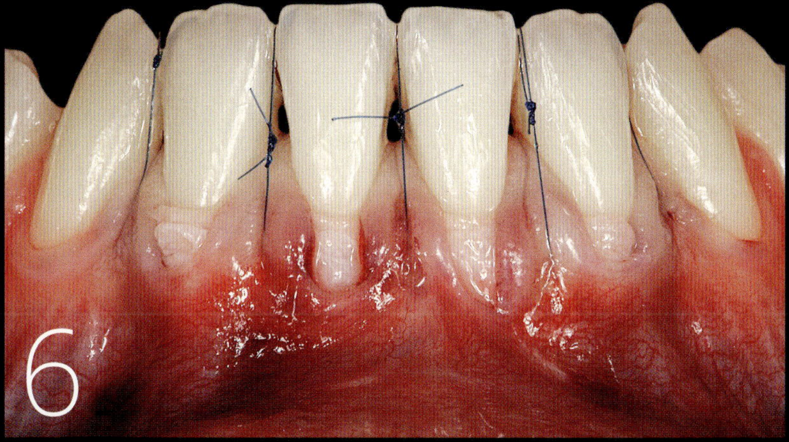

Das abschließend platzierte Transplantat bleibt partiell exponiert, sodass die Rezessionen ohne Verschiebung der MGG vollständig gedeckt sind.

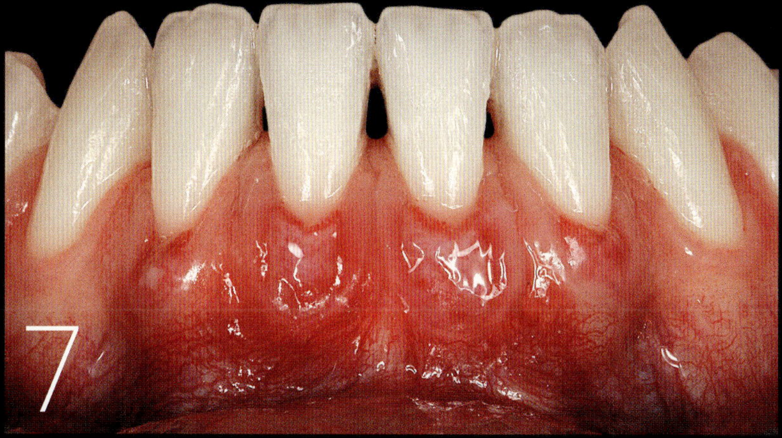

Situation nach 1-wöchiger Heilung.

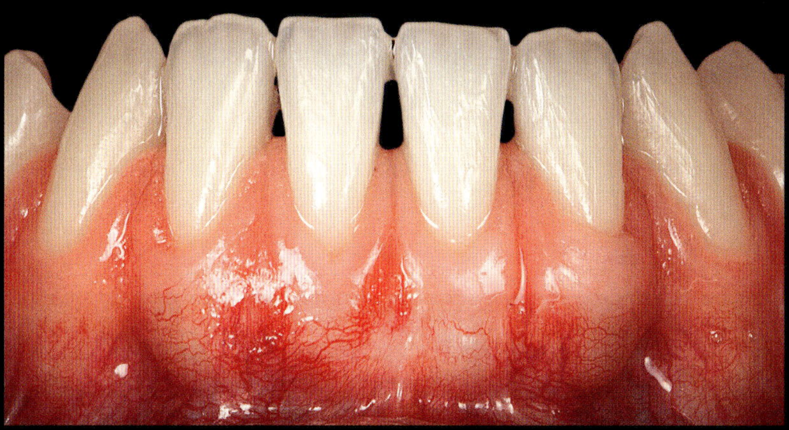

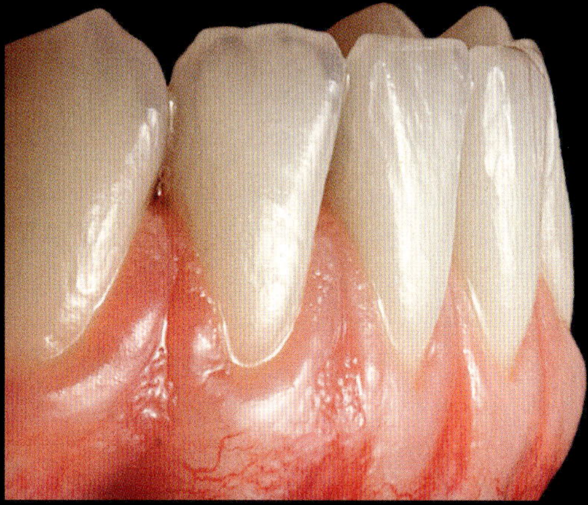

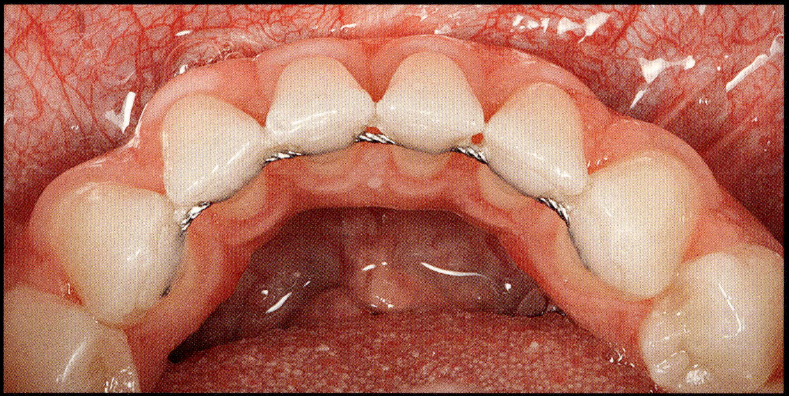

8

Die Bilder zeigen das Behandlungsresultat (nach > 6 Monaten). Neben der Wurzeldeckung und Angleichung der Gingivaränder wurde keratinisiertes Gewebe regeneriert, die Tiefe des Vestibulums erhalten und eine ästhetische Integration des rekonstruierten Gewebes erreicht.

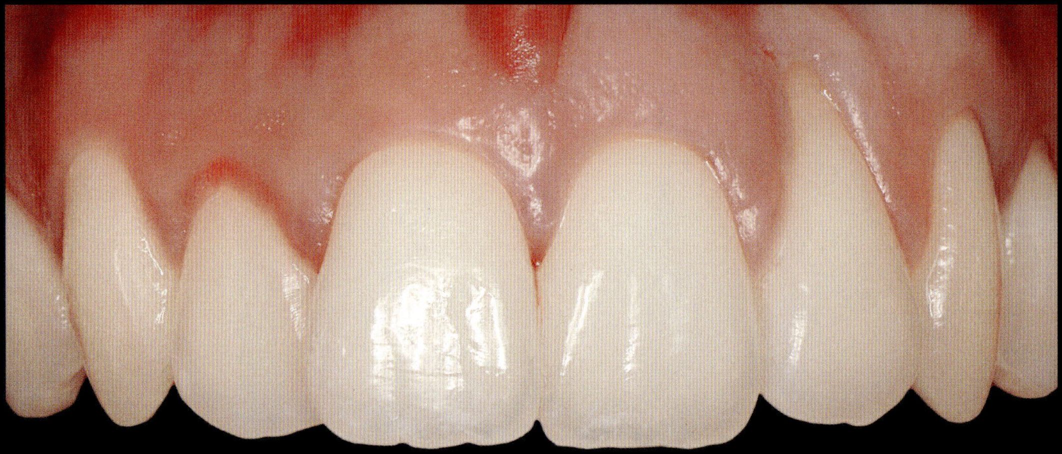

Ausgangssituation.

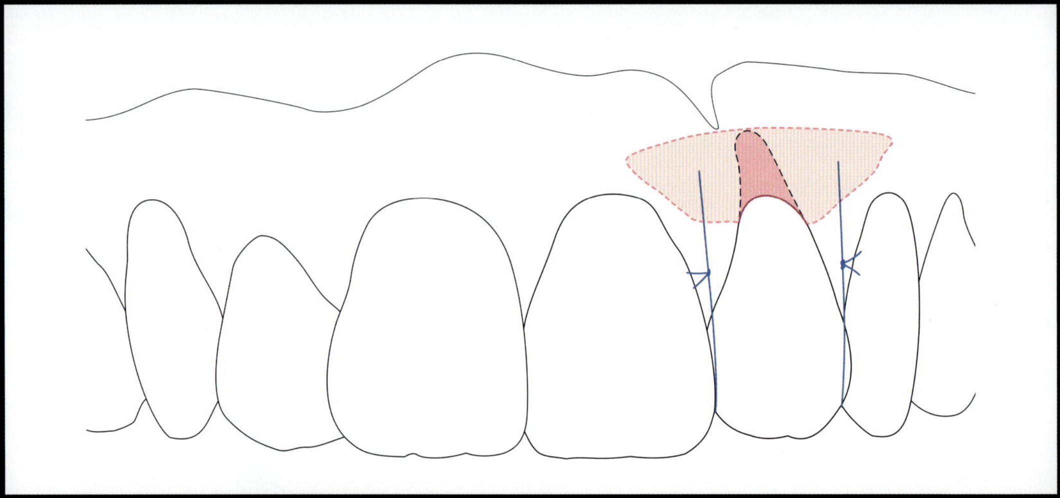

Geplante Intervention.

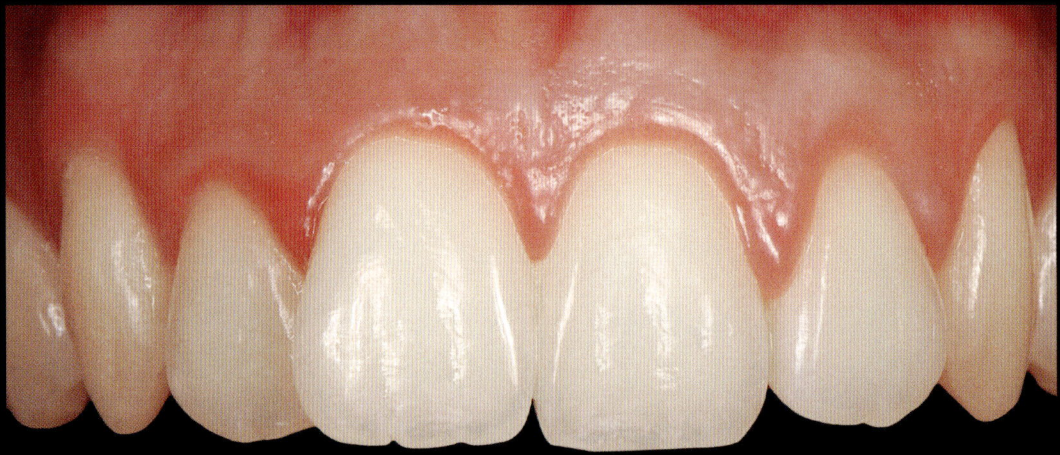

Behandlungsergebnis.

FALL 4

1. Relevante klinische Aspekte

Kontraindikationen

- keine

Rezessionsklassen

- Klasse I: Zahn 22

Dentale Befunde

- keine

Indikationen

- Ästhetik verbessern

Risikofaktoren

- vestibuläre Wurzelstellung

Klinische Parameter für den Entscheidungsbaum

- Resthöhe des keratinisierten Gewebes: < 3 mm aufgrund einer vorgeschobenen Mukosaspitze (s. gepunktete Linie in Bild 1)
- Tiefe des Vestibulums: tief
- gingivaler Biotyp: dick
- Wurzeldefekte: keine

Approximalkontakte

- stark

2. Behandlungsziele

Verringerung beeinflussbarer Risikofaktoren

- nicht erforderlich

Erreichbare Wurzeldeckung

- vollständig (Klasse-III-Rezessionen)

Verbreiterung des keratinisierten Gewebes

- erforderlich

Verdickung des gingivalen Biotyps

- nicht wünschenswert

Erhalt der Tiefe des Vestibulums

- nicht erforderlich

3. Wahl der geeigneten Intervention

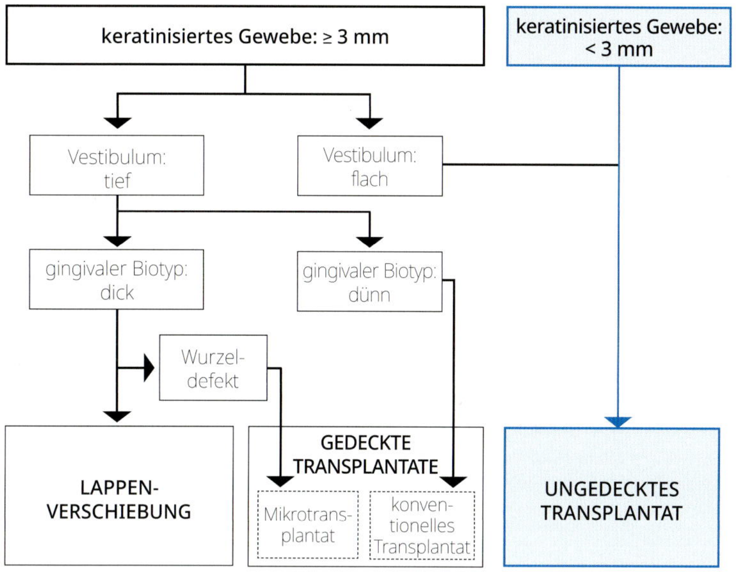

4. Behandlungssequenz

Vorbehandlung

- keine

Chirurgische Intervention

- Tunnelpräparation im Bereich der Zähne 21 bis 23
- Transplantatentnahme: BGT (Einzelinzisionstechnik)
- Nahttechnik: approximal aufgehängte Matratzennähte

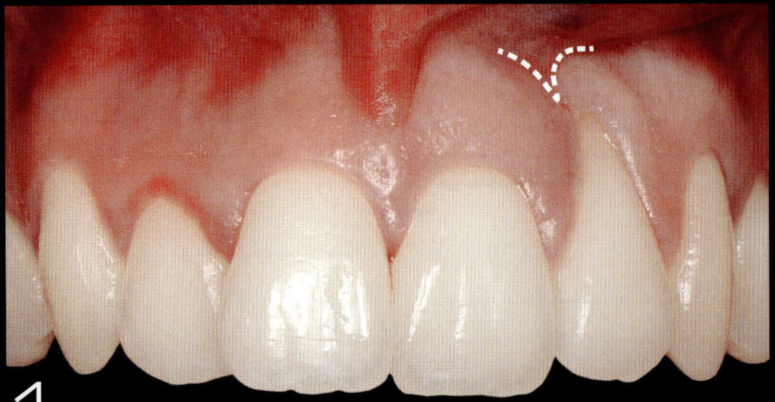

1

Ausgangssituation mit Klasse-I-Rezession am Zahn 22. Mesial der Rezession ist eine koronal gerichtete Mukosaspitze zu erkennen (gepunktete Linie), die die Höhe des keratinisierten Gewebes an dieser Stelle deutlich reduziert.

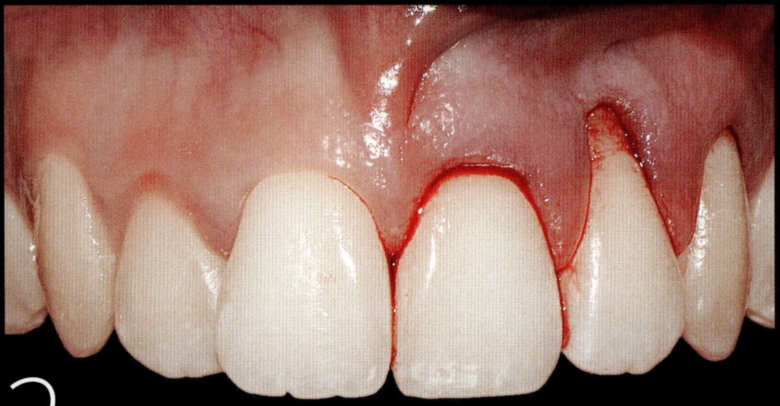

2

Tunnelpräparation im Bereich der Zähne 21 bis 23.

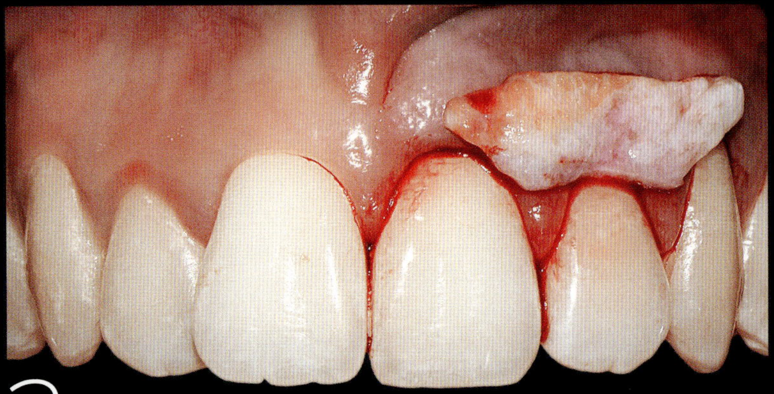

3

Die Ränder des Transplantats wurden bogenförmig getrimmt und abgeschrägt, um die Revaskularisierung der ungedeckten Anteile zu fördern und gleichmäßige ästhetische Übergänge in dieser anspruchsvollen Situation mit dickem gingivalem Biotyp zu erreichen.

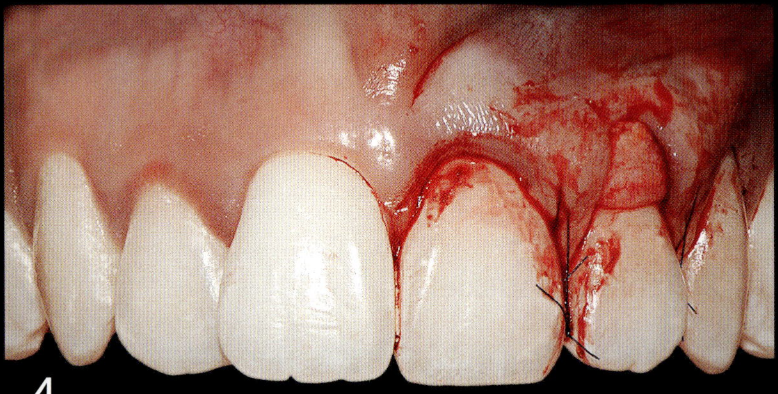

4

Das Transplantat wurde so platziert, dass es eine leichte Überkorrektur der Rezession herzustellen scheint.

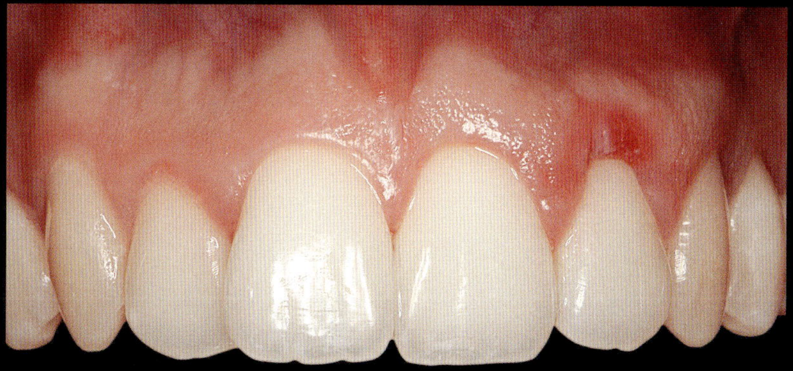

5

Situation nach 1-wöchiger Heilung. Die Revaskularisierung des exponierten Transplantatanteils ausgehend von seinen gedeckten Rändern hat begonnen.

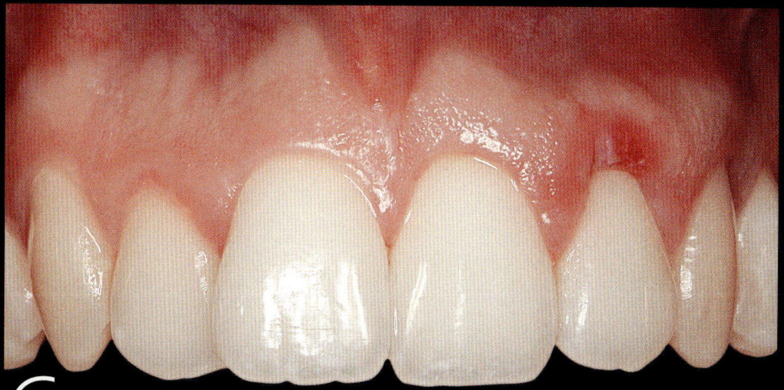

6

Situation nach 2-wöchiger Heilung. Die fortschreitende Sekundärheilung wird zur Keratinisierung des exponierten Transplantats führen.

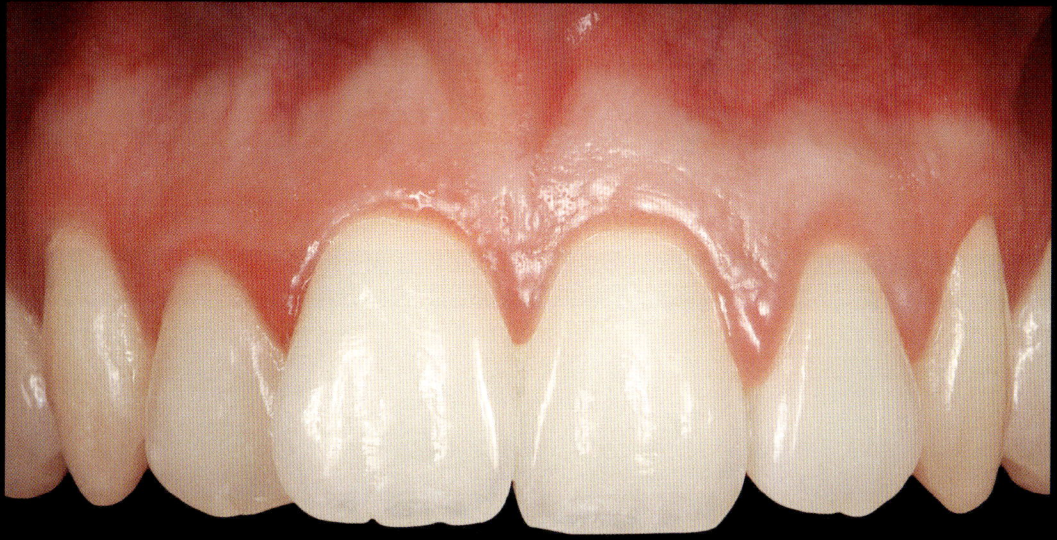

7

Behandlungsresultat (nach > 6 Monaten). Neben der Wurzeldeckung und Angleichung der Gingivaränder wurde keratinisiertes Gewebe regeneriert, die Tiefe des Vestibulums erhalten und eine ästhetische Integration des rekonstruierten Gewebes erreicht.

Konventionelles gedecktes Transplantat

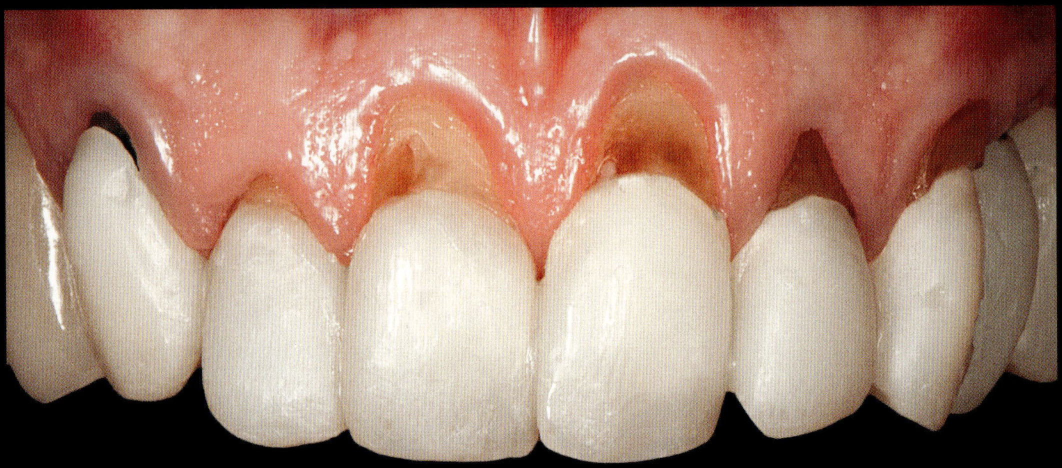

Ausgangssituation.

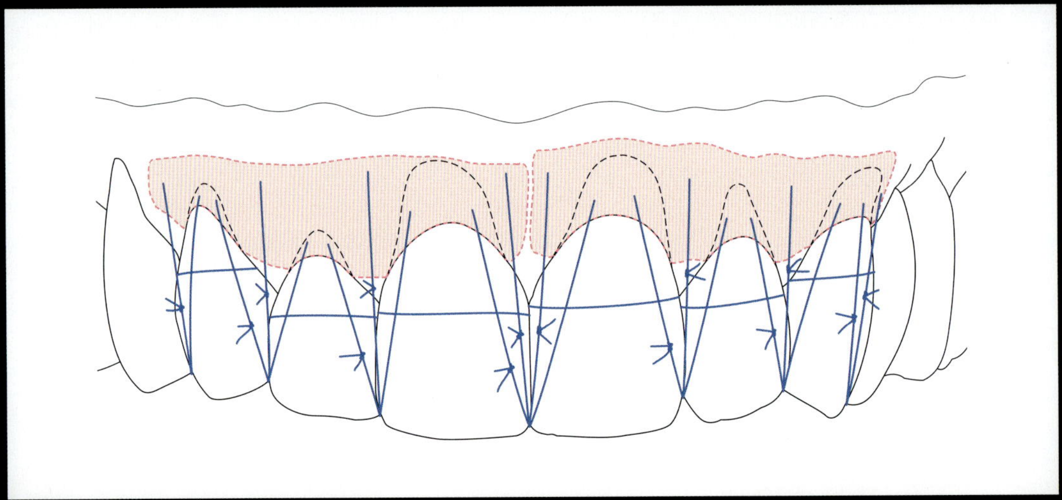

Geplante Intervention.

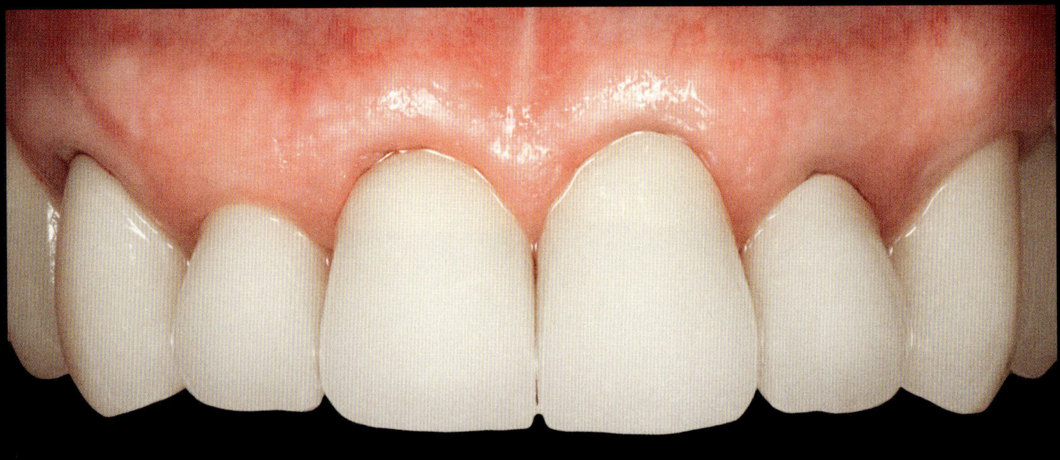

Behandlungsergebnis.

FALL 1

1. Relevante klinische Aspekte

Kontraindikationen

- keine

Rezessionsklassen

- Klasse I: Zähne 13 bis 23

Dentale Befunde

- Wurzelabrasionen: Zähne 13, 11 und 21 bis 23
- Wurzelverfärbung: Zähne 13, 11, 21

Indikationen

- Ästhetik verbessern
- Gingivadicke präprothetisch erhöhen

Risikofaktoren

- vestibuläre Wurzelstellung: Zähne 11, 21, 22, 23
- traumatische Putztechnik

Klinische Parameter für den Entscheidungsbaum

- Resthöhe des keratinisierten Gewebes: ≥ 3 mm
- Tiefe des Vestibulums: tief
- gingivaler Biotyp: mittel
- Wurzeldefekte/-verfärbungen: ja

Approximalkontakte

- stark

2. Behandlungsziele

Verringerung beeinflussbarer Risikofaktoren

- Anleitung zu atraumatischer Putztechnik

Erreichbare Wurzeldeckung

- vollständig

Verbreiterung des keratinisierten Gewebes

- nicht erforderlich

Verdickung des gingivalen Biotyps

- zwingend erforderlich (präprothetische Indikation)

Erhalt der Tiefe des Vestibulums

- nicht erforderlich

3. Wahl der geeigneten Intervention

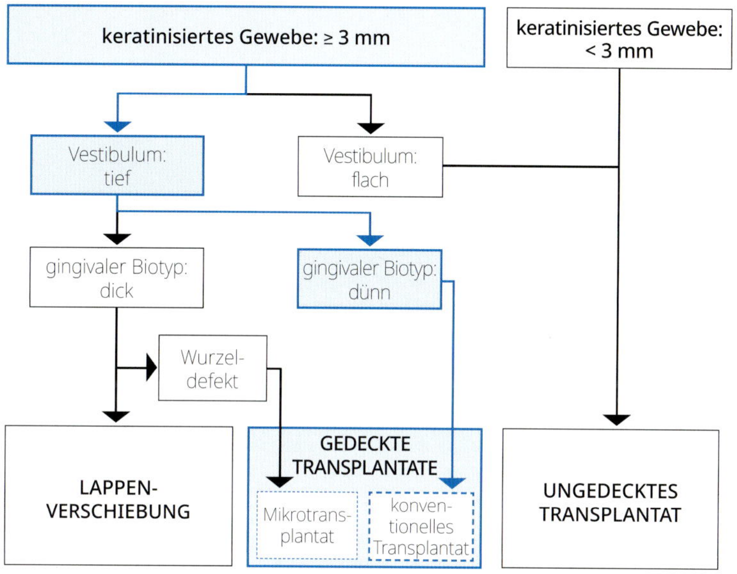

4. Behandlungssequenz

Vorbehandlung

- Anleitung zu atraumatischer Putztechnik
- Korrektur der (zu weit apikal verlaufenden) zervikalen Kontur am Zahn 13

Chirurgische Intervention

- Tunnelpräparation im Bereich der Zähne 14 bis 24
- Transplantatentnahme als: FGT (In-situ-Entepithelisierung)
- Nahttechnik: „Gürtel-und-Hosenträger"-Nähte

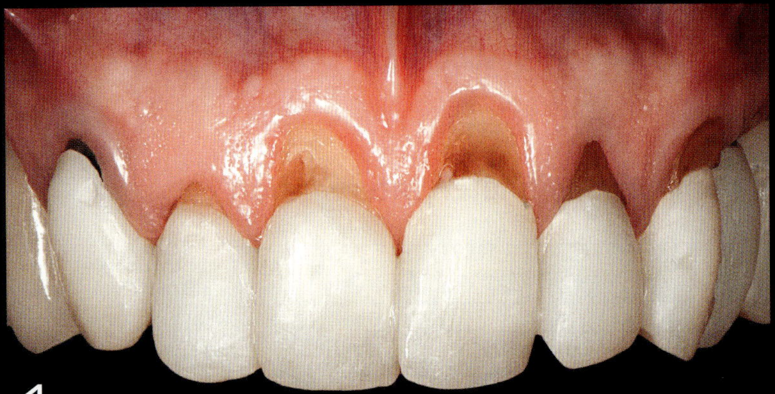

1

Ausgangssituation. Die Oberkieferfrontzähne sollen definitiv überkront werden und sind bereits mit provisorischen Kronen versorgt. Der zu weit apikal platzierte Rand des Provisoriums auf dem Zahn 13 behindert die Angleichung des Gingivarands.

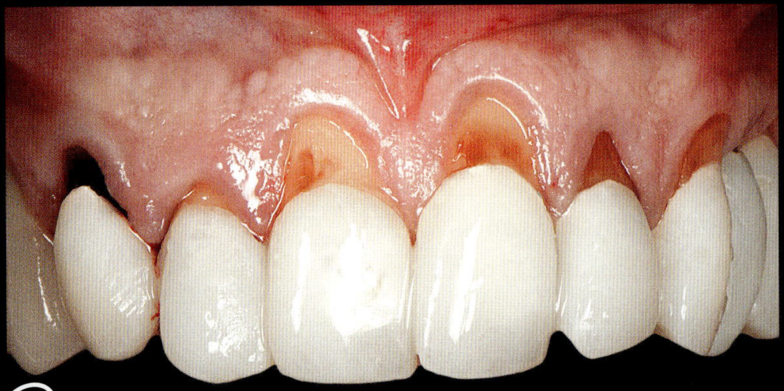

2

Vor dem Eingriff wird die zervikale Kontur der provisorischen Krone 13 so weit reduziert, dass eine harmonische Angleichung der Gingivaränder an den Schneide- und Eckzähnen möglich wird. Die Wurzel das Zahns 13 ist deutlich schwarz verfärbt, während die Wurzeln der Zähne 11 und 21 eine dunkelbraune Farbe aufweisen. Außerdem finden sich Wurzeldefekte an den Zähnen 13, 21 und 21 bis 23.

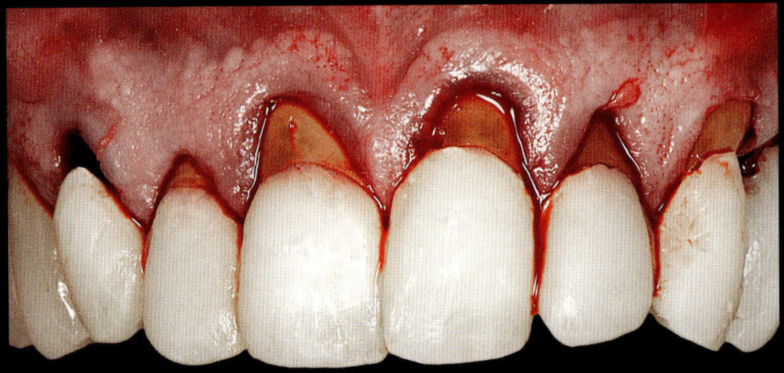

3

Tunnelpräparation im Bereich der Zähne 14 bis 24.

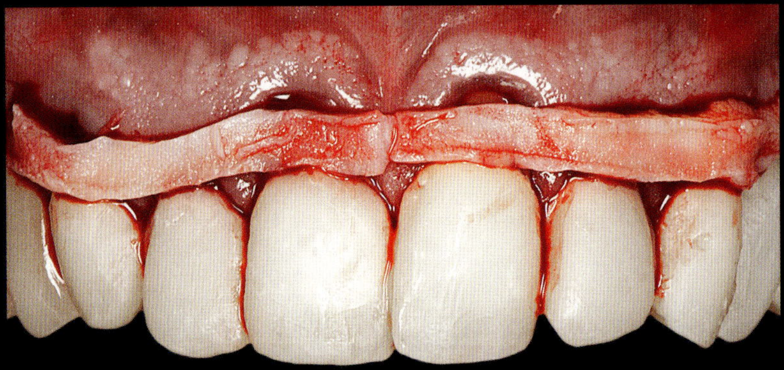

4

Test der Größe und Form der Transplantate.

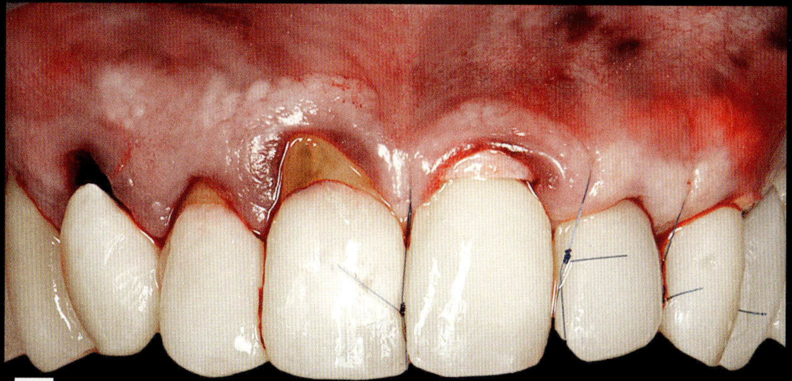

5

Platzierung des ersten BGT im 2. Quadranten. Am Zahn 21 besteht eine Tendenz zur spontanen Exposition des Transplantats, die in diesem Fall unerwünscht ist.

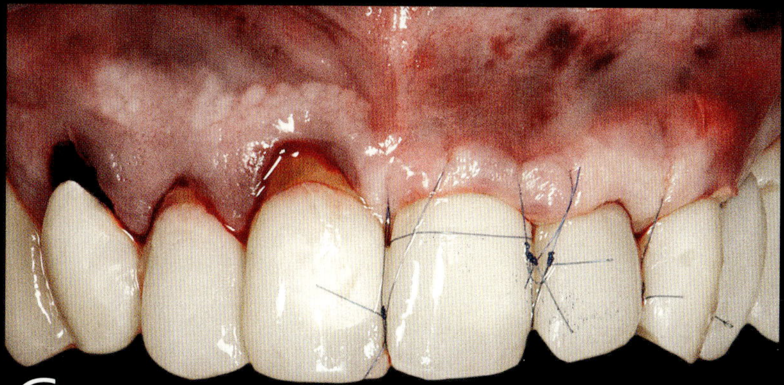

6

Am Zahn 21 genügt eine horizontale Matratzennaht, um das native Gewebe so weit koronal zu verschieben, dass das Transplantat vollständig gedeckt ist.

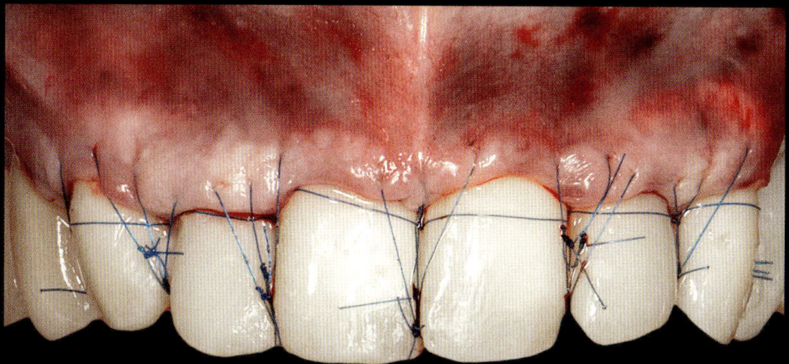

7

Situation nach Platzierung des zweiten BGT und Ausführung aller Nähte.

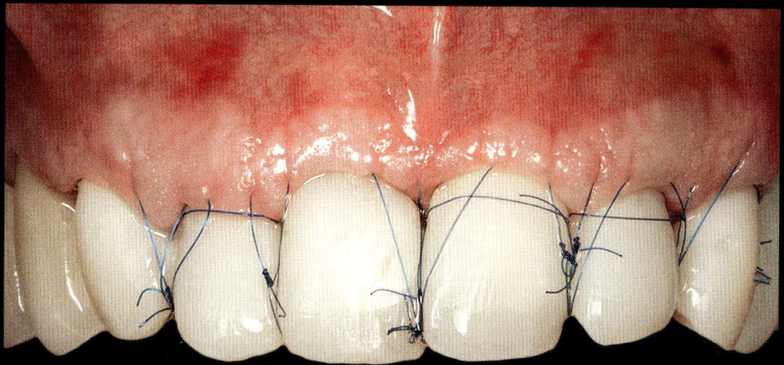

8

Situation nach 1-wöchiger Heilung.

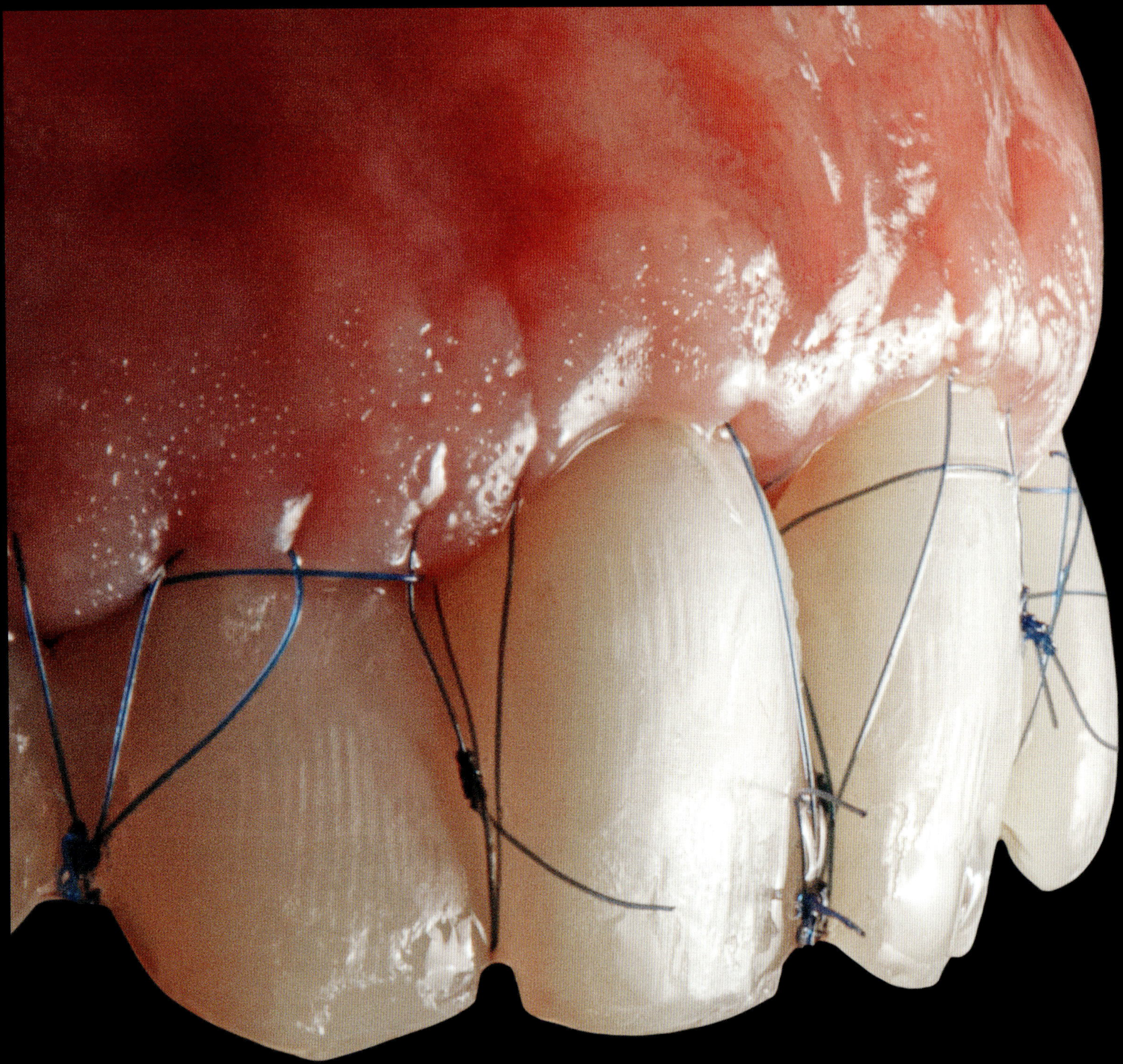

9

Dieses Bild (aufgenommen 1 Woche postoperativ) demonstriert die hervorragende Biokompatibilität des monofilen Nahtmaterials.

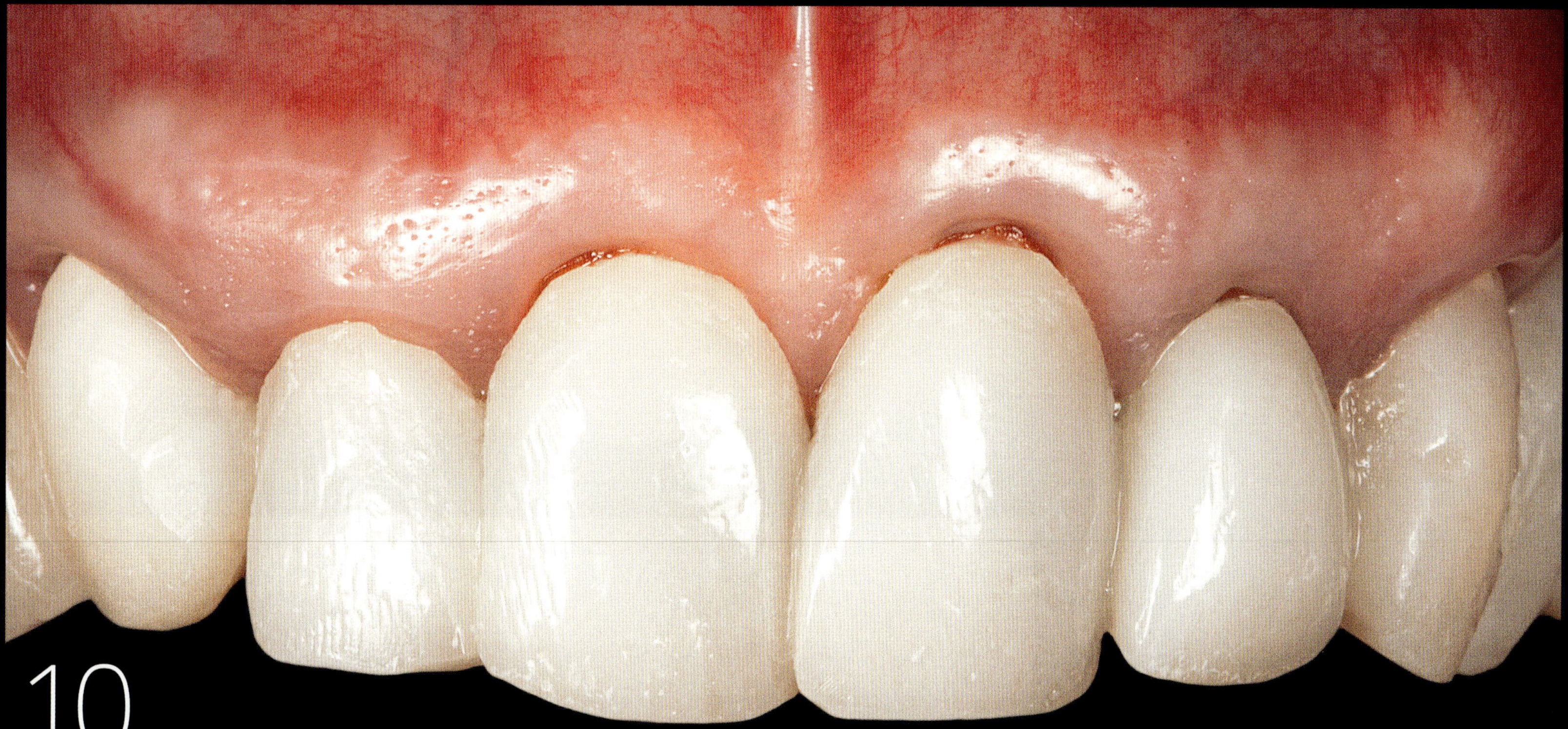

10

Behandlungsergebnis (> 6 Monate). Die Frontzähne wurden mit neuen Provisorien versorgt.

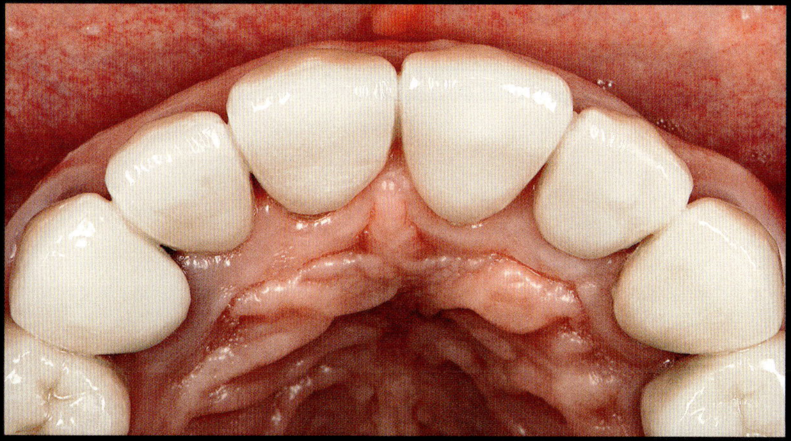

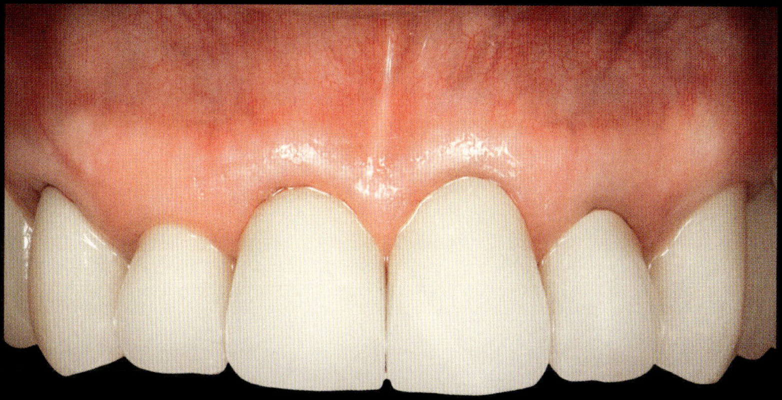

11

Abschlusssituation nach Eingliederung der definitiven Kronen (prothetische Behandlung: Dr. Alice-Laure Weiss, Paris).

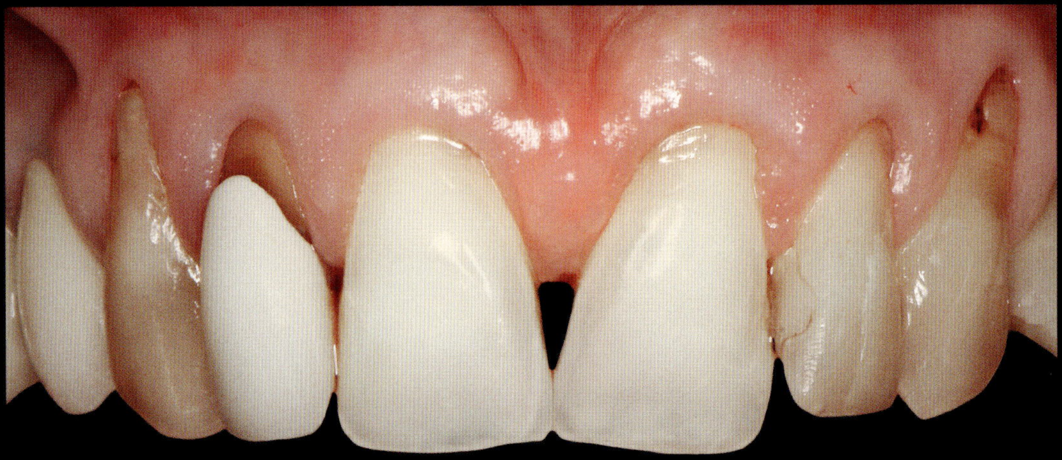

Ausgangssituation.

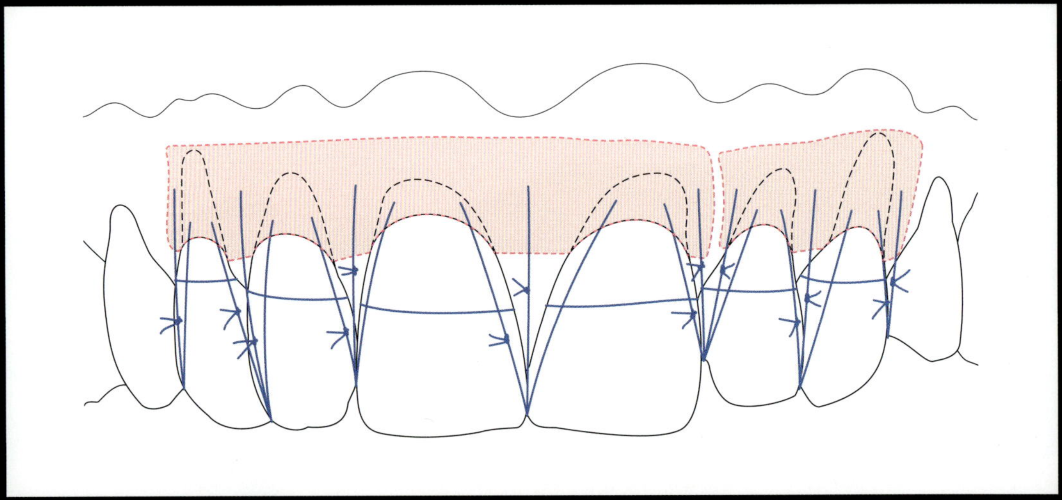

Geplante Intervention.

FALL 2

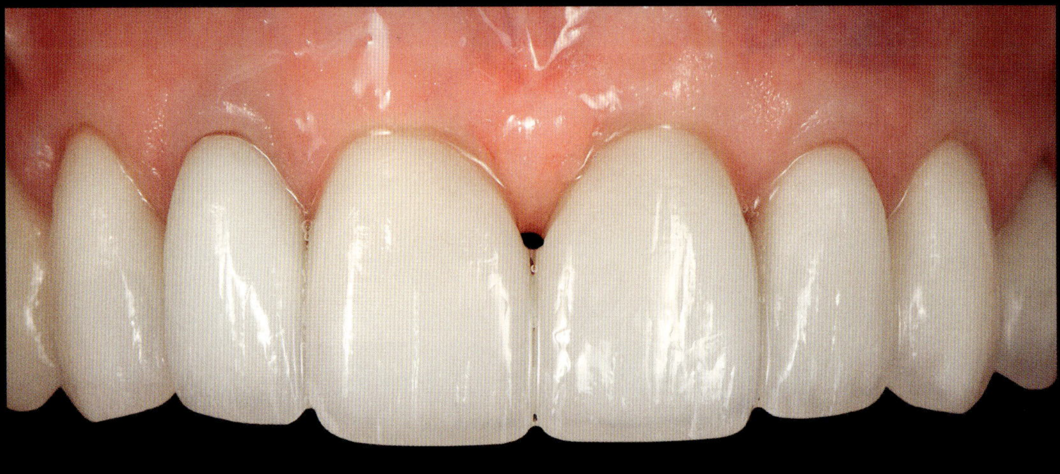

Behandlungsergebnis.

1. Relevante klinische Aspekte

Kontraindikationen

- keine

Rezessionsklassen

- Klasse I: Zähne 13 bis 23

Dentale Befunde

- Zahnhalsfüllungen: Zähne 13, 23

Indikationen

- Ästhetik verbessern

Risikofaktoren

- vestibuläre Stellung und Kippung der Wurzeln

Klinische Parameter für den Entscheidungsbaum

- Resthöhe des keratinisierten Gewebes: ≥ 3 mm
- Tiefe des Vestibulums: tief
- gingivaler Biotyp: dünn
- Wurzeldefekte: keine

Approximalkontakte

- schwach

2. Behandlungsziele

Verringerung beeinflussbarer Risikofaktoren

- nicht erforderlich

Erreichbare Wurzeldeckung

- vollständig

Verbreiterung des keratinisierten Gewebes

- nicht erforderlich

Verdickung des gingivalen Biotyps

- zwingend erforderlich (präprothetische Indikation)

Erhalt der Tiefe des Vestibulums

- nicht erforderlich

3. Wahl der geeigneten Intervention

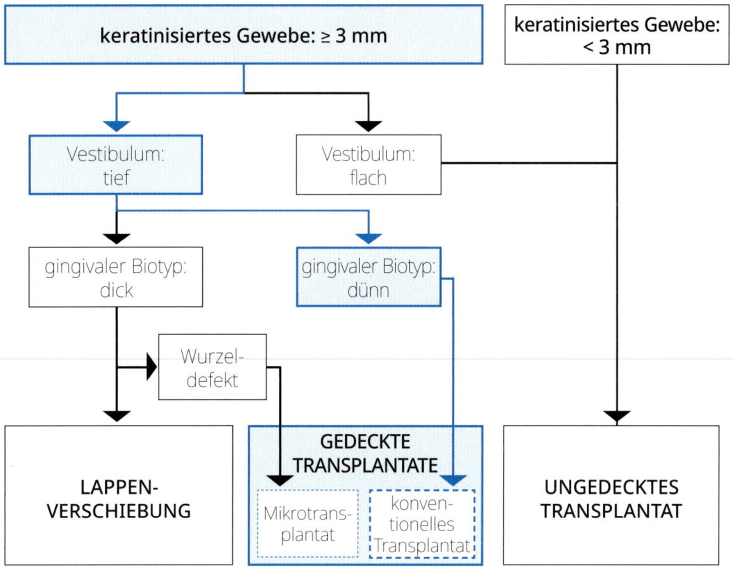

4. Behandlungssequenz

Vorbehandlung

- keine

Chirurgische Intervention

- Schließen der Approximalkontakte
- Tunnelpräparation im Bereich der Zähne 14 bis 24
- Transplantatentnahme als: BGT (Einzelinzisionstechnik)
- Nahttechnik: „Gürtel-und-Hosenträger"-Nähte

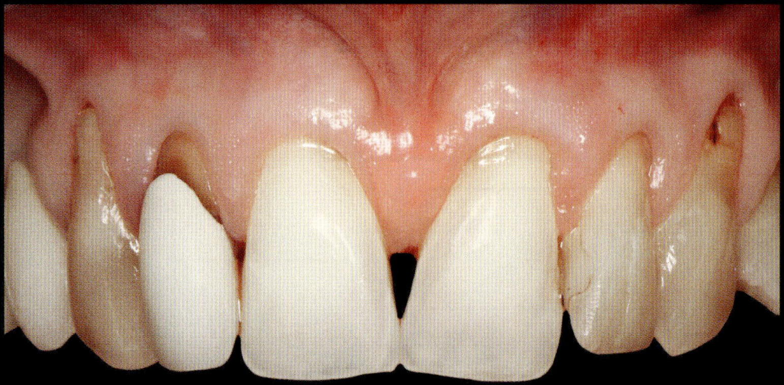

1

Ausgangssituation. Oberer Frontzahnbereich mit Klasse-I-Rezessionen, dünnem gingivalen Biotyp, tiefem Vestibulum und multiplen Restaurationen (darunter Zahnhalsfüllungen an den Zähnen 13 und 23). Der Zahn 12 ist mit einer ästhetisch fragwürdigen VMK-Krone versorgt, aber die Patientin wünschte keine Neuversorgung.

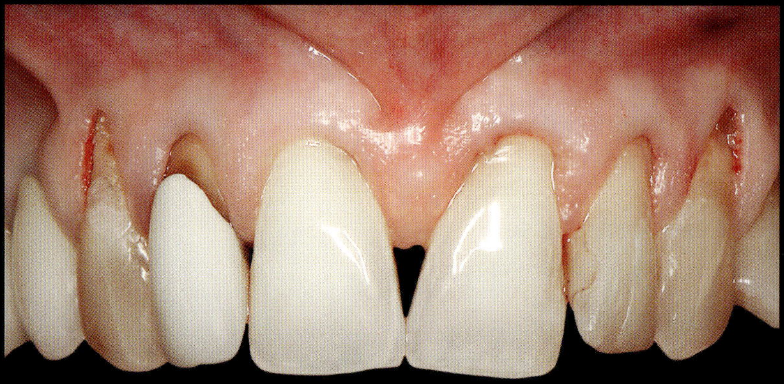

2

Die zervikalen Kompositrestauration der Zähne 13 und 23 wurden entfernt.

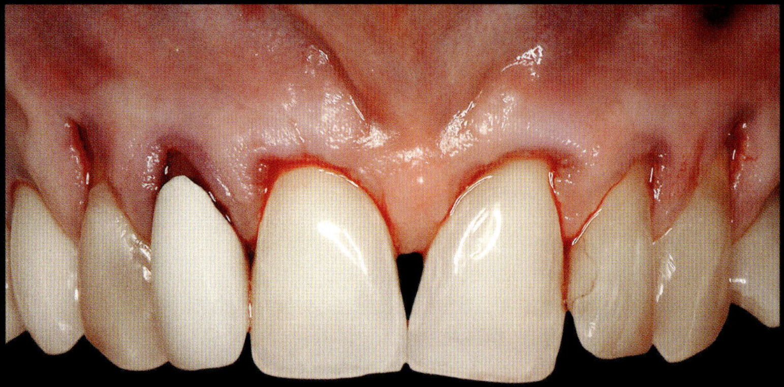

3

Tunnelpräparation im Bereich der Zähne 14 bis 24.

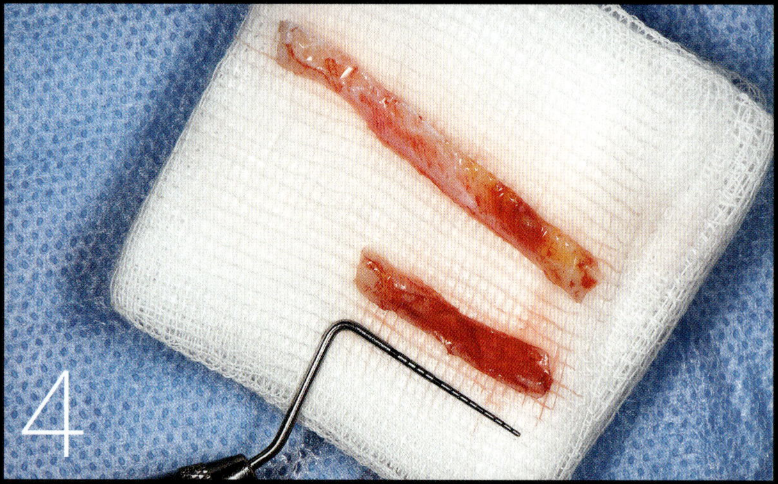

4

Die am Gaumen gewonnenen Transplantate haben zusammen eine ausreichende Länge, um den gesamten Operationsbereich abzudecken.

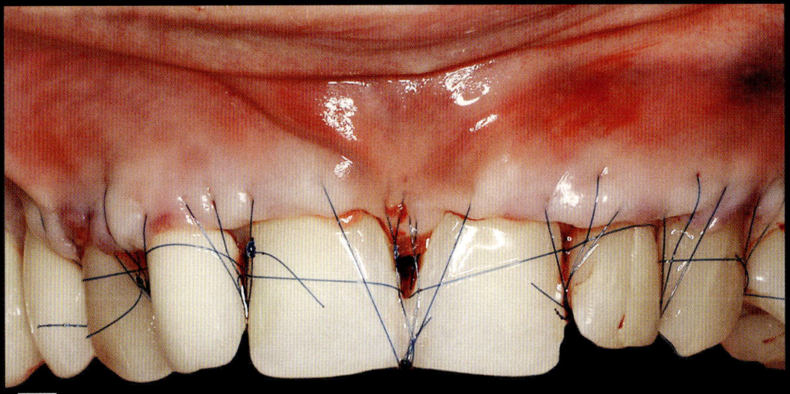

5

Situation nach Platzierung der beiden BGT und vollständigem Nahtverschluss mit „Gürtel-und-Hosenträger"-Nähten.

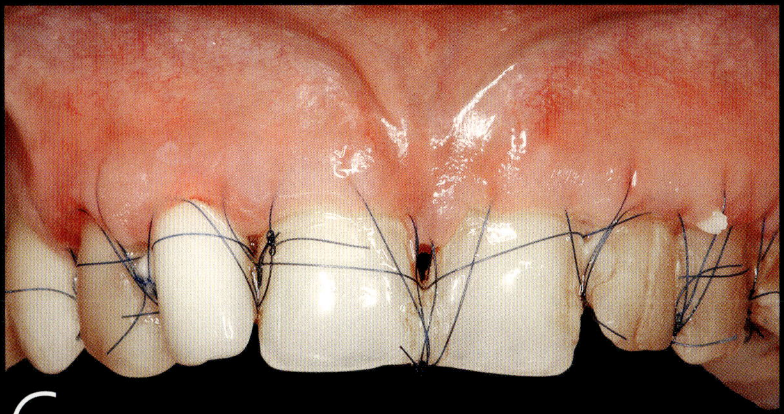

6

Situation nach 1-wöchiger Heilung.

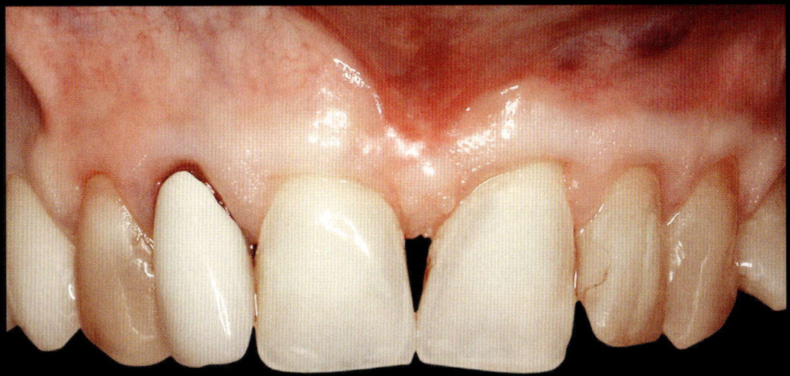

7

Situation bei der Nachuntersuchung nach > 6 Monaten. Unter parodontalen Gesichtspunkten wurden die ästhetischen und funktionellen Ziele erfüllt. Dagegen ist die dentale Ästhetik durch die VMK-Krone 12, uneinheitliche Zahnfarben, abgenutzte Kompositrestaurationen und die Kippung des Zahns 22 nach wie vor beeinträchtigt.

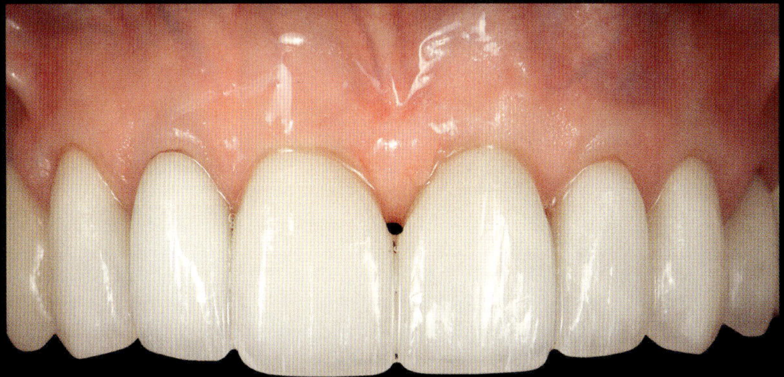

8

Wenige Jahre später erfolgte eine ästhetische Neuversorgung der Frontzähne mit Veneers auf den Zähnen 13, 11 und 21 bis 23 sowie einer Krone auf dem Zahn 12 (prothetische Behandlung: Dr. Frédéric Raux, Paris).

Gedecktes Mikro-transplantat

FALL 1

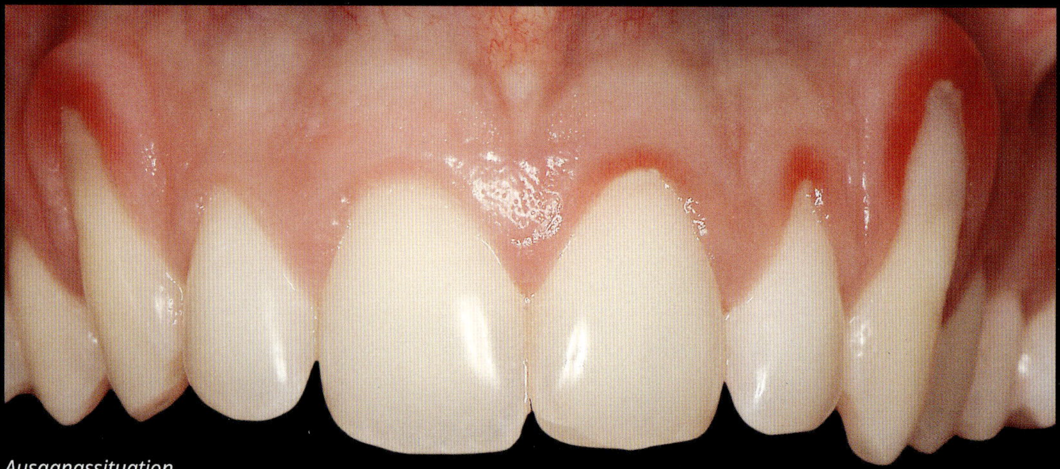

Ausgangssituation.

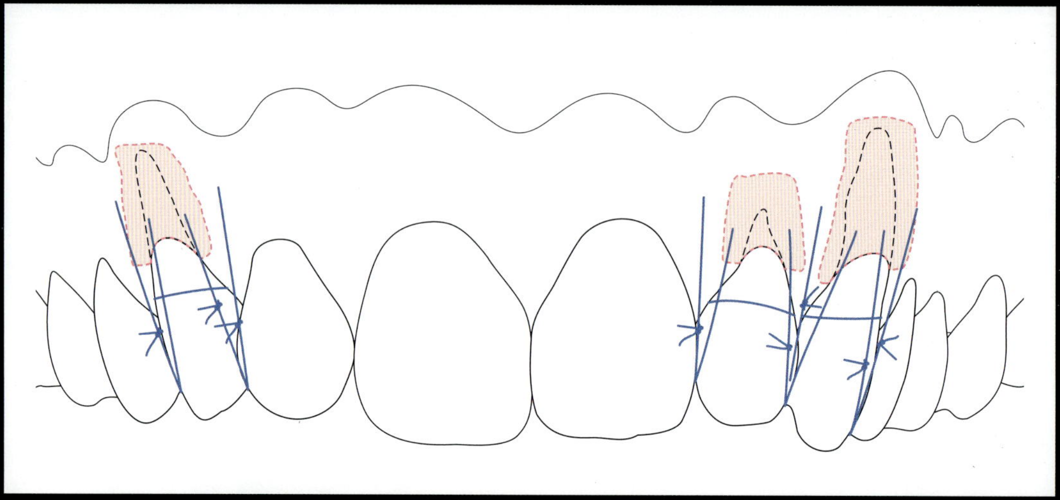

Geplante Intervention.

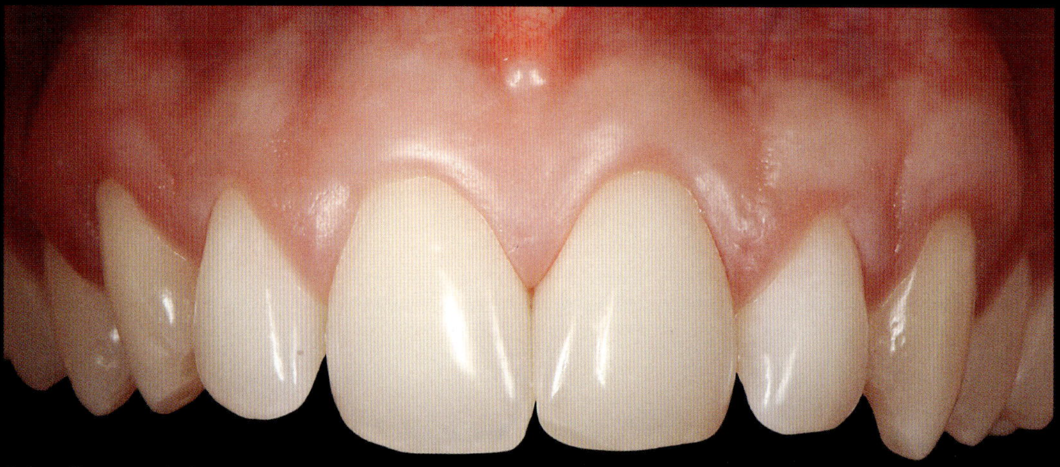

Behandlungsergebnis.

1. Relevante klinische Aspekte

Kontraindikationen

- keine

Rezessionsklassen

- Klasse I: Zähne 13, 22, 23

Dentale Befunde

- Zahnhalsfüllungen: Zähne 13, 22, 23

Indikationen

- Ästhetik verbessern
- Mundhygiene erleichtern

Risikofaktoren

- vestibuläre Wurzelstellung
- traumatische Putztechnik
- Entzündung (Gingivitis)

Klinische Parameter für den Entscheidungsbaum

- Resthöhe des keratinisierten Gewebes: ≥ 3 mm
- Tiefe des Vestibulums: tief
- gingivaler Biotyp: dünn
- Wurzeldefekte: Zähne 13, 22, 23 (nach Entfernung zervikaler Kompositrestaurationen)

Approximalkontakte

- stark

2. Behandlungsziele

Verringerung beeinflussbarer Risikofaktoren

- Gingivitisprogression stoppen
- Kompositrestaurationen entfernen

Erreichbare Wurzeldeckung

- vollständig

Verbreiterung des keratinisierten Gewebes

- nicht erforderlich

Verdickung des gingivalen Biotyps

- Kompensation der Wurzeldefekte an den Zähnen 13, 22 und 23

Erhalt der Tiefe des Vestibulums

- nicht erforderlich

3. Wahl der geeigneten Intervention

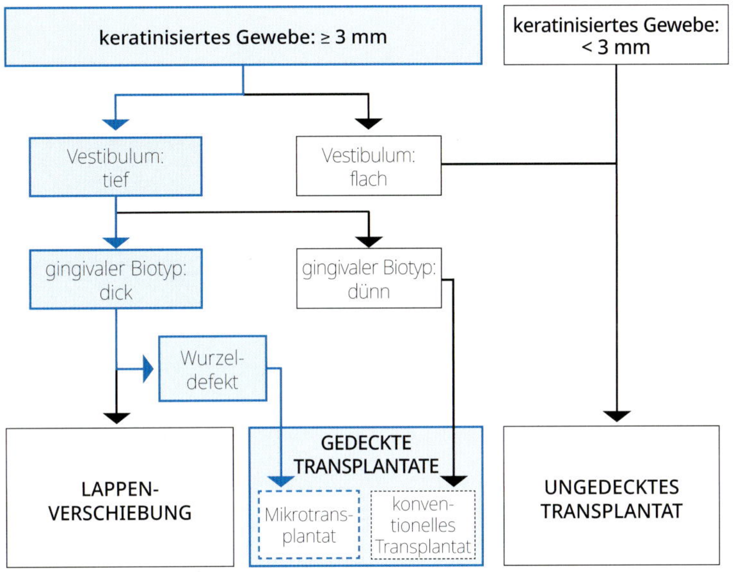

4. Behandlungssequenz

Vorbehandlung

- Entfernen zervikaler Restaurationen
- Gingivitisbehandlung (Scaling, Mundhygieneinstruktion)

Chirurgische Intervention

- Schließen der Approximalkontakte
- Tunnelpräparation im Bereich der Zähne 14 bis 12 und 21 bis 24
- Transplantatentnahme als: BGT (Einzelinzisionstechnik), geteilt in drei Mikrotransplantate
- Nahttechnik: modifizierte „Gürtel-und-Hosenträger"-Nähte

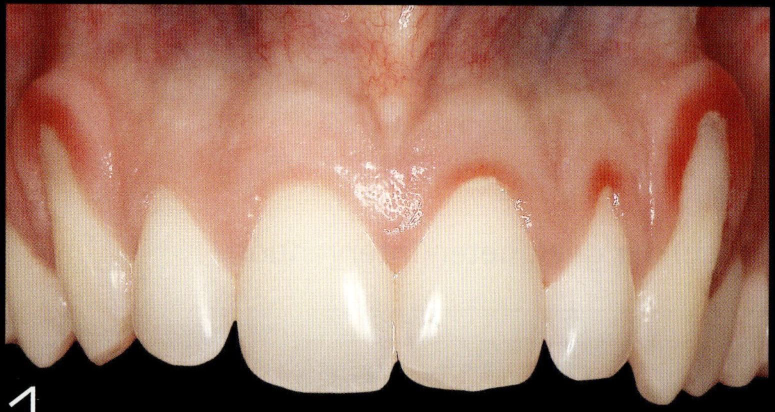

1

Ausgangssituation mit lokalisierter Gingivitis und zervikalen Restaurationen an den Zähnen 13, 22 und 23.

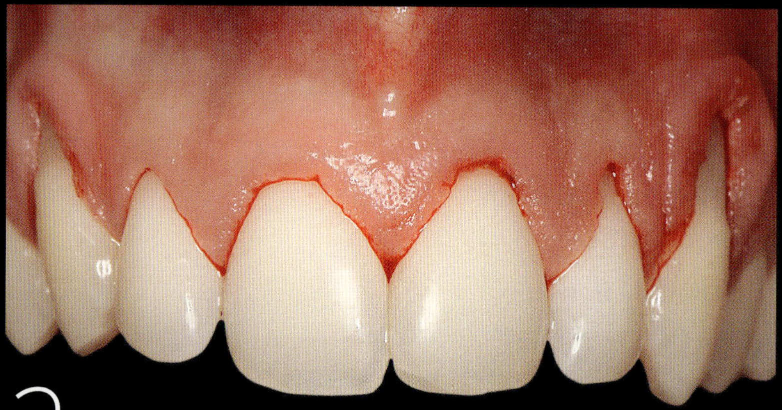

2

Nach dem Entfernen der Zahnhalsfüllungen wurde eine professionelle Zahnreinigung und Mundhygieneinstruktion durchgeführt. Die Schmelzzementgrenzen (SZG) sind unberührt, aber an den Wurzeln finden sich deutliche Defekte.

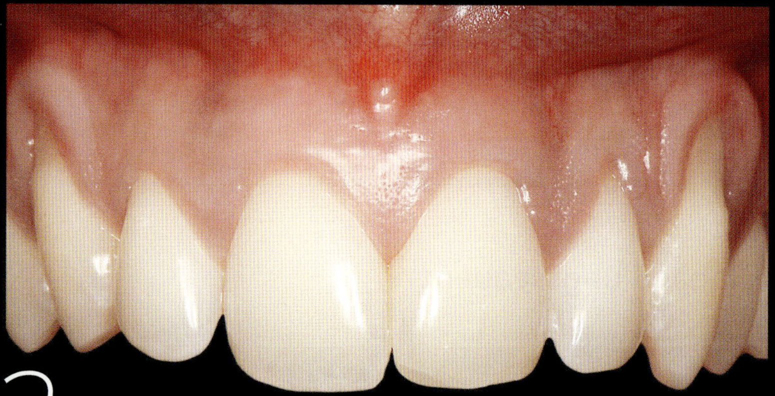

3

Situation 1 Monat nach der parodontalen Vorbehandlung und Entfernung der zervikalen Restaurationen. Das Weichgewebe ist gesund und bereit für die parodontalchirurgische Korrektur.

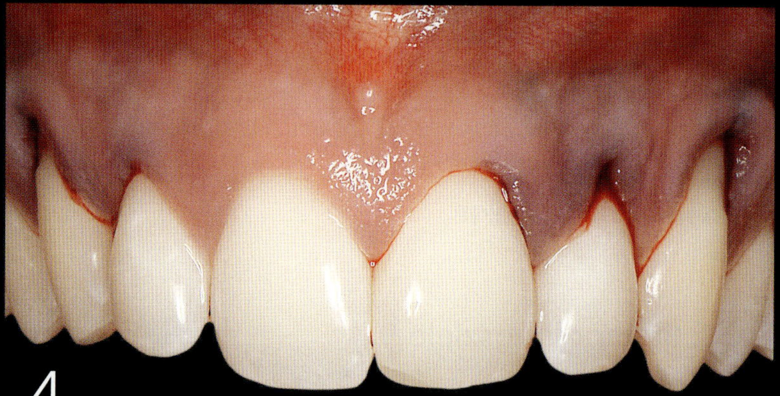

4

Tunnelpräparation im Bereich der Zähne 14 bis 12 und 21 bis 24.

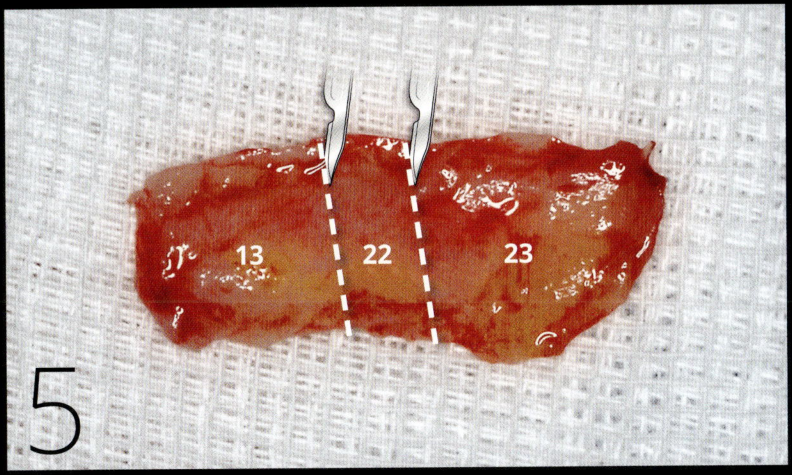

5

Am Gaumen gewonnenes BGT. Das Transplantat wird durch zwei Inzisionen in drei Mikrotransplantate für die Kompensation der Wurzeldefekte an den Zähnen 13, 22 und 23 geteilt.

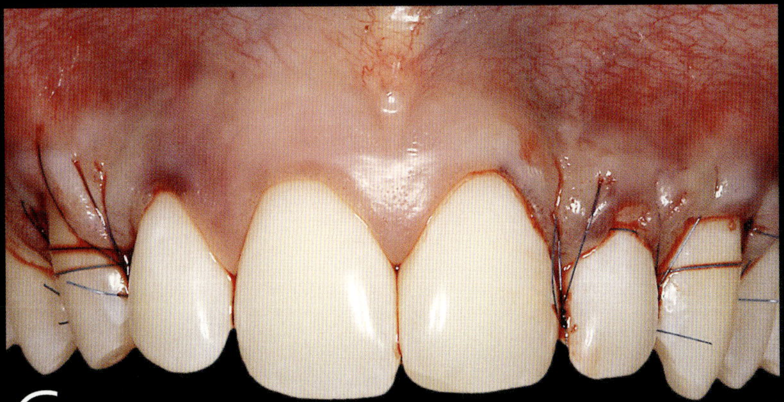

6

Situation unmittelbar nach dem Eingriff. Die Nähte dienen zur Positionierung der Mikrotransplantate und zur Koronalverschiebung des nativen Weichgewebes.

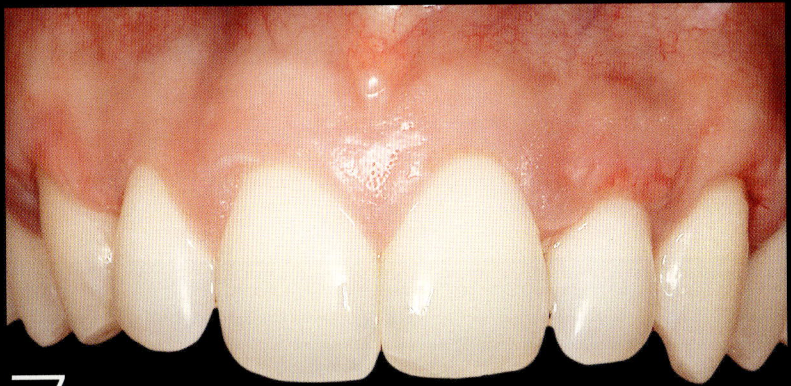

7

Situation nach 1-wöchiger Heilung.

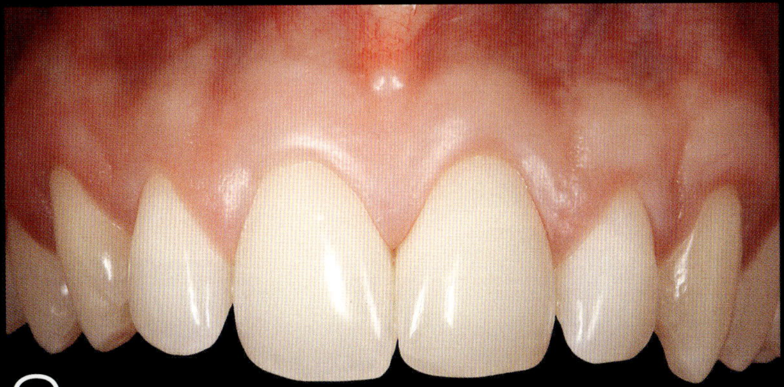

8

Behandlungsergebnis (nach > 6 Monaten).

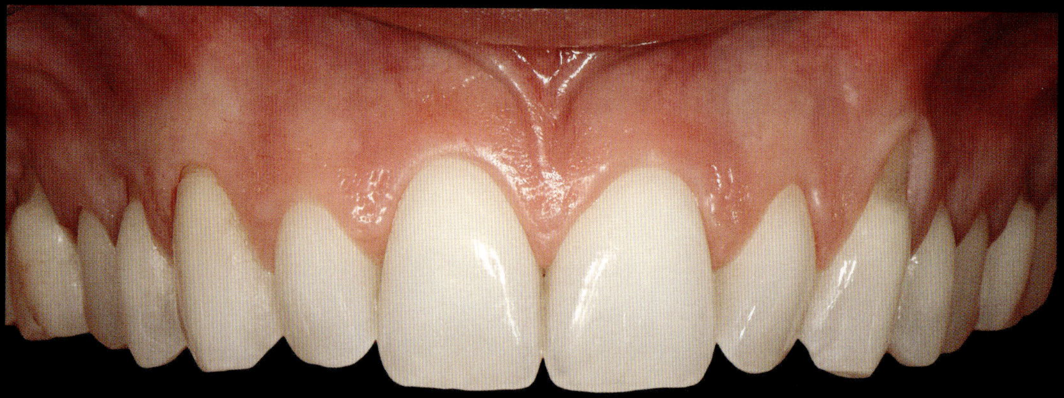

Ausgangssituation.

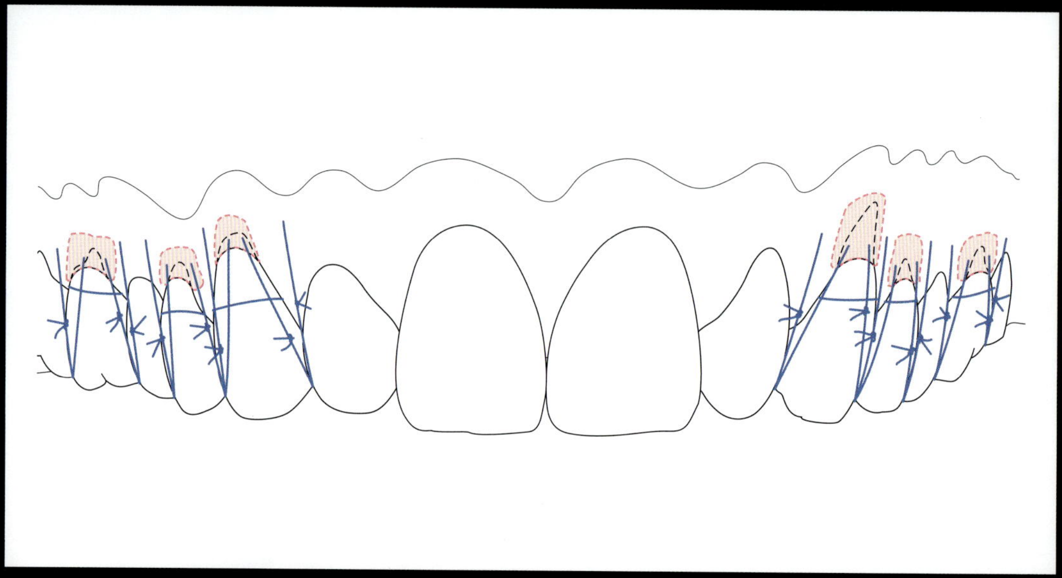

Geplante Intervention.

FALL 2

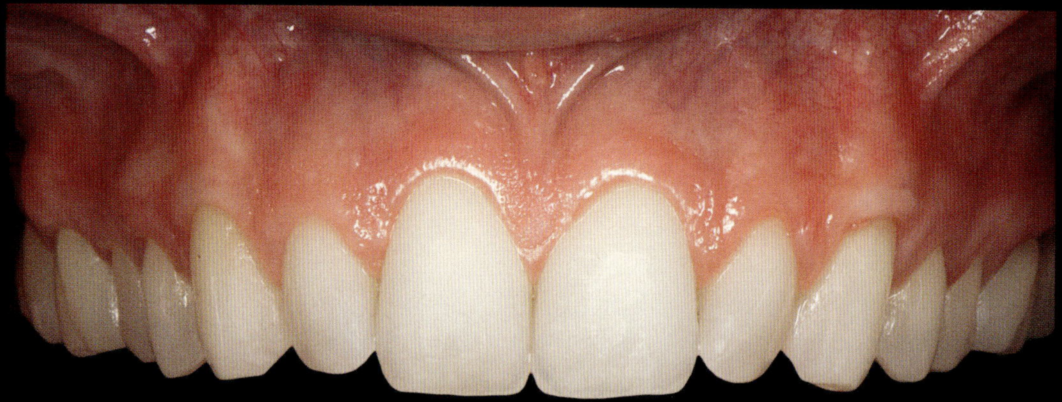

Behandlungsergebnis.

1. Relevante klinische Aspekte

Kontraindikationen

- keine

Rezessionsklassen

- Klasse I: Zähne 16, 14, 13, 23, 24 und 26

Dentale Befunde

- radikuläre Defekte: Zähne 16, 14, 13, 24 und 26
- koronoradikuläre Defekte: Zahn 23

Indikationen

- Ästhetik verbessern
- Überempfindlichkeiten reduzieren

Risikofaktoren

- traumatische Putztechnik

Klinische Parameter für den Entscheidungsbaum

- Resthöhe des keratinisierten Gewebes: ≥ 3 mm
- Tiefe des Vestibulums: tief
- gingivaler Biotyp: mittel
- Wurzeldefekte: Zähne 16, 14, 13, 23, 24 und 26

Approximalkontakte

- stark

2. Behandlungsziele

Verringerung beeinflussbarer Risikofaktoren

- Gingivitisprogression stoppen
- Kompositrestaurationen entfernen

Erreichbare Wurzeldeckung

- vollständig

Verbreiterung des keratinisierten Gewebes

- erforderlich

Verdickung des gingivalen Biotyps

- Kompensation der Wurzeldefekte an den Zähnen 16, 14, 13, 23, 24 und 26

Erhalt der Tiefe des Vestibulums

- nicht erforderlich

3. Wahl der geeigneten Intervention

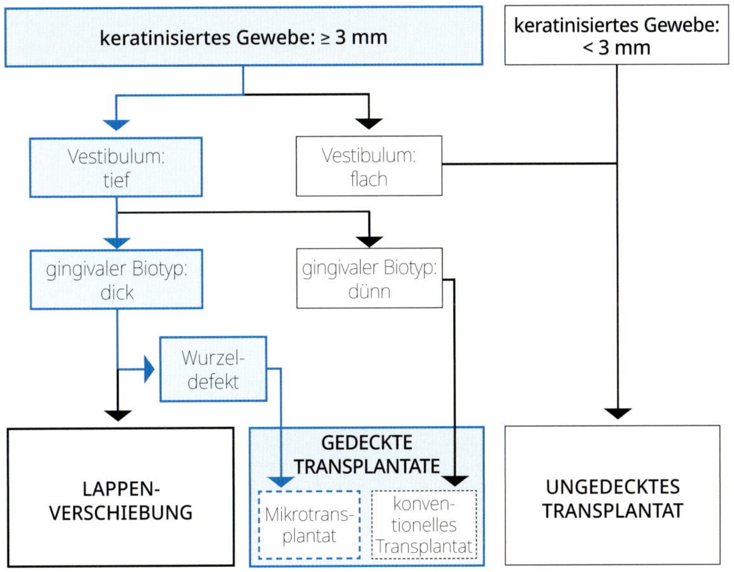

4. Behandlungssequenz

Vorbehandlung

- Anleitung zu atraumatischer Putztechnik
- Krone des Zahns 23 mit Komposit wiederherstellen

Chirurgische Intervention

- Tunnelpräparation im Bereich der Zähne 17 bis 12 sowie 22 bis 27
- Transplantatentnahme als: FGT (In-situ-Entepithelisierung)
- Nahttechnik: modifizierte „Gürtel-und-Hosenträger"-Nähte

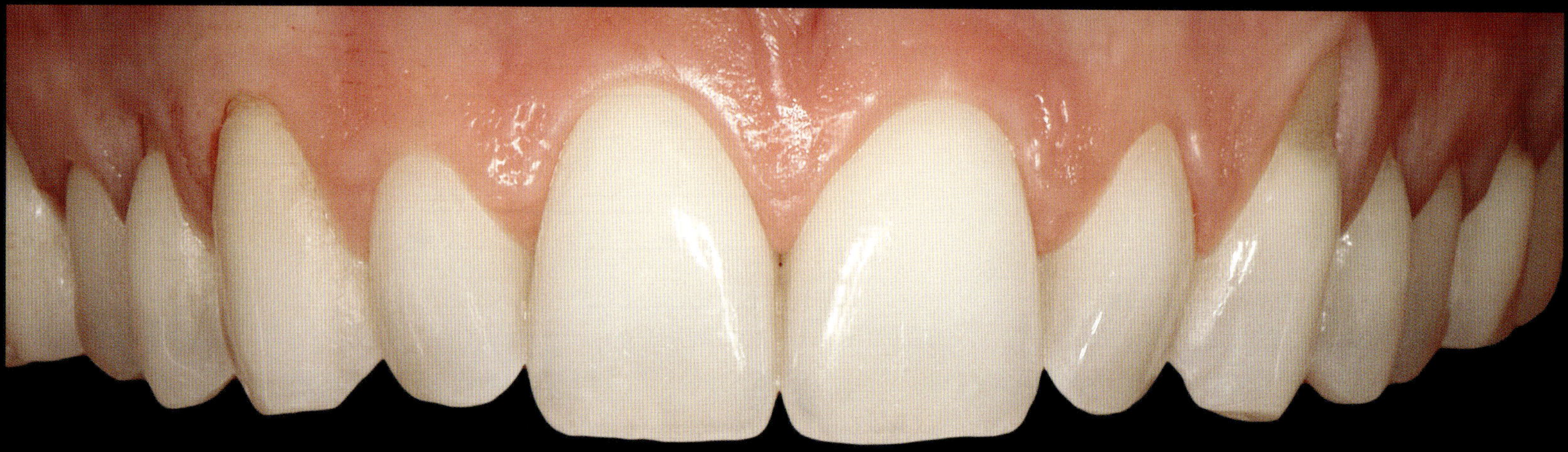

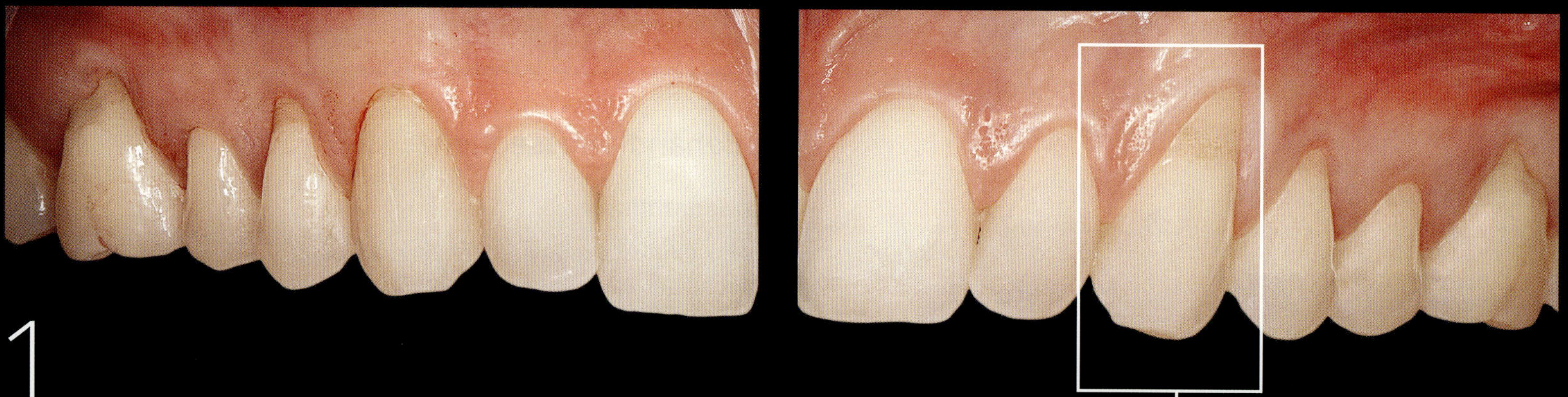

1

Ausgangssituation mit Klasse-I-Rezessionen an den Zähnen 16, 14, 13, 23, 24 und 26 sowie auffälliger koronoradikulärer Abrasion am Zahn 23.

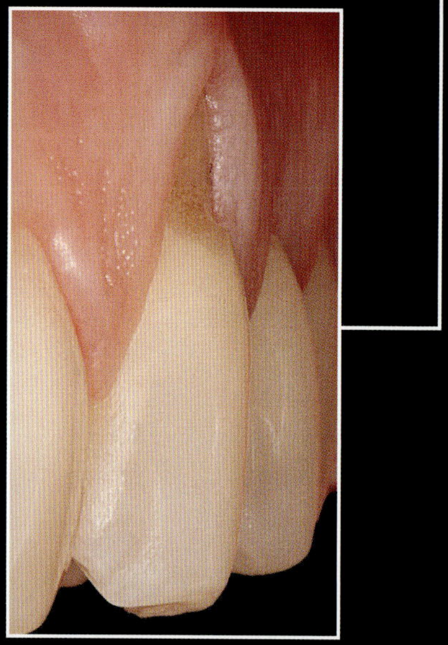

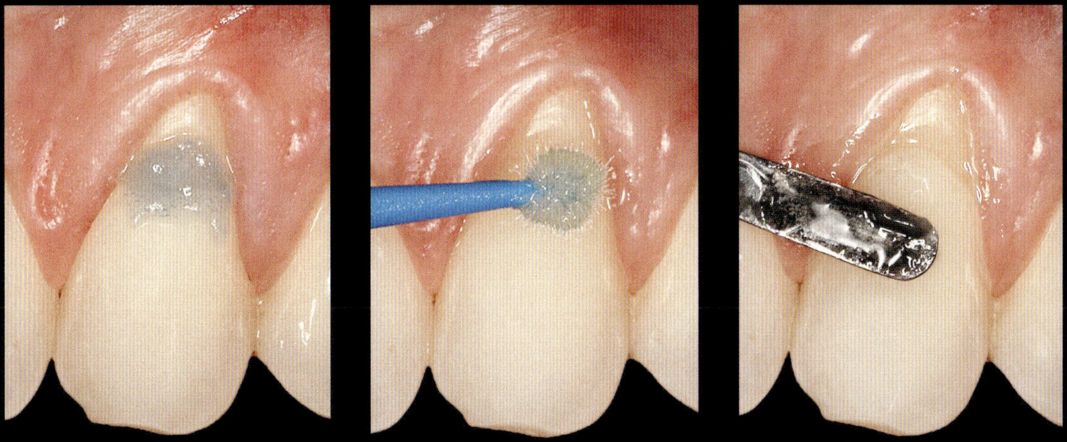

2

Schrittfolge der Rekonstruktion der Krone des Zahns 23 mit Herstellung einer Pseudo-SZG.

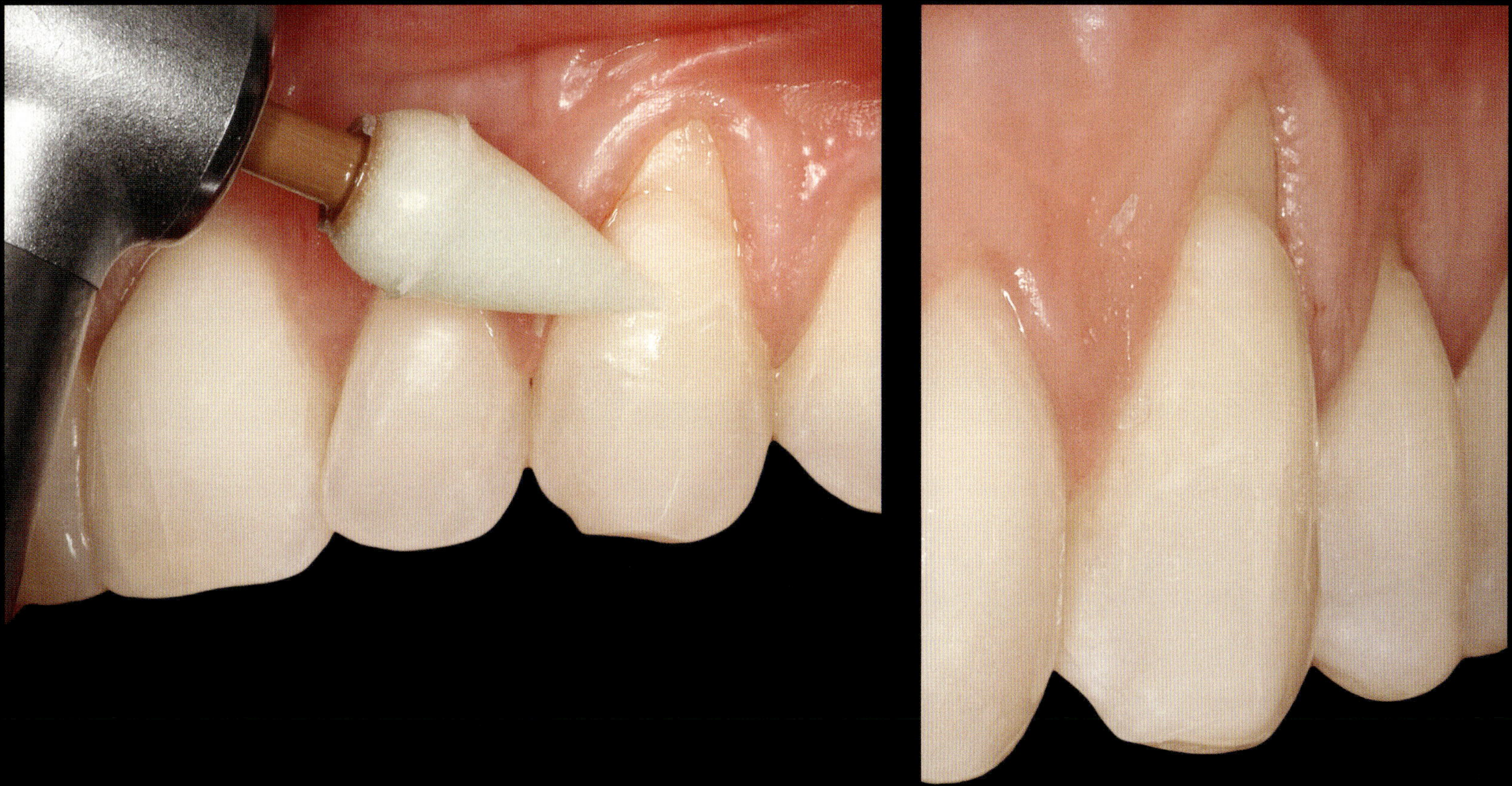

3

Anatomie des Zahns 23 nach Wiederherstellung der Kronenform.

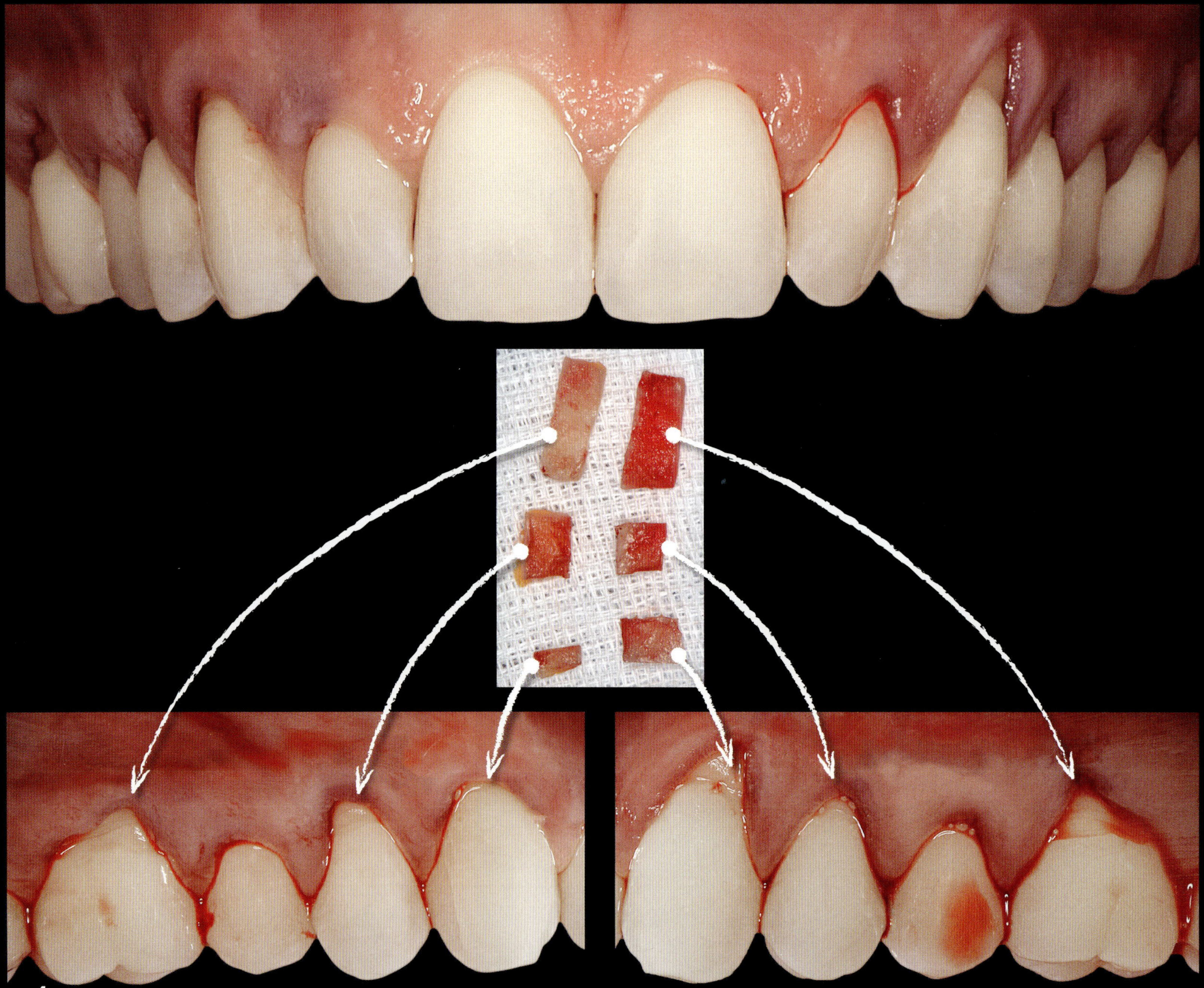

4

Tunnelpräparation im Bereich der Zähne 17 bis 12 und 22 bis 27 und Verteilung der Mikrotransplantate auf die Stellen mit Wurzeldefekt.

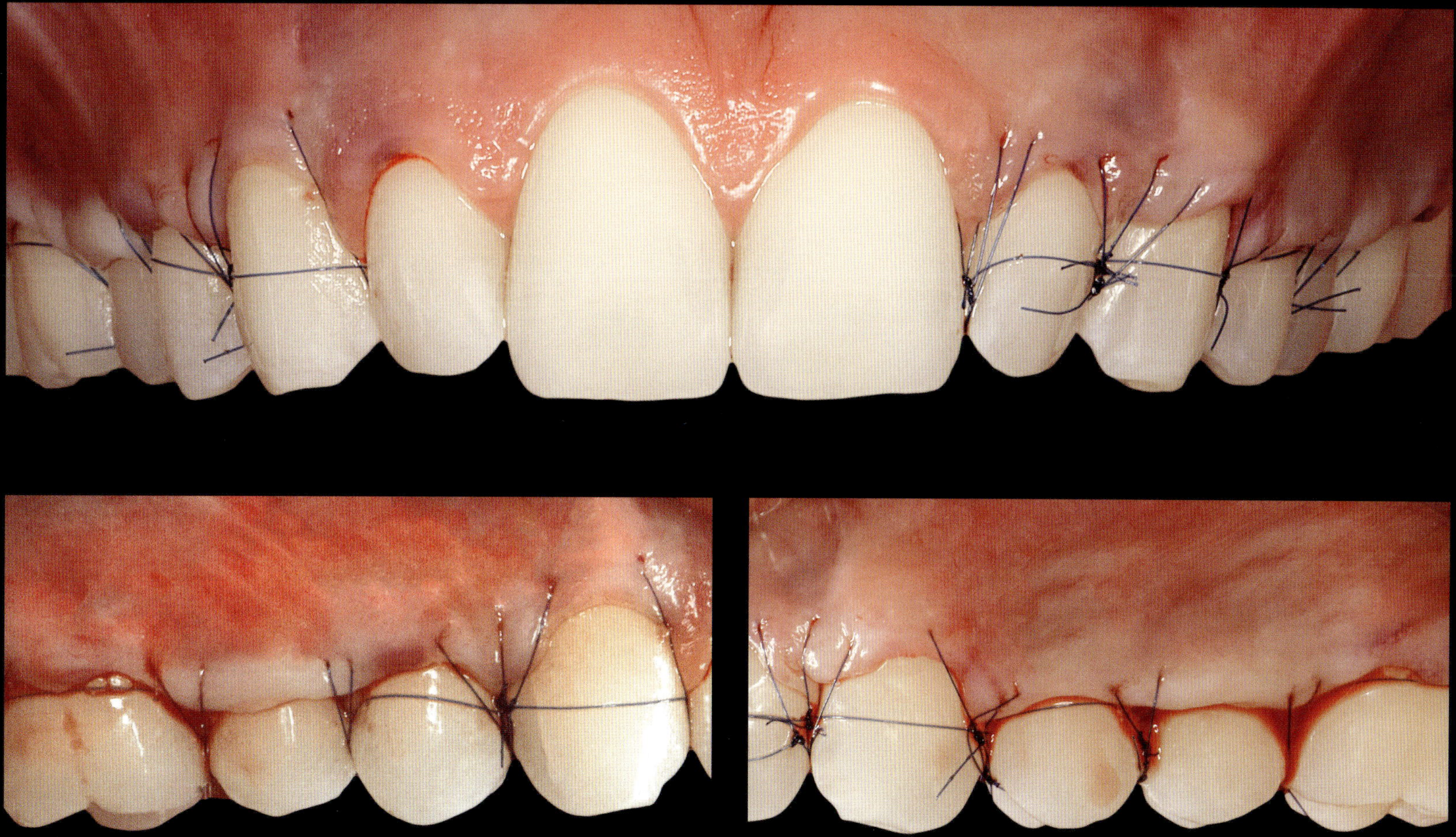

5

Situation nach Abschluss der Operation und Ausführung aller Nähte. An allen Stellen (Schneidezahn, Eckzahn, Prämolar, Molar) wurde unterschiedslos dieselbe Nahttechnik verwendet.

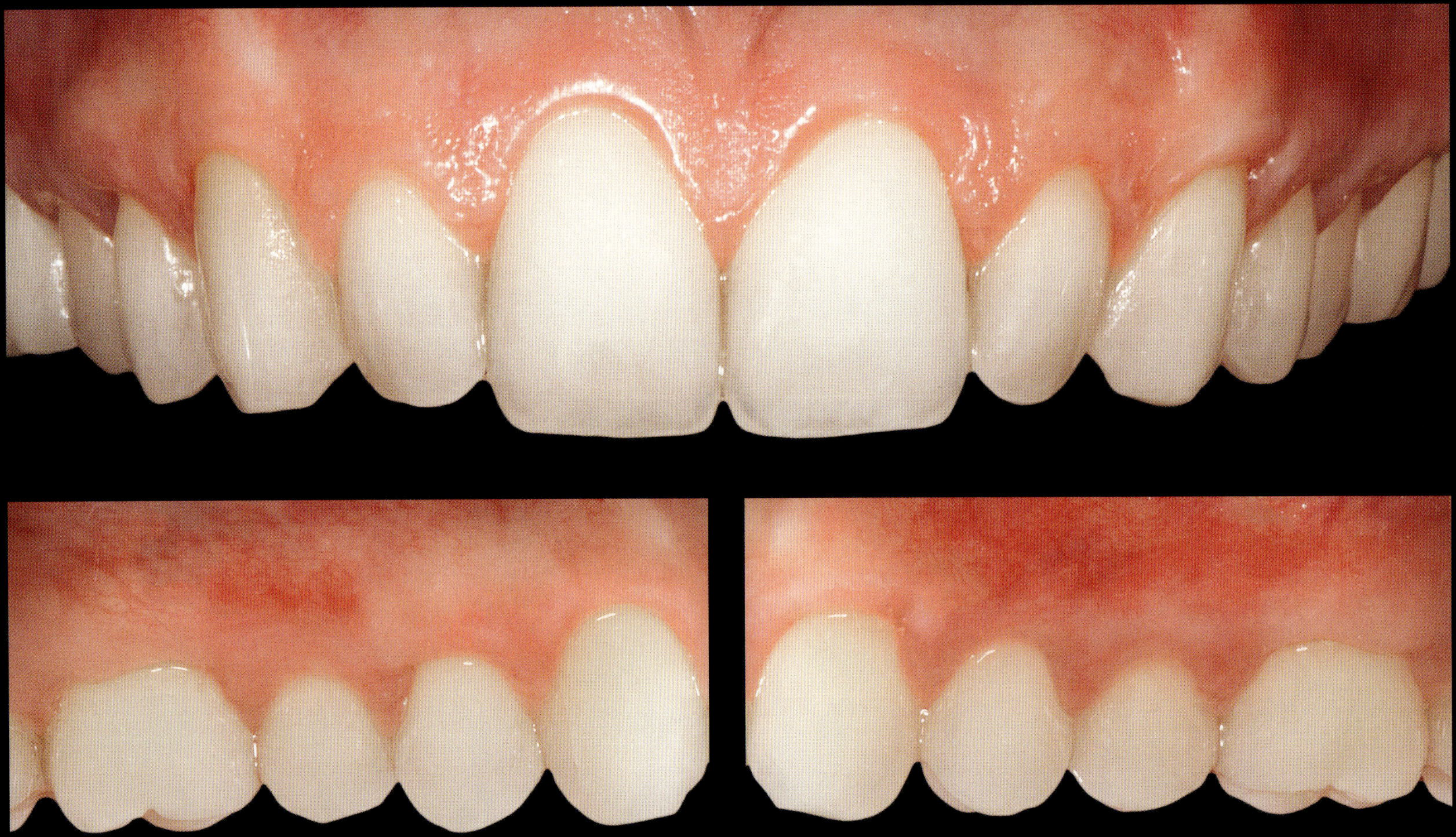

6

Situation nach 1-wöchiger Heilung.

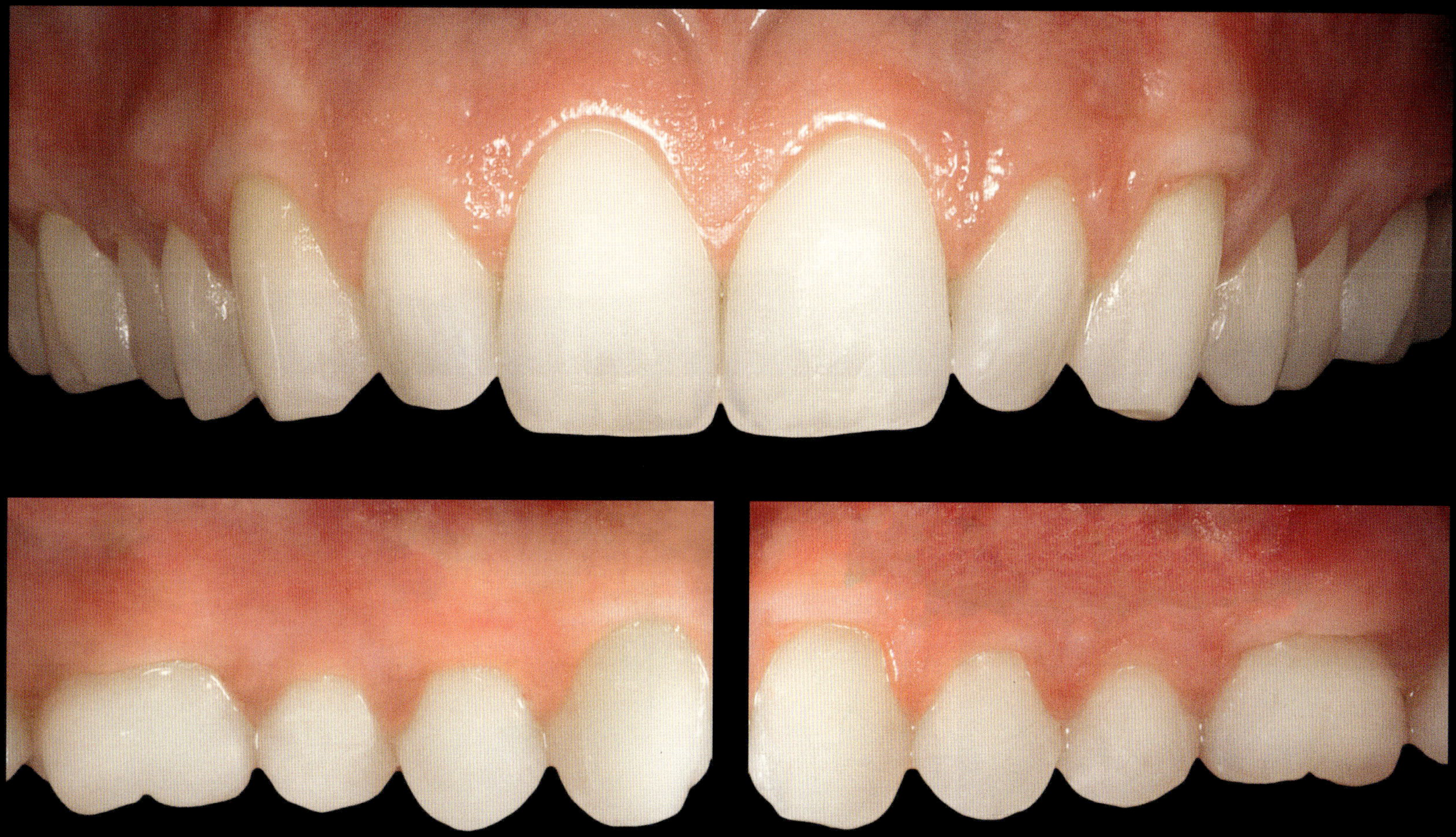

7

Behandlungsresultat (nach > 6 Monaten).

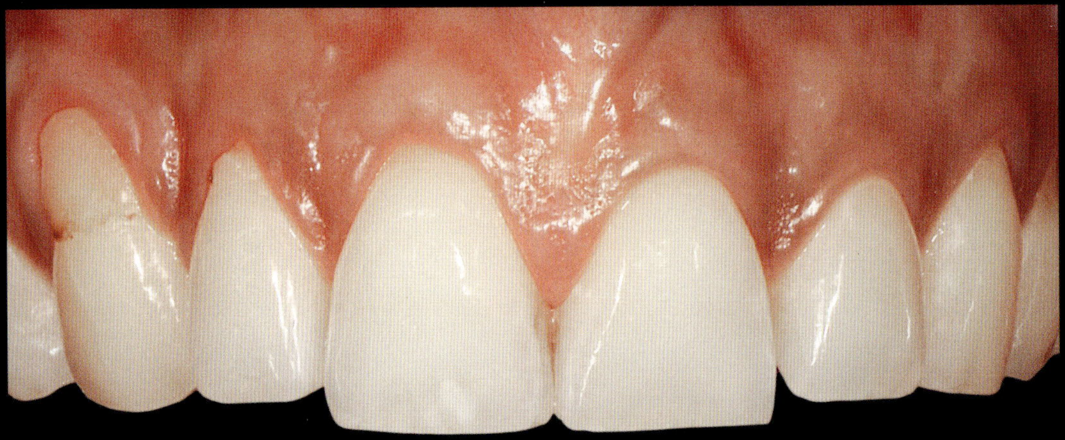

Ausgangssituation.

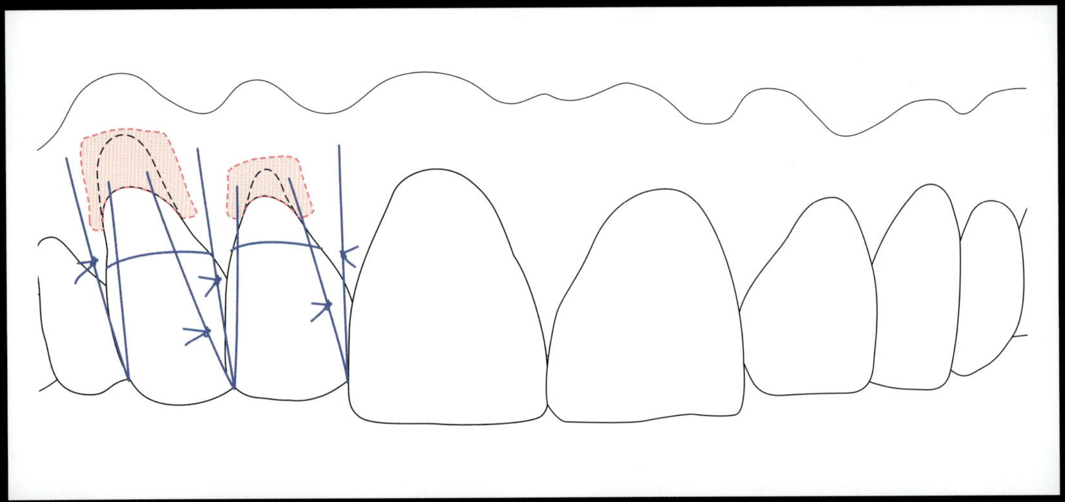

Geplante Intervention.

FALL 3

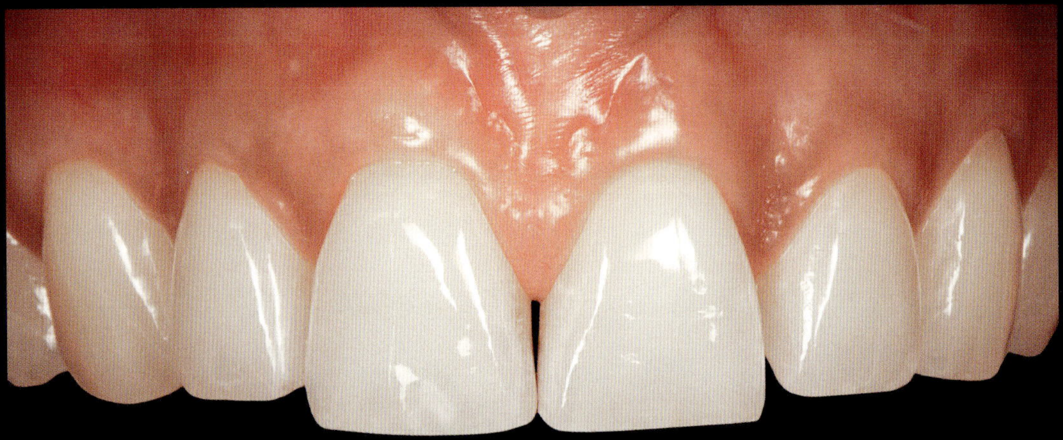

Behandlungsergebnis.

1. Relevante klinische Aspekte

Kontraindikationen

- keine

Rezessionsklassen

- Klasse I: Zähne 13, 12

Dentale Befunde

- Zahnhalsfüllungen: Zähne 13, 12

Indikationen

- Ästhetik verbessern
- Überempfindlichkeiten reduzieren

Risikofaktoren

- Wurzeln zu weit vestibulär

Klinische Parameter für den Entscheidungsbaum

- Resthöhe des keratinisierten Gewebes: ≥ 3 mm
- Tiefe des Vestibulums: tief
- gingivaler Biotyp: dick
- Wurzeldefekte: Zähne 13 und 12 (nach Entfernung zervikaler Kompositrestaurationen)

Approximalkontakte

- schwach

2. Behandlungsziele

Verringerung beeinflussbarer Risikofaktoren

- keine

Erreichbare Wurzeldeckung

- vollständig

Verbreiterung des keratinisierten Gewebes

- nicht erforderlich

Verdickung des gingivalen Biotyps

- Kompensation der Wurzeldefekte an den Zähnen 13 und 12

Erhalt der Tiefe des Vestibulums

- nicht erforderlich

3. Wahl der geeigneten Intervention

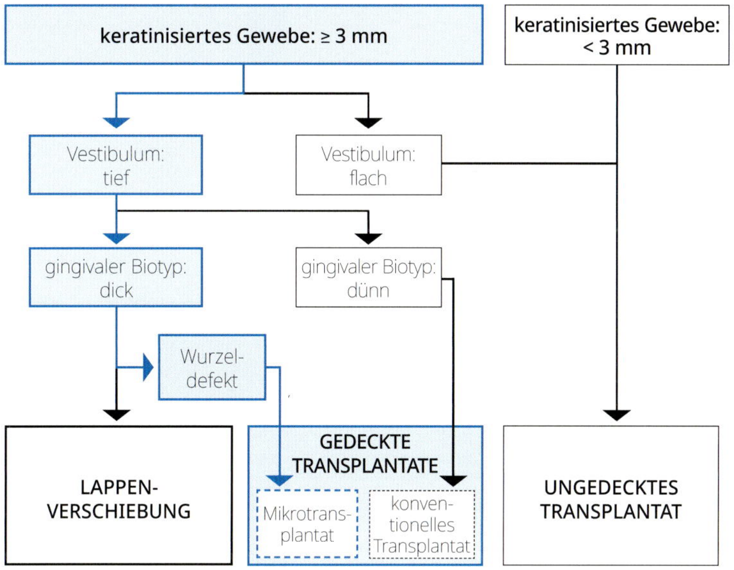

4. Behandlungssequenz

Vorbehandlung

- Entfernen zervikaler Restaurationen

Chirurgische Intervention

- Tunnelpräparation im Bereich der Zähne 14 bis 11
- Transplantatentnahme als: FGT
- Nahttechnik: modifizierte „Gürtel-und-Hosenträger"-Näht

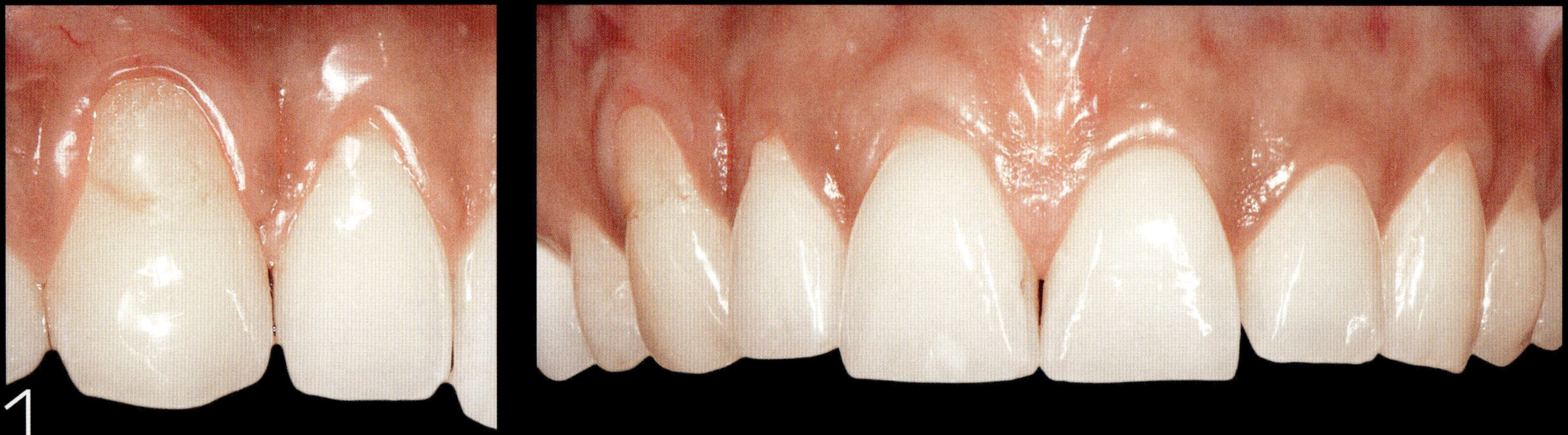

1

Ausgangssituation. Die zervikalen Restaurationen der Zähne 13 und 12 sind inadäquat und müssen vollständig entfernt werden.

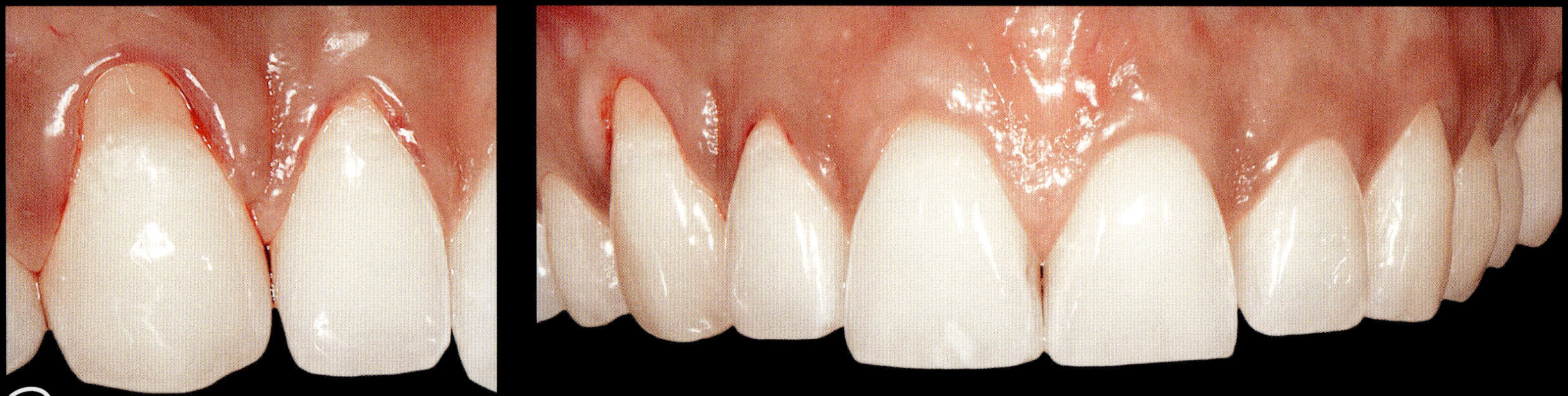

2

Nach Entfernung der Kompositfüllungen zeigen sich intakte SZG und deutliche Wurzeldefekte.

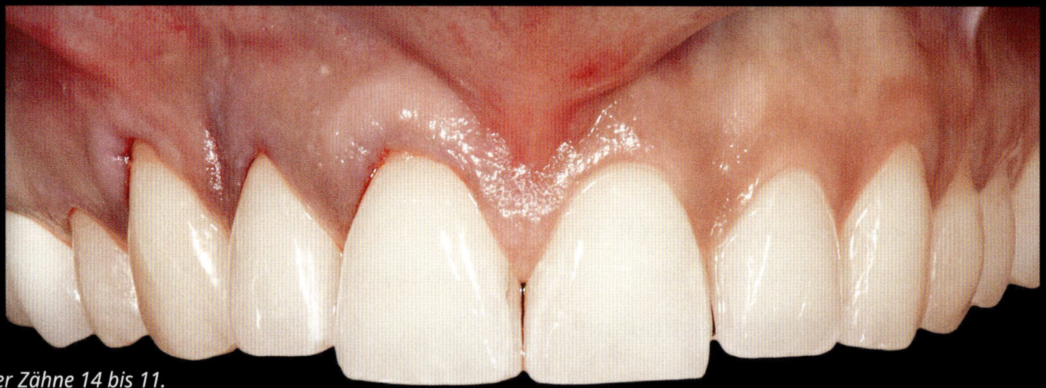

3

Tunnelpräparation im Bereich der Zähne 14 bis 11.

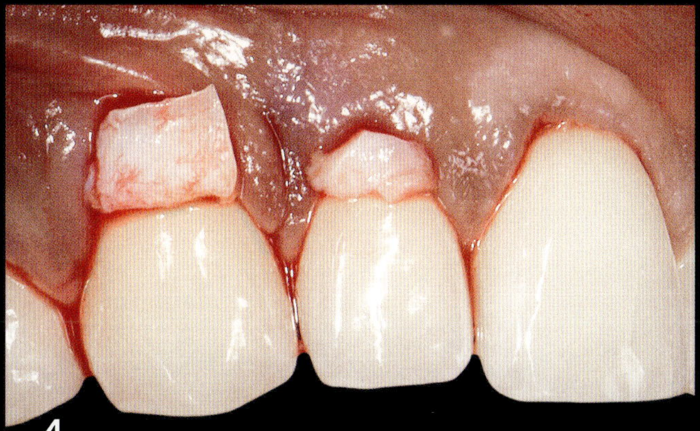

4

Testen der Größe und Form der Mikro-BGT.

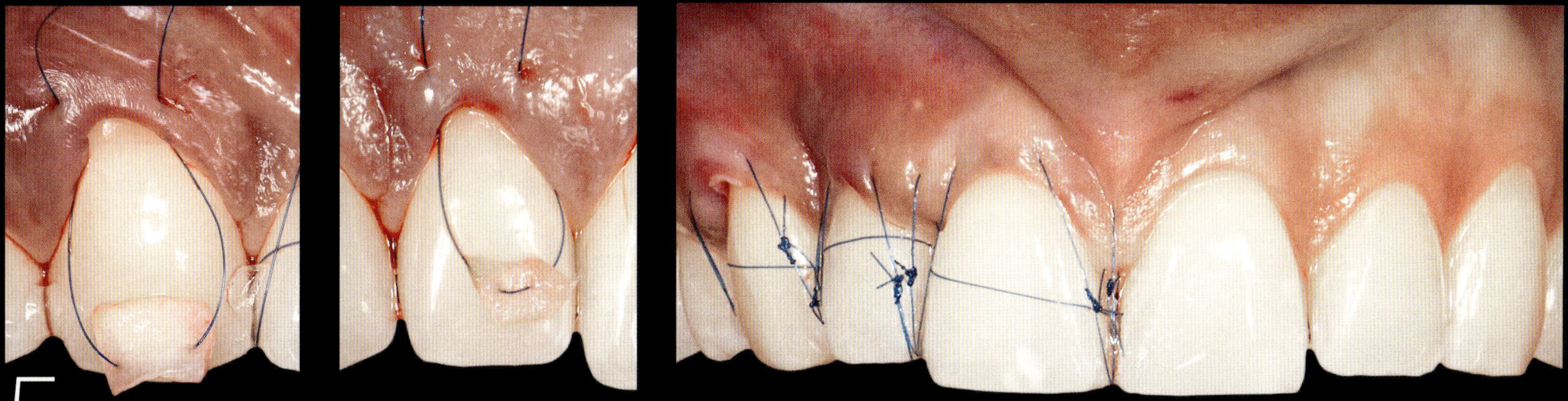

5

Positionierung der Mikrotransplantate und Koronalverschiebung der Gingiva gemeinsam mit den Transplantaten.

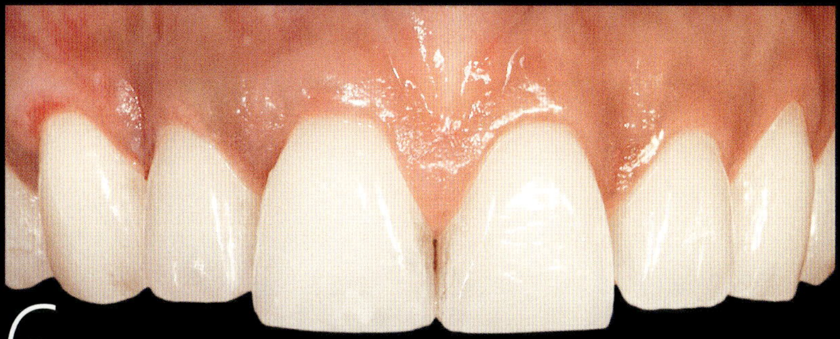

6

Situation nach 1-wöchiger Heilung.

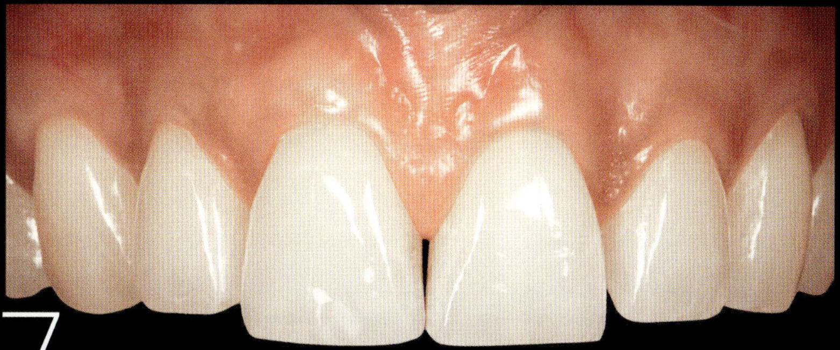

7

Abschlusssituation (nach > 6 Monaten).

Lappen-verschiebung

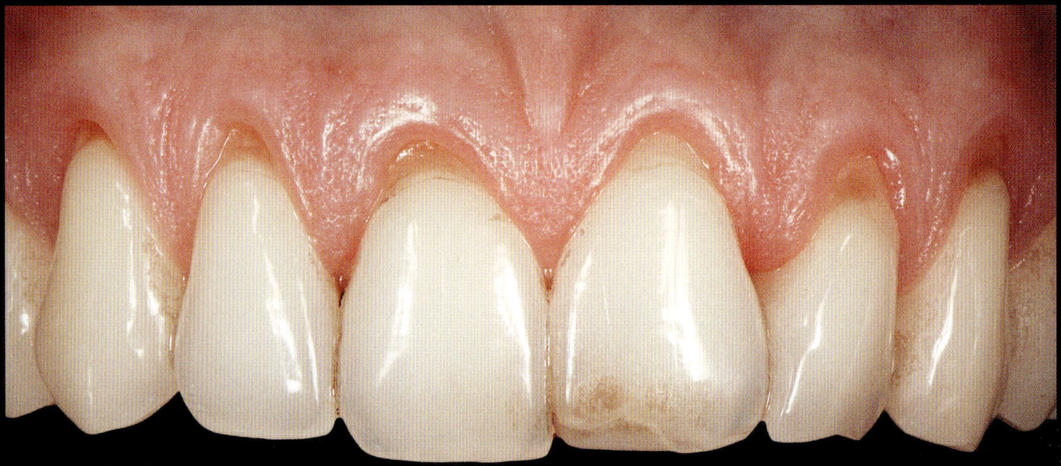

Ausgangssituation.

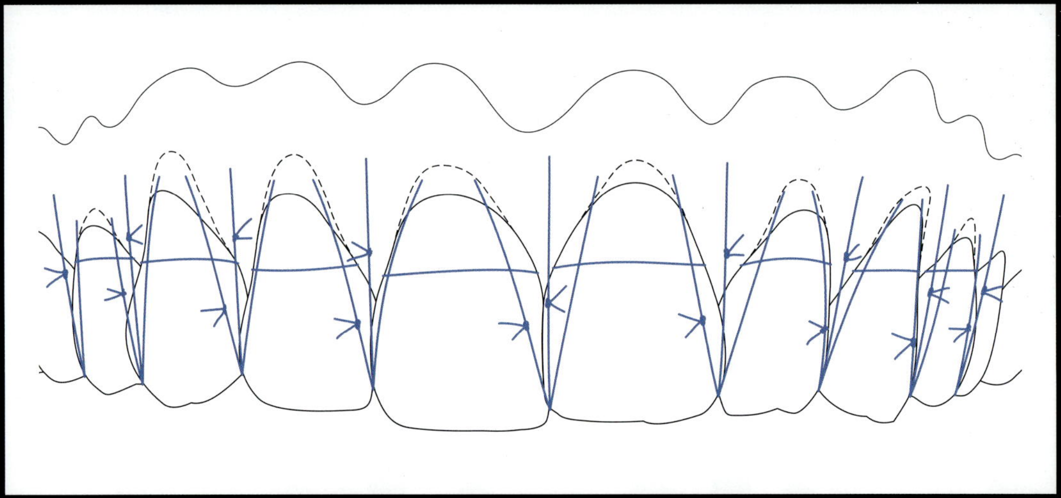

Geplante Intervention.

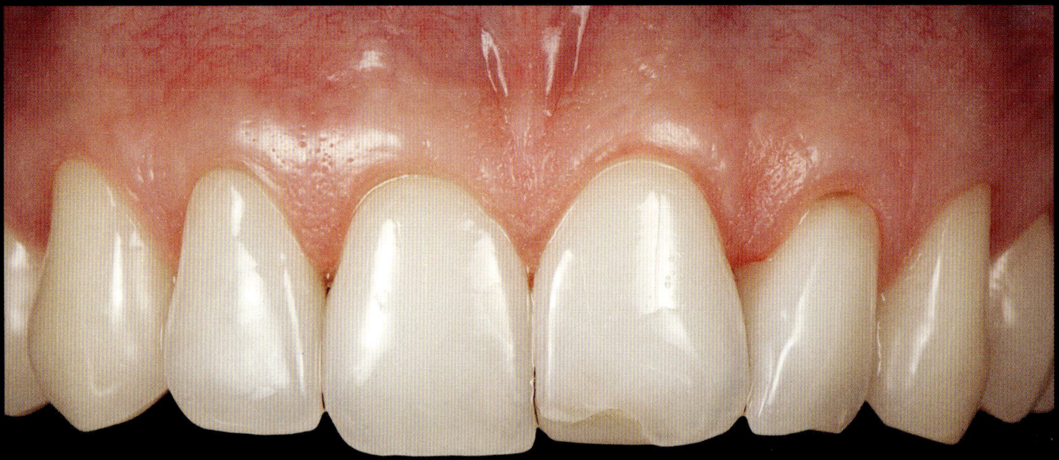

Behandlungsergebnis.

FALL 1

1. Relevante klinische Aspekte

Kontraindikationen

- keine

Rezessionsklassen

- Klasse I: Zähne 13 bis 23

Dentale Befunde

- keine

Indikationen

- Ästhetik verbessern
- Überempfindlichkeiten reduzieren

Risikofaktoren

- traumatische Zahnpflege

Klinische Parameter für den Entscheidungsbaum

- Resthöhe des keratinisierten Gewebes: ≥ 3 mm
- Tiefe des Vestibulums: tief
- gingivaler Biotyp: dick
- Wurzeldefekte: keine

Approximalkontakte

- stark

2. Behandlungsziele

Verringerung beeinflussbarer Risikofaktoren

- Anleitung zu atraumatische Putztechnik

Erreichbare Wurzeldeckung

- vollständig

Verbreiterung des keratinisierten Gewebes

- nicht erforderlich

Verdickung des gingivalen Biotyps

- nicht wünschenswert

Erhalt der Tiefe des Vestibulums

- nicht erforderlich

3. Wahl der geeigneten Intervention

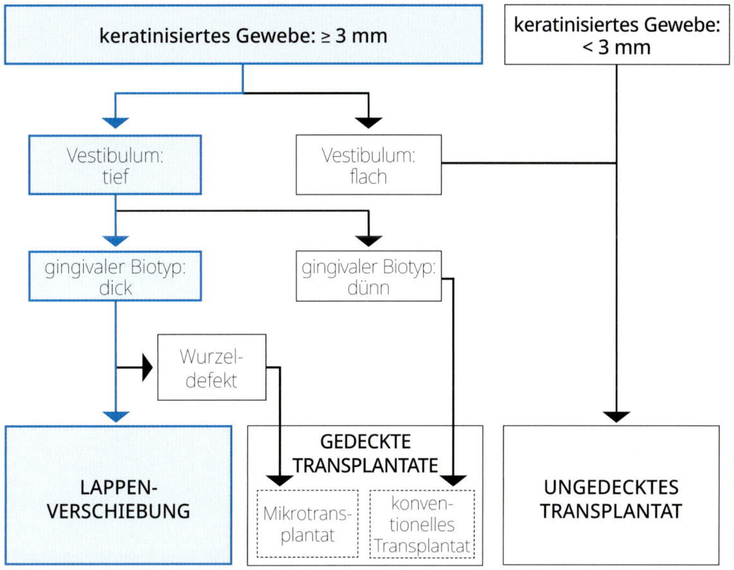

4. Behandlungssequenz

Vorbehandlung

- Anleitung zu atraumatischer Putztechnik

Chirurgische Intervention

- Tunnelpräparation im Bereich der Zähne 14 bis 24
- Nahttechnik: „Gürtel-und-Hosenträger“-Nähtes

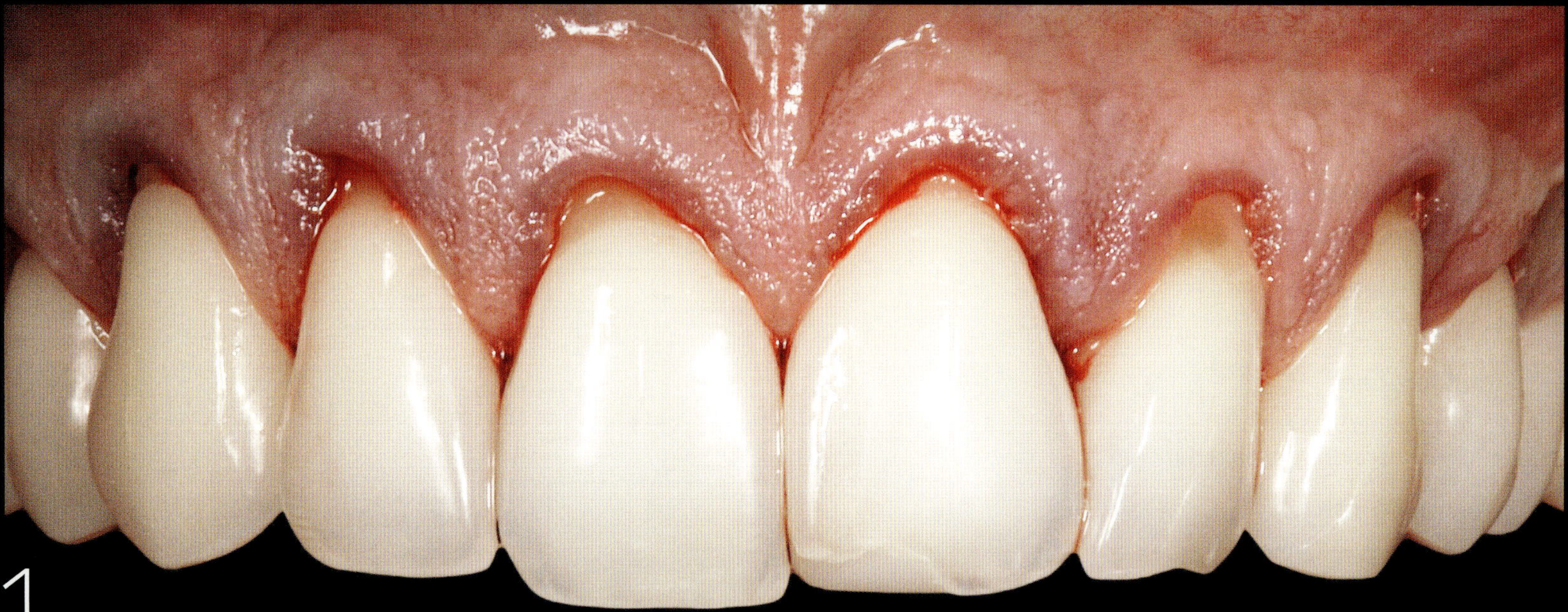

1

Tunnelpräparation im Bereich der Zähne 14 bis 24.

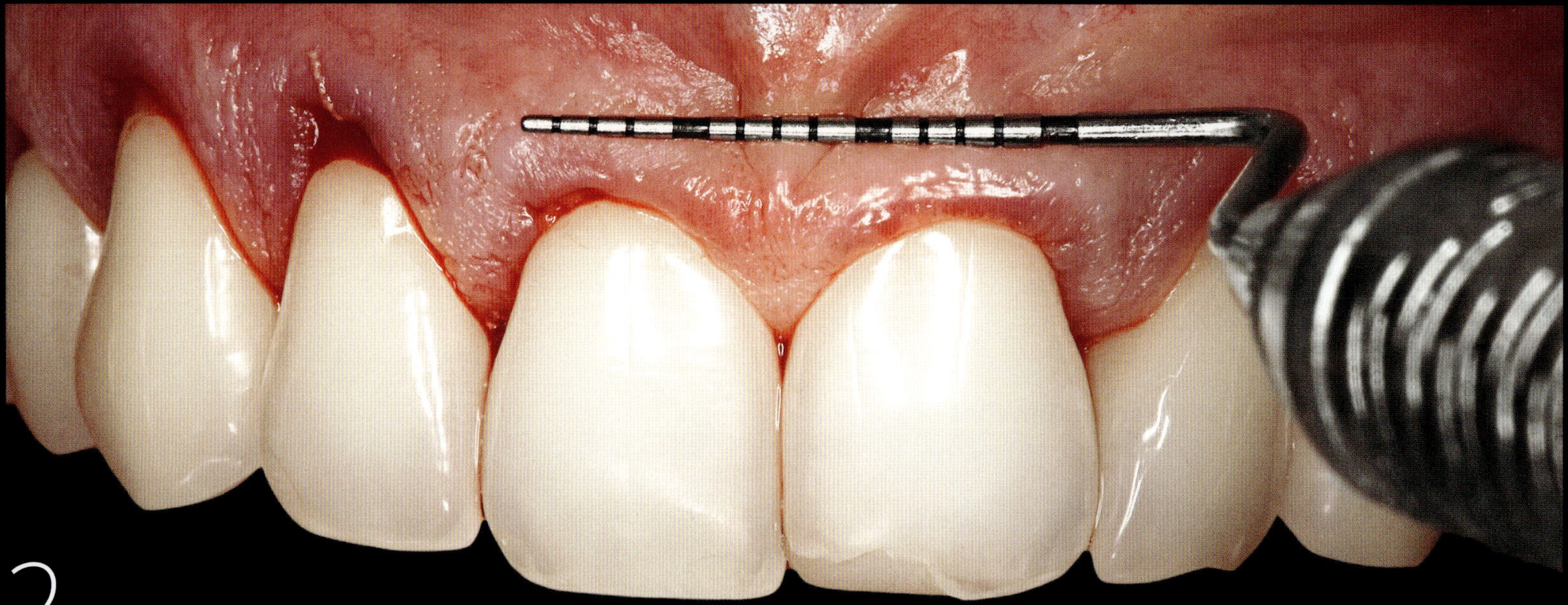

2

Testen der spannungsfreien Lappenverschiebung nach Präparation des Tunnels.

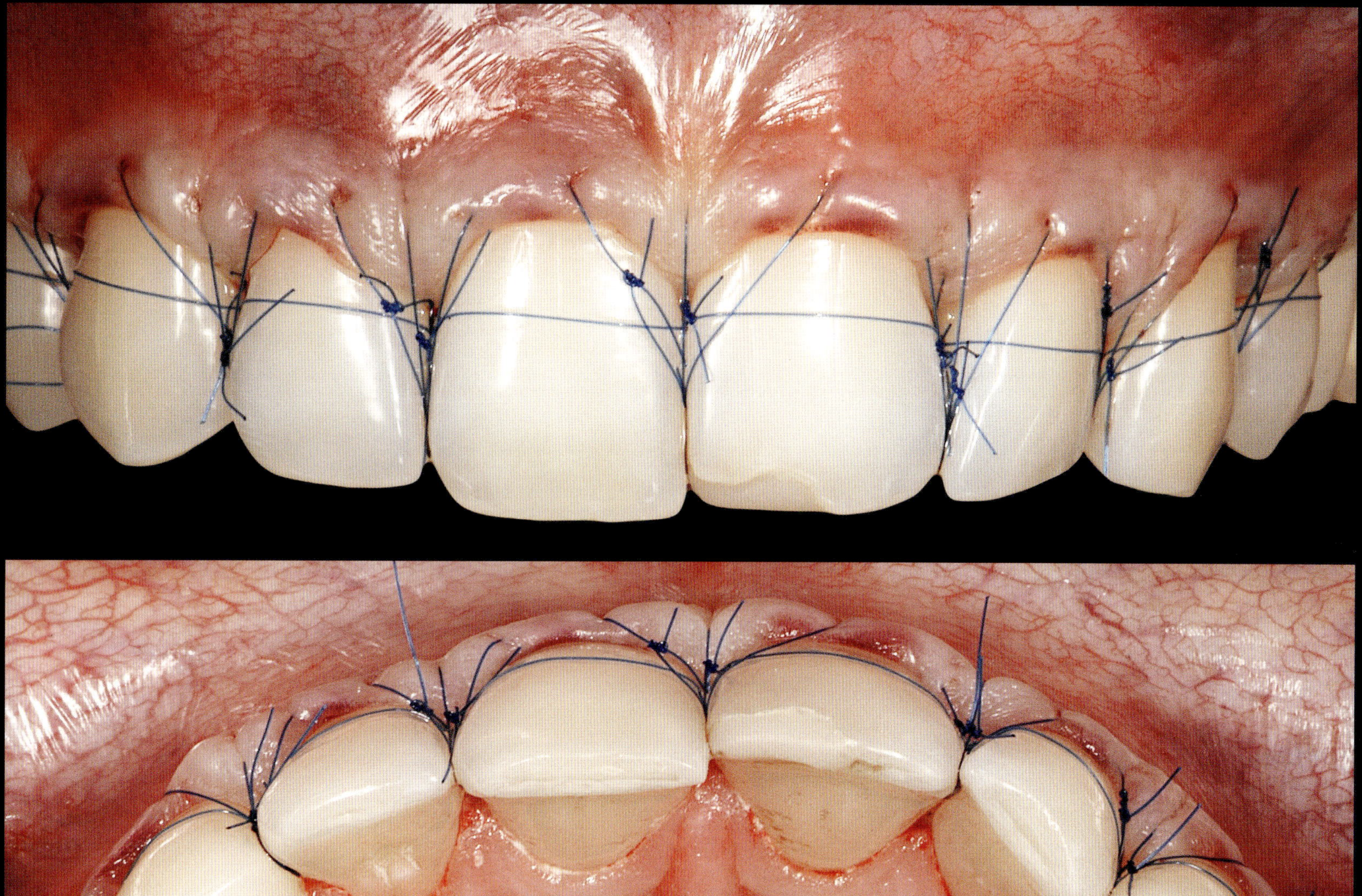

Frontal- und Okklusalansicht mit Nähten nach Abschluss der Operation.

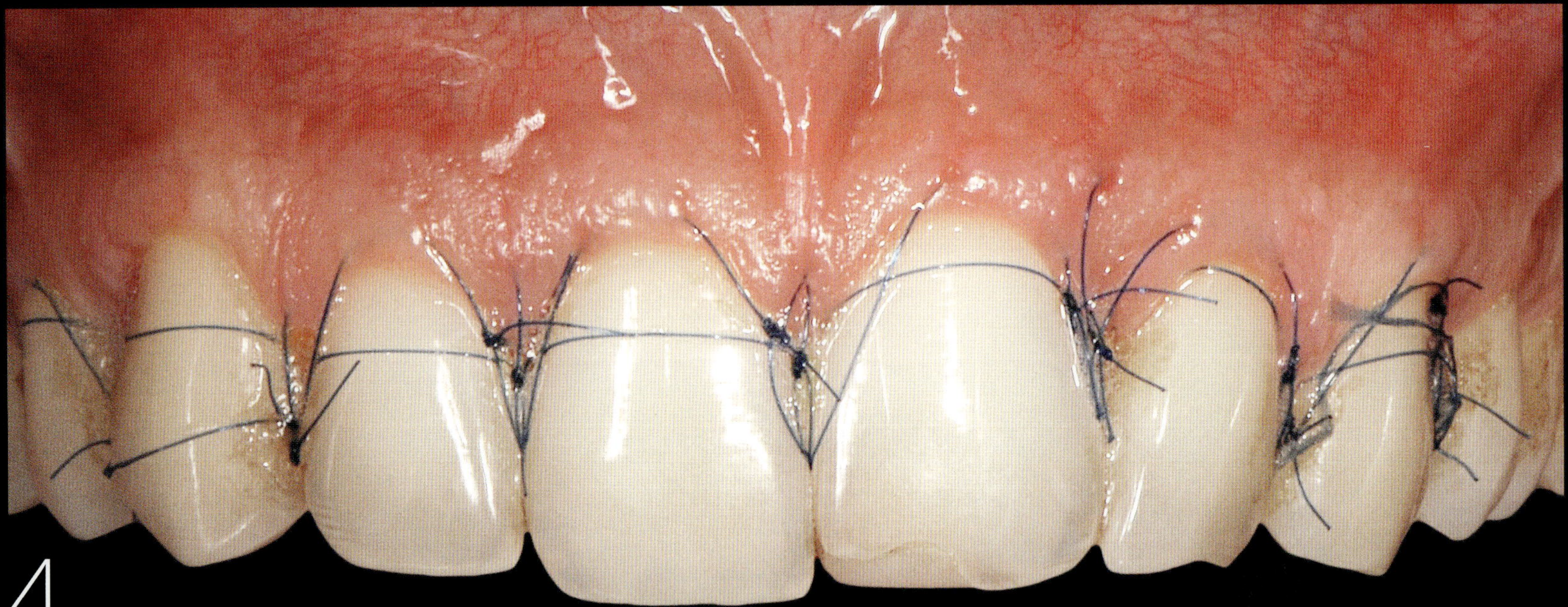

4

Situation 1 Woche postoperativ vor der Nahtentfernung.

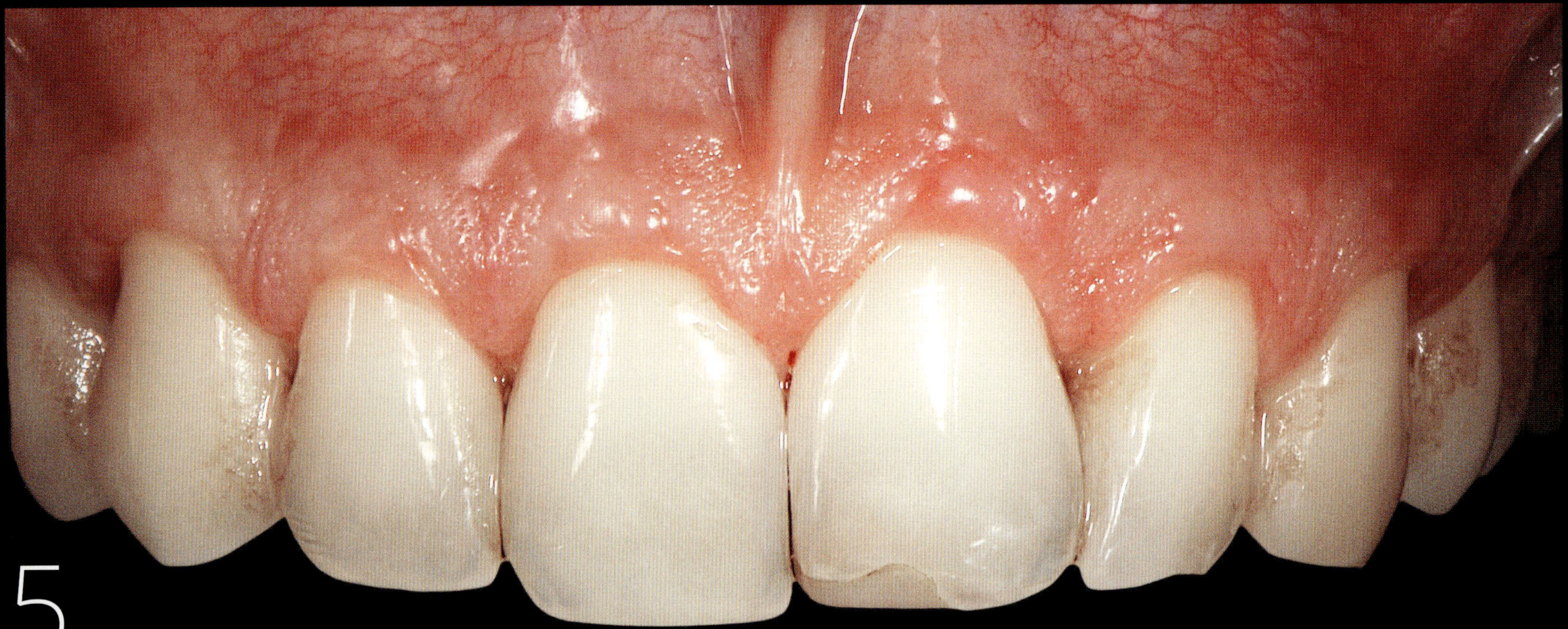

5

Situation 1 Woche postoperativ nach Entfernung aller Nähte.

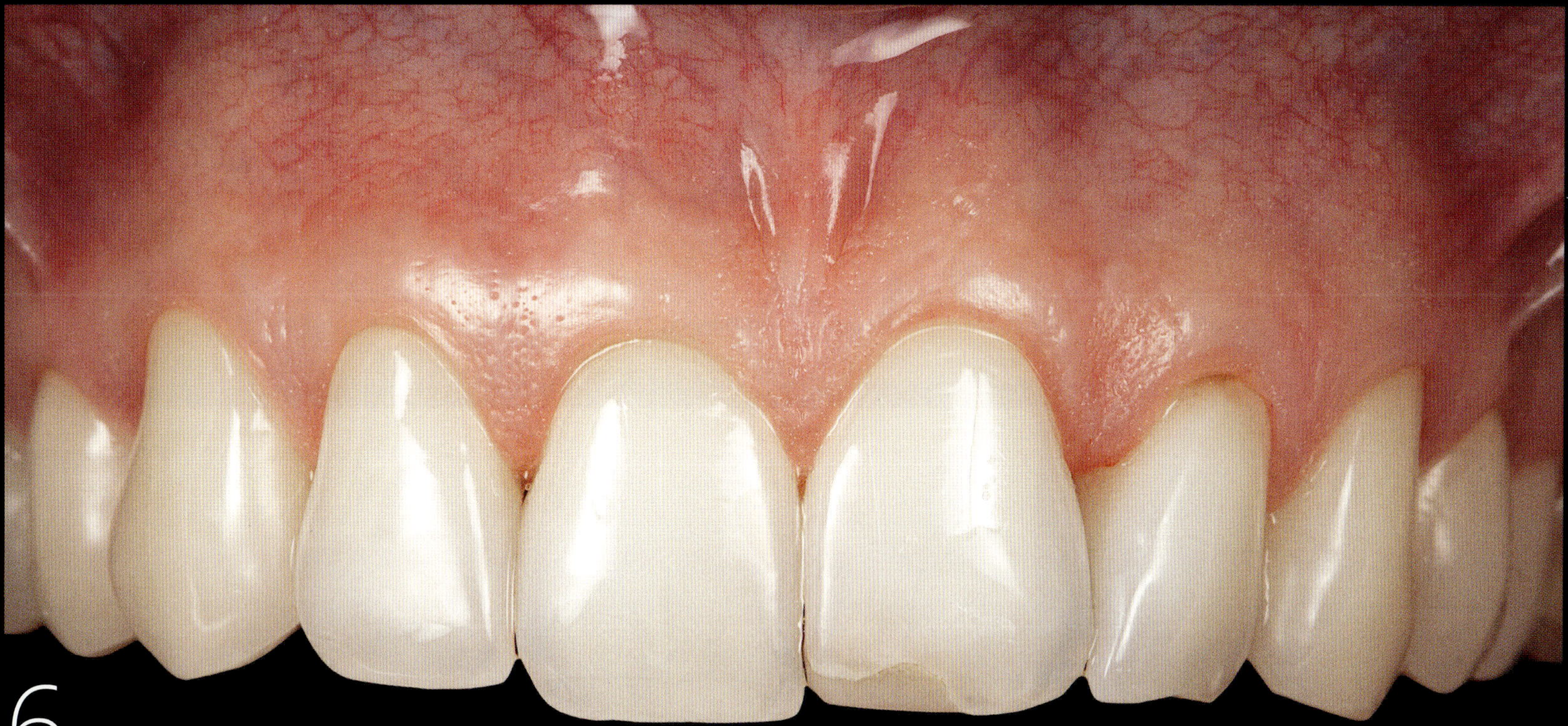

6

Behandlungsresultat (> 6 Monate).

Kombinierte Ansätze

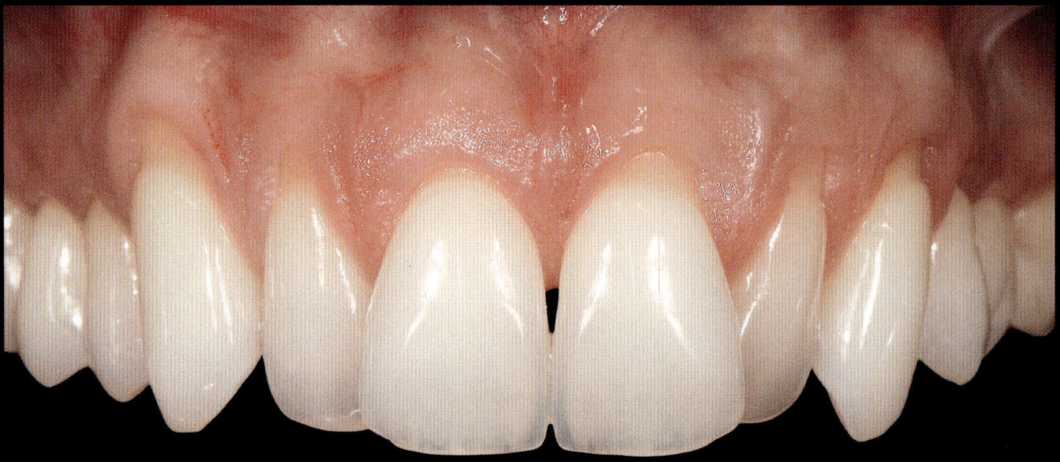

Ausgangssituation.

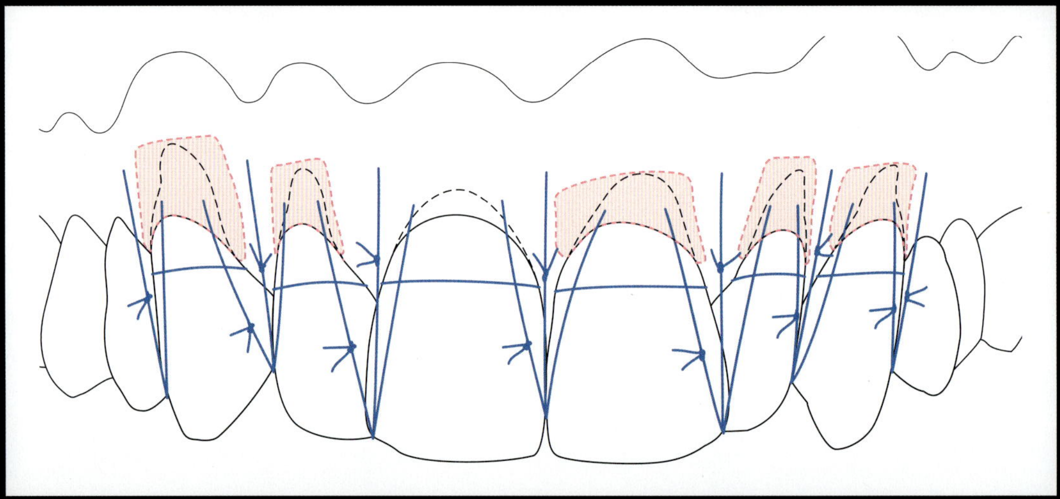

Geplante Intervention.

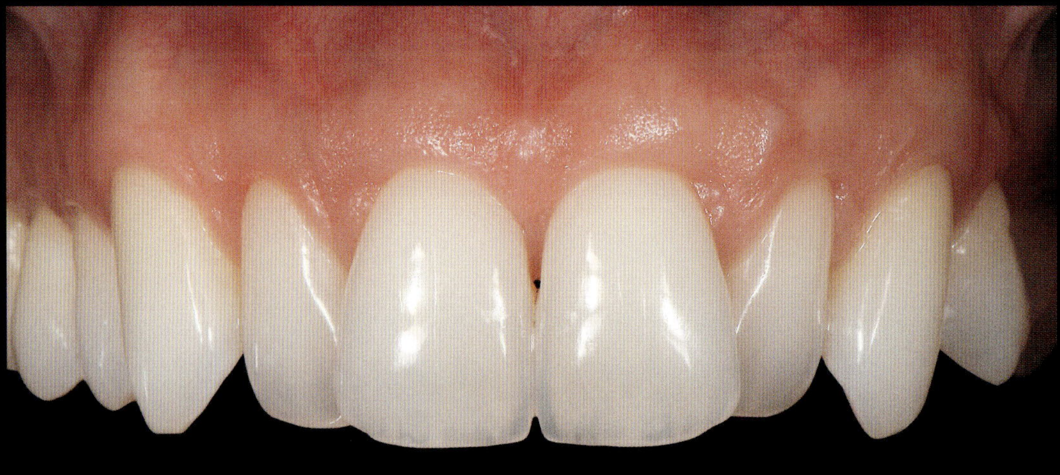

Behandlungsergebnis.

FALL 1

1. Relevante klinische Aspekte

Kontraindikationen

- keine

Rezessionsklassen

- Klasse I: Zähne 13 bis 23

Dentale Befunde

- radikuläre Defekte: Zähne 13, 12 und 21 bis 23

Indikationen

- Ästhetik verbessern

Risikofaktoren

- vestibuläre Wurzelstellung
- traumatische Putztechnik

Klinische Parameter für den Entscheidungsbaum

- Resthöhe des keratinisierten Gewebes: ≥ 3 mm
- Tiefe des Vestibulums: tief
- gingivaler Biotyp: dick
- Wurzeldefekte: Zähne 13, 12 und 21 bis 23

Approximalkontakte

- stark

2. Behandlungsziele

Verringerung beeinflussbarer Risikofaktoren

- Anleitung zu atraumatische Putztechnik

Erreichbare Wurzeldeckung

- vollständig

Verbreiterung des keratinisierten Gewebes

- nicht erforderlich

Verdickung des gingivalen Biotyps

- Kompensation der Wurzeldefekte an den Zähnen 13, 12 und 21 bis 23

Erhalt der Tiefe des Vestibulums

- nicht erforderlich

3. Wahl der geeigneten Intervention

☐ gedeckte Mikrotransplantate: Zähne 13, 12 und 21 bis 23
☐ Lappenverschiebung: Zahn 11

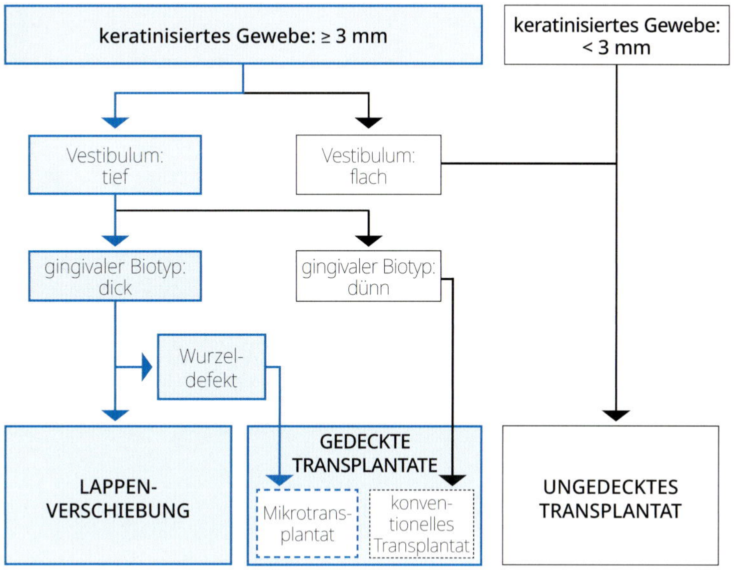

4. Behandlungssequenz

Vorbehandlung

- Anleitung zu atraumatischer Putztechnik

Chirurgische Intervention

- Tunnelpräparation im Bereich der Zähne 14 bis 24
- Transplantatentnahme als: BGT (Einzelinzisionstechnik), geteilt in 5 Mikrotransplantate
- Nahttechnik: „Gürtel-und-Hosenträger"-Naht: Zahn 11 und modifizierte Gürtel-und-Hosenträger"-Nähte: Zähne 13, 12 und 21 bis 23

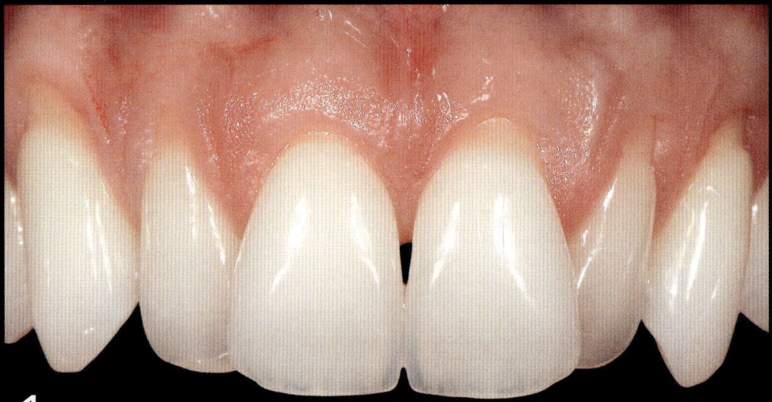

1

Ausgangssituation. Wurzeldefekte an den Zähnen 13, 12 und 21 bis 23 bei einem Patienten mit tiefem Vestibulum und dickem Biotyp.

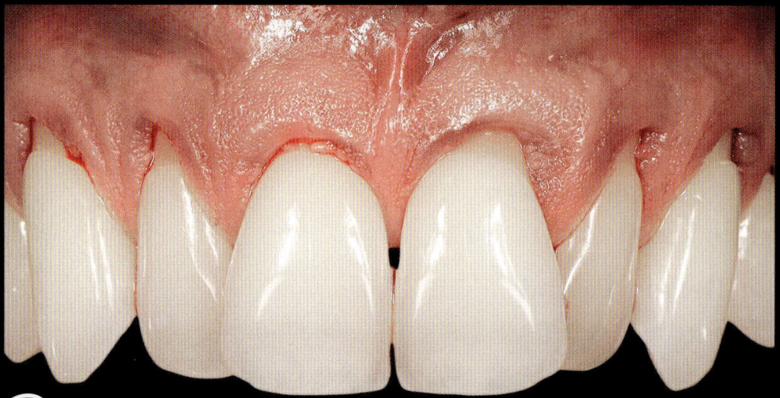

2

Tunnelpräparation im Bereich der Zähne 14 bis 24.

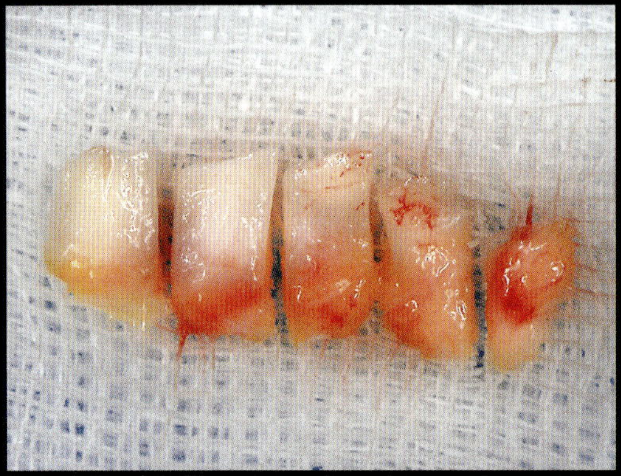

3

Das am Gaumen gewonnene BGT wird in 5 Mikrotransplantate geteilt.

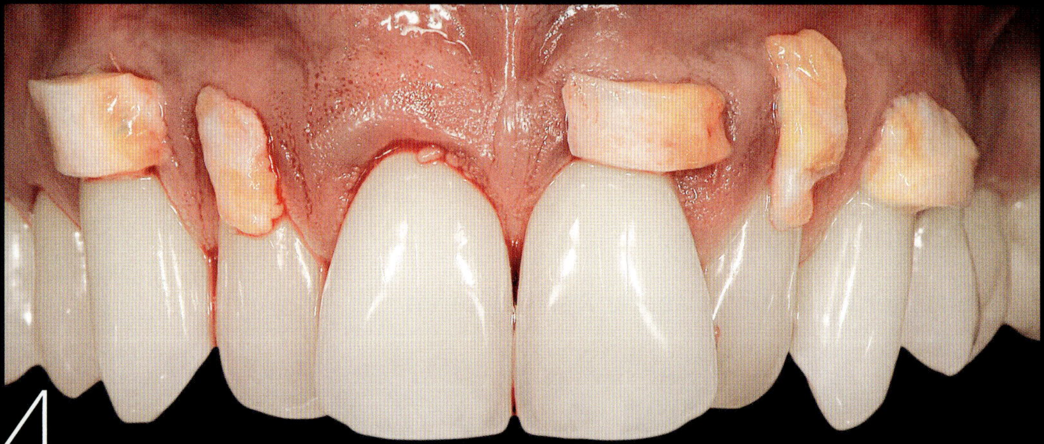

4

Anprobe der Mikrotransplantate, deren Orientierung sich nach den situativen Erfordernissen richtet.

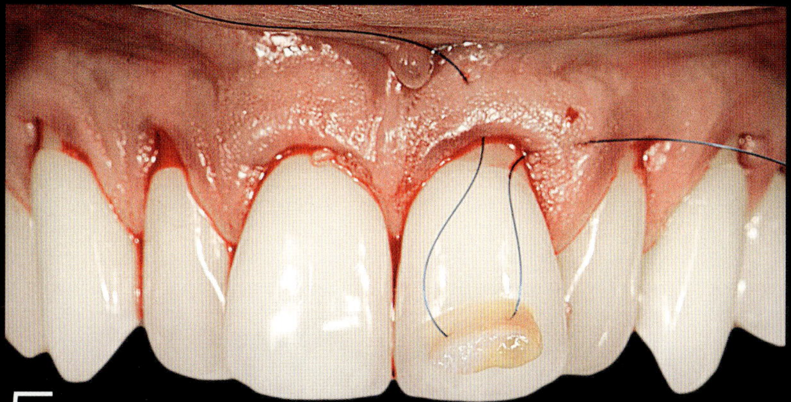

5

Positionierung des Mikrotransplantats am Zahn 21.

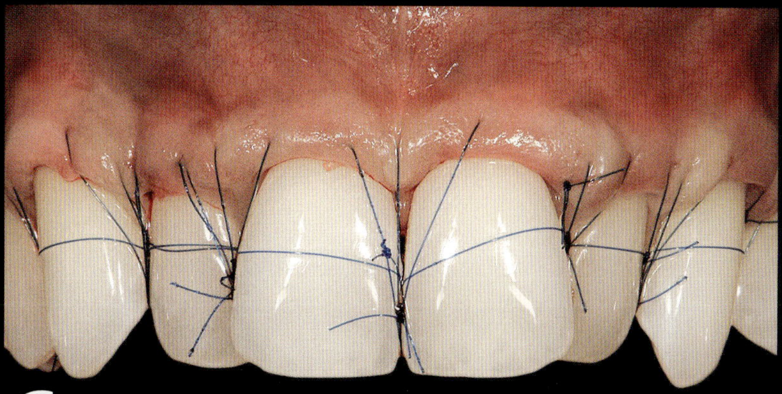

6

Situation nach Platzierung aller Mikrotransplantate und Nähte.

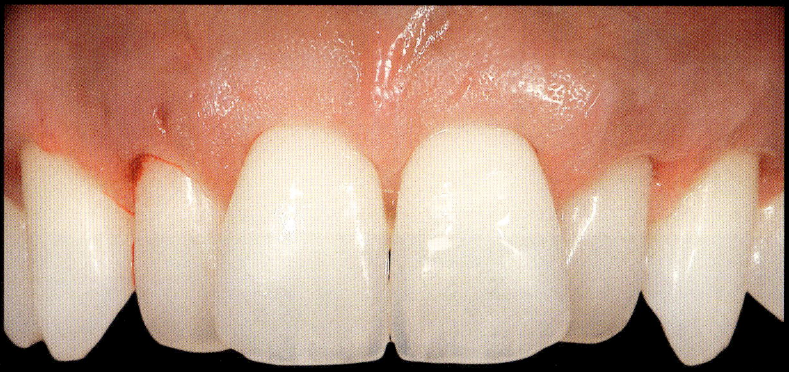

7

Situation nach 1-wöchiger Heilung.

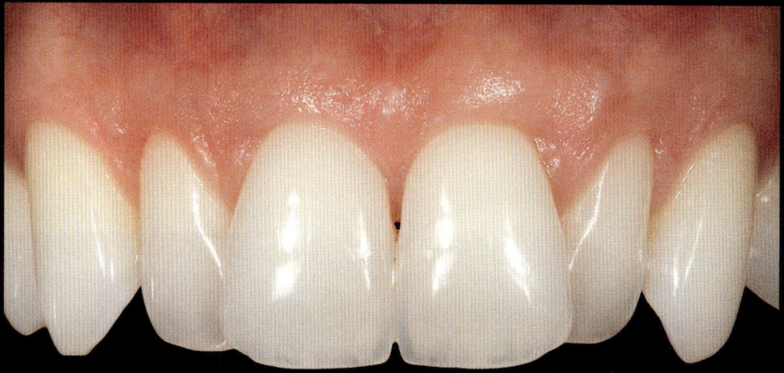

8

Behandlungsresultat (nach > 6 Monaten).

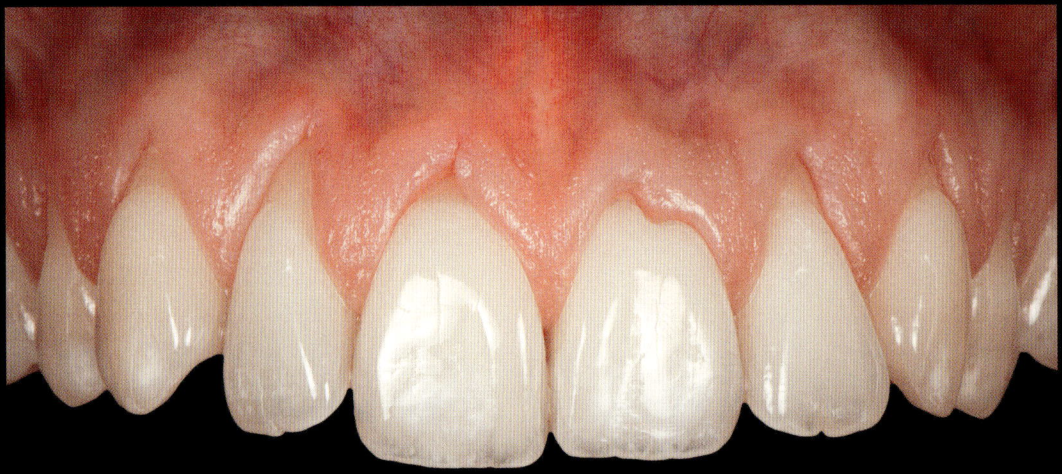

Ausgangssituation.

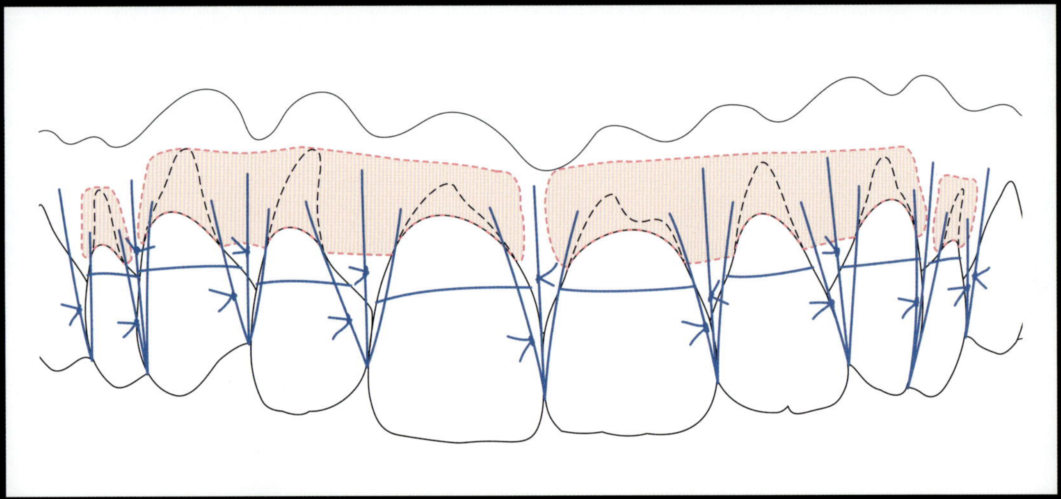

Geplante Intervention.

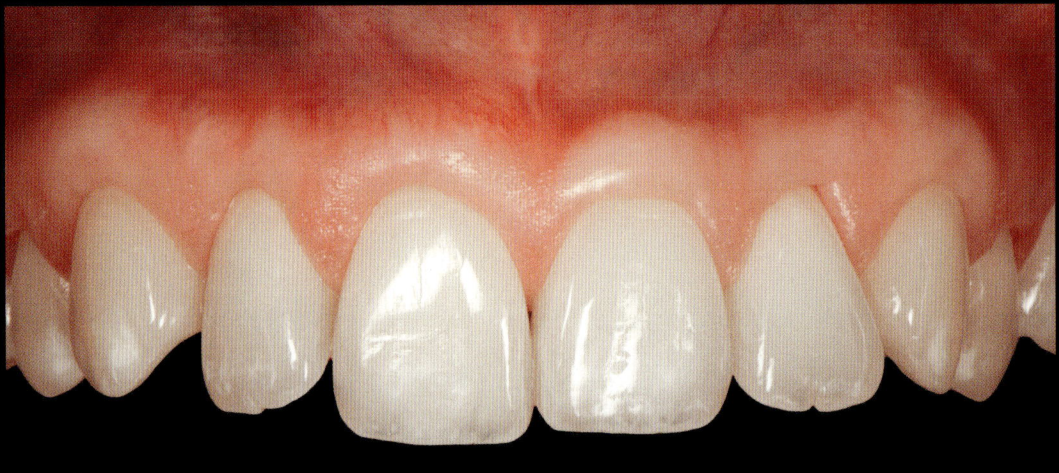

Behandlungsergebnis.

FALL 2

1. Relevante klinische Aspekte

Kontraindikationen

- keine

Rezessionsklassen

- Klasse I: Zähne 14 bis 24

Dentale Befunde

- radikuläre Defekte: Zähne 14 bis 12 und 22 bis 24
- Anomalie der SZG: Zahn 21

Indikationen

- Ästhetik verbessern
- Überempfindlichkeiten reduzieren

Risikofaktoren

- Wurzeln zu weit vestibulär
- traumatische Zahnpflege

Klinische Parameter für den Entscheidungsbaum

- Resthöhe des keratinisierten Gewebes: < 3 mm an den Zähnen 13 bis 11, 22 und 23 (aufgrund von Stillman-Spalten) und ≥ 3 mm an den Zähnen 14 und 24
- Tiefe des Vestibulums: tief
- gingivaler Biotyp: dick
- Wurzeldefekte: vorhanden

Approximalkontakte

- stark

2. Behandlungsziele

Verringerung beeinflussbarer Risikofaktoren

- Anleitung zu atraumatische Putztechnik

Erreichbare Wurzeldeckung

- vollständig

Verbreiterung des keratinisierten Gewebes

- nicht zwingend erforderlich

Verdickung des gingivalen Biotyps

- wünschenswert

Erhalt der Tiefe des Vestibulums

- nicht zwingend erforderlich

3. Wahl der geeigneten Intervention

☐ ungedecktes Transplantat: Zähne 13 bis 11, 22 und 23
☐ ungedeckte Mikrotransplantate: 14 und 2

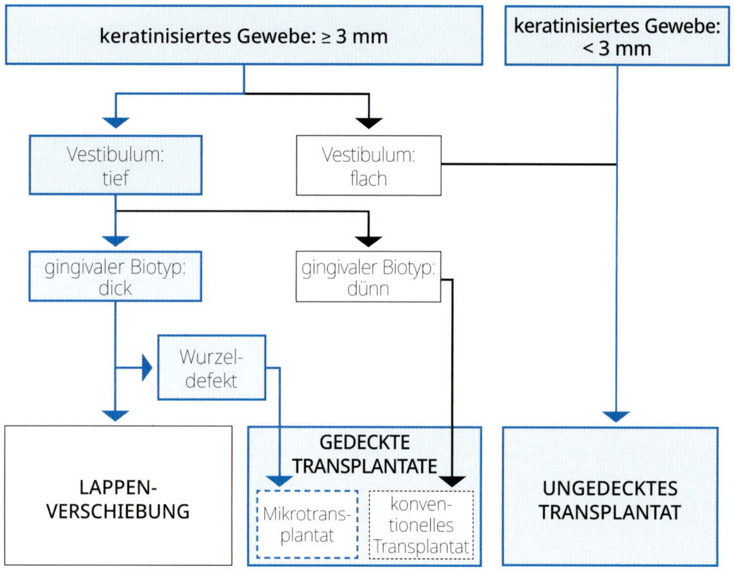

4. Behandlungssequenz

Vorbehandlung

- Anleitung zu atraumatischer Putztechnik

Chirurgische Intervention

- Tunnelpräparation im Bereich der Zähne 15 bis 25
- Transplantatentnahme als: FGT (In-situ-Entepithelisierung)
- Nahttechnik: „Gürtel-und-Hosenträger"-Nähte: Zähne 13 bis 23 und modifizierte Gürtel-und-Hosenträger"-Nähte: Zähne 14 und 244

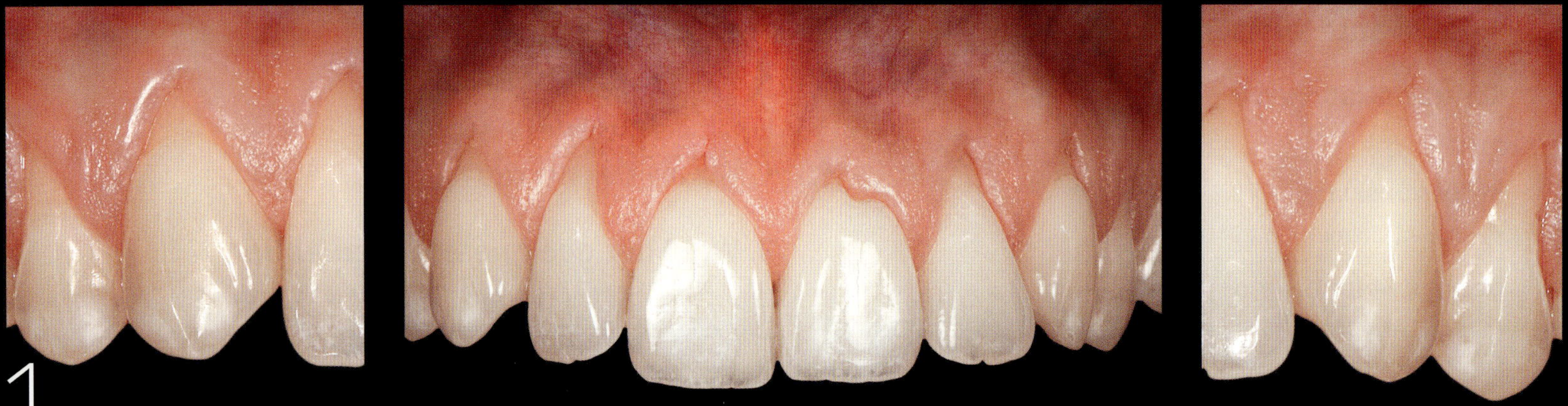

1

Ausgangssituation mit Wurzeldefekten an den Zähnen 14 bis 12 und 22 bis 24 sowie anomaler Schmelzbildung am Zahn 21. Es liegen ein tiefes Vestibulum und ein dicker Biotyp vor. Die Klasse-I-Rezessionen setzen sich in Form von Stillman-Spalten apikal fort. Neben der Vertiefung der Rezessionen reduzieren diese Spalten die Höhe des keratinisierten Gewebes.

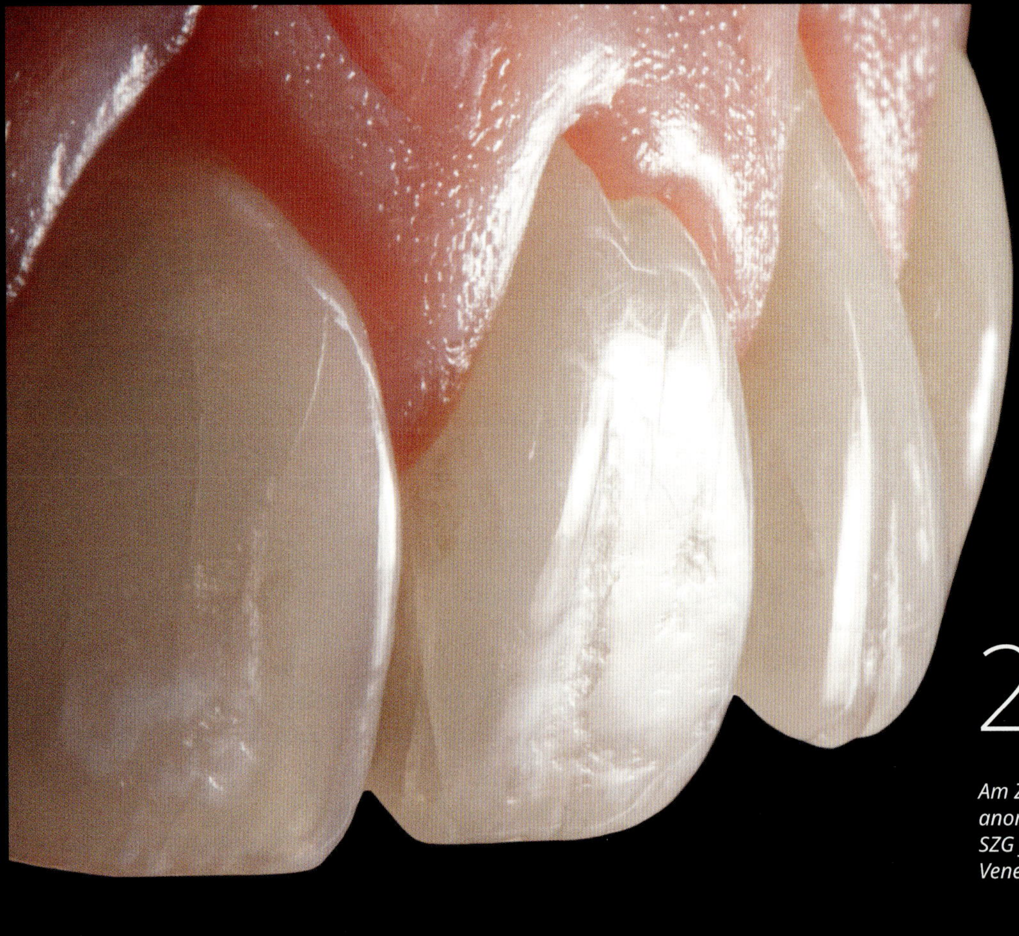

2

Am Zahn 21 führt der Schmelzvorsprung zu einem anomalen Verlauf der SZG. Da die Gingiva der Kurvatur der SZG folgt, ist die gingivale Ästhetik dieses Zahns nach einer Veneerversorgung schwer vorherzusagen.

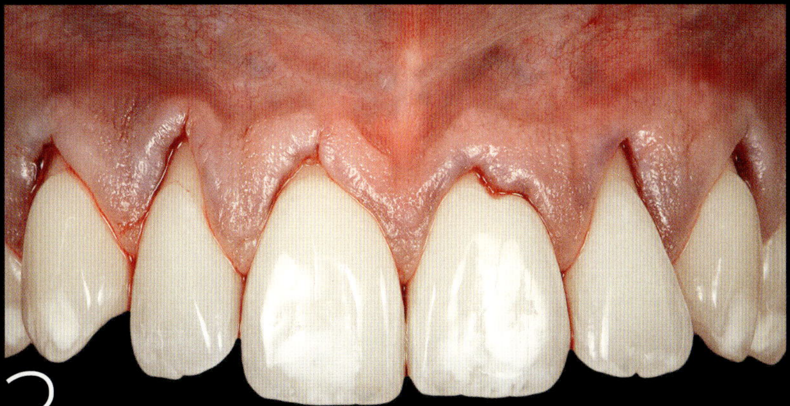

3

Tunnelpräparation im Bereich der Zähne 15 bis 25.

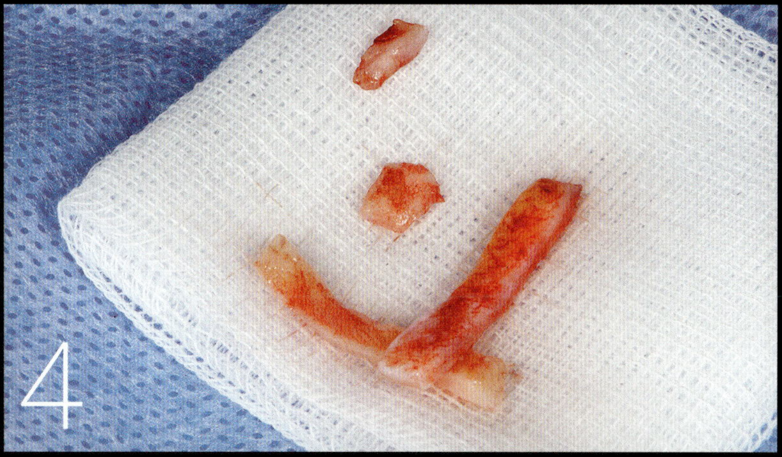

4

Ergebnis der Transplantatentnahme am Gaumen: 2 konventionelle Transplantate und 2 Mikrotransplantate.

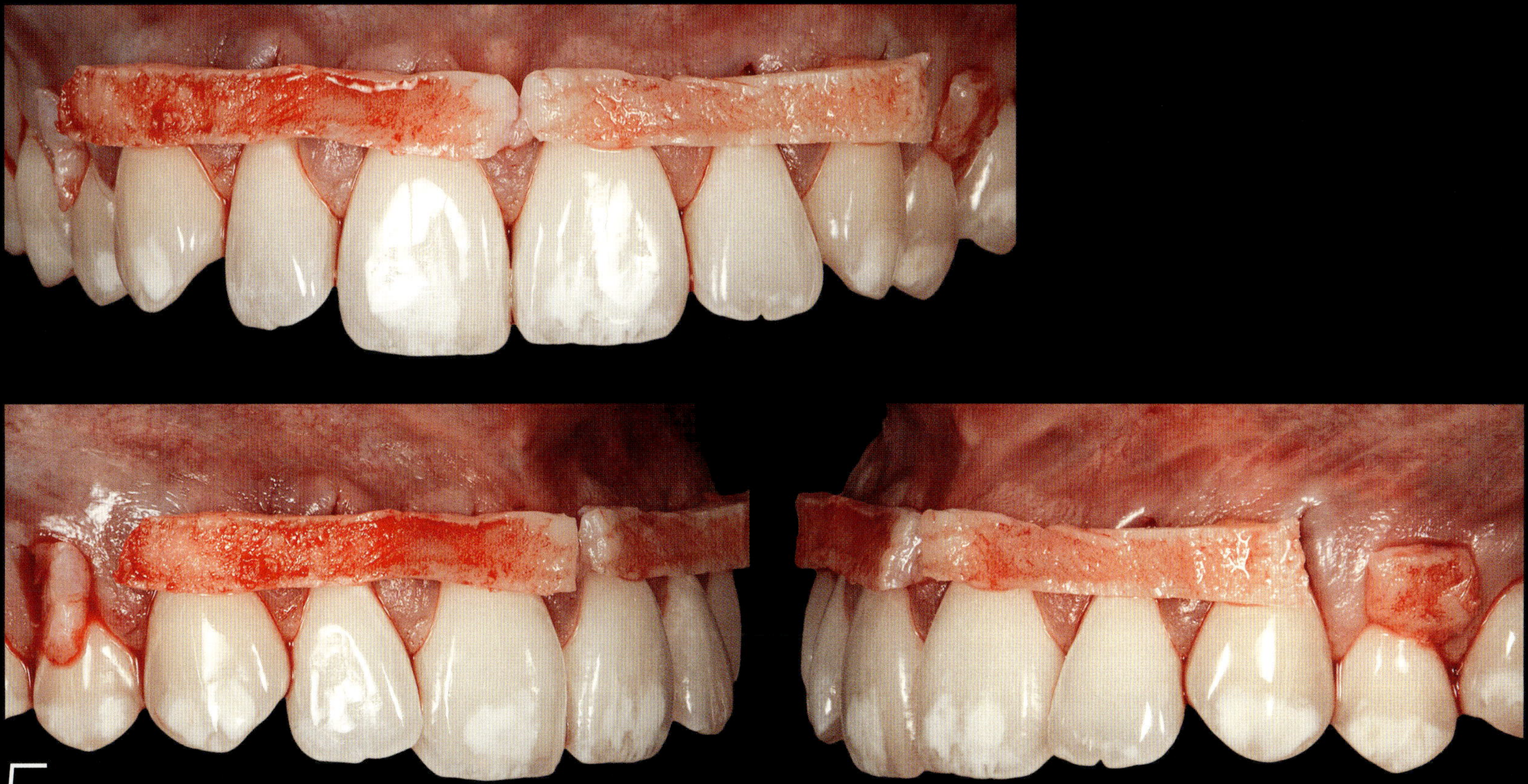

5 *Testen der Größe und Form der Transplantate.*

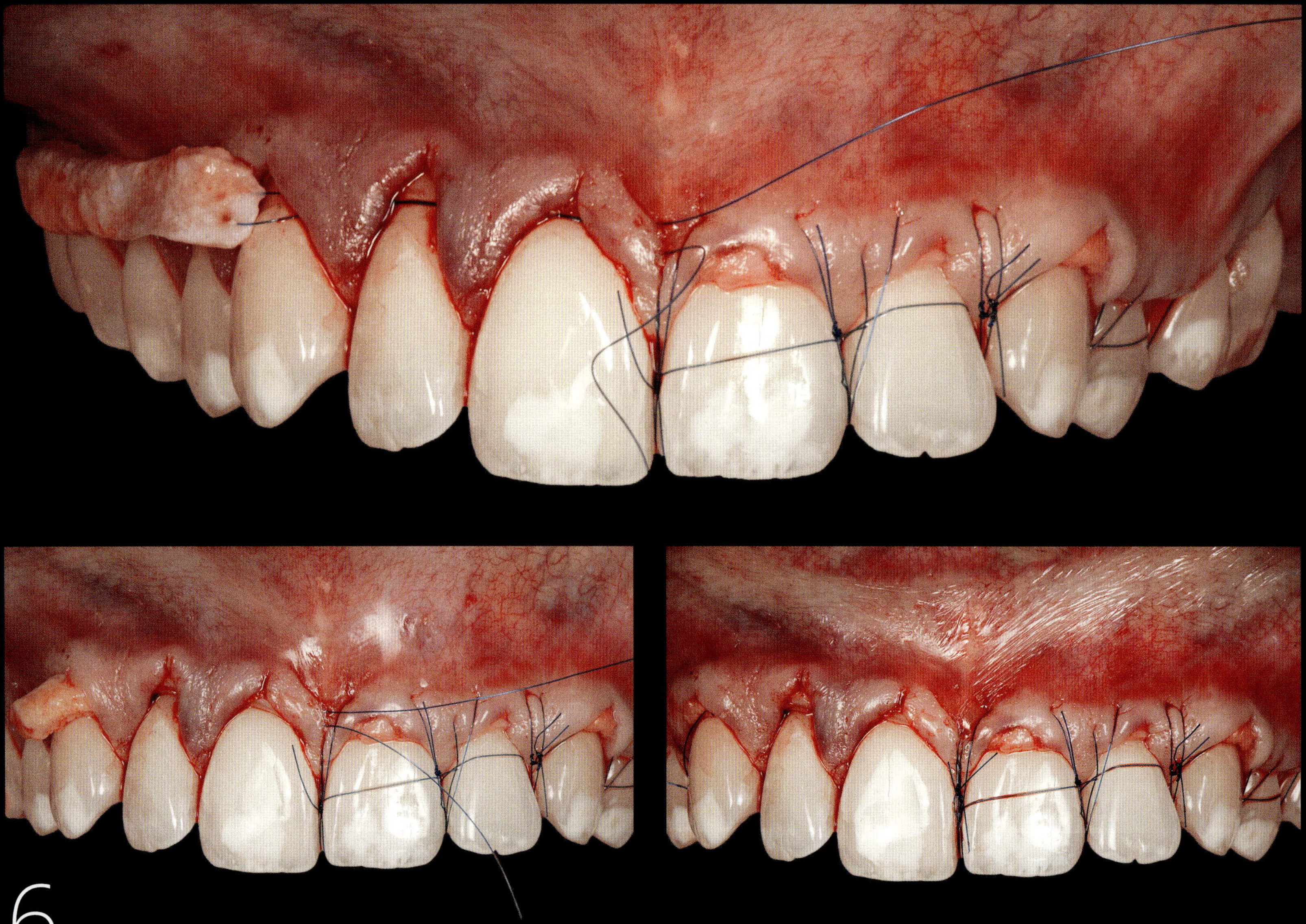

6

Positionierung des konventionellen Weichgewebetransplantats im 1. Quadranten. Das Transplantat steht unmittelbar vor dem Einzug in den Tunnel. Die Positionierung erfolgt mithilfe einer U-Naht (oben). Die Insertion bis zum mesialen Ende des Tunnels erfolgt durch simultanen Zug an beiden Fadenenden (unten links). Anschließend wird die U-Naht in eine aufgehängte vertikale Matratzennaht umgewandelt. Die Naht fixiert das Transplantat und verschiebt es gemeinsam mit dem ebenfalls gefassten nativen Weichgewebe in koronale Richtung (unten rechts).

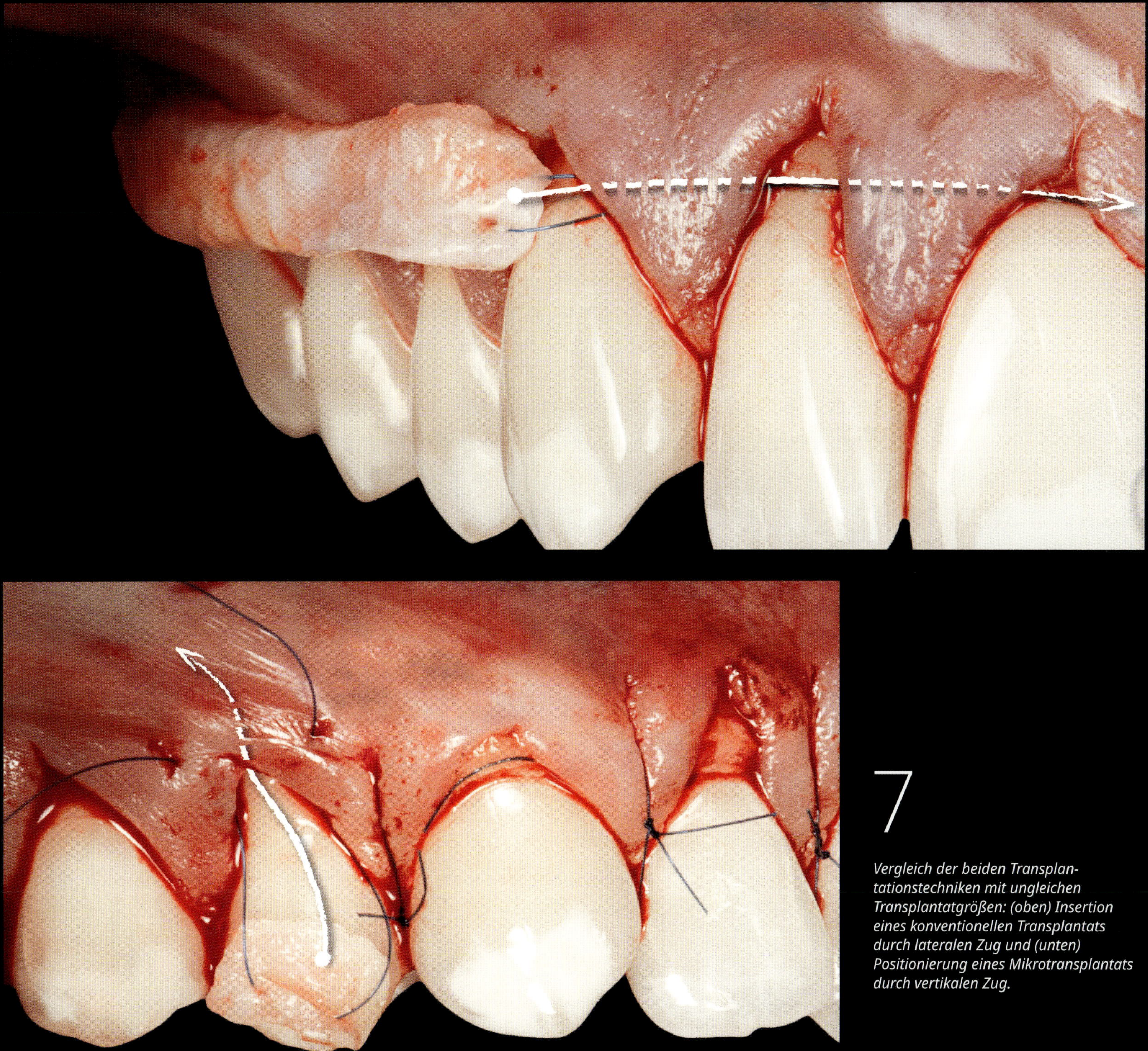

7

Vergleich der beiden Transplantationstechniken mit ungleichen Transplantatgrößen: (oben) Insertion eines konventionellen Transplantats durch lateralen Zug und (unten) Positionierung eines Mikrotransplantats durch vertikalen Zug.

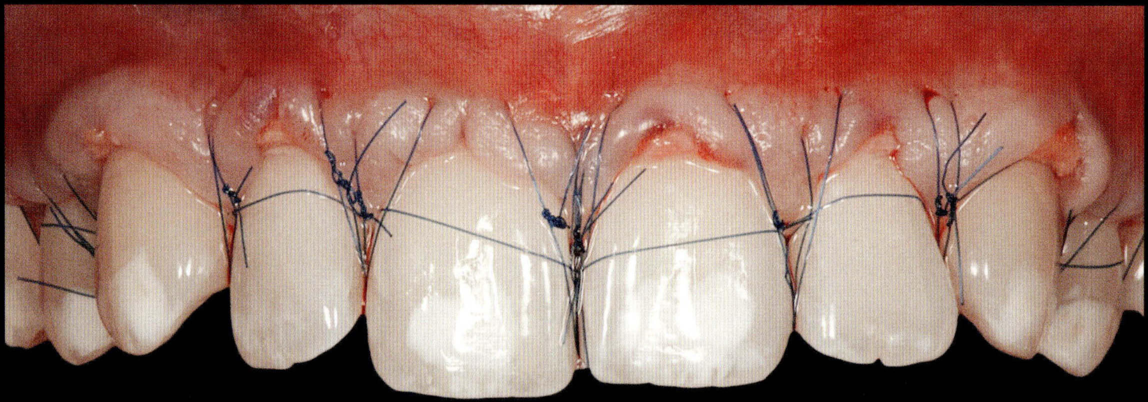

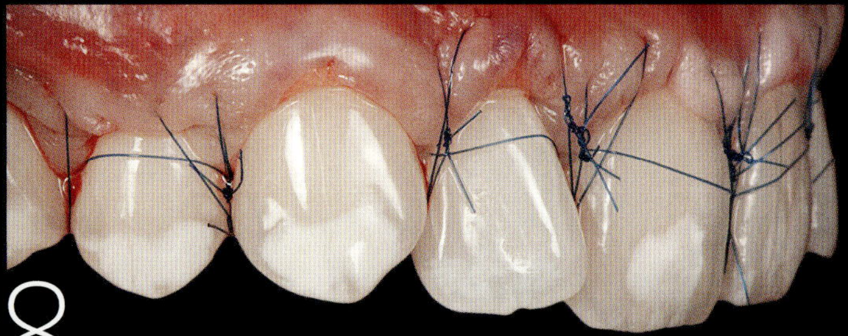

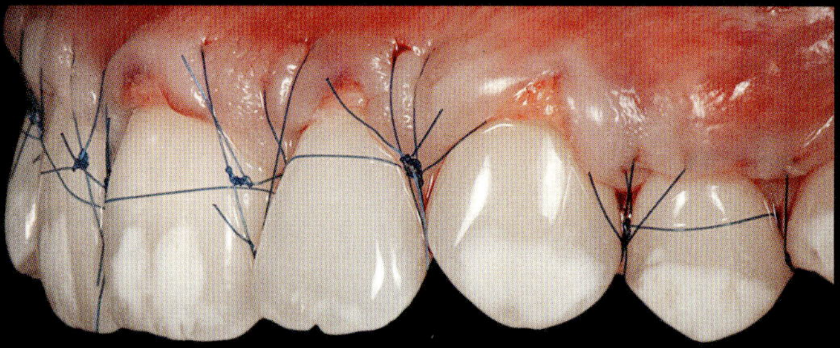

8

Postoperative Situation nach Ausführung aller Nähte.

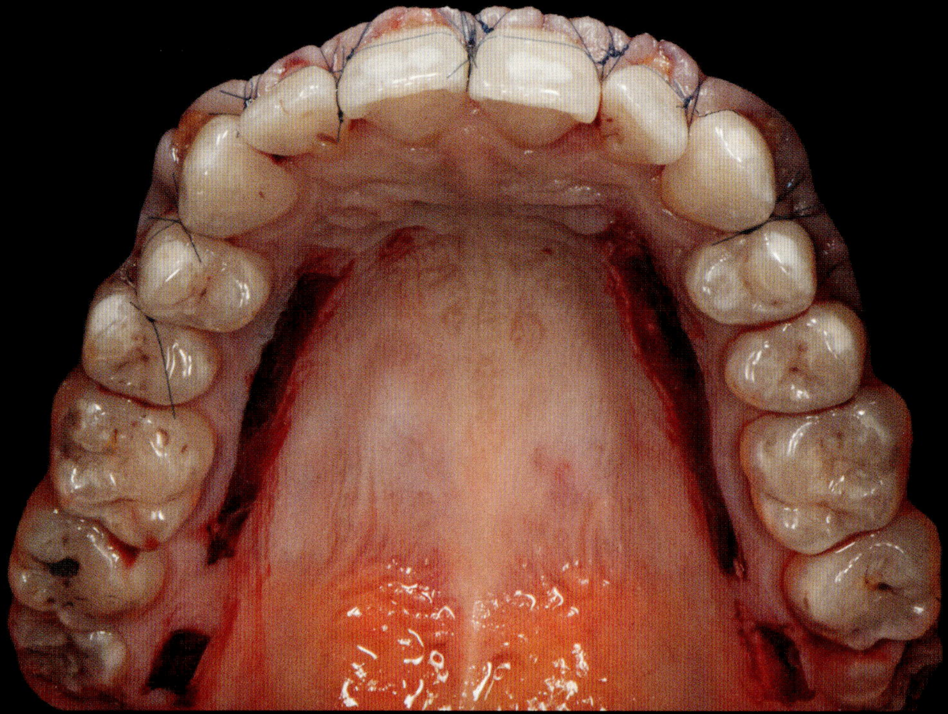

Okklusalansicht mit Entnahmewunden nach Abschluss der Operation.

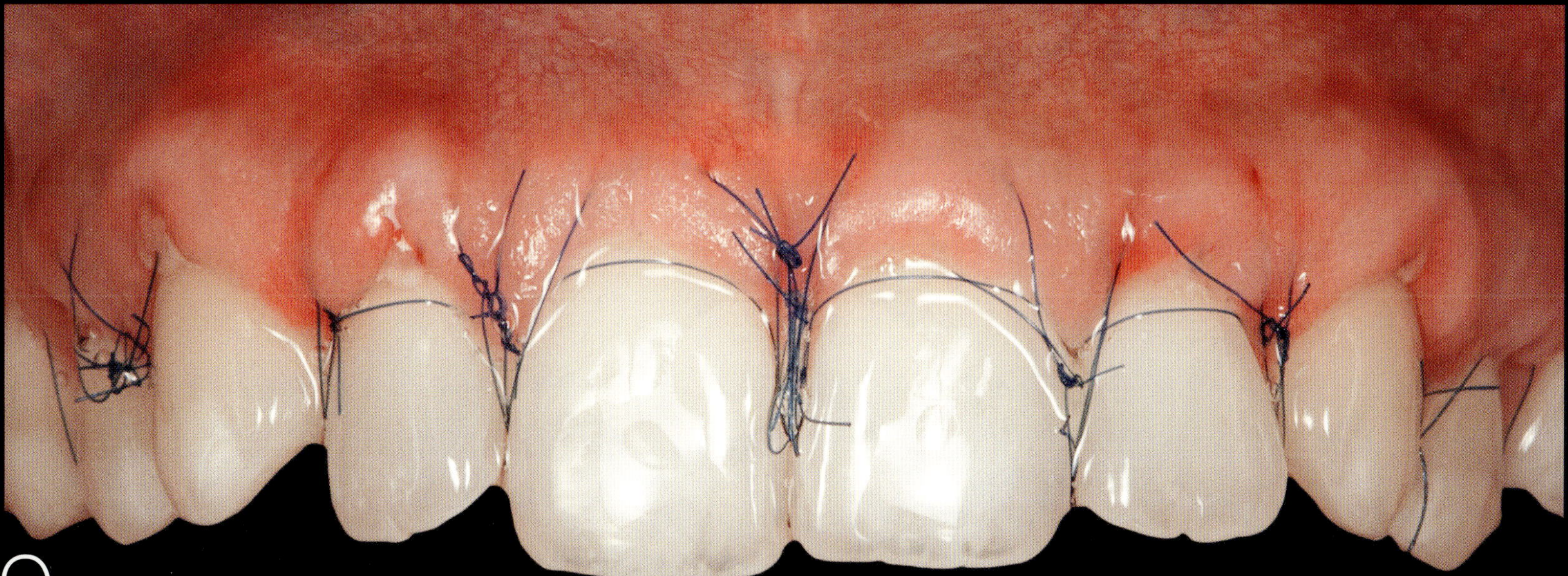

9

Situation nach 1-wöchiger Heilung.

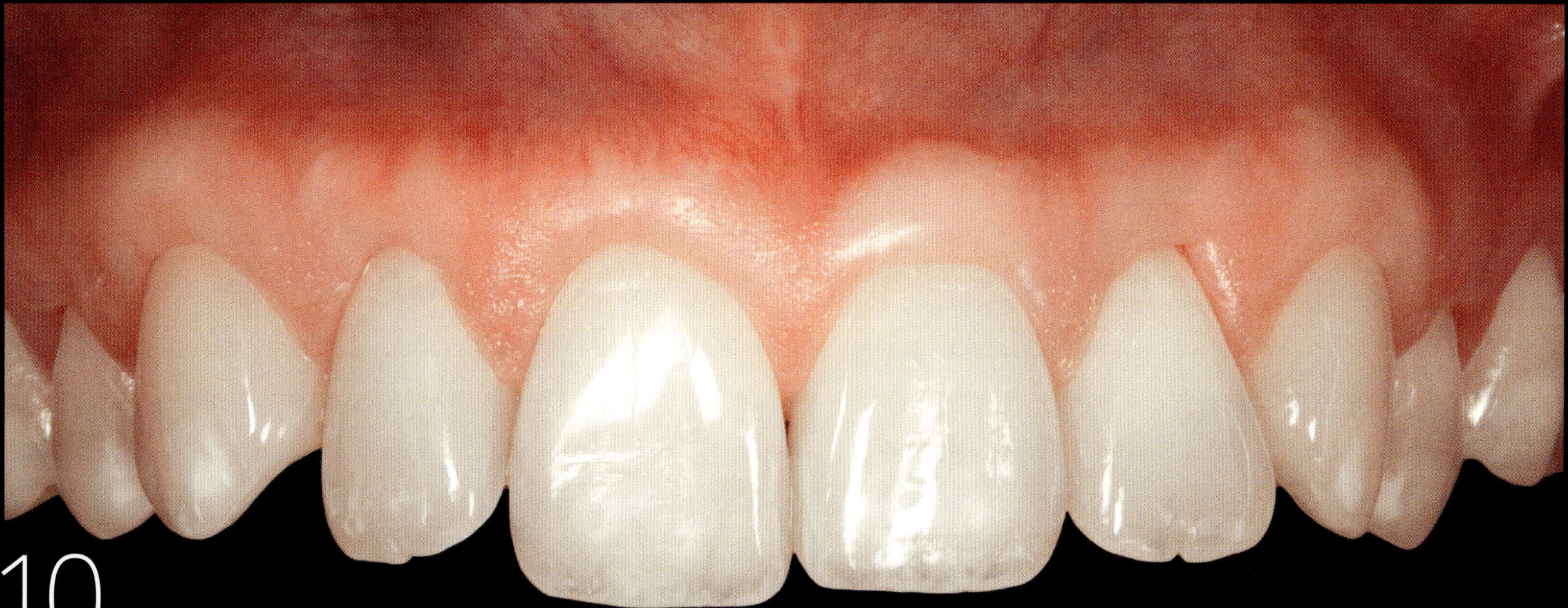

10

Behandlungsresultat (nach > 6 Monaten).

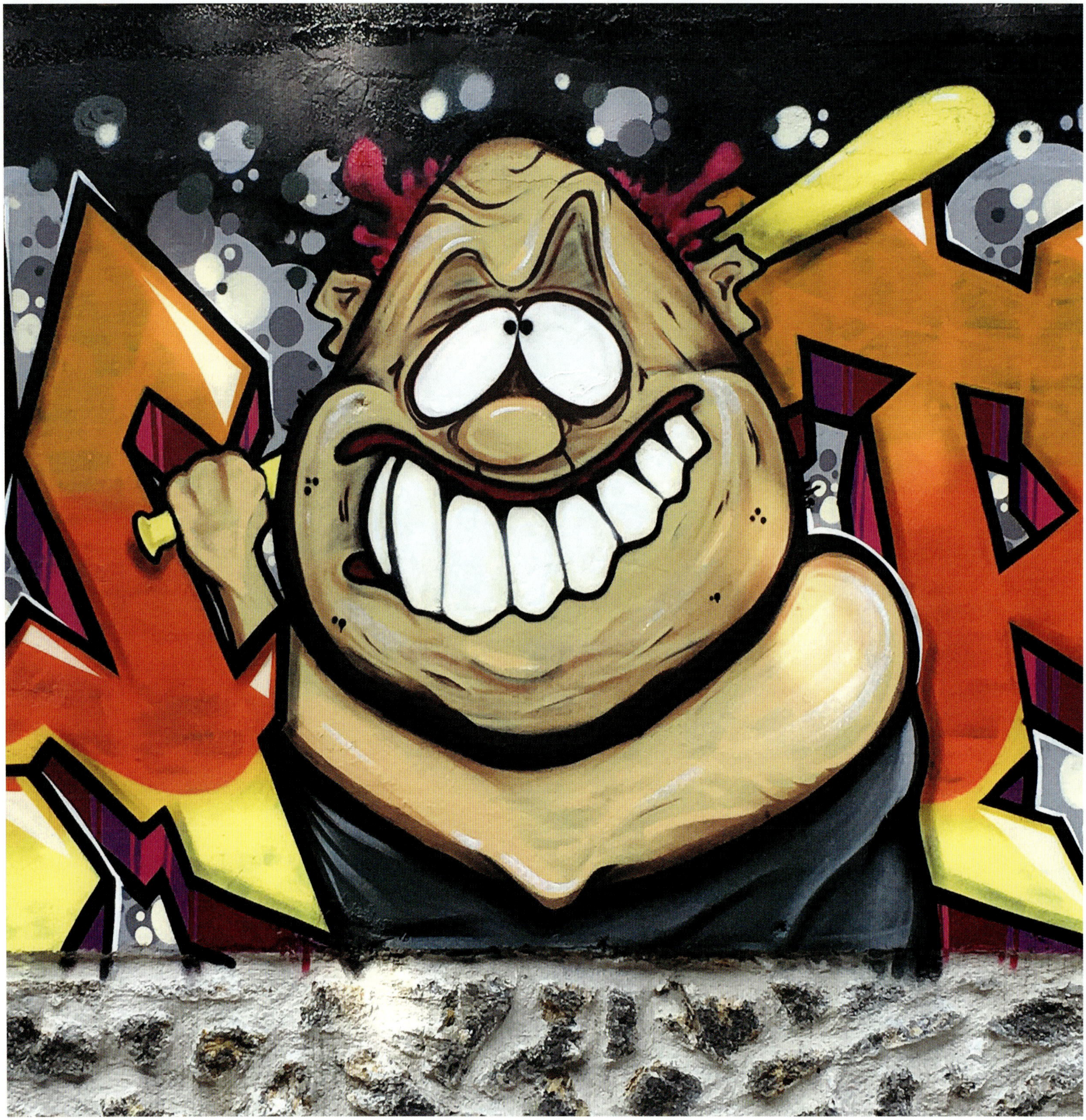

8 Komplikationsmanagement

Intraoperative Komplikationen ... 246

Komplikationen während der Heilungsphase ... 254

Mittel- und langfristige Komplikationen ... 276

Primum non nocere

In der Medizin bezeichnet der Begriff *Komplikation* die Entwicklung einer Therapie in eine ungünstige bzw. unerwünschte Richtung. Diese Entwicklung kann vorübergehende oder auch permanente Folgen haben, das heißt im letzteren Fall zum Therapiemisserfolg führen. Bei einem solchen Misserfolg steht die postoperative Situation günstigstenfalls nicht im Einklang mit den zu Beginn formulierten Behandlungszielen, während sie sich im schlimmsten Fall sogar schlechter darstellt als die Ausgangssituation.

Jede chirurgische Behandlung kann mit Komplikationen einhergehen. Minimalinvasive und mikrochirurgische Ansätze führen jedoch zu einer deutlichen Verringerung von Komplikationen und der Schwere von Misserfolgen. Die vor allem in ihrer lateinischen Fassung bekannte, Hippokrates zugeschriebene Maxime ärztlicher Ethik „primum non nocere" („Erstens: nicht schaden!") erhält hier ihre volle Bedeutung.

Hauptkomplikationen bei der Rezessionsdeckung

Komplikationen können zu unterschiedlichen Zeitpunkten auftreten: während der Operation, während der frühen postoperativen Phase der Heilung oder auf lange Sicht. Tabelle 8-1 fasst die am häufigsten beobachteten Komplikationen zusammen und gibt, wo sinnvoll, geeignete Gegenmaßnahmen an.

Klinische Beispiele

Die im anschließenden Teil des Kapitels gezeigten klinischen Fälle sind repräsentative Beispiele möglicher Komplikationen und Misserfolge, die in der plastischen Parodontalchirurgie bei Anwendung des Prinzips der Tunnelierung auftreten können.

Tabelle 8-1 Wichtige Komplikationen im Zusammenhang mit der Rezessionsdeckung unter Verwendung der Tunneltechnik

Zeitpunkt	Typ	Beschreibung
intraoperativ	Lappenruptur	Fenestration: Lappendefekt von Gingiva/Mukosa umgeben, ohne Verbindung zum Gingivarand
		Dehiszenz: am Gingivarand beginnende Ruptur
	Abtrennung einer Papille	Geweberiss
	ungeeignetes Transplantat	schlechte Transplantatqualität (überwiegend Fettgewebe)
		Transplantat zu dünn (< 1 mm)
		Transplantat zu kurz
Heilungsphase (1. bis 7. Tag)	Transplantatnekrose	Nekrose des exponierten Teils (ganz oder teilweise)
	Nahtlockerung	Faden gerissen oder vom Approximalkontakt geglitten
mittel- bis langfristig	Keloidose	faltiges oder raues Erscheinungsbild der Gingiva oder sichtbare Abgrenzung des rekonstruierten vom nativen Gewebe
	deutliche Überkontur der Gingiva	allmähliche Volumenzunahme des Transplantatbereichs
	Rezidiv	erneutes Auftreten einer oder mehrerer Rezessionen

Intervention	Management
alle	keine Veränderung des chirurgischen Vorgehens; Defekt füllt sich spontan durch die stattfindende Sekundärheilung
alle	**dicker Biotyp:** Defektränder mit einer Repositionierungsnaht (Stärke 7-0) aneinander bringen, um Primärheilung zu ermöglichen **dünner Biotyp:** Transplantat unter dem Bereich der Ruptur platzieren, Defektränder nicht aneinander bringen; der Schluss des Defekts erfolgt durch die stattfindende Sekundärheilung
alle	geringfügige Veränderung der Nahttechnik: Bevor die Intervention normal fortgesetzt wird, wird die Papille mit einer U-Naht repositioniert. Diese Naht heftet das gerissene Stück wieder an den intakten Rest der Papille an.
alle Transplantate	**ungedecktes Transplantat:** Transplantatexposition reduzieren **andere Transplantatformen:** keine Veränderung des chirurgischen Vorgehens
alle Transplantate	**ungedecktes Transplantat:** Transplantatentnahme wiederholen; dabei streng auf ausreichende Dicke achten **andere Transplantatformen:** Transplantat längs auf sich selbst falten, um die Dicke zu verdoppeln
alle Transplantate	**ungedecktes Transplantat:** Anzahl der behandelten Rezessionen reduzieren **gedecktes konventionelles Transplantat:** Transplantat durch Inzisionen verlängern („Akkordeon"-Transplantat) **gedecktes Mikrotransplantat:** Transplantatentnahme wiederholen
ungedeckte Transplantate	keine Maßnahme erforderlich; spontane Exfoliation des nekrotischen Teils nach spätestens 14 Tagen; ggf. Transplantation nach 3 Monaten wiederholen
alle	**Einzelknopfnaht:** keine Maßnahme erforderlich **wenige Einzelknopfnähte:** keine Maßnahme erforderlich **mehrere fortlaufende Stiche vor dem 5. postoperativen Tag:** – Fäden noch am Platz: Nachspannen der Fäden und Verklebung an der Zahnkrone (je nach der betroffenen Naht vestibulär oder approximal) – Fäden fehlen: verloren gegangene Stiche in Lokalanästhesie ersetzen **mehrere fortlaufende Stiche nach dem 5. postoperativen Tag:** keine Maßnahme erforderlich
ungedeckte Transplantate	**innerhalb der „sozialen Zone" nicht sichtbar:** keine Therapie **innerhalb der „sozialen Zone" sichtbar:** keine Therapie, Vernarbungsprozesses durch Dermabrasion reaktivieren
alle Transplantate	**innerhalb der „sozialen Zone" nicht sichtbar und im Alltag nicht störend:** keine Therapie **innerhalb der „sozialen Zone" sichtbar und im Alltag störend:** Volumenreduktion durch Dermabrasion
alle	verantwortliche Faktoren identifizieren und reduzieren; anschließend, je nach Fall, entweder keine Therapie oder erneute parodontalchirurgische Korrektur

Intraoperative Komplikationen

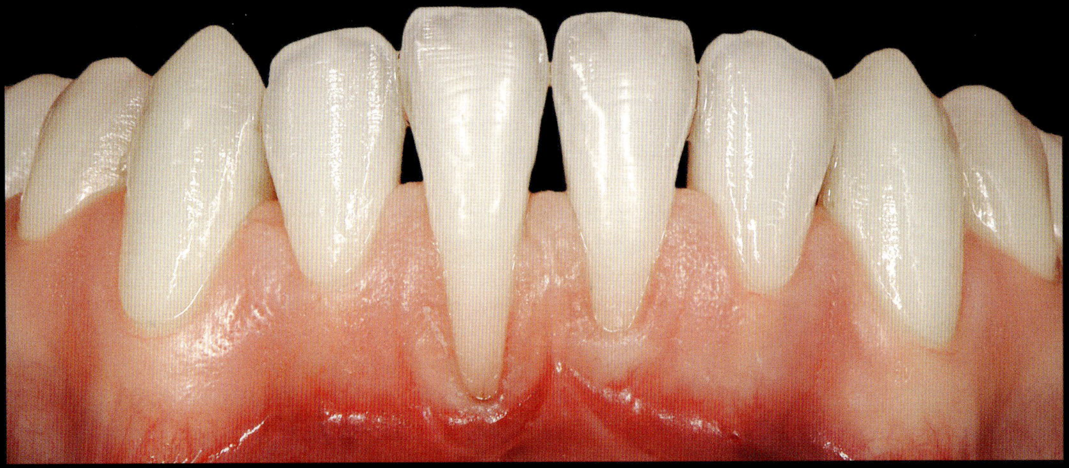

Ausgangssituation.

Art der Komplikation:
Ruptur der marginalen Gingiva während der Tunnelpräparation

Ursache:
chirurgischer Fehler

Gegenmaßnahme:
Exposition des Bindegewebetransplantats (BGT)

FALL 1

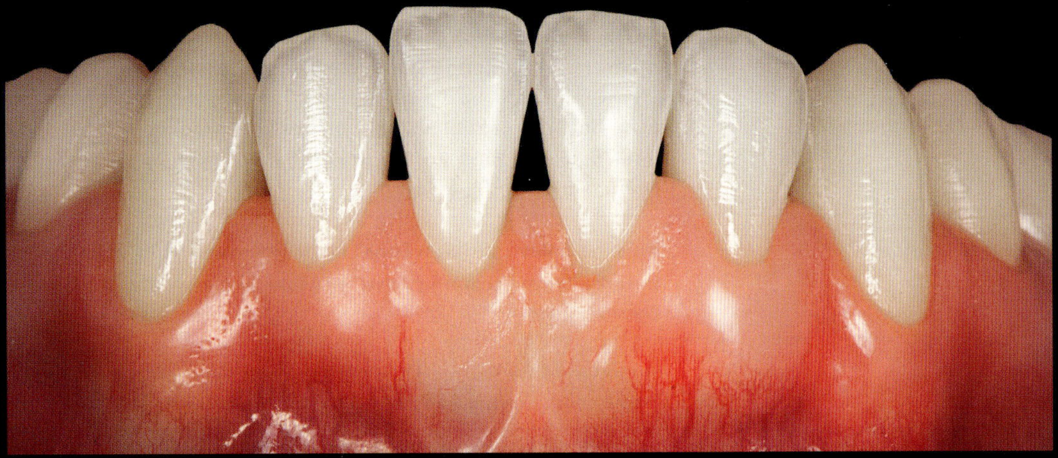

Behandlungsergebnis.

1. Relevante klinische Aspekte

Kontraindikationen

- keine

Rezessionsklassen

- Klasse III: Zähne 41 bis 31

Dentale Befunde

- keine

Indikationen

- Ästhetik verbessern
- Mundhygiene erleichtern

Risikofaktoren

- vestibuläre Wurzelstellung
- Entzündung (Parodontitis)

Klinische Parameter für den Entscheidungsbaum

- Resthöhe des keratinisierten Gewebes: < 3 mm
- Tiefe des Vestibulums: flach
- gingivaler Biotyp: intermediär
- Wurzeldefekte: keine

Approximalkontakte

- schwach

2. Behandlungsziele

Verringerung beeinflussbarer Risikofaktoren

- Parodontitisprogression stoppen

Erreichbare Wurzeldeckung

- partiell (Klasse-III-Rezession)

Verbreiterung des keratinisierten Gewebes

- erforderlich

Verdickung des gingivalen Biotyps

- erforderlich

Erhalt der Tiefe des Vestibulums

- erforderlich

3. Wahl der geeigneten Intervention

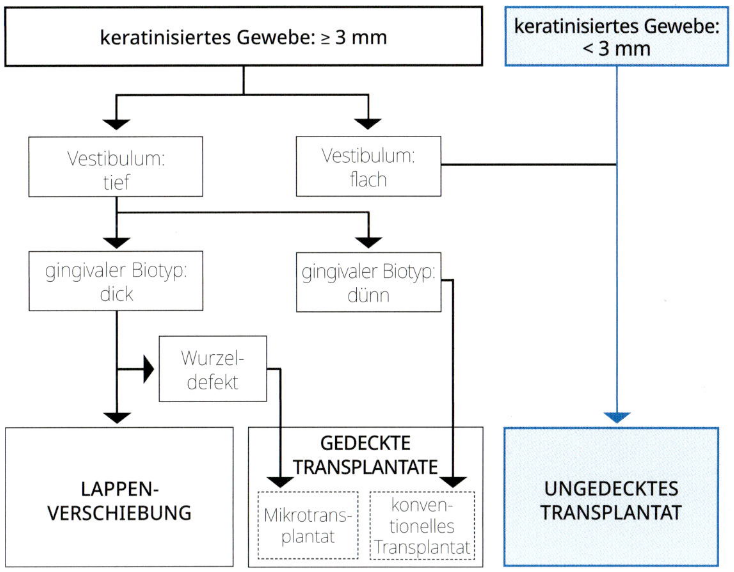

4. Behandlungssequenz

Vorbehandlung

- Parodontitistherapie (Scaling, Wurzelglättung, individuelle Mundhygieneinstruktion)

Chirurgische Intervention

- Tunnelpräparation im Bereich der Zähne 32 bis 42
- Transplantatentnahme als: freies Gingivatransplantat (FGT, In-situ-Entepithelisierung)
- Nahttechnik: approximal aufgehängte Matratzennähte

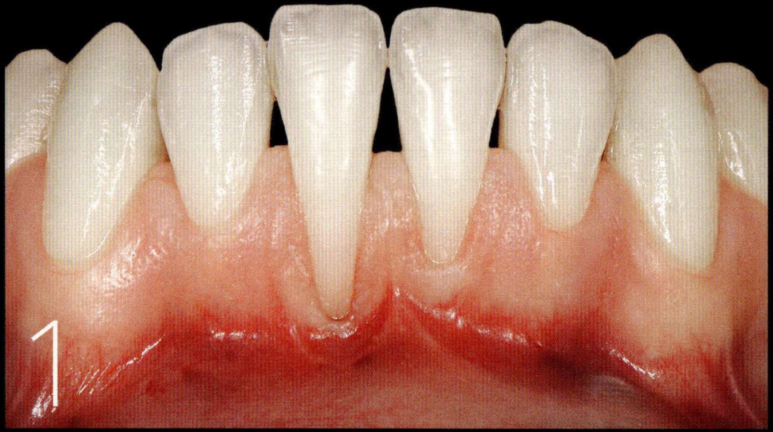

Präoperative Situation 2 Monate nach der Parodontitistherapie.

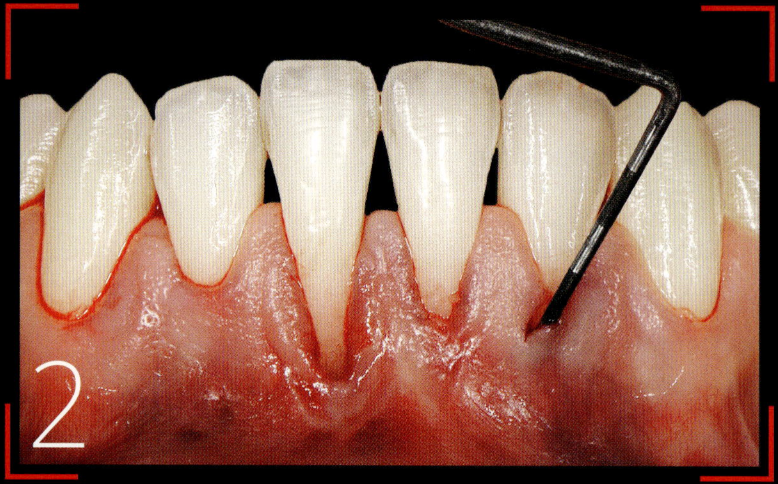

Während der Tunnelpräparation reißt der Gingivarand ein. Die Präparation wird abgeschlossen, ohne den Defekt zu vergrößern.

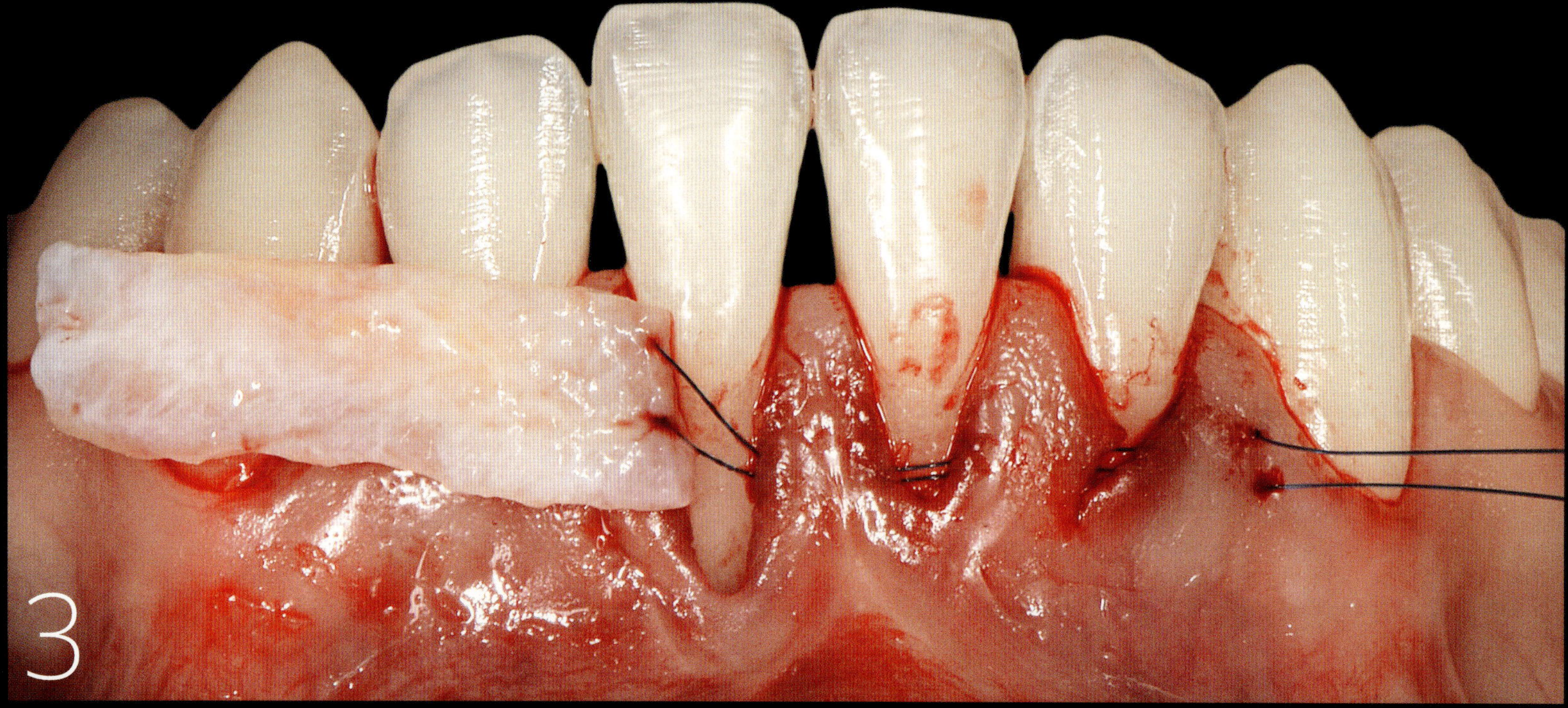

In diesem Fall ist es nicht sinnvoll, die Rissränder durch eine Naht zusammenzufügen, um eine Primärheilung zu erreichen. Vielmehr sollte das ursprünglich geplante Transplantat verlängert und bis unter die Ruptur gezogen werden. Die Rissränder bleiben unadaptiert und die Wunde verheilt per secundam intentionem. Das heißt, die Ruptur wird wie eine zusätzliche Rezession behandelt.

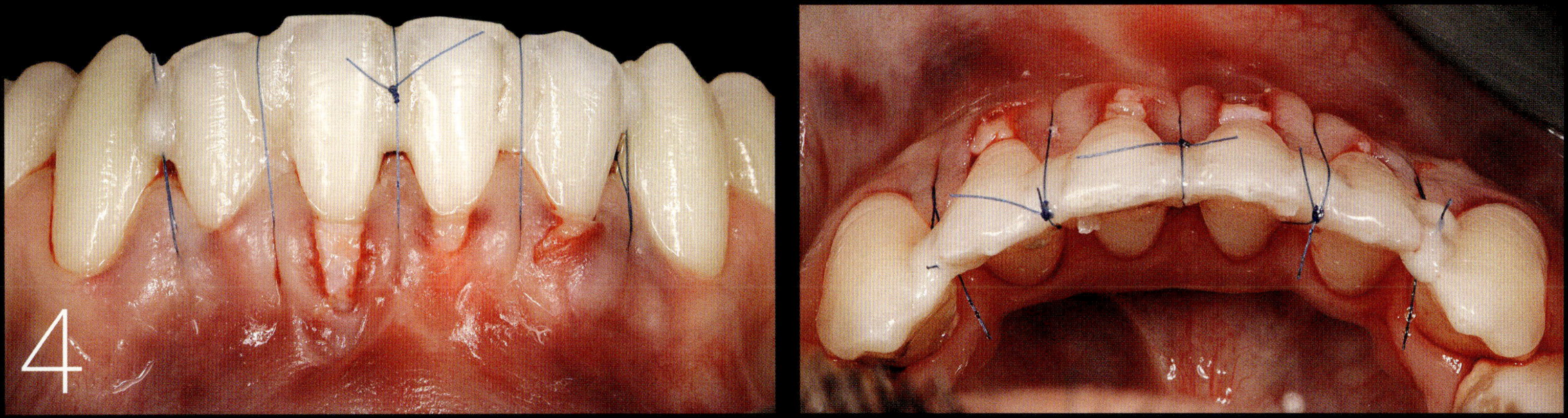

Der Operationsfehler hat eine Situation im Sinne einer Klasse-I-Rezession verursacht, die auch als solche korrigiert wird.

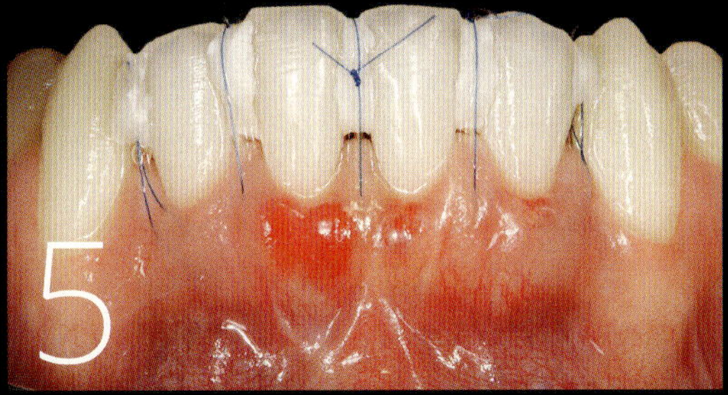

Situation nach 1-wöchiger Heilung.

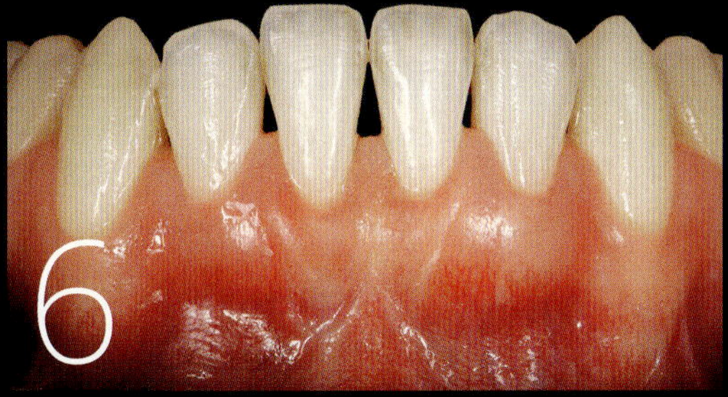

Situation 1 Monat postoperativ.

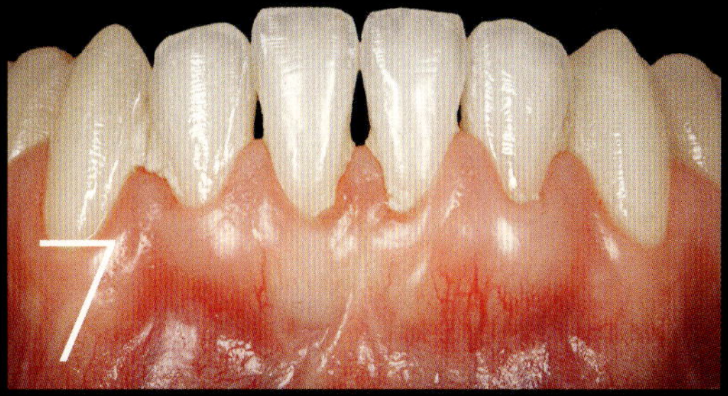

Situation 6 Monate postoperativ. Eine große Herausforderung bei der Erhaltung des Behandlungsergebnisses ist die Durchsetzung einer adäquaten Mundhygiene.

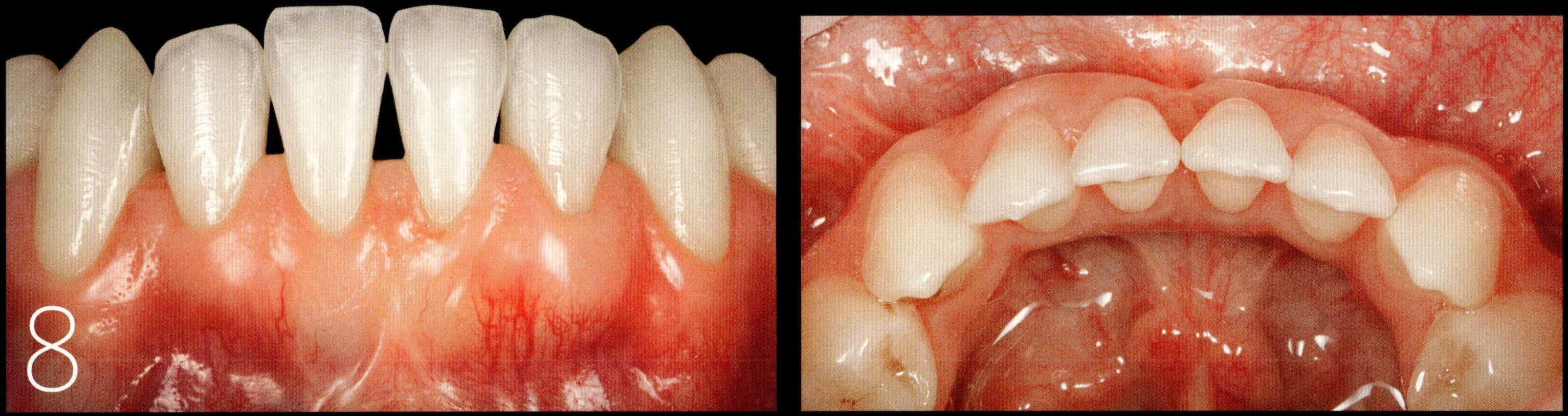

Endergebnis (nach > 6 Monaten). Die Mundhygiene wurde verbessert.

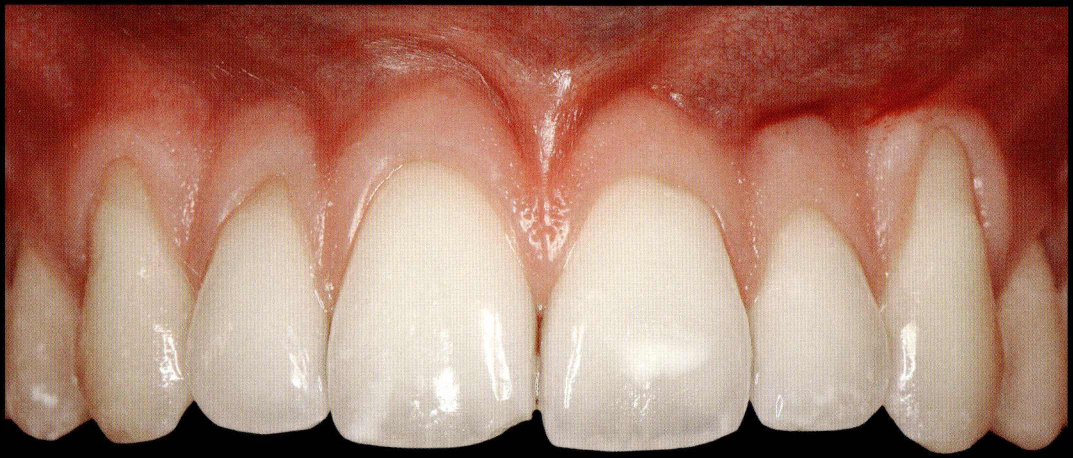

Ausgangssituation.

Art der Komplikation:
fettgewebereiches Transplantat fast ohne fibrösen Anteil

Ursache:
ungeeignete Transplantatentnahmetechnik

Gegenmaßnahme:
Reduzieren der Transplantatexposition

FALL 2

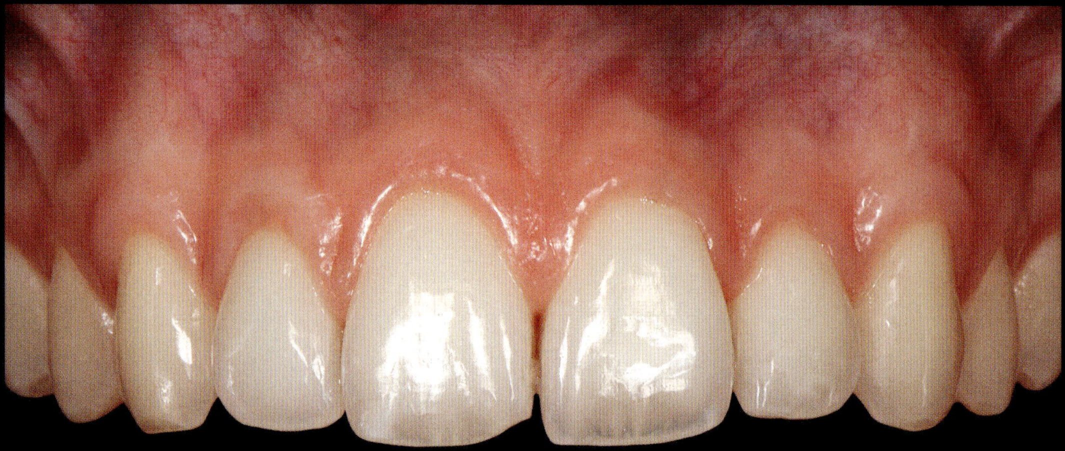

Behandlungsergebnis.

1. Relevante klinische Aspekte

Kontraindikationen

- keine

Rezessionsklassen

- Klasse I: Zähne 13, 12, 24
- Klasse II: Zahn 23

Dentale Befunde

- keine

Indikationen

- Ästhetik verbessern
- Überempfindlichkeiten reduzieren

Risikofaktoren

- vestibuläre Wurzelstellung
- traumatische Putztechnik

Klinische Parameter für den Entscheidungsbaum

- Resthöhe des keratinisierten Gewebes: < 3 mm am Zahn 23, ≥ 3 mm an den Zähnen 13,12, 24
- Tiefe des Vestibulums: mittel
- gingivaler Biotyp: mittel
- Wurzeldefekte: keine

Approximalkontakte

- stark

2. Behandlungsziele

Verringerung beeinflussbarer Risikofaktoren

- Anleitung zu atraumatischer Putztechnik

Erreichbare Wurzeldeckung

- vollständig

Verbreiterung des keratinisierten Gewebes

- erforderlich am Zahn 23

Verdickung des gingivalen Biotyps

- erforderlich

Erhalt der Tiefe des Vestibulums

- wünschenswert

3. Wahl der geeigneten Intervention

☐ ungedecktes Transplantat: Zahn 23
☐ gedecktes konventionelles Transplantat: Zähne 12, 13 und 14

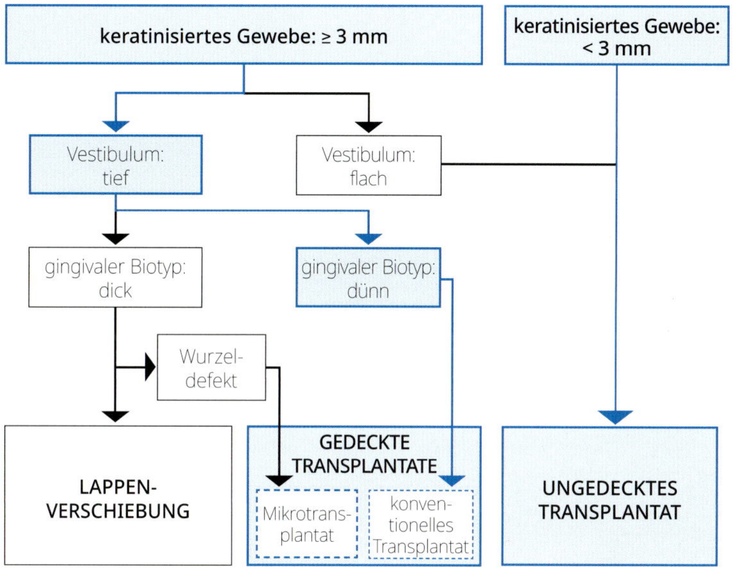

4. Behandlungssequenz

Vorbehandlung

- Anleitung zu atraumatischer Putztechnik

Chirurgische Intervention

- Tunnelpräparation im Bereich der Zähne 14 bis 11 und 22 bis 25
- Transplantatentnahme als: BGT (Einzelinzisionstechnik)
- Nahttechnik: „Gürtel-und-Hosenträger"-Nähte

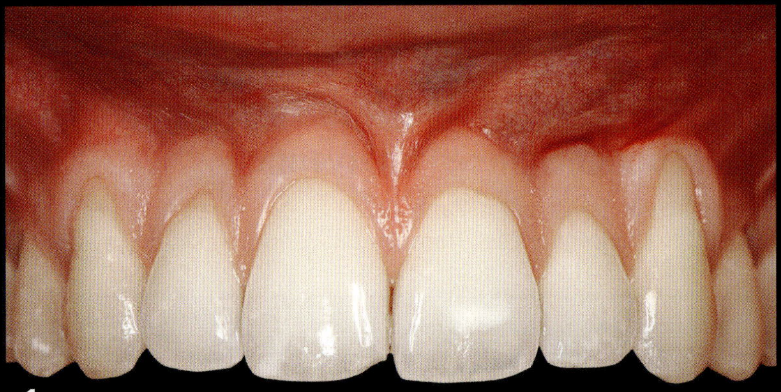

1

Ausgangssituation.

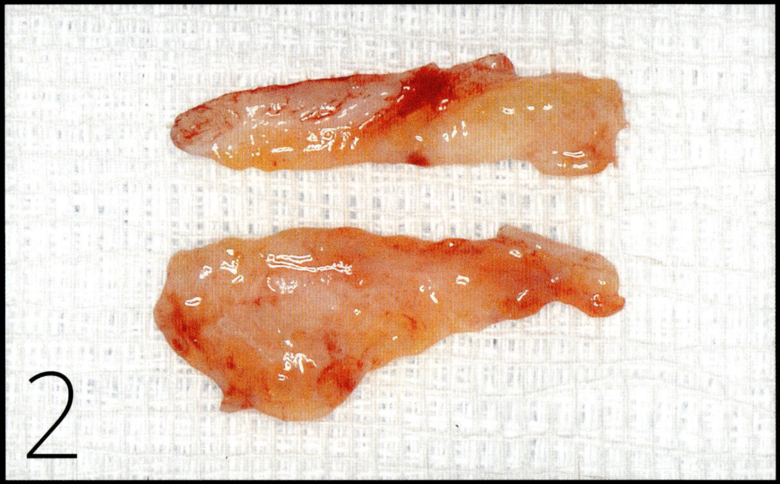

2

Zwei mit der Einzelinzisionstechnik entnommene Transplantate, die leider sehr viel Fettgewebe enthalten. Für die geplante Intervention wäre ein als freies Gingivatransplantat (FGT) von der Oberfläche entnommenes Transplantat besser geeignet gewesen.

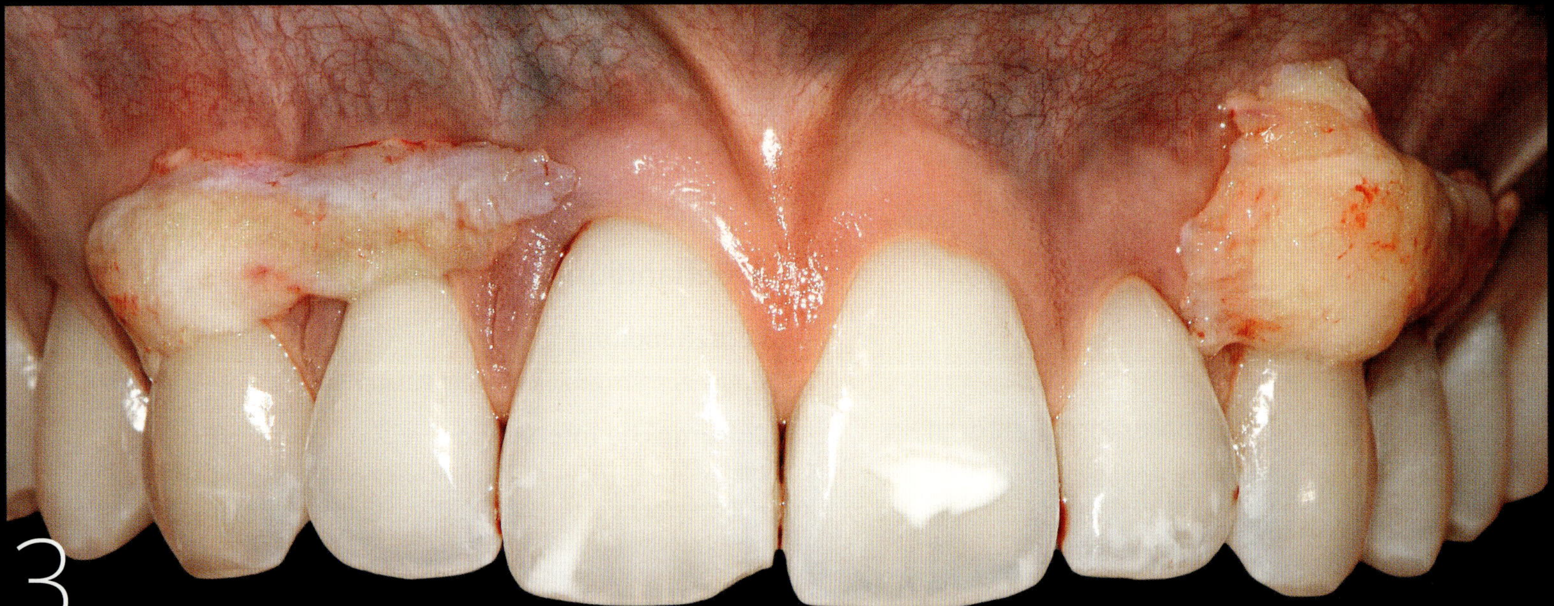

3

Anprobe der Transplantate auf den geplanten Empfängerstellen nach Tunnelpräparation im Bereich der Zähne 14 bis 21 und 22 bis 25. Die Eigenschaften des für den Zahn 23 gedachten Transplantats ließen keine Behandlung gemäß der ursprünglichen Planung zu: Eine umfangreiche Exposition wäre bei diesem Transplantat mit einem hohen Nekroserisiko verbunden gewesen. Es wurde beschlossen, die Transplantatexposition und damit die Nekrosegefahr zu verringern, aber ein Restpotenzial für die Bildung von keratinisiertem Gewebe zu nutzen.

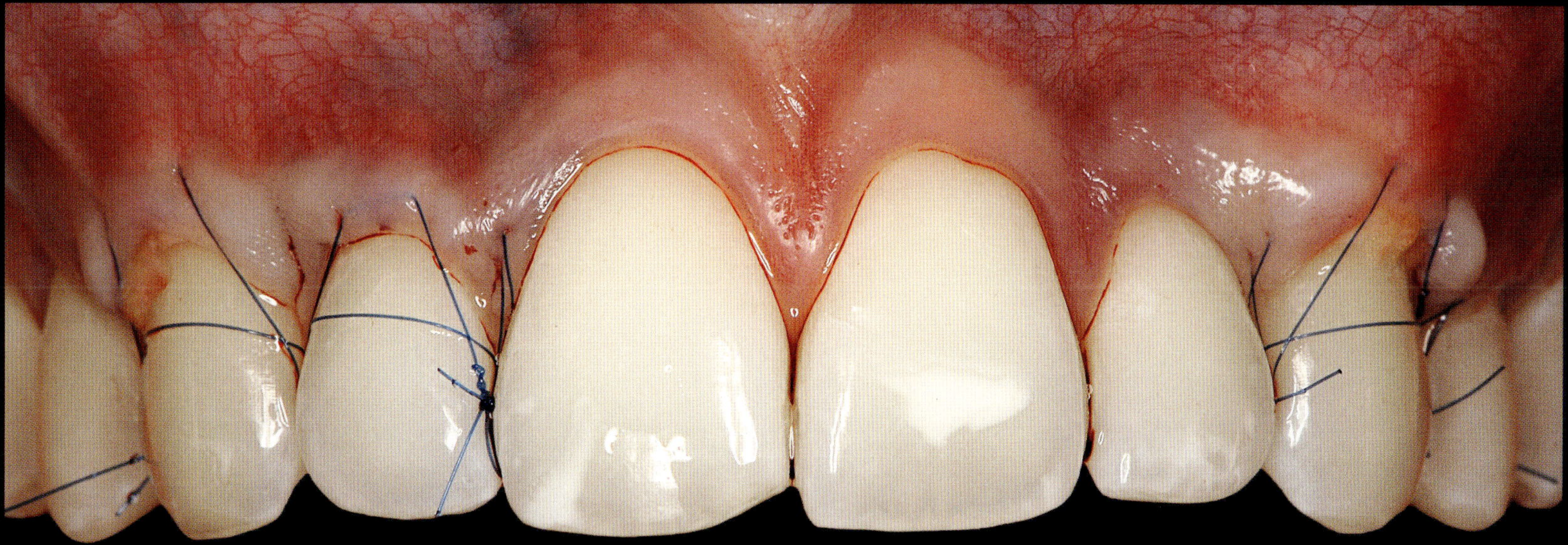

4

Das BGT wurde an den Zähnen 13, 12 und 24 vollständig gedeckt und am Zahn 23 – als Kompromiss gegenüber dem ursprünglichen Behandlungsplan – minimal exponiert.

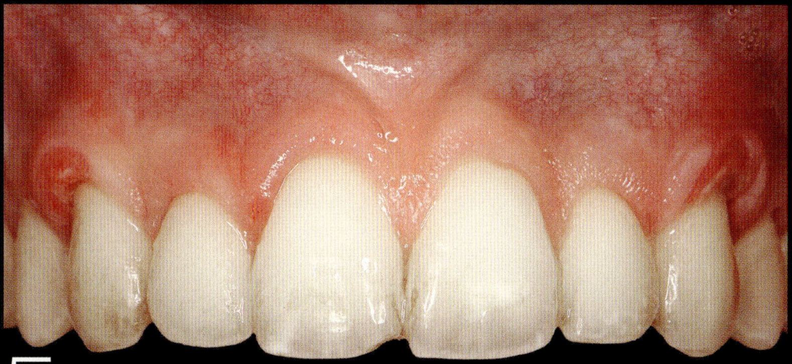

5

Situation nach 1-wöchiger Heilung. Der exponierte Anteil des Transplantats am Zahn 23 wird revaskularisiert und lässt auf seiner Oberfläche die ablaufende Sekundärheilung erkennen.

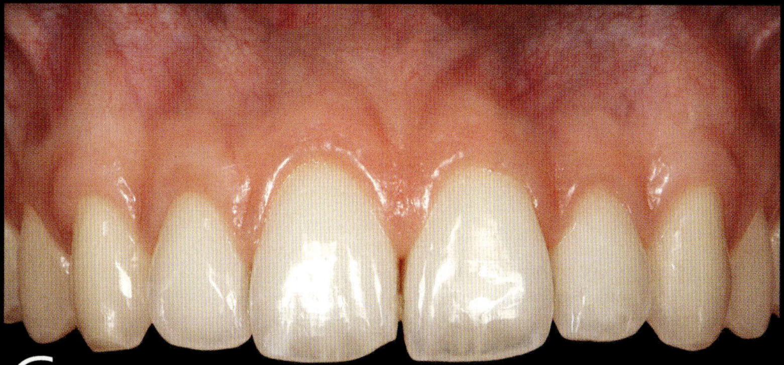

6

Situation nach abgeschlossener Heilung (> 6 Monate). Insbesondere am Zahn 23 ist eine Verlagerung der Mukogingivalgrenze (MGG) sichtbar.

Komplikationen während der Heilungsphase

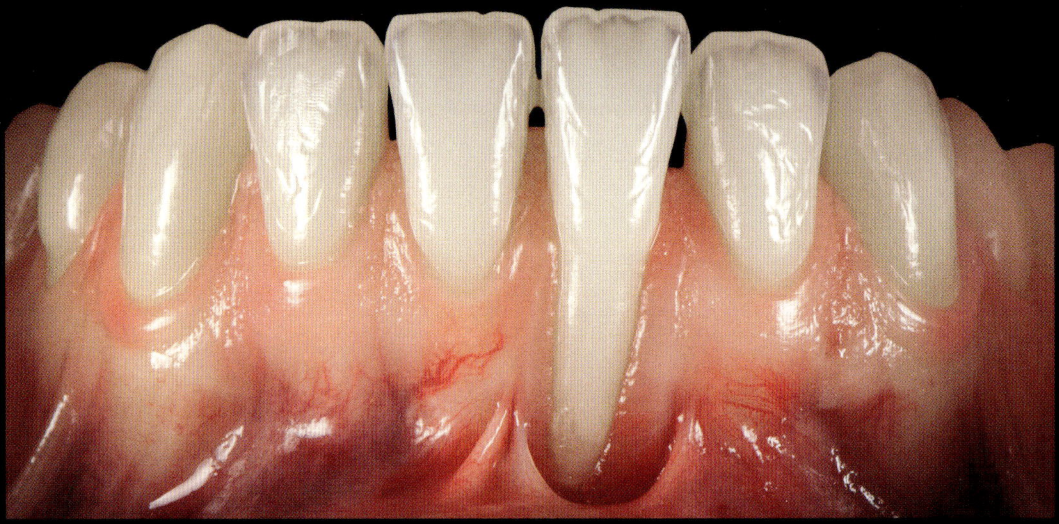

Ausgangssituation.

Art der Komplikation:
Teilnekrose des exponierten Transplantatanteils

Ursache:
Ischämie

Gegenmaßnahme:
Intervention wiederholen

FALL 1

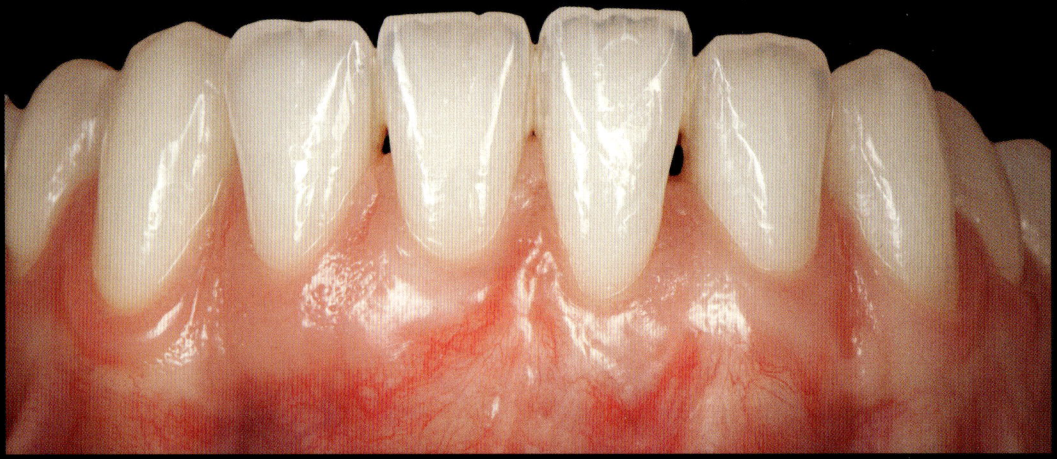

Behandlungsergebnis.

1. Relevante klinische Aspekte

Kontraindikationen

- keine

Rezessionsklassen

- Klasse III: Zahn 31

Dentale Befunde

- keine

Indikationen

- Ästhetik verbessern
- Überempfindlichkeiten reduzieren
- Mundhygiene erleichtern

Risikofaktoren

- vestibuläre Wurzelstellung: Zahn 31
- dünner gingivaler Biotyp

Klinische Parameter für den Entscheidungsbaum

- Resthöhe des keratinisierten Gewebes: 0 mm am Zahn 31
- Tiefe des Vestibulums: flach
- gingivaler Biotyp: dünn
- Wurzeldefekte: keine

Approximalkontakte

- stark

2. Behandlungsziele

Verringerung beeinflussbarer Risikofaktoren

- keine

Erreichbare Wurzeldeckung

- quasi-vollständig (frühe Klasse III)

Verbreiterung des keratinisierten Gewebes

- erforderlich

Verdickung des gingivalen Biotyps

- erforderlich

Erhalt der Tiefe des Vestibulums

- erforderlich

3. Wahl der geeigneten Intervention

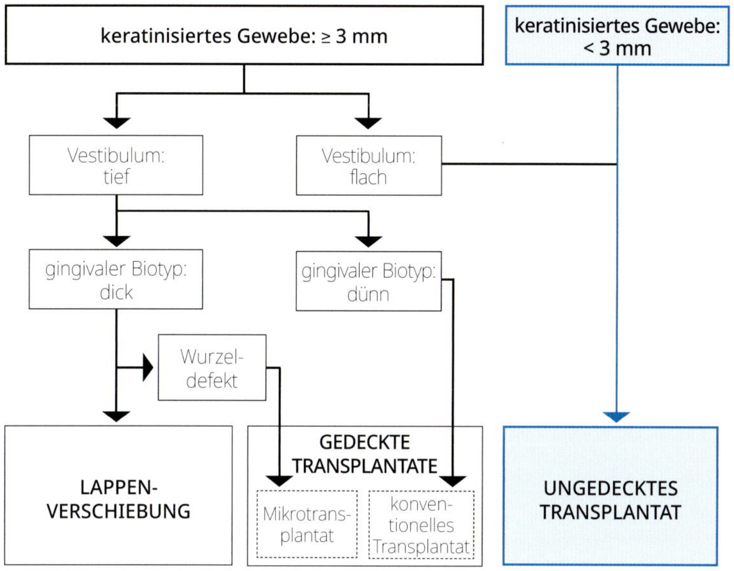

4. Behandlungssequenz

Vorbehandlung

- keine

Chirurgische Intervention

- Tunnelpräparation im Bereich der Zähne 32 bis 42
- Transplantatentnahme als: FGT (In-situ-Entepithelisierung)
- Nahttechnik: approximal aufgehängte Matratzennähte

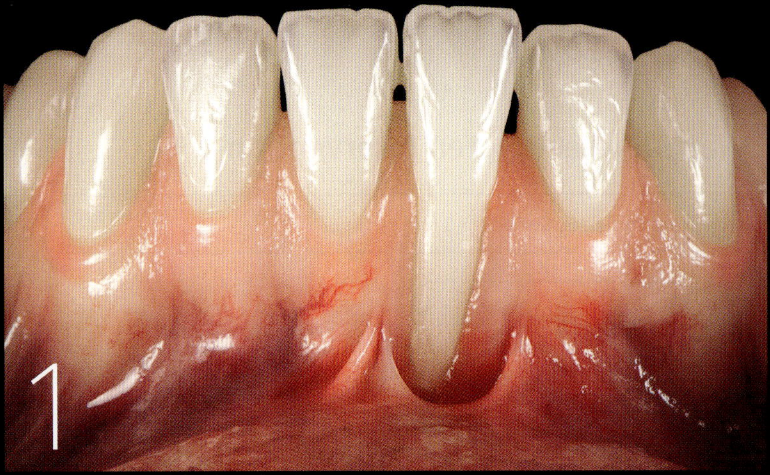

Ausgangssituation. Klasse-III-Rezession am Zahn 31.

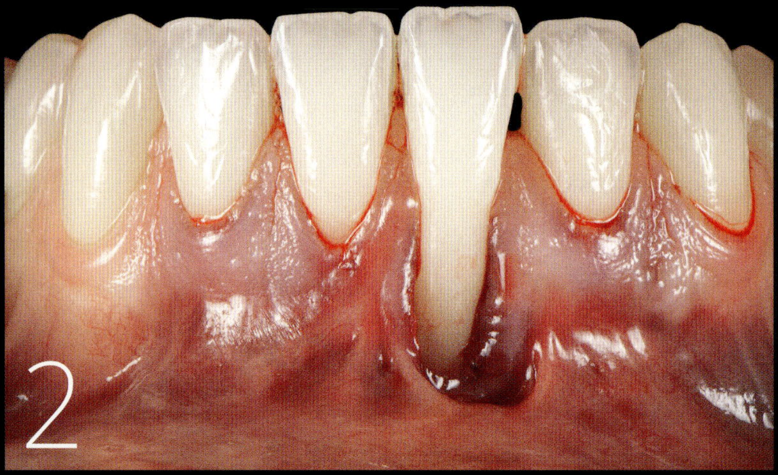

Tunnelpräparation im Bereich der Zähne 32 bis 42.

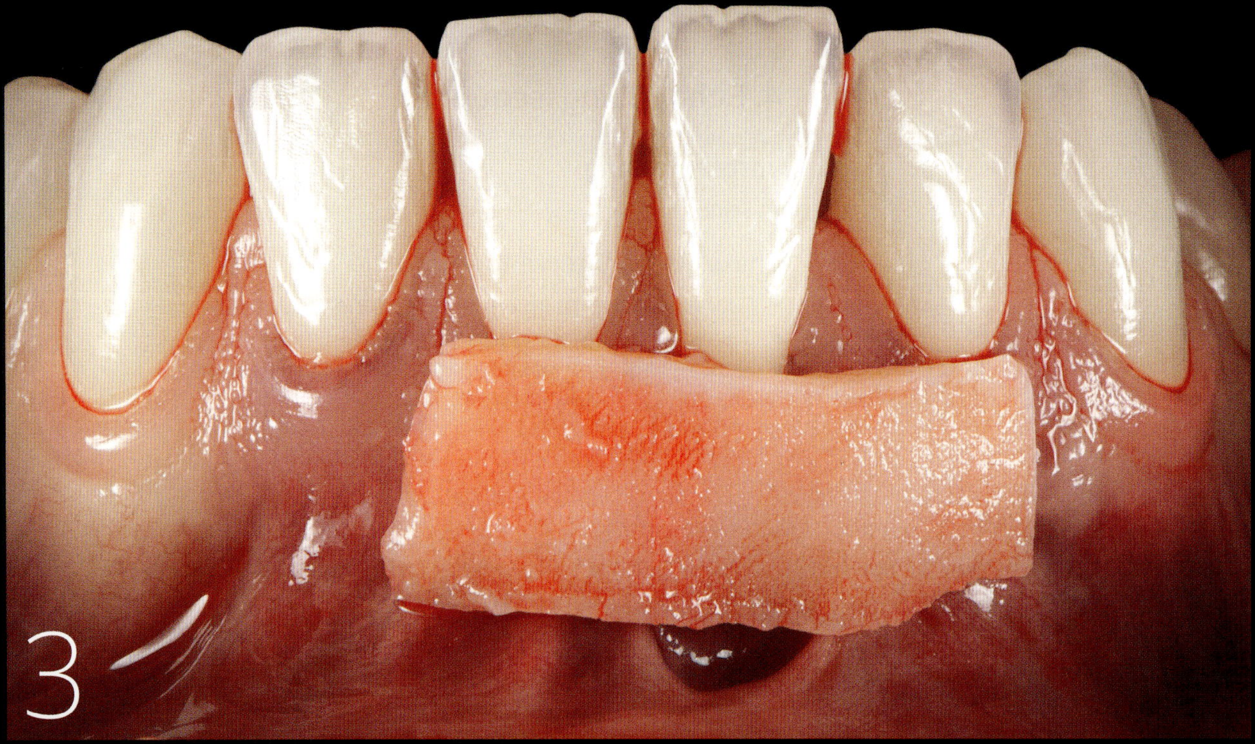

Anprobe des als FGT entnommenen Transplantats.

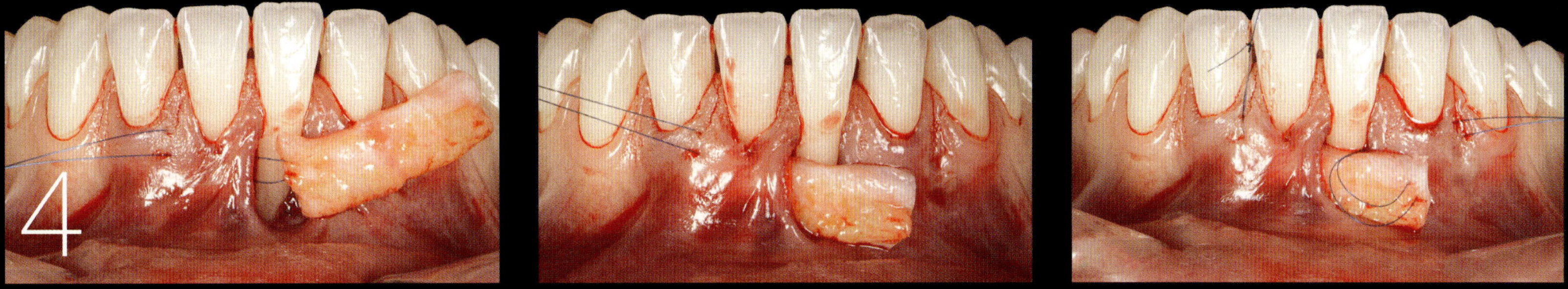

Positionierung des Transplantats.

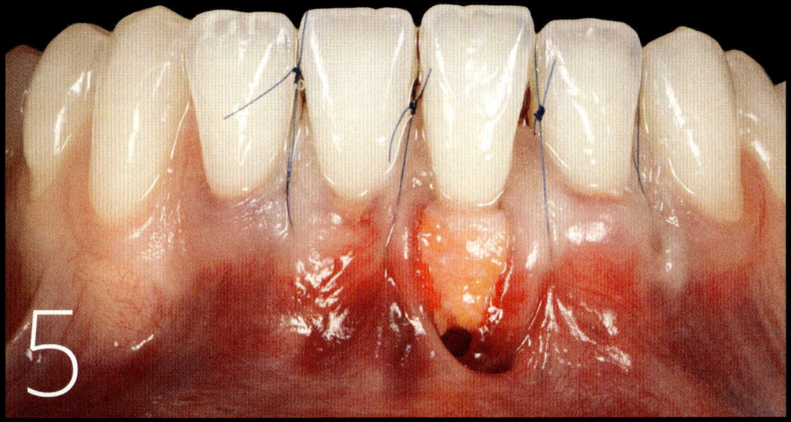

Situation nach Abschluss des Eingriffs.

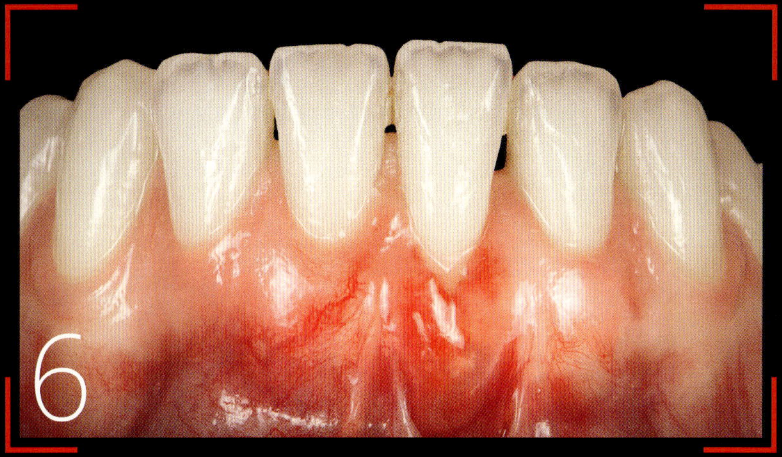

Zum Zeitpunkt der Nahtentfernung 1 Woche postoperativ zeigt sich der koronale Rand des Transplantats leicht resorbiert. Der übrige exponierte Transplantatanteil wie auch der gedeckte Teil des Transplantats sind adäquat revaskularisiert.

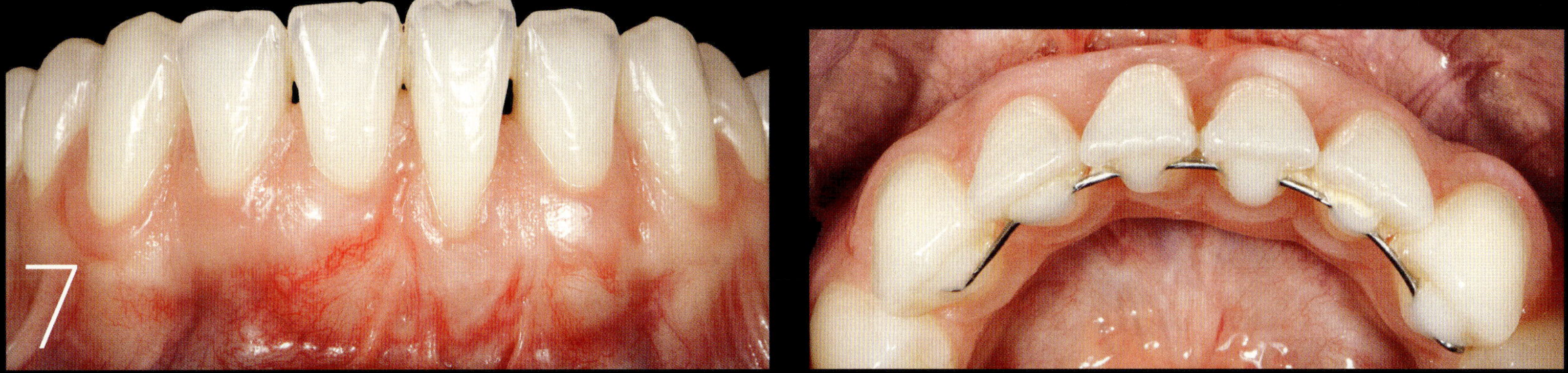

Situation nach 2-monatiger Heilung. Die fehlende Wurzeldeckung entspricht dem Areal der Transplantatnekrose. Der erhalten gebliebene exponierte Gewebeanteil hat zur Regeneration von keratinisiertem Gewebe und einer partiellen Wurzeldeckung geführt. Die Gingivadicke am Zahn 31 scheint zu gering, um ein dauerhaft stabiles Resultat aufrecht zu erhalten. Es wurde entschieden, ein neues, kleineres, vollständig gedecktes Transplantat durchzuführen, um das Resultat zu verbessern.

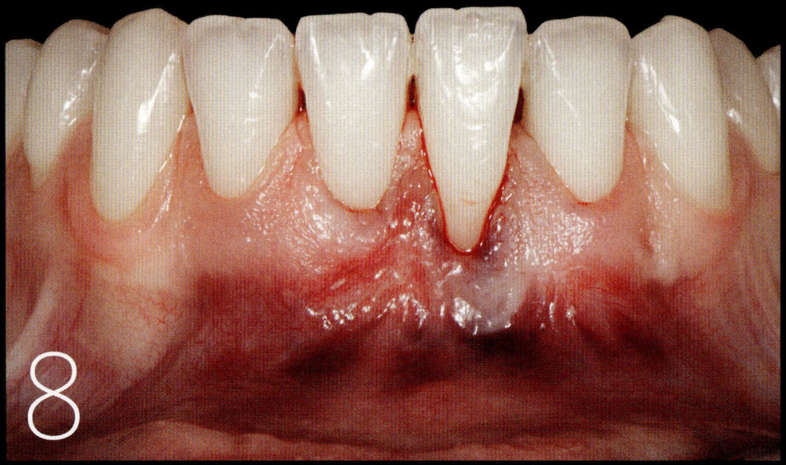

Tunnelpräparation im Bereich der Zähne 41 und 32.

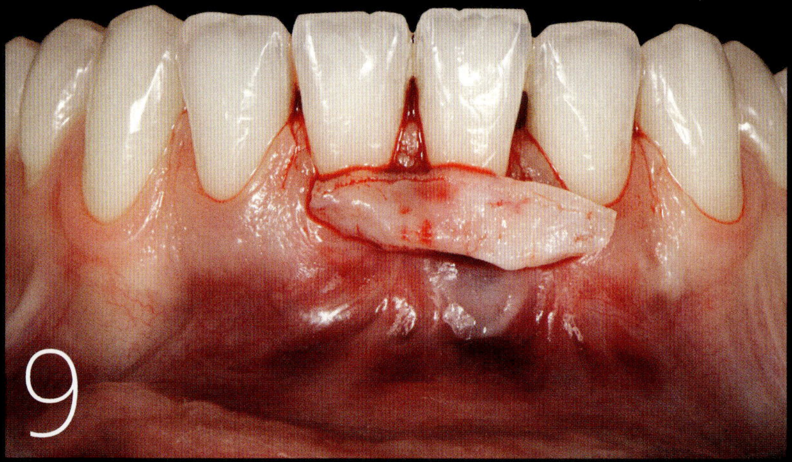

Ein mit der Einzelinzisionstechnik entnommenes Transplantat wird anprobiert.

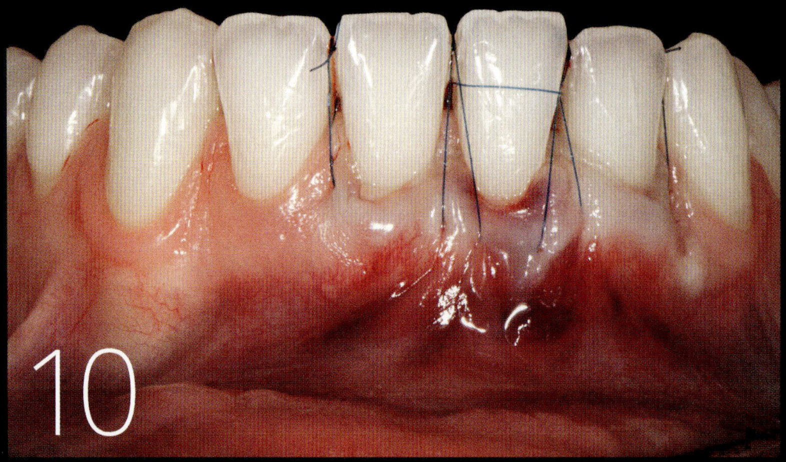

Situation nach Abschluss des zweiten Eingriffs. Das durch die erste Intervention regenerierte keratinisierte Gewebe wird koronal verschoben.

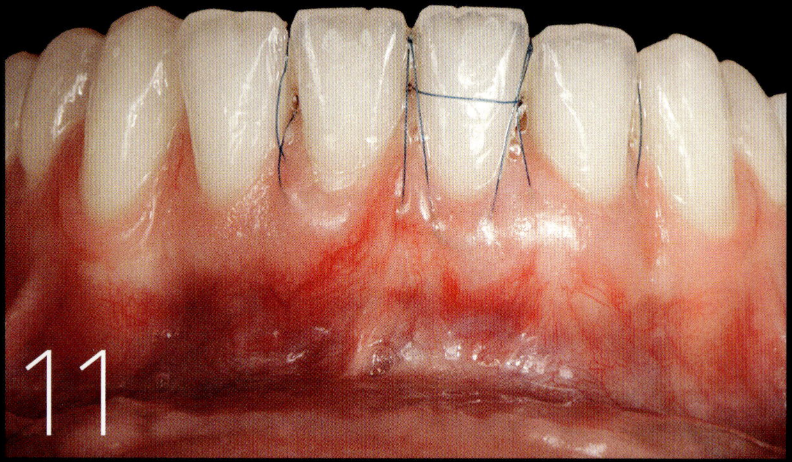

Situation nach 1-wöchiger Heilung.

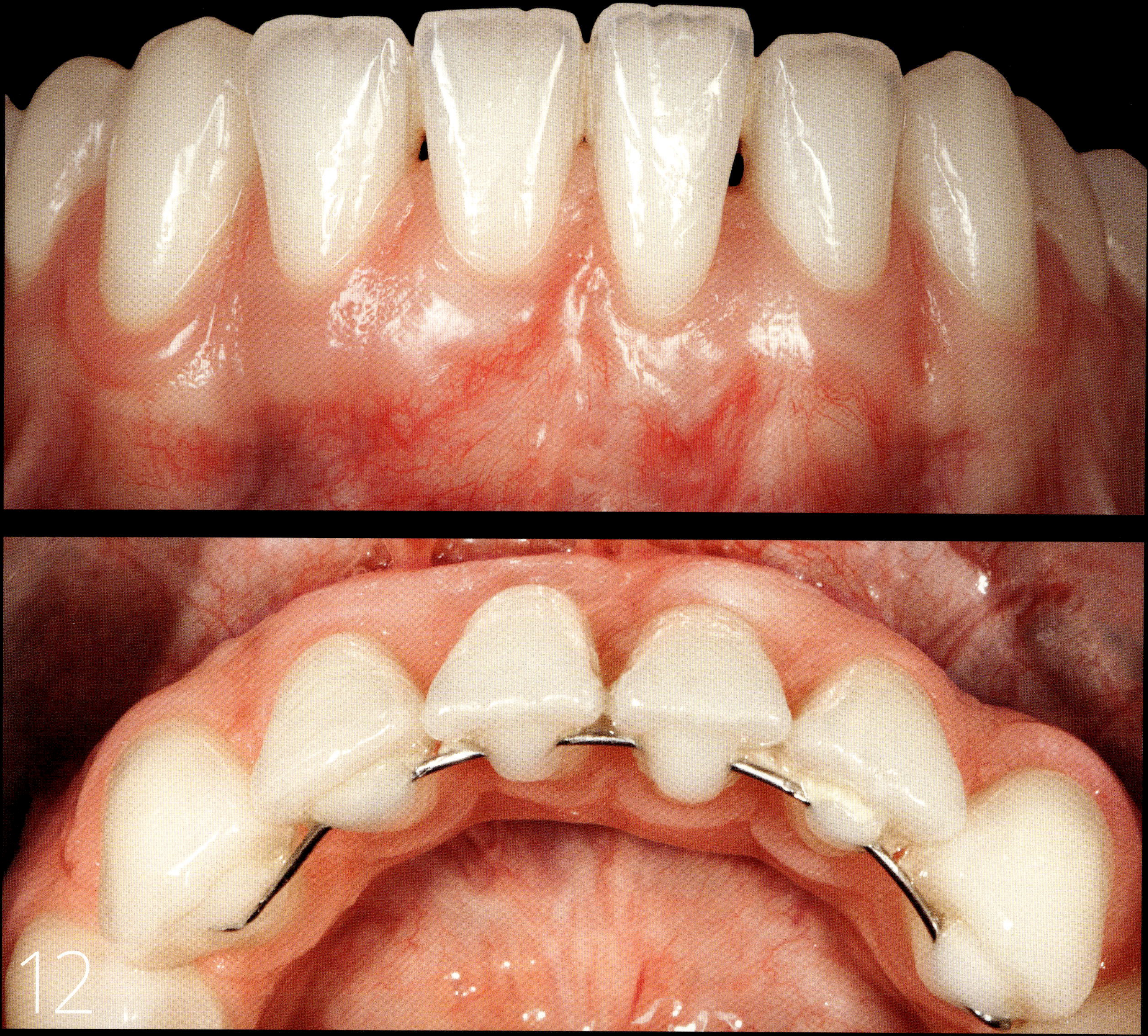

12

Frontal- und Okklusalansicht der Situation nach Abschluss der Heilungsphase (> 6 Monate).

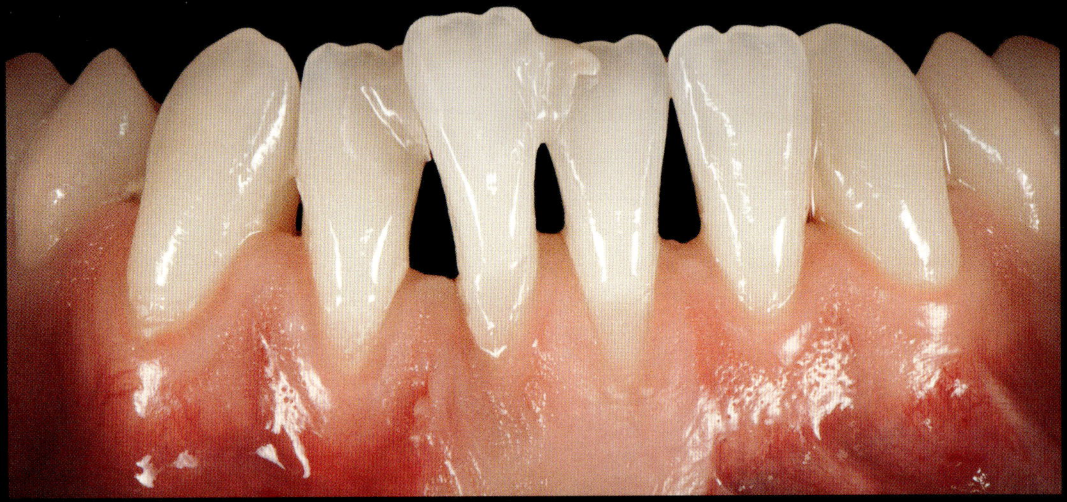

Ausgangssituation.

Art der Komplikation:
Teilnekrose des exponierten Transplantatanteils

Ursache:
Ischämie

Gegenmaßnahme:
Intervention wiederholen

FALL 2

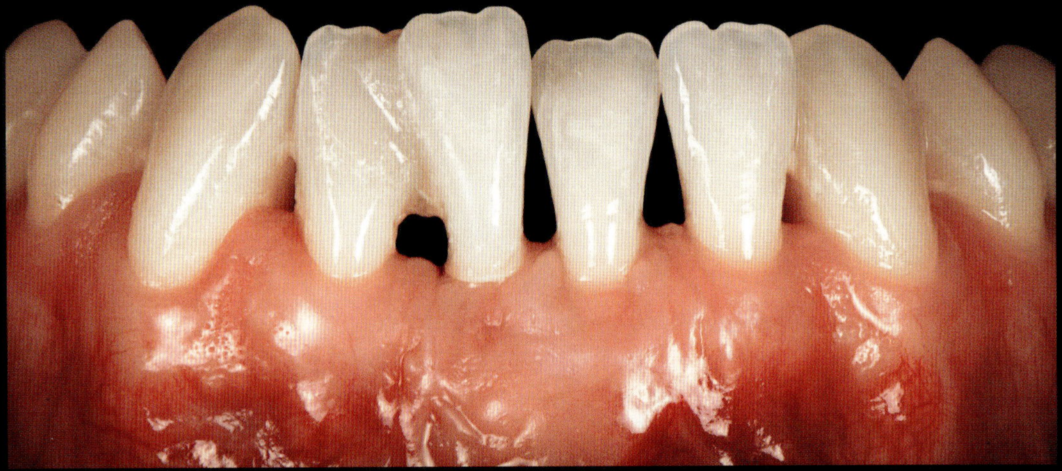

Behandlungsergebnis.

1. Relevante klinische Aspekte

Kontraindikationen

- keine

Rezessionsklassen

- Klasse III: Zähne 42 bis 32

Dentale Befunde

- fortgeschrittener Stützknochenverlust und Lockerungsgrad 3 des Zahns 41
- Lockerungsgrad 1 der Zähne 32, 31 und 42

Indikationen

- Ästhetik verbessern
- Ersatz des Zahns 41 durch eine Adhäsivbrücke vorbereiten

Risikofaktoren

- Entzündung (Parodontitis)

Klinische Parameter für den Entscheidungsbaum

- Resthöhe des keratinisierten Gewebes: ≥ 3 mm
- Tiefe des Vestibulums: flach
- gingivaler Biotyp: dick
- Wurzeldefekte: keine

Approximalkontakte

- schwach

2. Behandlungsziele

Verringerung beeinflussbarer Risikofaktoren

- Parodontitisprogression stoppen

Erreichbare Wurzeldeckung

- partiell (Klasse-III-Rezession)

Verbreiterung des keratinisierten Gewebes

- nicht unbedingt erforderlich

Verdickung des gingivalen Biotyps

- erforderlich am Zahn 41

Erhalt der Tiefe des Vestibulums

- erforderlich

3. Wahl der geeigneten Intervention

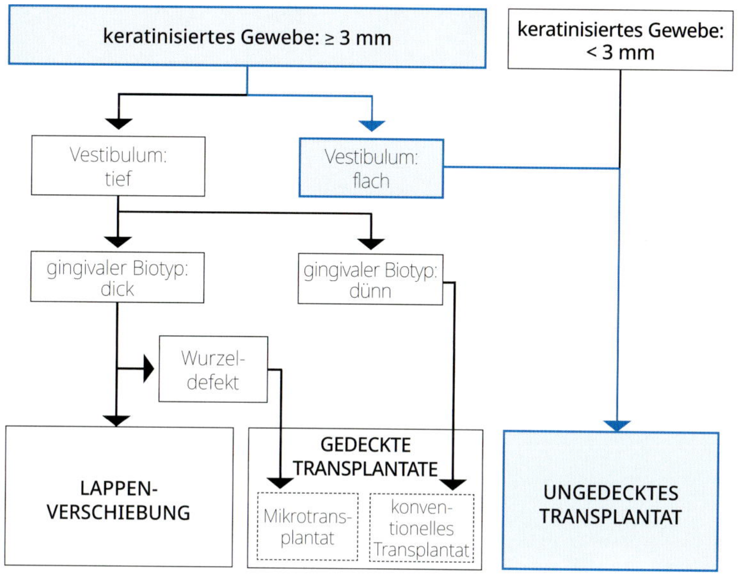

4. Behandlungssequenz

Vorbehandlung

- Parodontitistherapie (Scaling, Wurzelglättung, individuelle Mundhygieneinstruktion)

Chirurgische Intervention

- Extraktion des Zahns 41 und Füllung der Extraktionsalveole mit Kollagenmaterial
- Tunnelpräparation im Bereich der Zähne 32 bis 42
- Transplantatentnahme als: FGT (In-situ-Entepithelisierung)
- Nahttechnik: approximal aufgehängte Matratzennähte

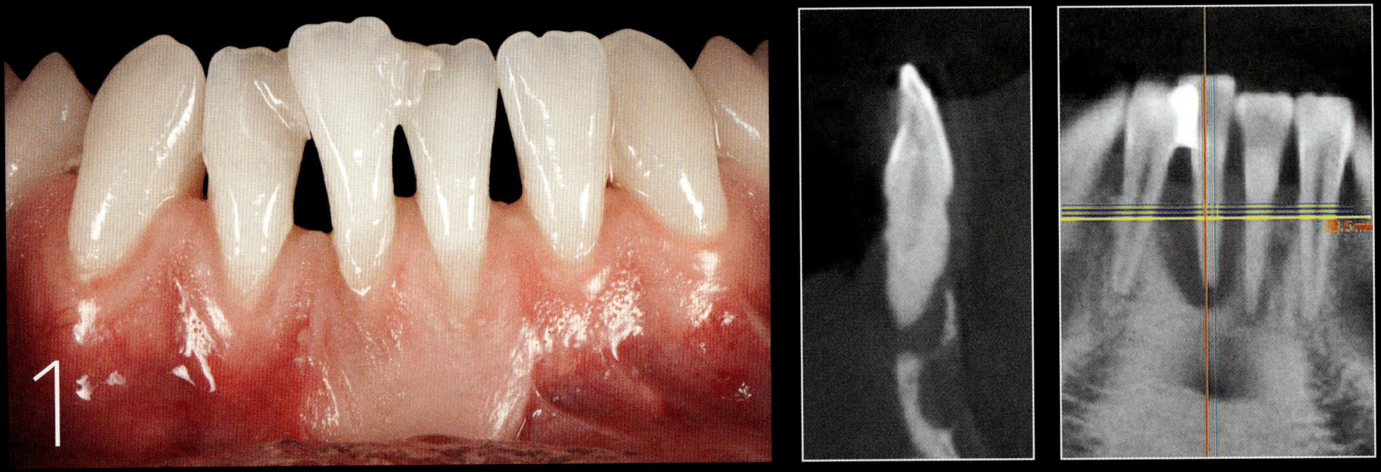

Präoperative Situation nach der nichtchirugischen Parodontitistherapie (Scaling, Wurzelglättung, spezielle Mundhygieneinstruktion). Der Zahn 41 weist einen fortgeschrittenen Knochenverlust auf und muss extrahiert werden. Alle unteren Schneidezähn zeigen Klasse-III-Rezessionen. Die Zahnlockerung hat am Zahn 41 Grad 3, an den übrigen Schneidezähnen Grad 1 erreicht. An den mittleren Schneidezähnen ist das keratinisierte Gewebe extrem verbreitert, da hier 10 Jahre zuvor bereits ein BGT platziert worden war. Geplant ist, den Zahn 41 durch eine Klebebrücke von 32 bis 42 zu ersetzen, um die Beschwerden aufgrund der Lockerung der übrigen Schneidezähne zu reduzieren.

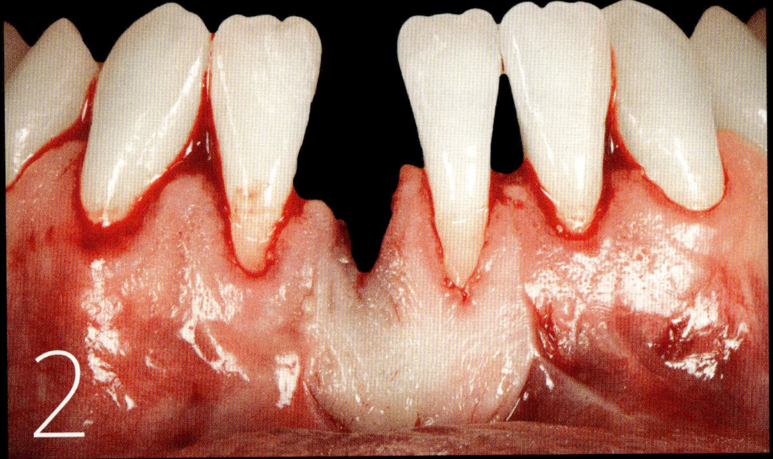

Nach Extraktion des Zahns 41 und Kürettage des Granulationsgewebes, wird das Weichgewebe im Bereich der Zähne 32 bis 42 tunneliert.

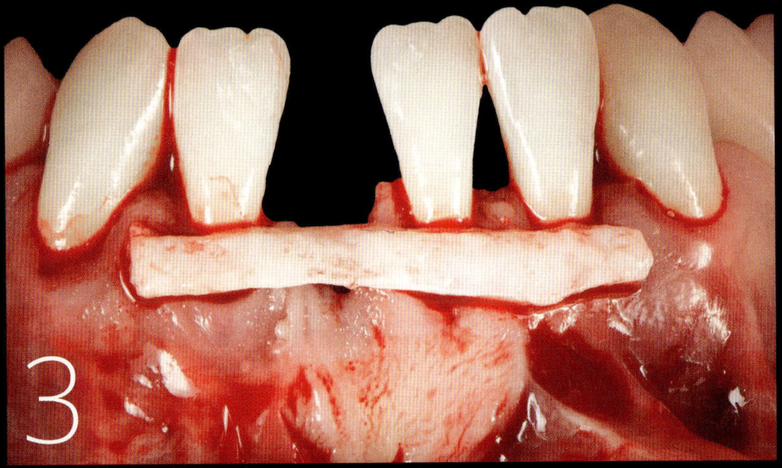

Überprüfen der Transplantatdimension in situ.

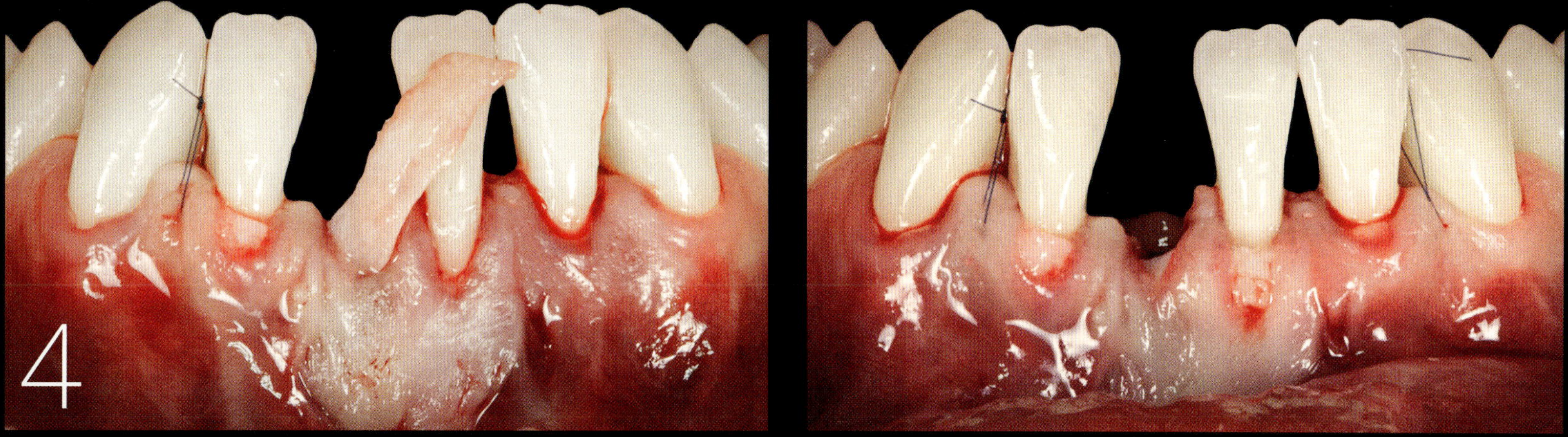

Positionierung und partielle Exposition des Transplantats. Die Extraktionsstelle wird als Zugang für die Insertion des Transplantats genutzt.

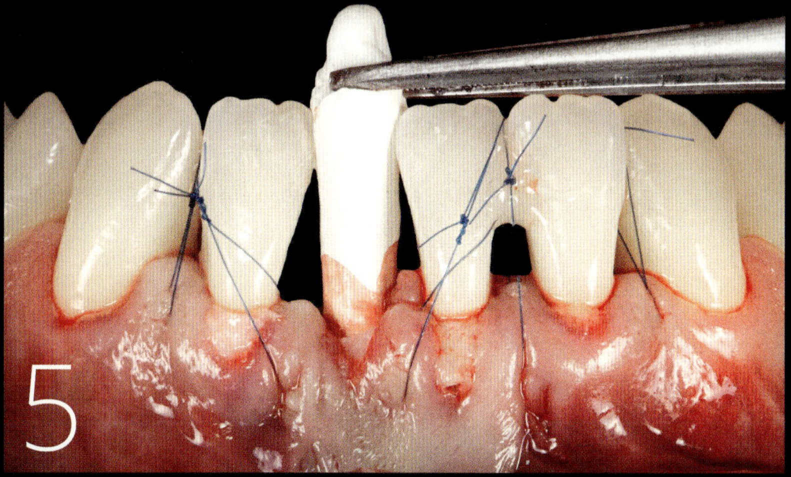

Da die Approximalkontakte des extrahierten Zahns komplett fehlen, ist hier keine Verankerung der vertikalen Matratzennähte möglich. Daher wird eine diagonale Aufhängung an den Approximalkontakten zwischen den Zähnen 43 und 42 bzw. 31 und 32 verwendet. Anschließend wird die Extraktionsalveole dicht mit Kollagenkegeln gefüllt. Ziel ist es nicht, den Knochen zu rekonstruieren, sondern das zuvor von der Wurzel eingenommene Volumen zu erhalten. Als Ersatz für den Zahn 41 ist eine an den Zähnen 32 und 42 verankerte Adhäsivbrücke geplant, weshalb keine Knochenrekonstruktion angestrebt werden muss.

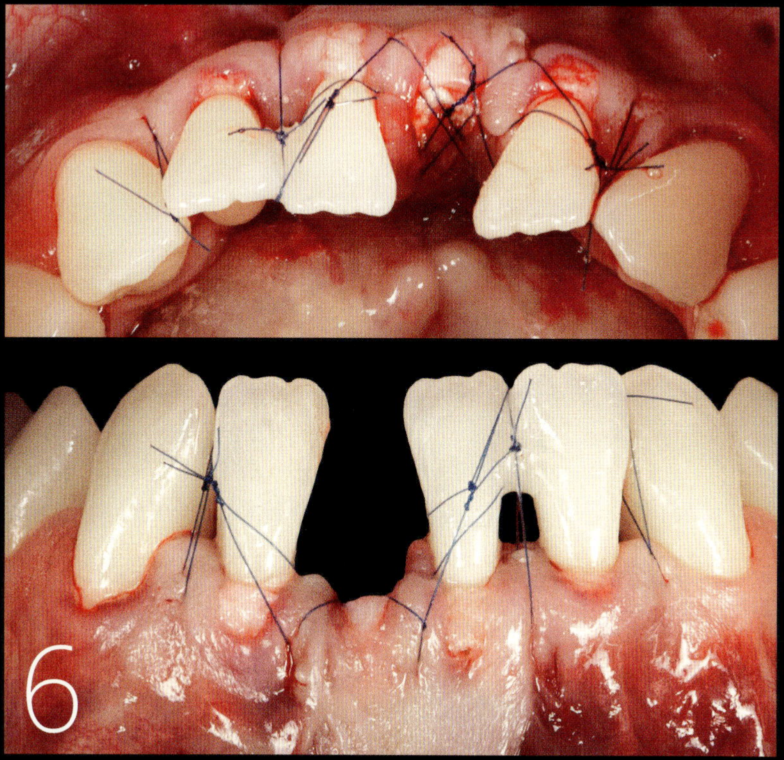

Frontal- und Okklusalansicht der Situation am Ende des Eingriffs. Zu beachten ist die partielle Exposition des Transplantats an den zu deckenden Wurzeln, aber auch im Bereich der Zahnlücke 41.

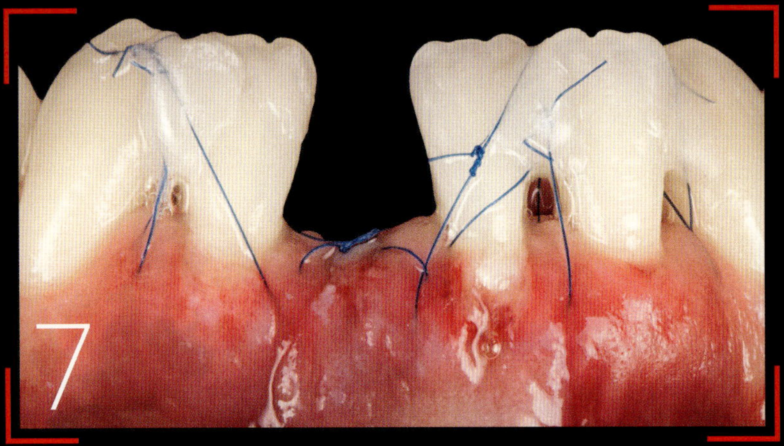

Situation nach 1-wöchiger Heilung. An den exponierten Transplantatanteilen im Bereich der Zähne 42, 41 und 32 hat bereits eine deutliche Revaskularisierung stattgefunden. Weniger klar ist die Situation am Zahn 31.

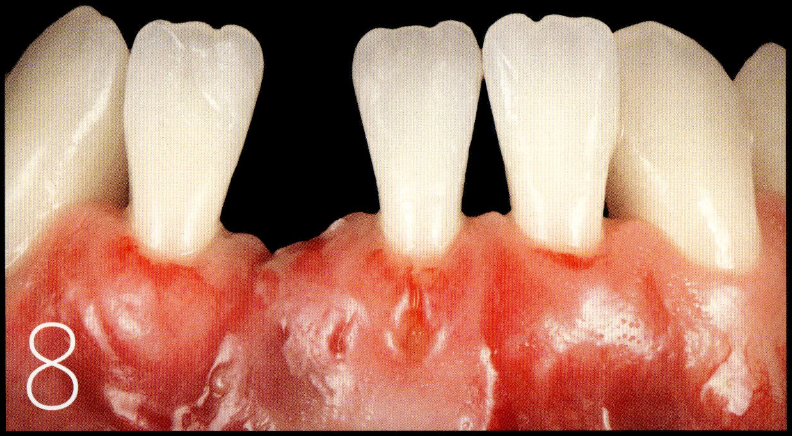

Situation 2 Wochen postoperativ. Der Heilungsverlauf am Zahn 31 ist schwierig zu interpretieren.

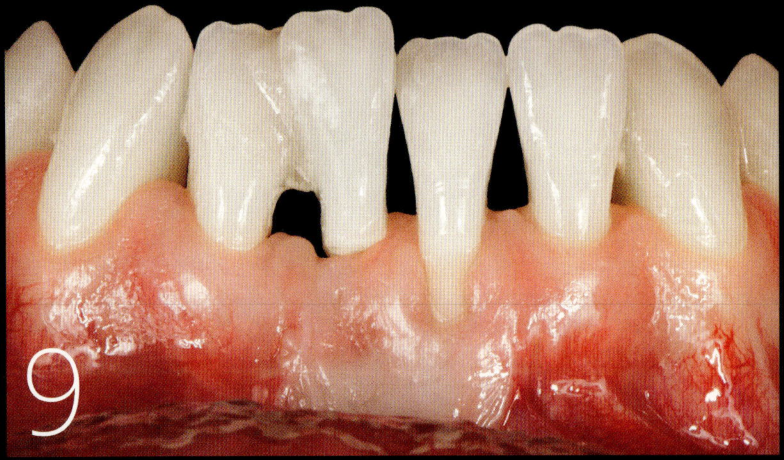

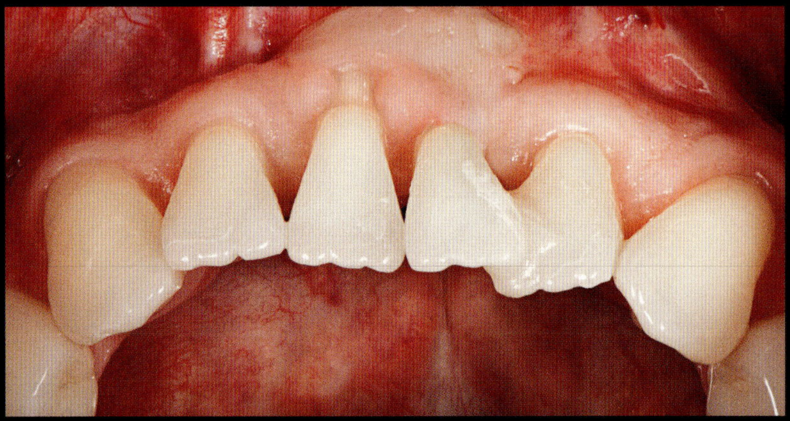

Nach 2 Monaten ist der exponierte Anteil des Transplantats am Zahn 31 vollständig resorbiert. In der Okklusalansicht zeigt sich zudem ein leichter horizontaler Volumenverlust in der Region 41. Es wurde beschlossen eine weitere Weichgewebetransplantation durchzuführen, um das Behandlungsergebnis zu verbessern. Als provisorische Versorgung der Zahnlücke diente der natürliche Zahn 41, der zu diesen Zweck adhäsiv am Zahn 42 befestig wurde.

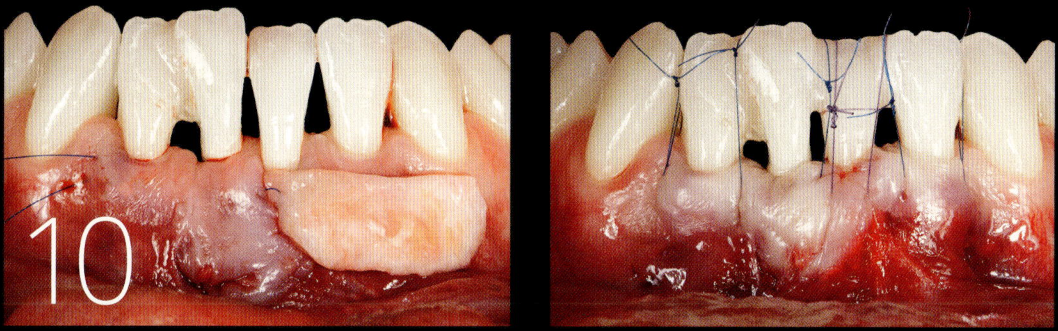

Das Weichgewebe an den Schneidezähnen und im Bereich der Zahnlücke 41 wird tunneliert. Anschließend wird ein dickes BGT platziert und der Tunnellappen koronal verschoben.

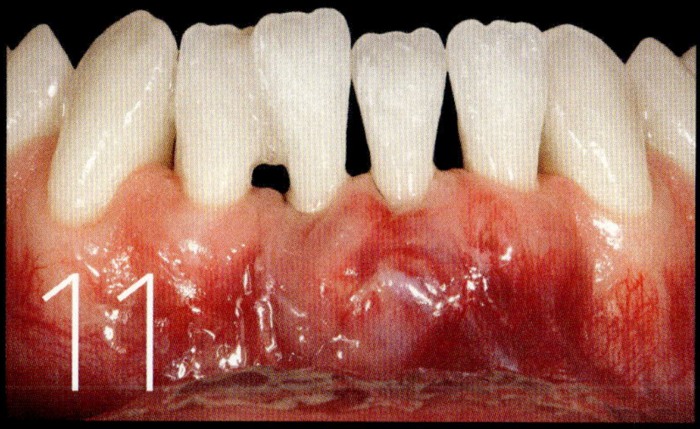

Situation nach 1-wöchiger Heilung.

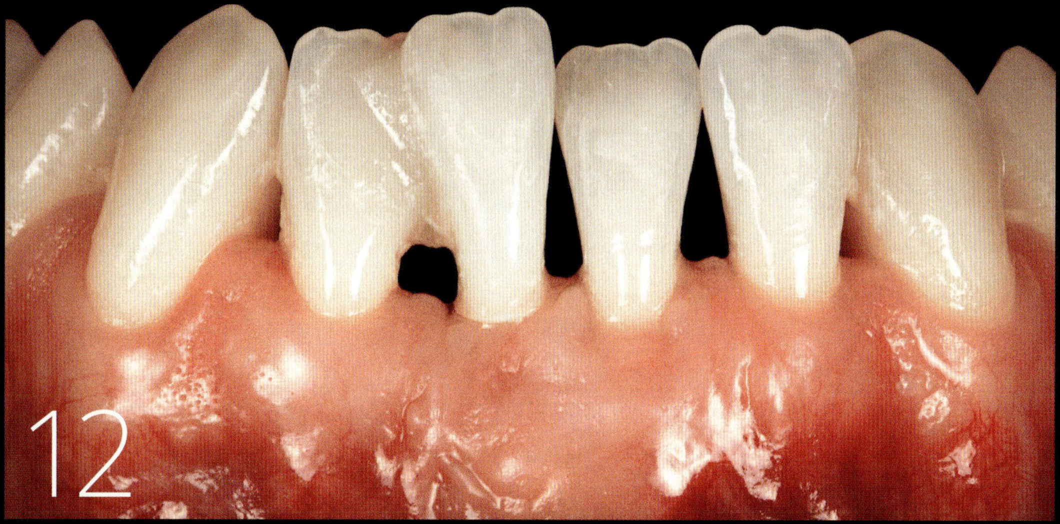

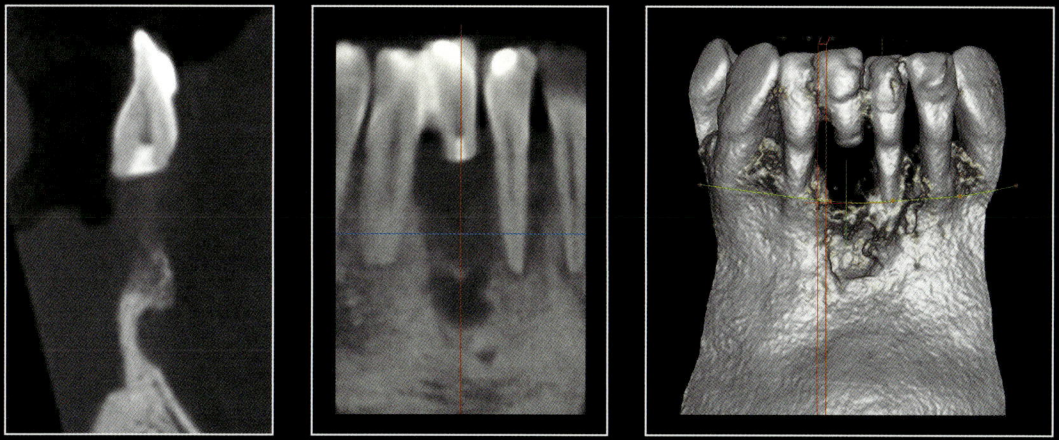

Frontalansicht und DVT-Rekonstruktionen nach der Weichgewebeheilung (> 6 Monate). Die Versorgung mit einer Adhäsivbrücke kann nun unter ästhetisch und funktionell wesentlich günstigeren Bedingungen erfolgen.

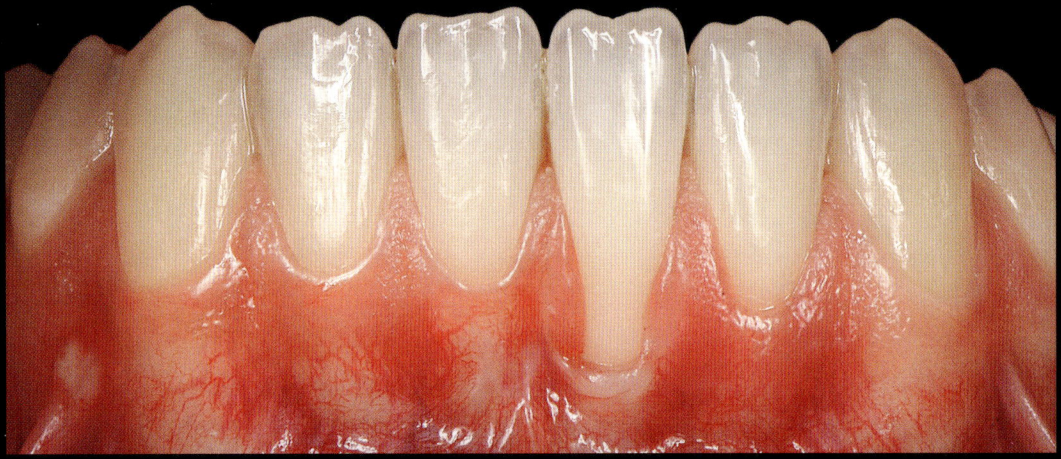
Ausgangssituation.

Art der Komplikation:
Teilnekrose des exponierten Transplantatanteils

Ursache:
Ischämie

Gegenmaßnahme:
keine

FALL 3

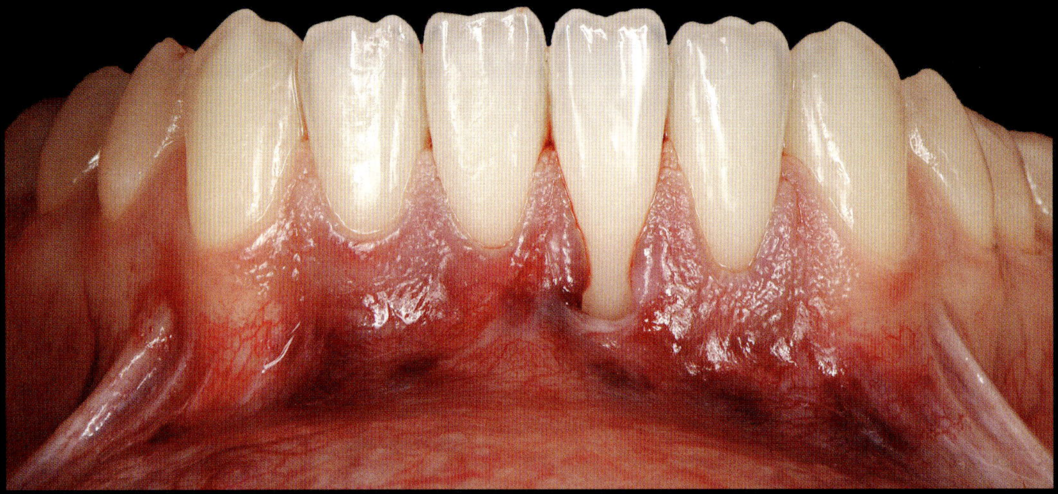
Behandlungsergebnis.

1. Relevante klinische Aspekte

Kontraindikationen

- keine

Rezessionsklassen

- Klasse II: Zahn 31
- Klasse I: Zahn 32

Dentale Befunde

- keine

Indikationen

- Ästhetik verbessern
- Überempfindlichkeiten reduzieren
- Mundhygiene erleichtern

Risikofaktoren

- vestibuläre Wurzelstellung
- dünner parodontaler Biotyp

Klinische Parameter für den Entscheidungsbaum

- Resthöhe des keratinisierten Gewebes: 1 mm am Zahn 31
- Tiefe des Vestibulums: flach
- gingivaler Biotyp: dünn
- Wurzeldefekte: keine

Approximalkontakte

- stark

2. Behandlungsziele

Verringerung beeinflussbarer Risikofaktoren

- keine

Erreichbare Wurzeldeckung

- vollständig

Verbreiterung des keratinisierten Gewebes

- erforderlich

Verdickung des gingivalen Biotyps

- erforderlich

Erhalt der Tiefe des Vestibulums

- erforderlich

3. Wahl der geeigneten Intervention

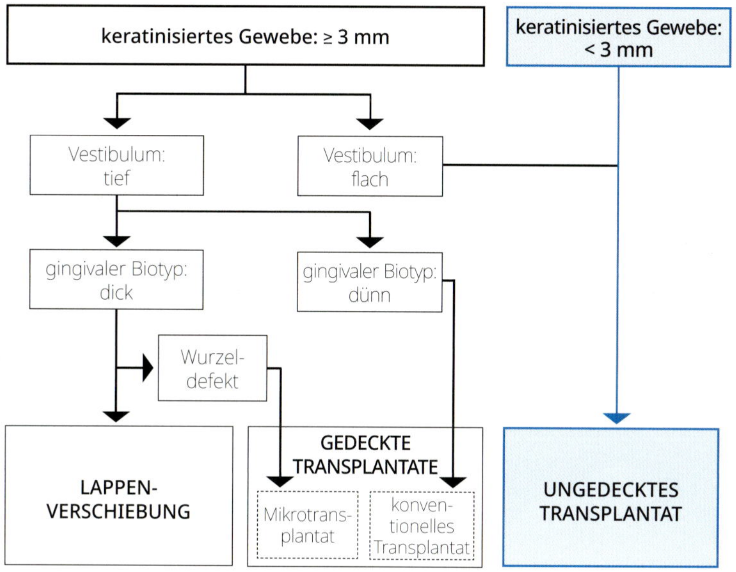

4. Behandlungssequenz

Vorbehandlung

- keine

Chirurgische Intervention

- Tunnelpräparation im Bereich der Zähne 32 bis 42
- Transplantatentnahme als: BGT (Einzelinzisionstechnik)
- Nahttechnik: approximal aufgehängte Matratzennähte

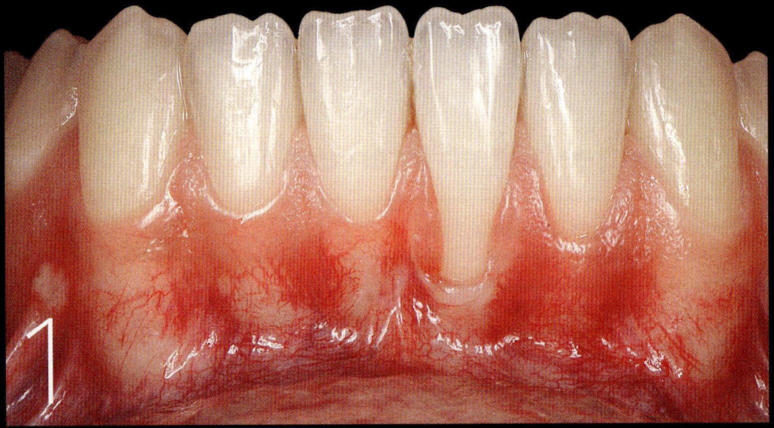

Ausgangssituation mit Klasse-II-Rezession am Zahn 31 und Klasse-I-Rezession am Zahn 32.

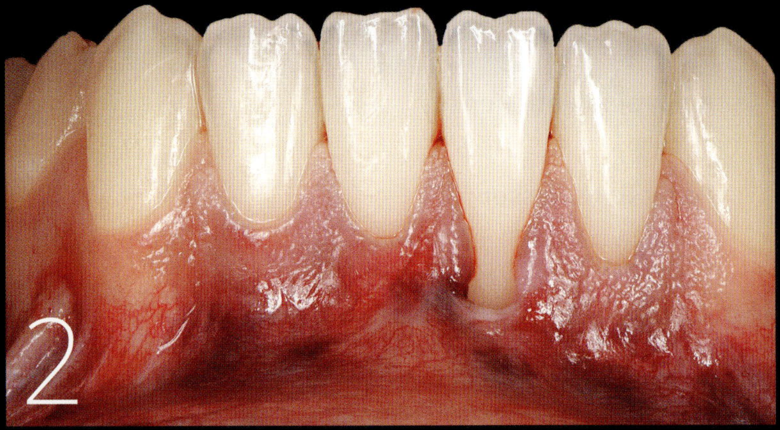

Tunnelpräparation im Bereich der Zähne 32 bis 42.

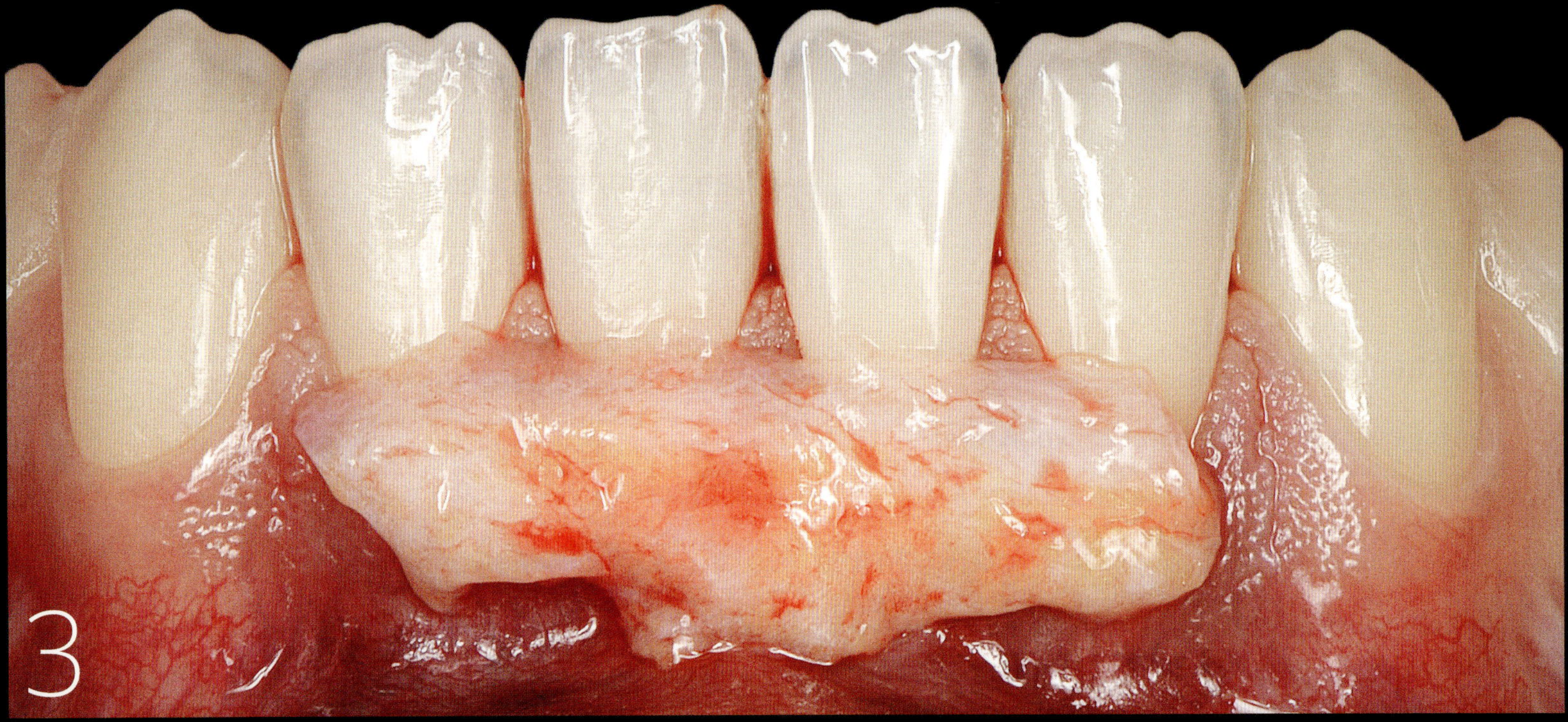

Trotz der oberflächlich sichtbaren Fettschicht weist das mit der Einzelinzisionstechnik entnommene Transplantat eine gute Gewebequalität auf.

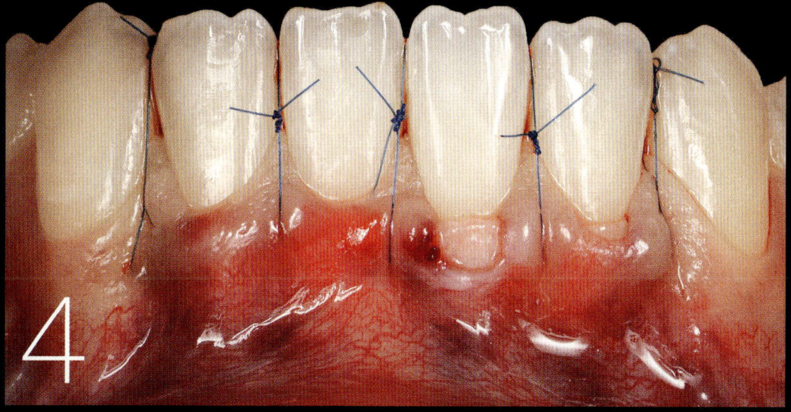

Situation nach Abschluss der Intervention.

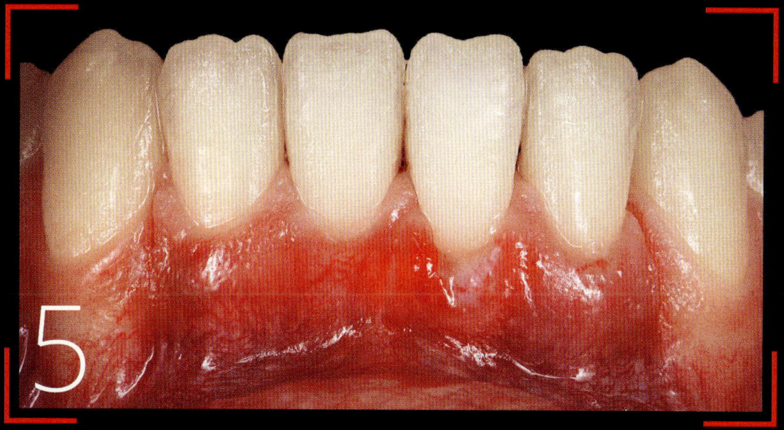

Zum Zeitpunkt der Nahtentfernung 1 Woche postoperativ ist der koronale Rand des ungedeckten Transplantatanteils am Zahn 31 resorbiert. Das übrige exponierte Gewebe und der gedeckte Anteil des Transplantats zeigen sich adäquat revaskularisiert.

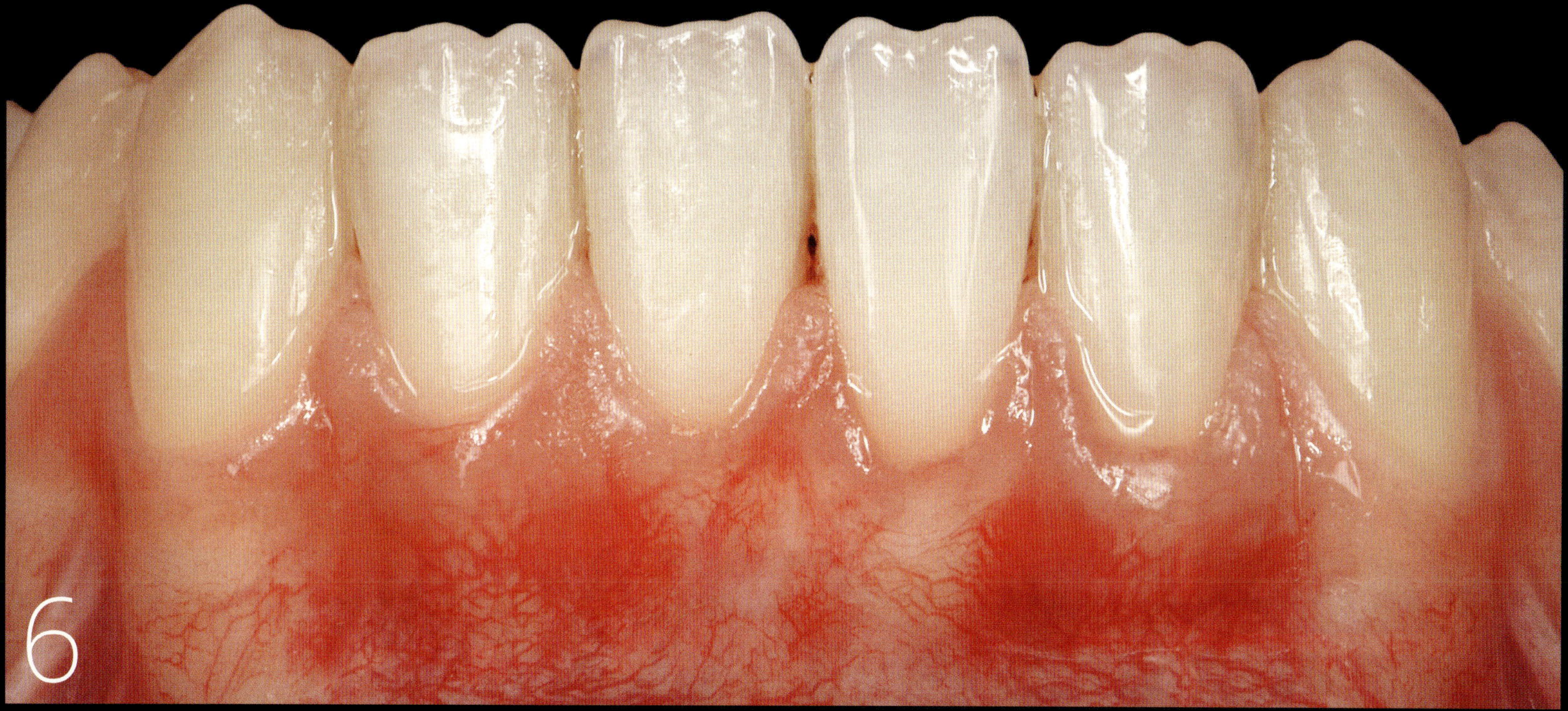

Situation nach Abschluss der Heilung (> 6 Monate). Im Bereich der Transplantatnekrose ist die Rezessionsdeckung defizitär. Der exponierte Transplantatanteil, der nicht vollständig revaskularisiert ist, hat zu einem Gewinn an keratinisiertem Gewebe geführt und eine partielle Wurzeldeckung geliefert. Die Patientin wünschte jedoch keine weitere Verbesserung des Ergebnisses durch eine erneute Operation. Das Risiko für ein Rezidiv ist hoch und die Patientin wurde auf die Notwendigkeit einer strikten, adäquaten Hygiene von Zahnfleisch und Zähnen hingewiesen.

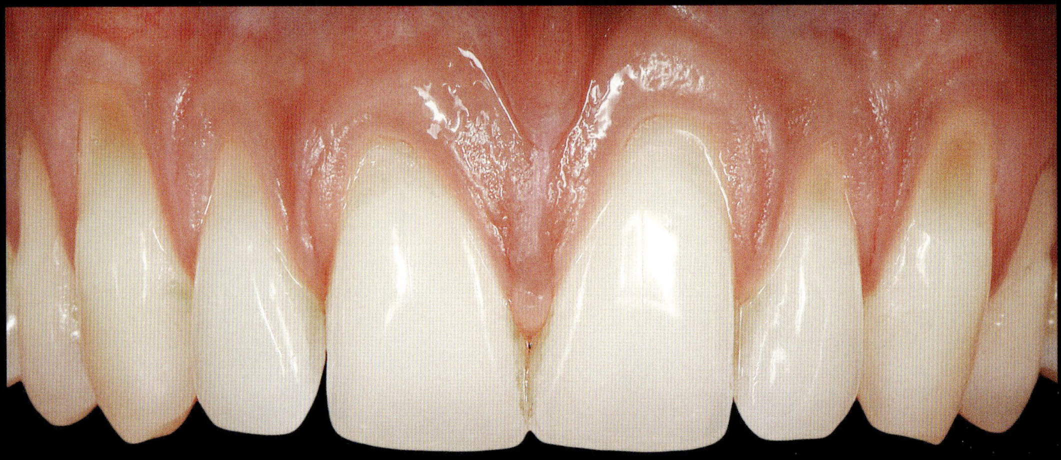

Ausgangssituation.

Art der Komplikation:
Verlust der approximalen Kompositverblockungen

Ursache:
Unzureichende Retention durch Unterschnitte

Gegenmaßnahme:
Verklebung der Fäden auf den Zahnflächen

FALL 4

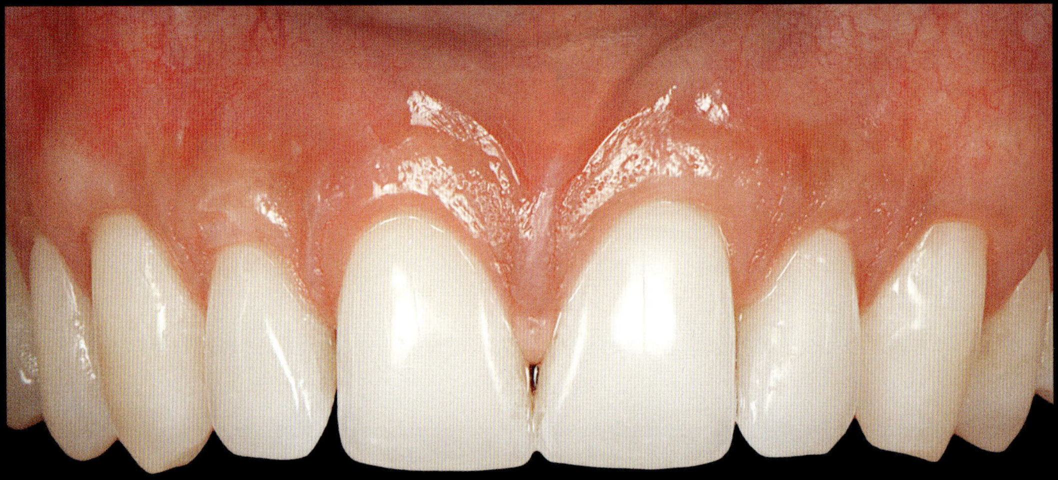

Behandlungsergebnis.

1. Relevante klinische Aspekte

Kontraindikationen

- keine

Rezessionsklassen

- Klasse I: Zähne 13 bis 23

Dentale Befunde

- radikuläre Defekte: Zähne 11 und 21
- koronoradikuläre Defekte: Zähne 13, 12, 22 und 23

Indikationen

- Ästhetik verbessern
- Überempfindlichkeiten reduzieren

Risikofaktoren

- vestibuläre Wurzelstellung
- traumatische Putztechnik

Klinische Parameter für den Entscheidungsbaum

- Resthöhe des keratinisierten Gewebes: ≥ 3 mm
- Tiefe des Vestibulums: tief
- gingivaler Biotyp: dünn
- Wurzeldefekte: Zähne 13 bis 23

Approximalkontakte

- schwach

2. Behandlungsziele

Verringerung beeinflussbarer Risikofaktoren

- Anleitung zu atraumatischer Mundhygiene

Erreichbare Wurzeldeckung

- vollständig

Verbreiterung des keratinisierten Gewebes

- nicht erforderlich

Verdickung des gingivalen Biotyps

- lokale Verdickungen, um die Wurzeldefekte an den Zähnen 13 bis 23 auszugleichen

Erhalt der Tiefe des Vestibulums

- nicht erforderlich

3. Wahl der geeigneten Intervention

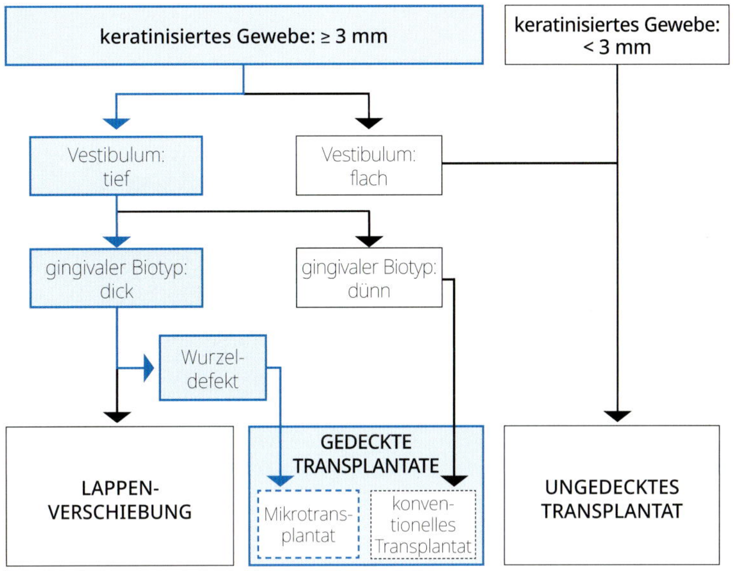

4. Behandlungssequenz

Vorbehandlung

- Anleitung zu atraumatischer Putztechnik
- Rekonstruktion der Zahnkronen: Zähne 13, 12, 22 und 23

Chirurgische Intervention

- Tunnelpräparation im Bereich der Zähne 14 bis 24
- Transplantatentnahme als: FGT (dünne Gaumenmukosa)
- Nahttechnik: modifizierte „Gürtel-und-Hosenträger“-Nähte

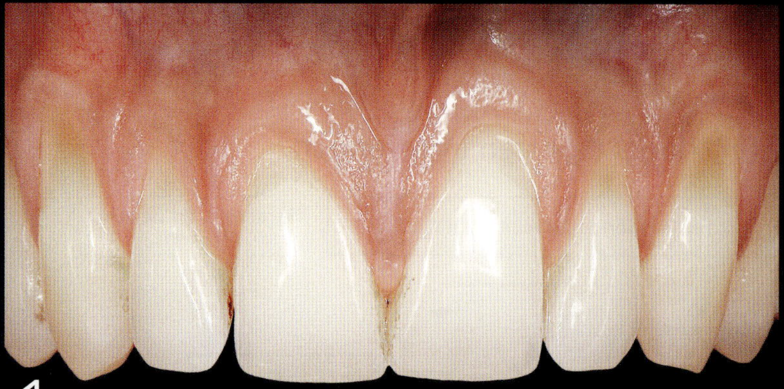

1

Ausgangssituation.

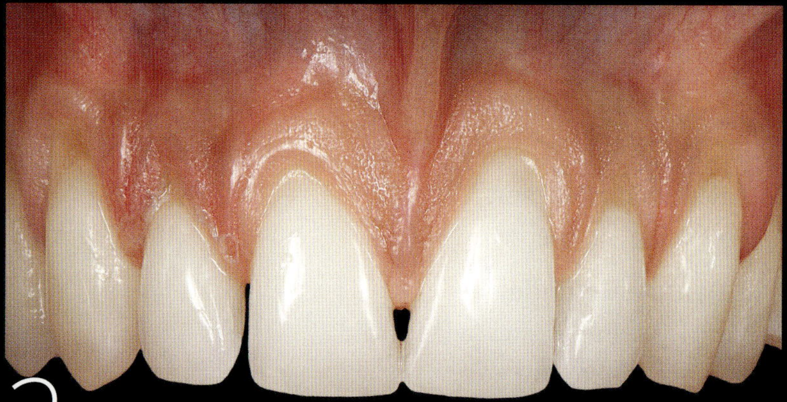

2

Klinisches Bild nach Durchführung der Kompositrestaurationen an den Zähnen 13, 12, 22 und 23 (Behandlung: Dr. A. Coste).

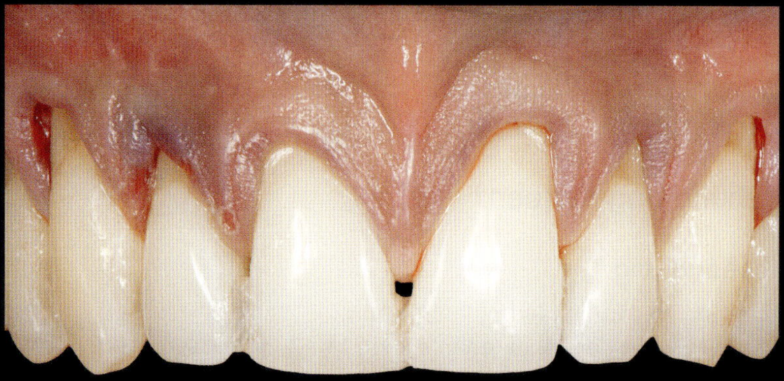

3

Tunnelpräparation im Bereich der Zähne 14 bis 24.

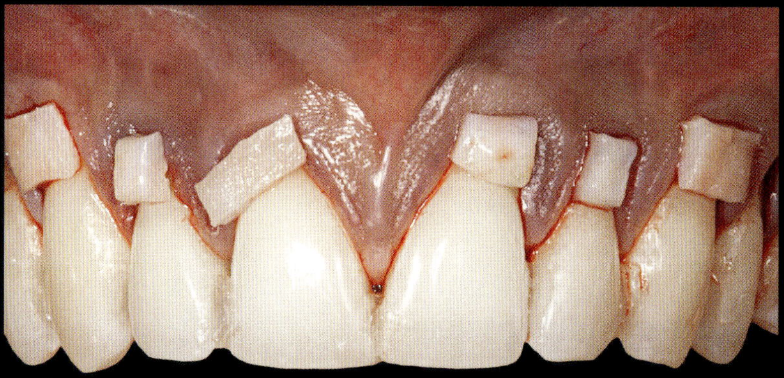

4

Test der Mikrotransplantat-Dimensionen in situ.

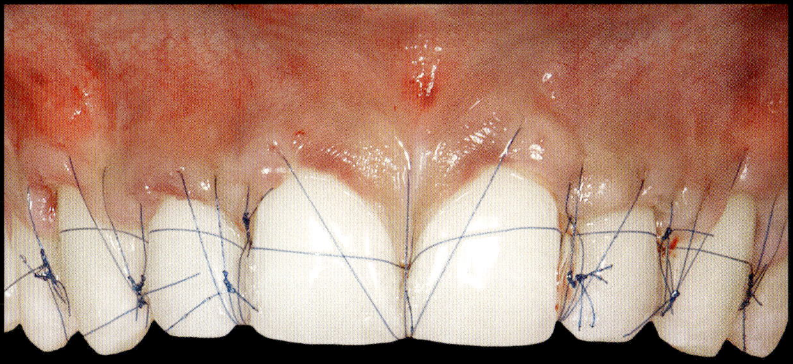

5

Postoperatives Bild nach der Insertion aller Mikrotransplantate und Koronalverschiebung des Tunnellappens. Zu beachten ist die Orientierung der horizontalen Matratzennähte in Bezug auf die Rezessionsachsen.

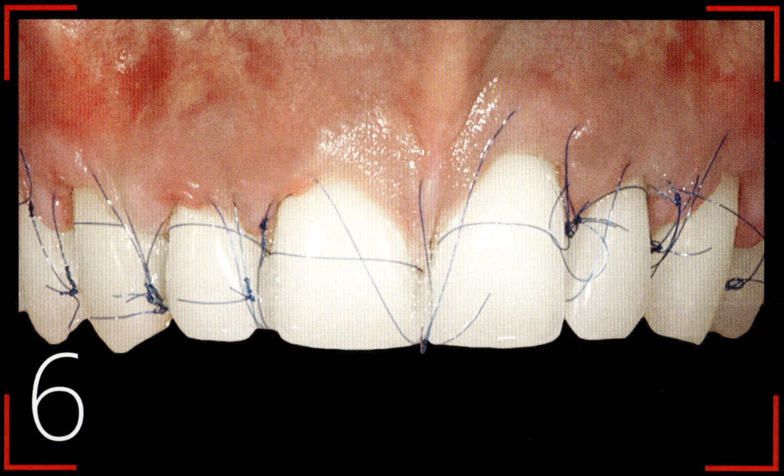

6

Am 3. postoperativen Tag haben sich die Nähte im 2. Quadranten gelockert, weil die approximalen Kompositverblockungen der Zähne 21, 22 und 23 ausgefallen sind. Die Nähte sind noch intakt.

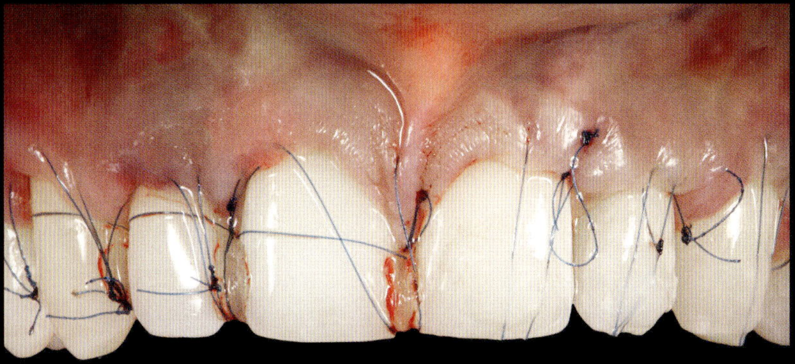

7

Ein selbstätzendes Adhäsiv wird zentral auf die Labialflächen der Zähne aufgetragen. Dann werden die gelockerten horizontalen Matratzennähte mithilfe einer mikrochirurgischen Pinzette wieder in Spannung gebracht und auf die Labialflächen gepresst. Darüber werden einige Tropfen fließfähiges Komposit aufgetragen und lichtgehärtet, um die Fäden zu fixieren. Anschließend werden alle nun überflüssig gewordenen Fadenstücke abgeschnitten.

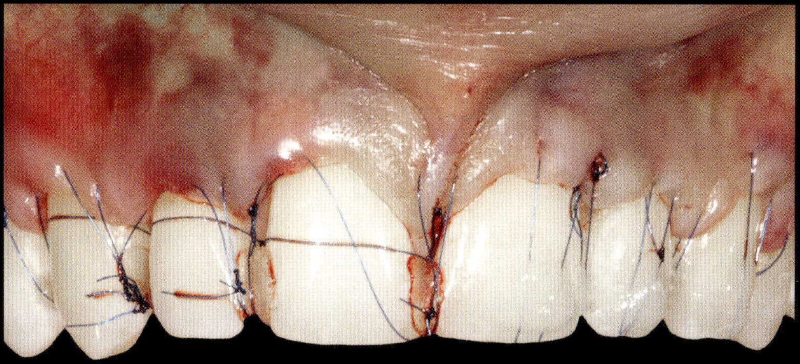

8

Dieselben Arbeitsschritte zur Nachspannung der Nähte und (approximalen) Fixierung am Zahn mittels Komposit werden für die vertikalen Matratzennähte wiederholt.

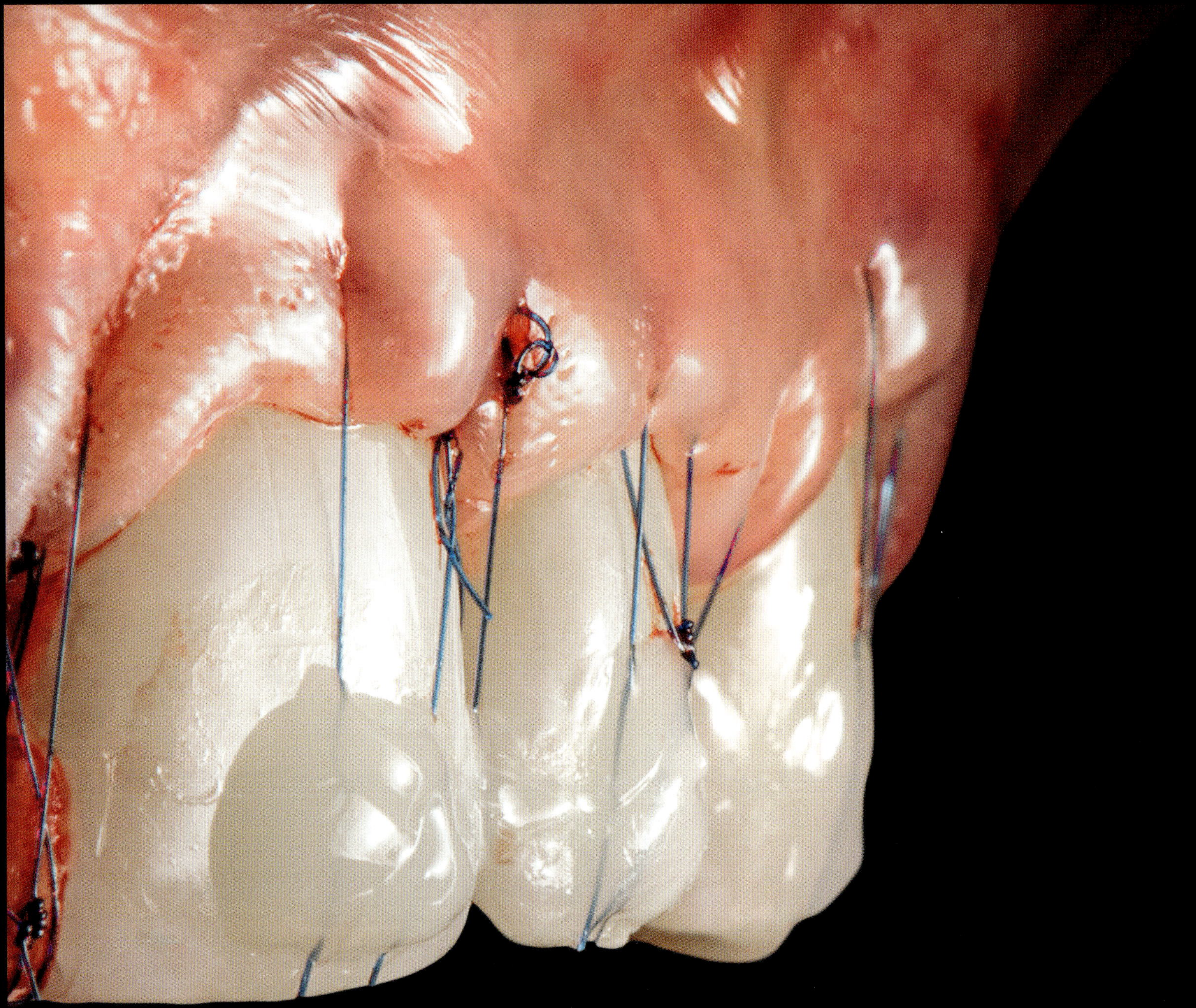

9

Detailaufnahme der labialen Notfallbefestigungen aus Komposit.

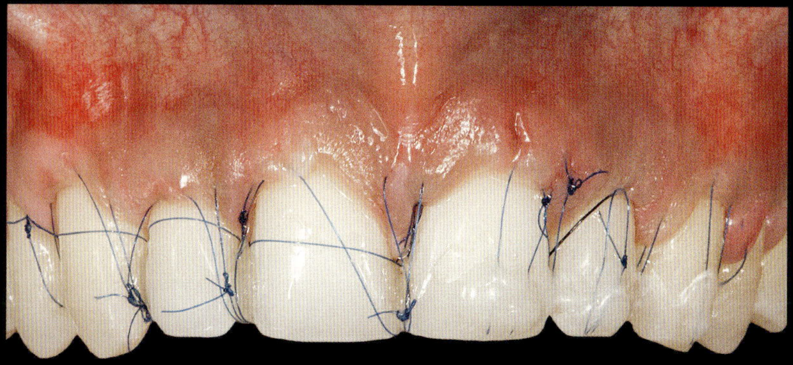

10

Oberer Frontzahnbereich nach der erneuten Verankerung aller Nähte im 2. Quadranten.

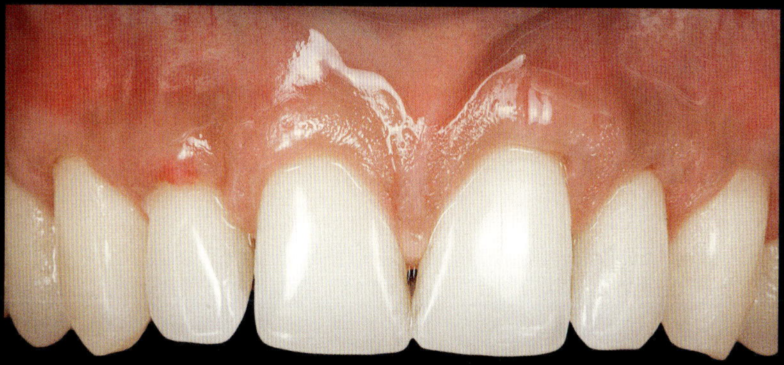

11

Situation nach 1-wöchiger Heilung.

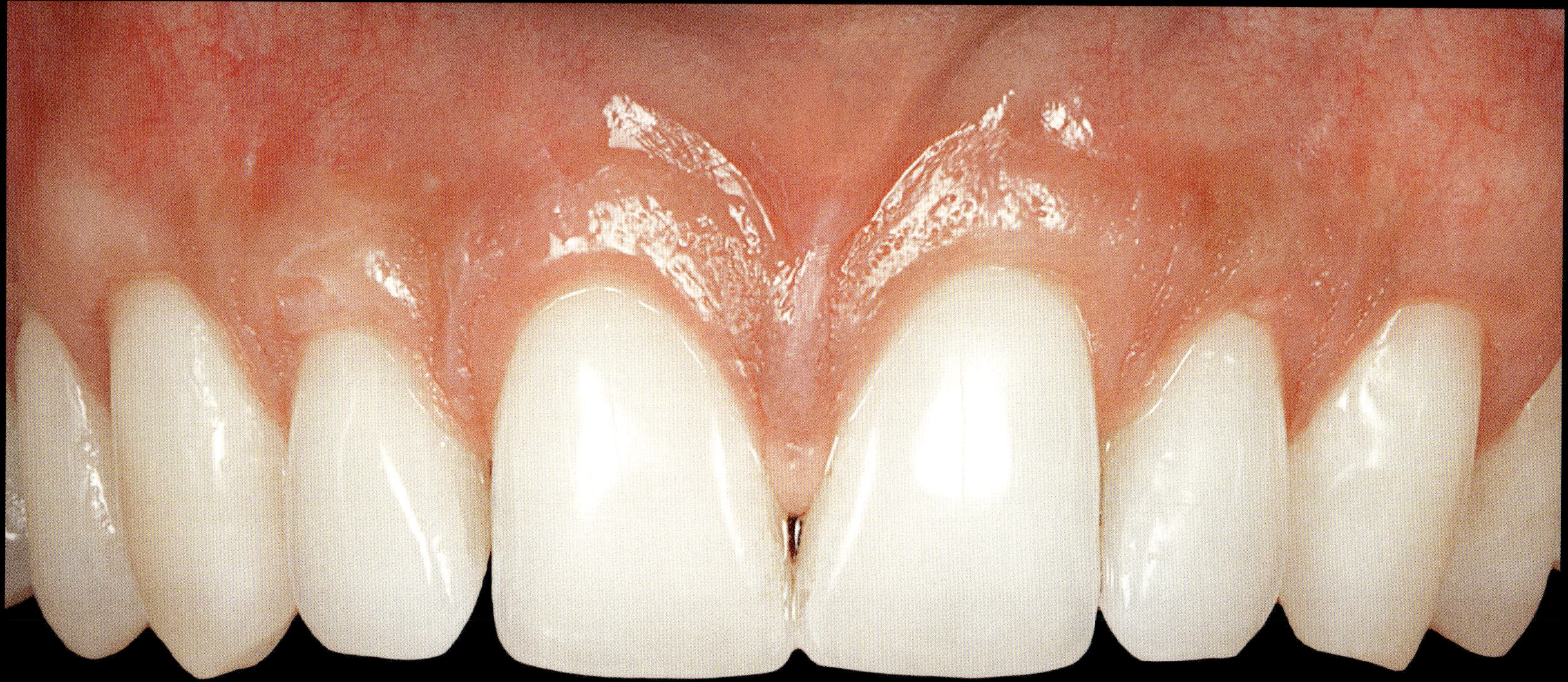

12

Situation nach Abschluss der Heilungsphase (> 6 Monate).

Mittel- und langfristige Komplikationen

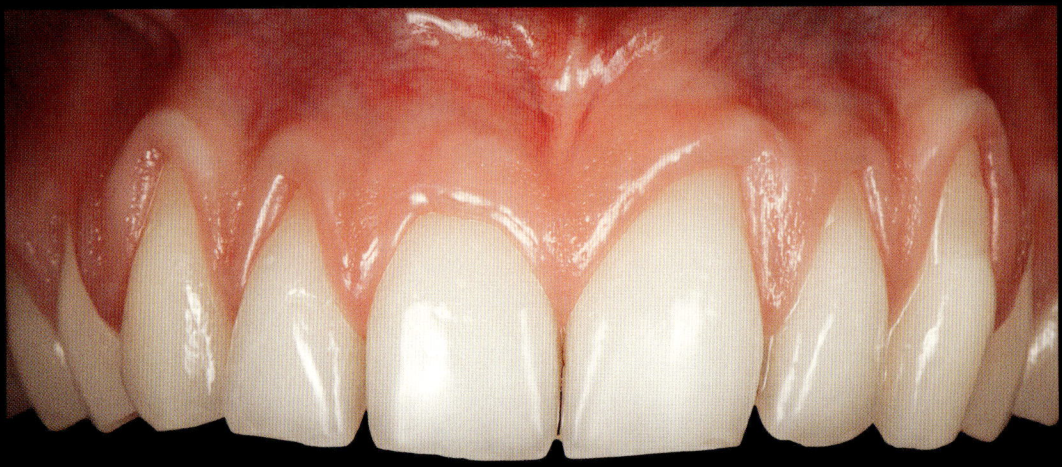

Ausgangssituation.

Art der Komplikation:
Keloidose

Ursache:
Gestörte Sekundärheilung

Gegenmaßnahme:
Keine

FALL 1

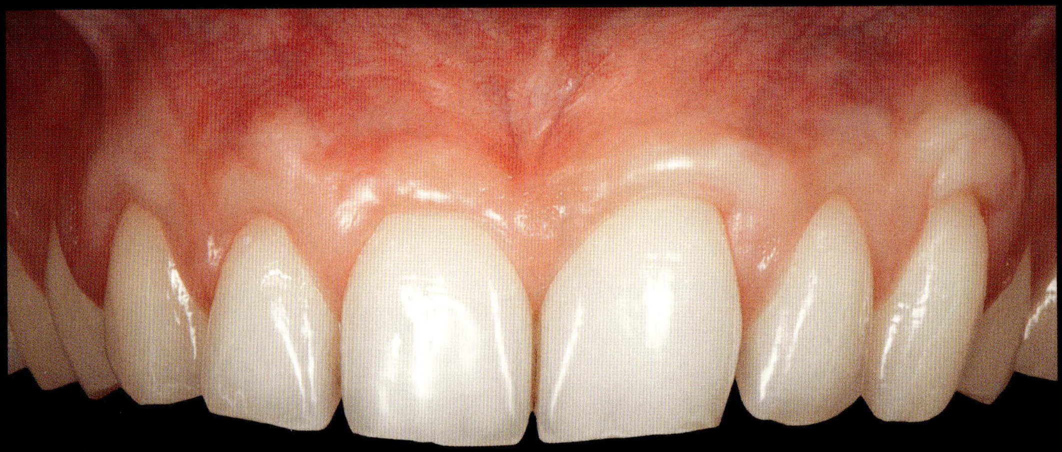

Behandlungsergebnis.

1. Relevante klinische Aspekte

Kontraindikationen

- keine

Rezessionsklassen

- Klasse I: Zähne 13 bis 23

Dentale Befunde

- radikuläre Defekte: Zähne 13, 12, 21 und 22
- koronoradikulärer Defekt: Zahn 23

Indikationen

- Ästhetik verbessern
- Überempfindlichkeiten reduzieren

Risikofaktoren

- vestibuläre Wurzelstellung
- traumatische Putztechnik

Klinische Parameter für den Entscheidungsbaum

- Resthöhe des keratinisierten Gewebes: ≥ 3 mm
- Tiefe des Vestibulums: tief
- gingivaler Biotyp: dick
- Wurzeldefekte: Zähne 13, 12 und 21 bis 23

Approximalkontakte

- schwach

2. Behandlungsziele

Verringerung beeinflussbarer Risikofaktoren

- Anleitung zu atraumatischer Putztechnik

Erreichbare Wurzeldeckung

- vollständig

Verbreiterung des keratinisierten Gewebes

- nicht erforderlich

Verdickung des gingivalen Biotyps

- lokale Verdickungen an den Zähnen 13, 12 und 21 bis 23

Erhalt der Tiefe des Vestibulums

- nicht erforderlich

3. Wahl der geeigneten Intervention

☐ Gedeckte Mikrotransplantate: Zähne 13, 12 und 21 bis 23
☐ Lappenverschiebung: Zahn 11

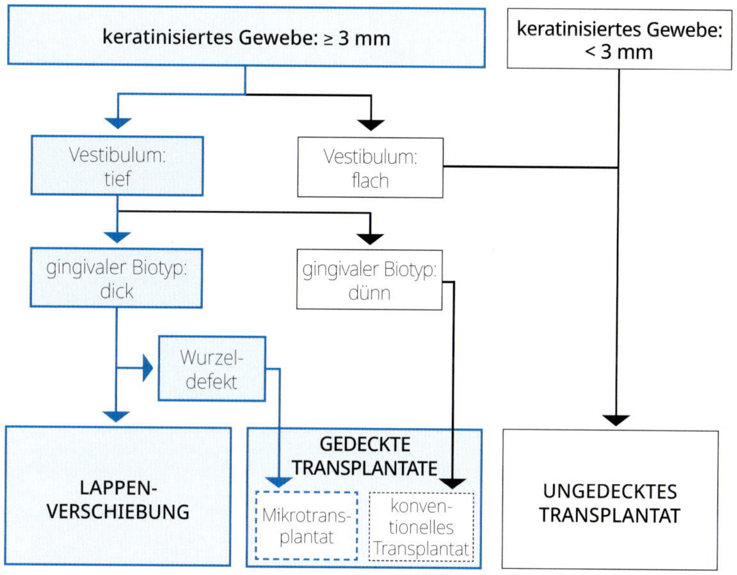

4. Behandlungssequenz

Vorbehandlung

- Anleitung zu atraumatischer Putztechnik
- Kompositrekonstruktion der klinischen Krone des Zahns 23

Chirurgische Intervention

- Tunnelpräparation im Bereich der Zähne 14 bis 24
- Transplantatentnahme als: FGT (In-situ-Entepithelisierung), geteilt in fünf Mikrotransplantate
- Nahttechnik: „Gürtel-und-Hosenträger"-Nähte: Zahn 11 und modifizierte „Gürtel-und-Hosenträger"-Nähte: Zähne 13, 12 und 21 bis 23

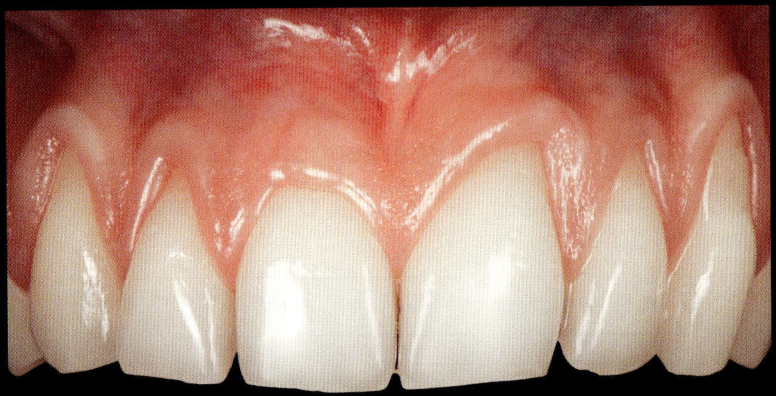

1

Ausgangssituation. Neben den Klasse-I-Rezessionen im Oberkiefer-Frontzahnbereich ist insbesondere der koronoradikuläre Defekt am Zahn 23 auffällig.

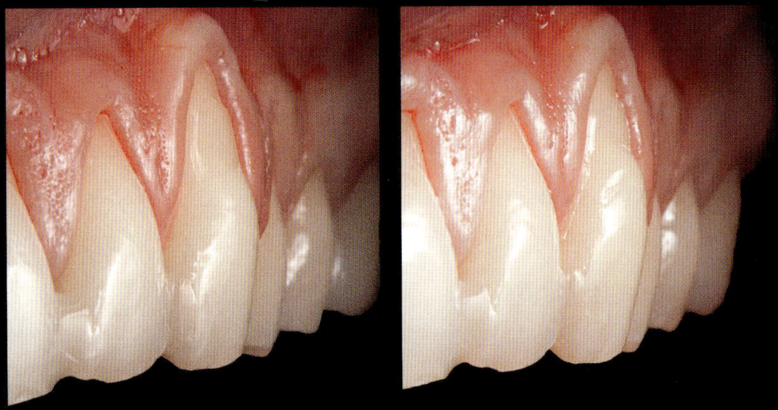

2

Vergleich der zervikalen Anatomie des Zahns 23 vor (links) und nach (rechts) der Rekonstruktion der Zahnkrone mit Komposit.

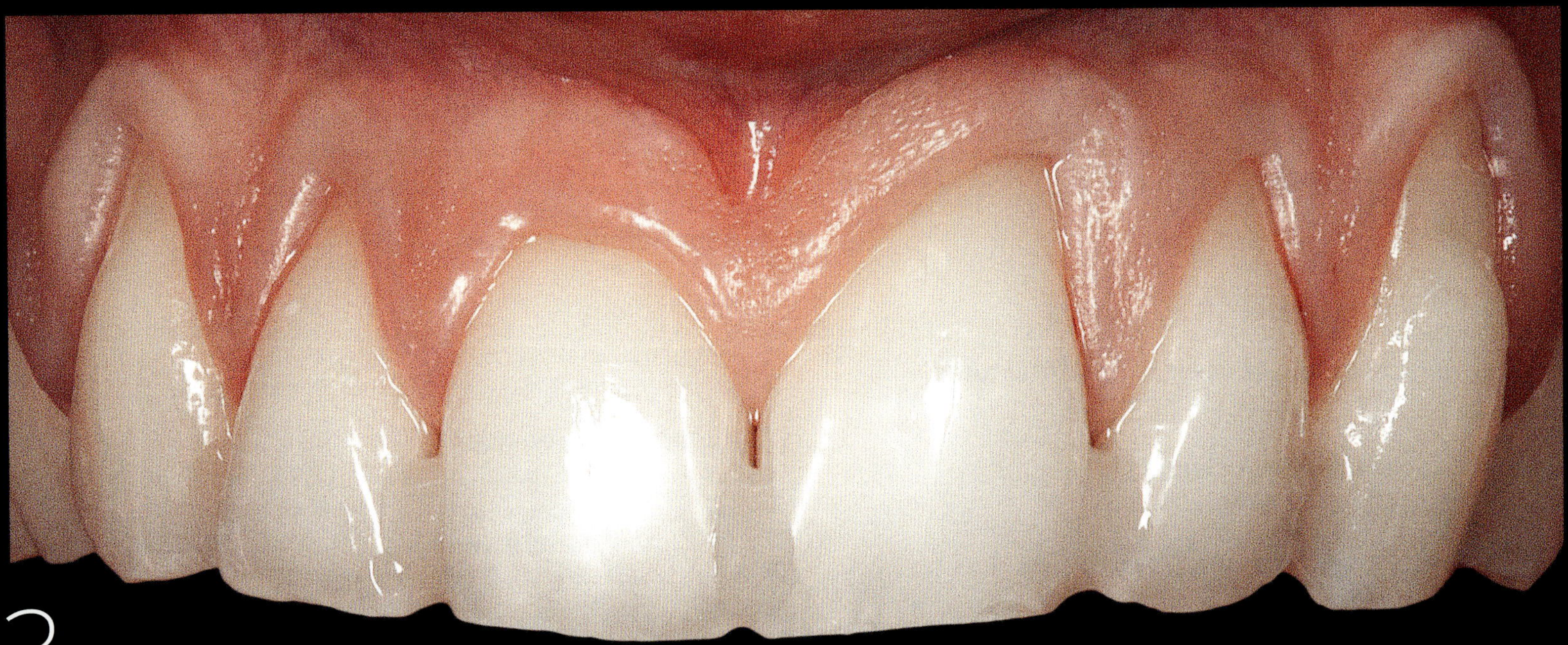

3

Da die Approximalkontakte nicht sehr ausgeprägt sind, werden sie mithilfe von fließfähigem Komposit verstärkt.

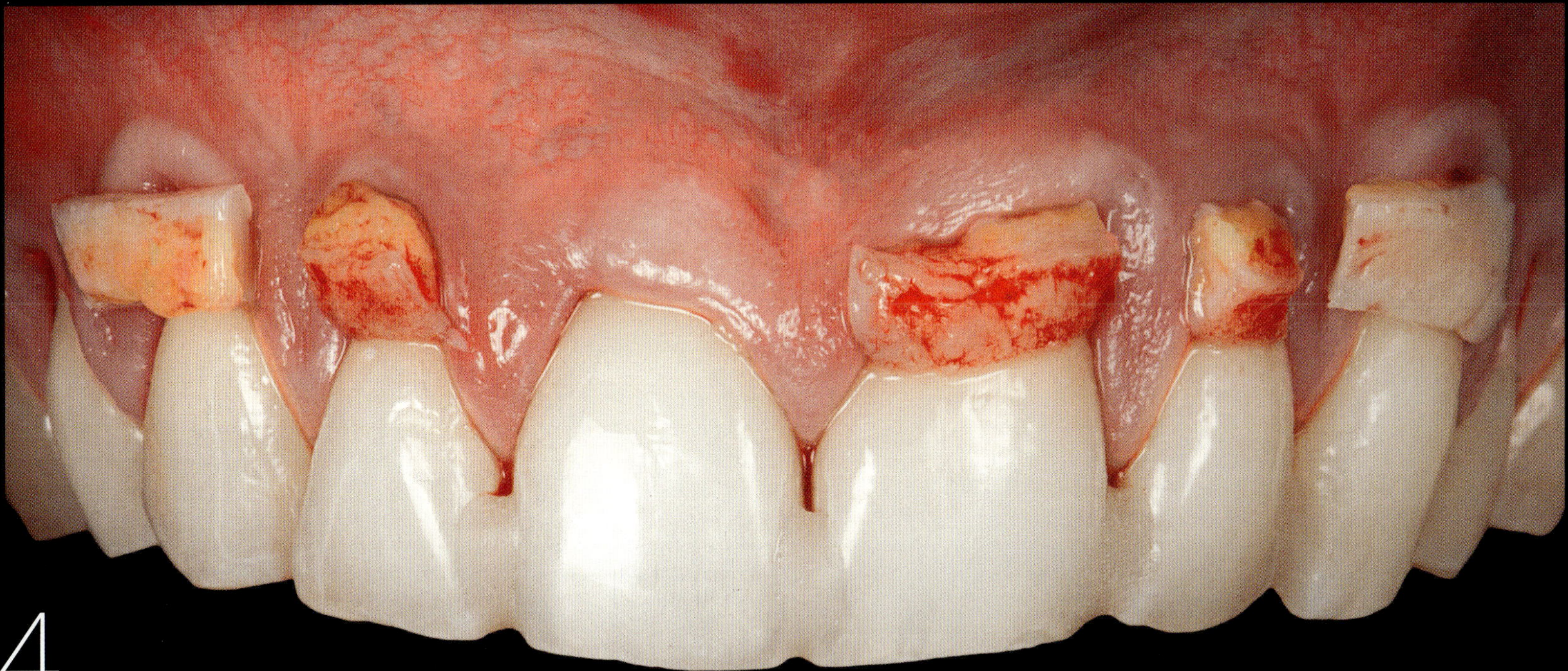

4

Testen der Form und Größe der Mikrotransplantate.

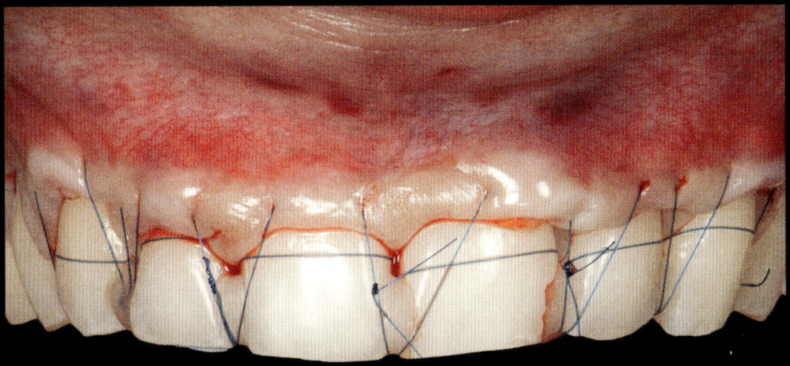

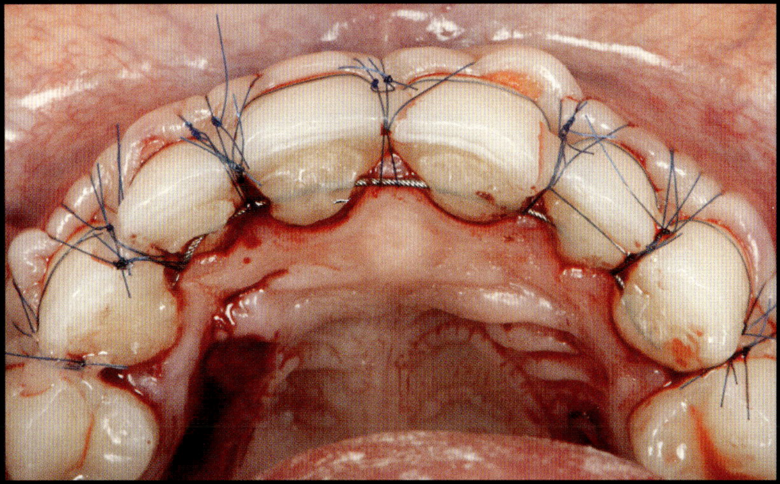

5

Frontal- und Okklusalansicht der Situation nach Abschluss der Intervention. Die horizontalen Matratzennähte orientieren sich nicht an der Zahnachse, sondern an der Rezessionsachse, um die stark asymmetrischen Rezessionen zu korrigieren.

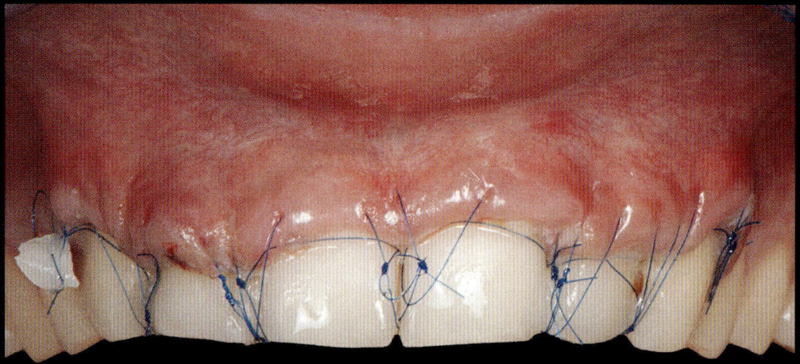

6

Drei Tage nach der Intervention führt die Lockerung der approximalen Kompositverblockungen die besorgte Patientin zur Nachuntersuchung in die Praxis.

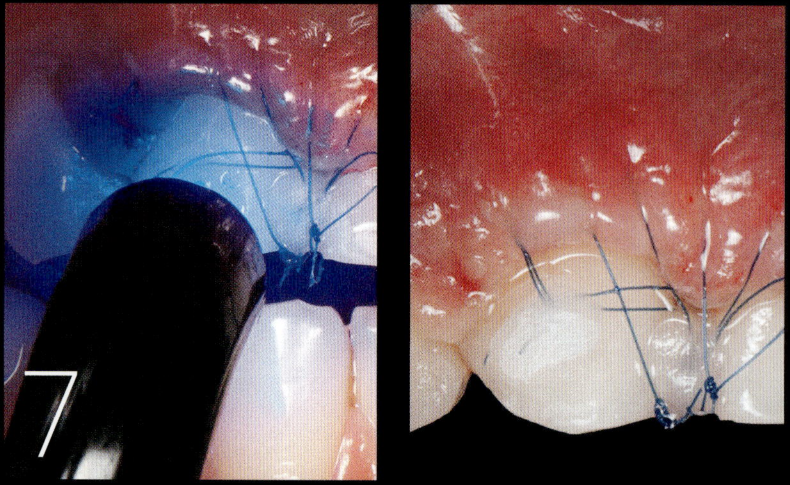

7

Am 3. postoperativen Tag ist die Heilung noch nicht so weit fortgeschritten, dass die Lockerung der approximalen Kompositstrukturen ignoriert werden könnte. Zunächst werden die Fäden mittels Ultraschall vom Komposit gelöst. Nach Applikation eines selbstätzenden Adhäsivs im vestibulären Bereich werden die Nähte wieder unter Spannung gebracht und in aufgetragenem Komposit eingebettet.

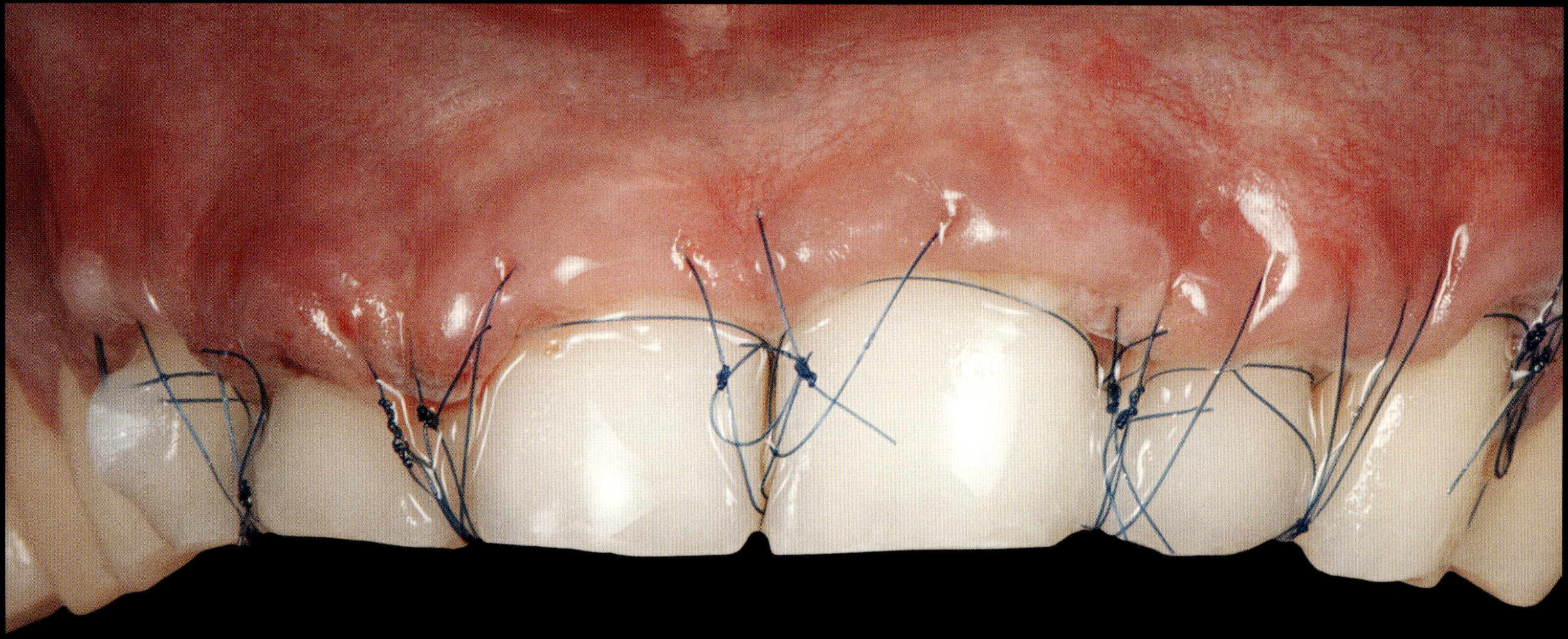

8

Situation nach der Reparatur.

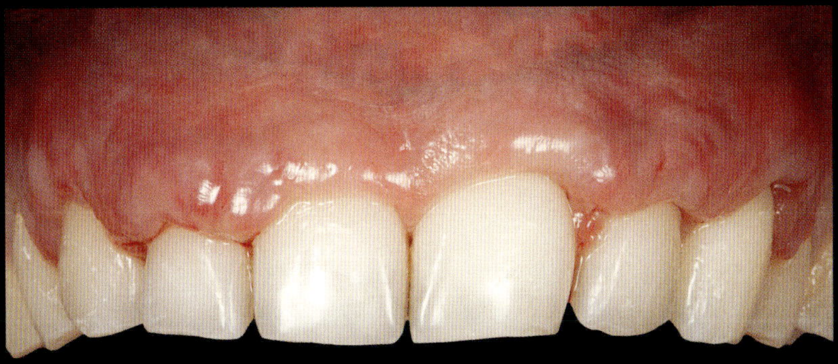

9

Situation nach 1-wöchiger Heilung und Entfernung der Nähte und des Komposits.

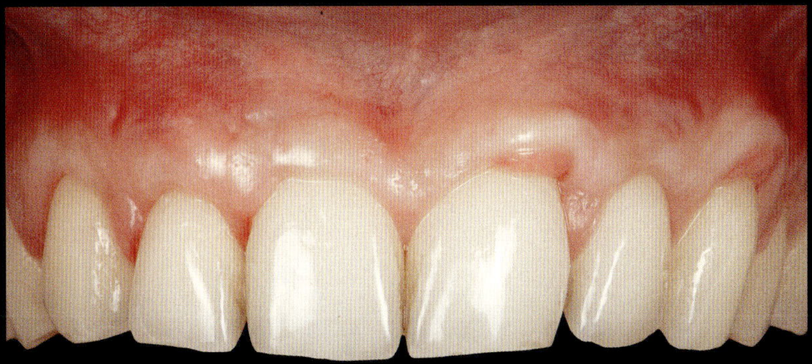

10

Situation nach 2-wöchiger Heilung.

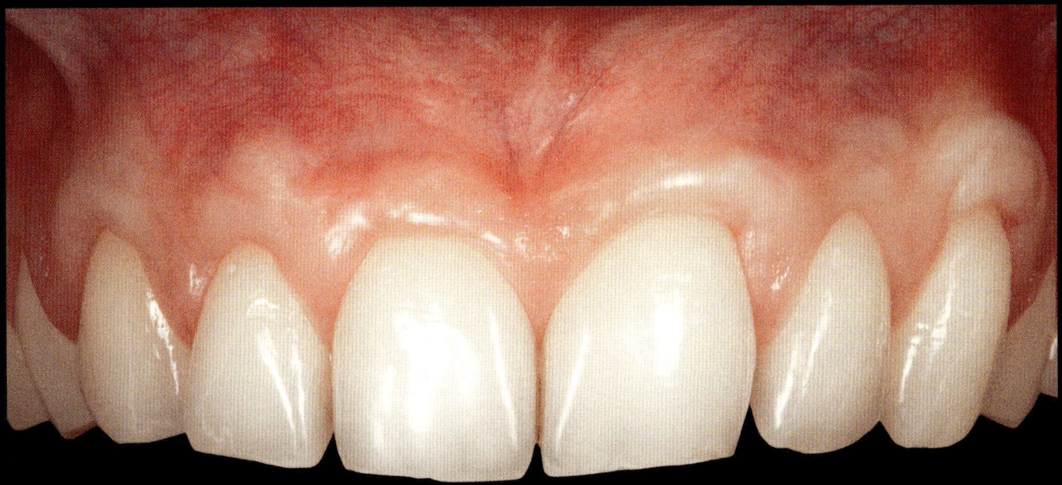

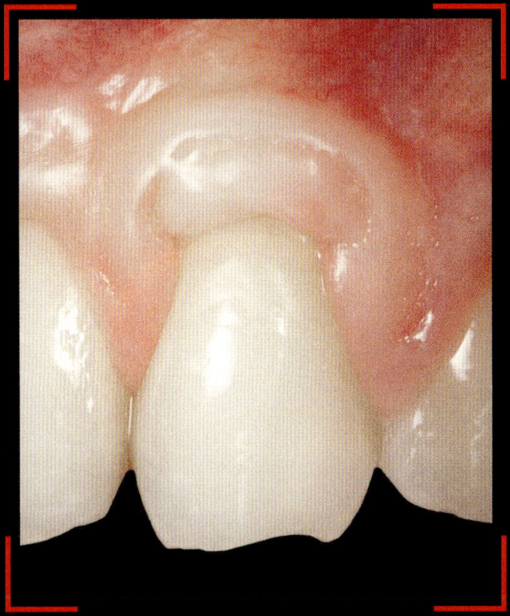

11

Behandlungsergebnis nach Abschluss der Heilungsphase (> 6 Monate). Über dem Zahn 23 zeigt sich ein Narbenkeloid. Dieser Befund ist deshalb besonders überraschend, weil er nicht als Folge einer Primärheilung auftreten kann. Das Transplantat war bei Abschluss der Operation vollständig gedeckt. Vermutlich ist es während der Heilungsphase zu einer leichten Apikalwanderung des deckenden Lappengewebes in Relation zum Transplantat gekommen, das an seiner ursprünglichen Position verharrte. Diese Wanderung würde auch die sichtbare Demarkationslinie erklären. Mittels Mikro-Dermabrasion wäre eine Korrektur dieses Makels möglich gewesen, aber die Patientin war mit dem Resultat zufrieden und wünschte keine weitere Intervention.

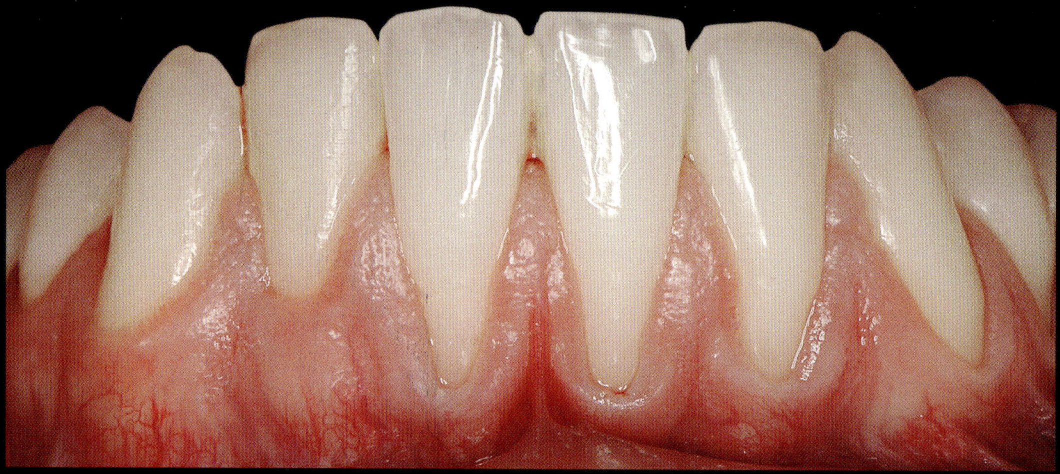

Ausgangssituation.

FALL 2

Art der Komplikation:
Sichtbarer Übergang zwischen rekonstruiertem und nativem Gewebe

Ursache:
Gestörte Sekundärheilung

Gegenmaßnahme:
Keine

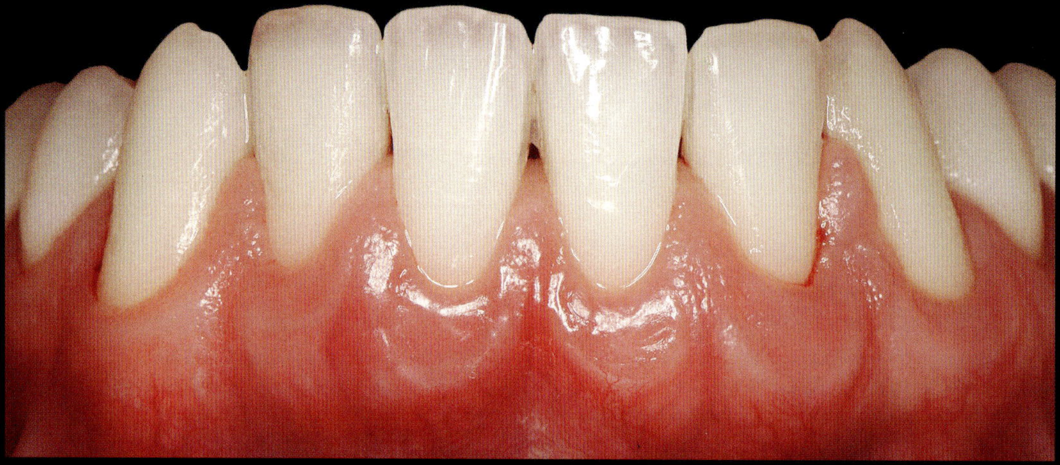

Behandlungsergebnis.

1. Relevante klinische Aspekte

Kontraindikationen

- keine

Rezessionsklassen

- Klasse II: Zähne 41 bis 34

Dentale Befunde

- keine

Indikationen

- Ästhetik verbessern
- Überempfindlichkeiten reduzieren

Risikofaktoren

- vestibuläre Wurzelstellung
- traumatische Putztechnik

Klinische Parameter für den Entscheidungsbaum

- Resthöhe des keratinisierten Gewebes: < 3 mm
- Tiefe des Vestibulums: flach
- gingivaler Biotyp: mittel
- Wurzeldefekte: keine

Approximalkontakte

- stark

2. Behandlungsziele

Verringerung beeinflussbarer Risikofaktoren

- Anleitung zu atraumatischer Mundhygiene

Erreichbare Wurzeldeckung

- vollständig

Verbreiterung des keratinisierten Gewebes

- erforderlich

Verdickung des gingivalen Biotyps

- erforderlich

Erhalt der Tiefe des Vestibulums

- erforderlich

3. Wahl der geeigneten Intervention

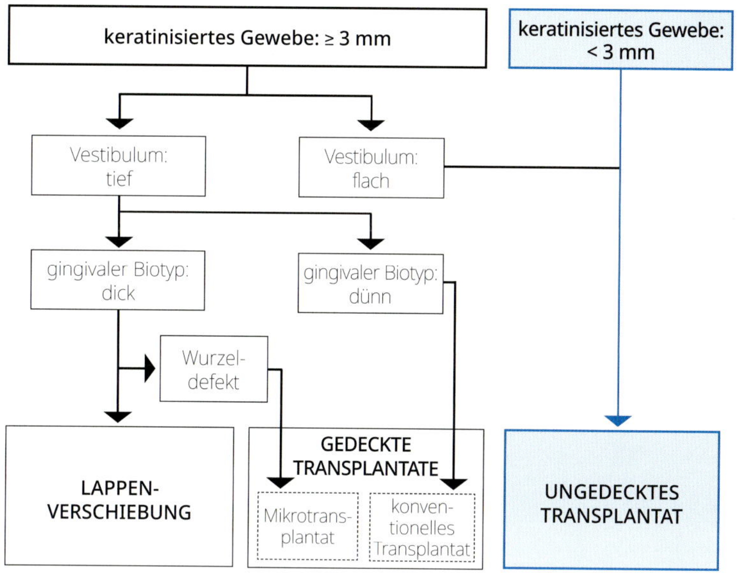

4. Behandlungssequenz

Vorbehandlung

- Anleitung zu atraumatischer Putztechnik

Chirurgische Intervention

- Tunnelpräparation im Bereich der Zähne 42 bis 35
- Transplantatentnahme als: BGT (Einzelinzisionstechnik), geteilt in zwei Transplantate
- Nahttechnik: approximal aufgehängte Matratzennähte

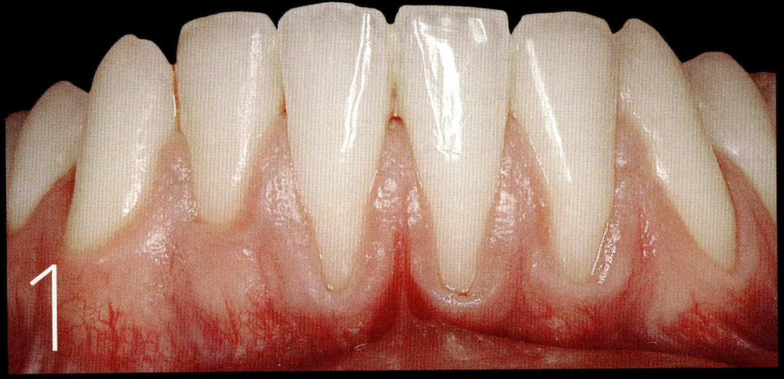

Ausgangssituation. Die Zähne 41 bis 34 sind von Klasse-II-Rezessionen betroffen.

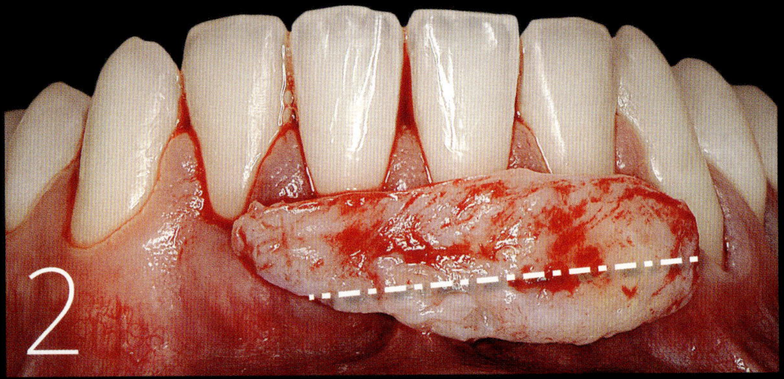

Nach der Tunnelierung im Bereich der Zähne 42 bis 35 wird am Gaumen ein BGT entnommen und längs (entlang der gestrichelten Linie) in zwei Transplantate geteilt, ein größeres für die Schneidezähne und ein kleineres für die Zähne 33 und 34.

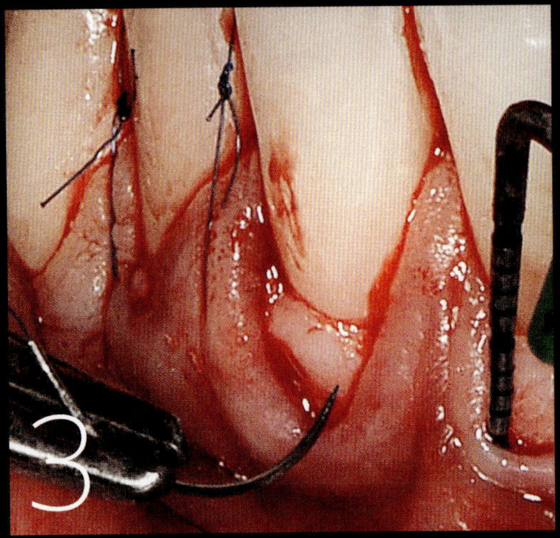

Fixieren der Exposition des ersten Transplantats. Da das Transplantat dazu tendiert, spontan unter den Tunnellappen zu gleiten, wird es mit einer Parodontalsonde in der partiell exponierten Position gehalten, während es durch Nähte fixiert wird.

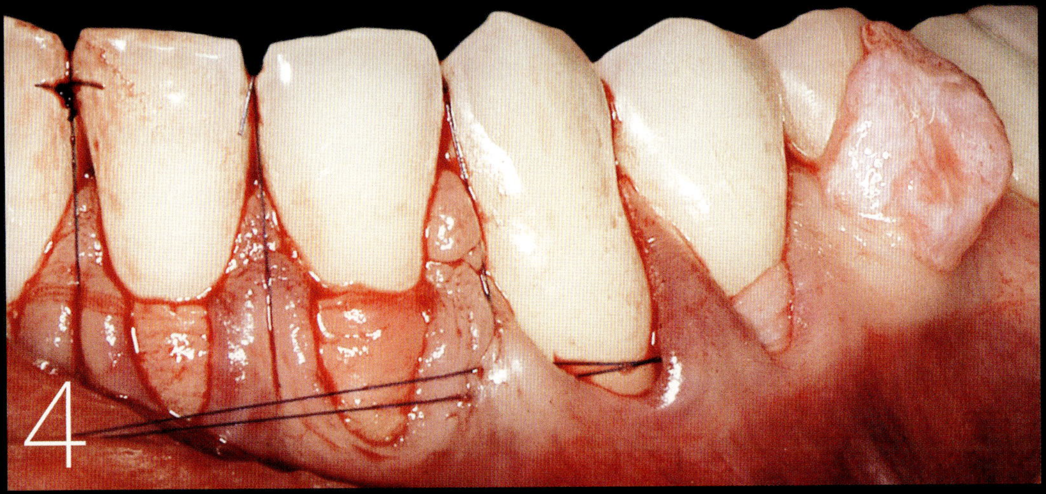

Nach der Platzierung des ersten Transplantats wird das zweite Transplantat in Position gebracht. Die beiden Transplantate berühren sich auf Höhe der Papille zwischen den Zähnen 33 und 32.

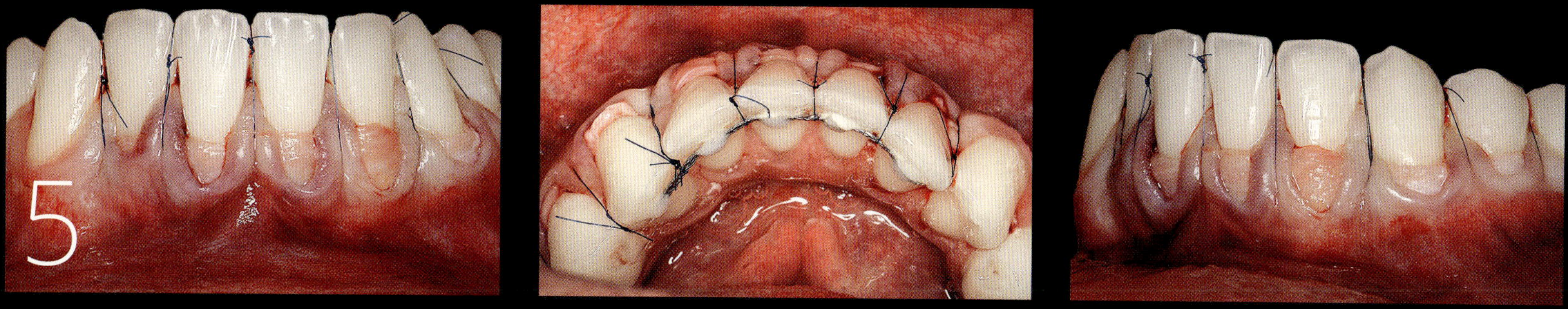

Frontal-, Okklusal- und Lateralansicht der Situation nach Platzierung beider Transplantate und Abschluss der Operation.

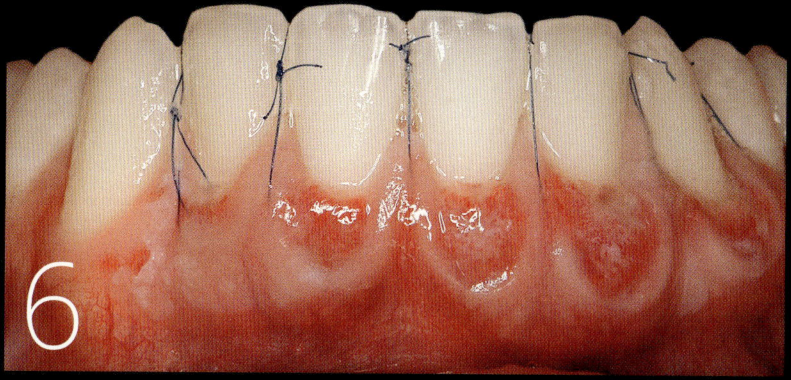

Situation nach 1-wöchiger Heilung. Fortschreitende Revaskularisierung und Sekundärheilung der exponierten Transplantatanteile.

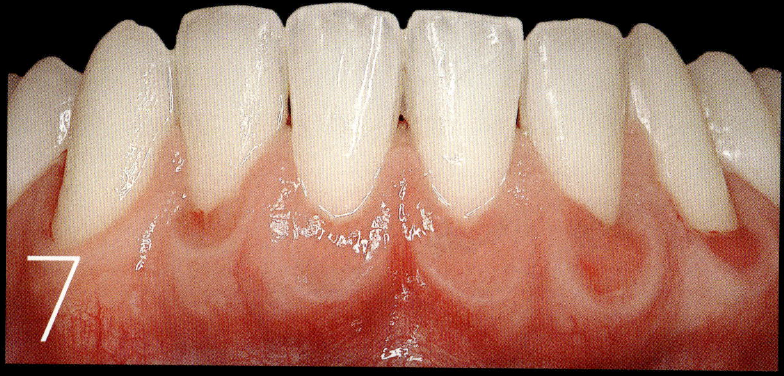

Bereits nach der 2. Heilungswoche beginnt sich die Bildung klar sichtbarer Grenzen zwischen dem nativen und dem rekonstruierten Gewebe abzuzeichnen.

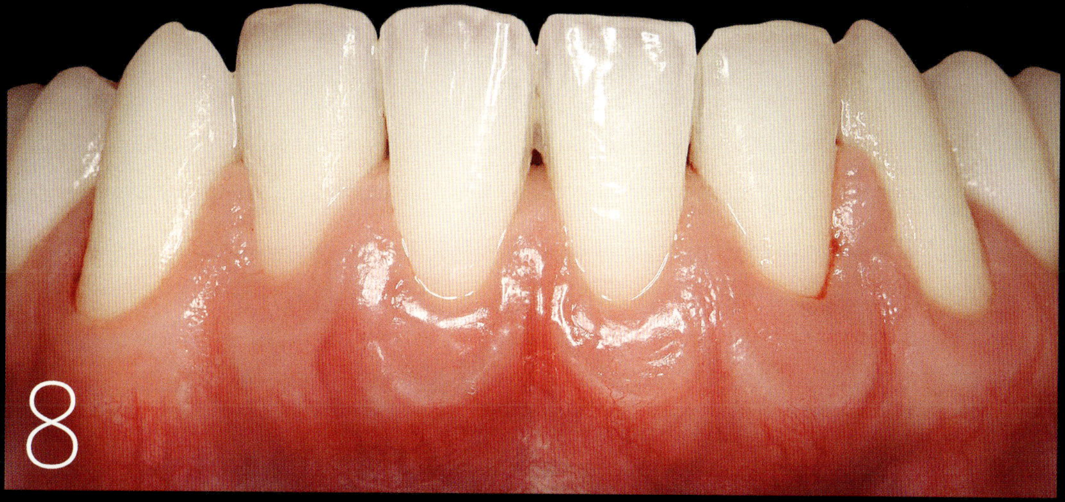

Situation nach Abschluss der Heilungsphase (> 6 Monate).
Die Abgrenzung zwischen nativem und rekonstruiertem Gewebe hat weiter zugenommen und bleibt permanent sichtbar: Das rekonstruierte Gewebe ist optisch deutlich vom nativen Gewebe zu unterscheiden. Das Phänomen hat allerdings keinerlei Einfluss auf die Funktion, und es wurde auf eine chirurgische Korrektur verzichtet.

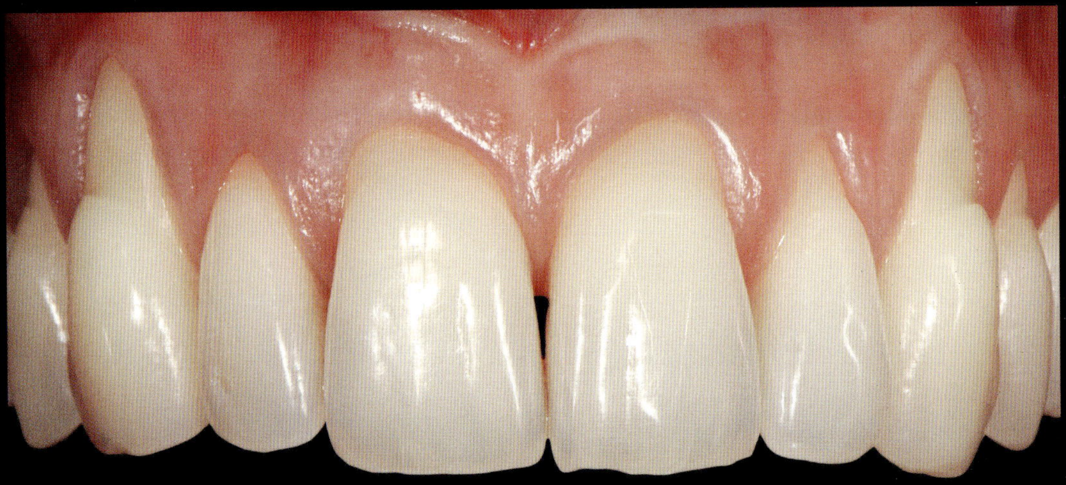

Ausgangssituation.

Art der Komplikation:
Teilnekrose des exponierten Transplantatanteils

Ursache:
Ischämie

Gegenmaßnahme:
Intervention wiederholen

FALL 3

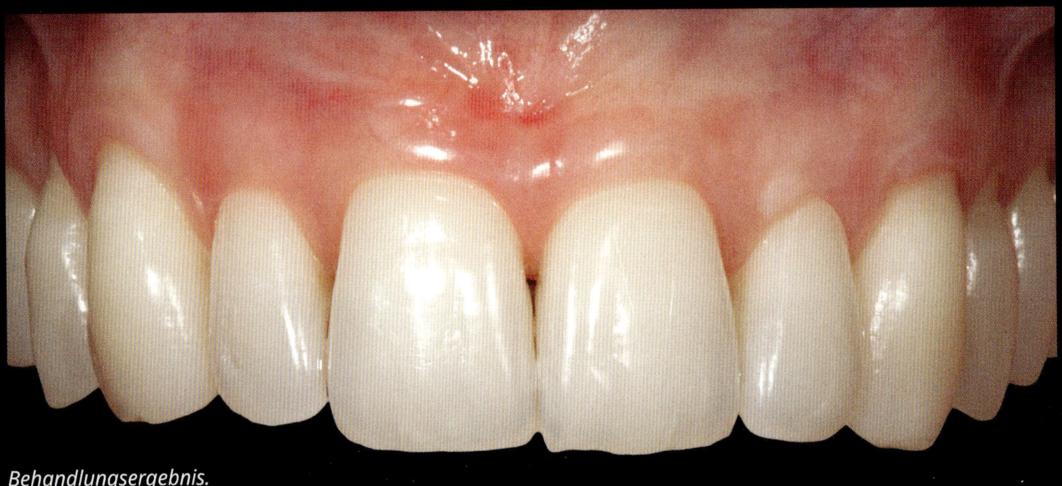

Behandlungsergebnis.

1. Relevante klinische Aspekte

Kontraindikationen

- keine

Rezessionsklassen

- Klasse I: Zähne 13 bis 23

Dentale Befunde

- radikuläre Defekte: Zähne 12 bis 22
- koronoradikuläre Defekte: Zähne 13 und 23

Indikationen

- Ästhetik verbessern
- Überempfindlichkeiten reduzieren

Risikofaktoren

- traumatische Putztechnik

Klinische Parameter für den Entscheidungsbaum

- Resthöhe des keratinisierten Gewebes: ≥ 3 mm
- Tiefe des Vestibulums: tief
- gingivaler Biotyp: dick
- Wurzeldefekte: Zähne 13 bis 23

Approximalkontakte

- stark

2. Behandlungsziele

Verringerung beeinflussbarer Risikofaktoren

- Anleitung zu atraumatischer Mundhygiene

Erreichbare Wurzeldeckung

- vollständig

Verbreiterung des keratinisierten Gewebes

- nicht erforderlich

Verdickung des gingivalen Biotyps

- Ausgleichen der Wurzeldefekte an den Zähnen 13 bis 23

Erhalt der Tiefe des Vestibulums

- nicht erforderlich

3. Wahl der geeigneten Intervention

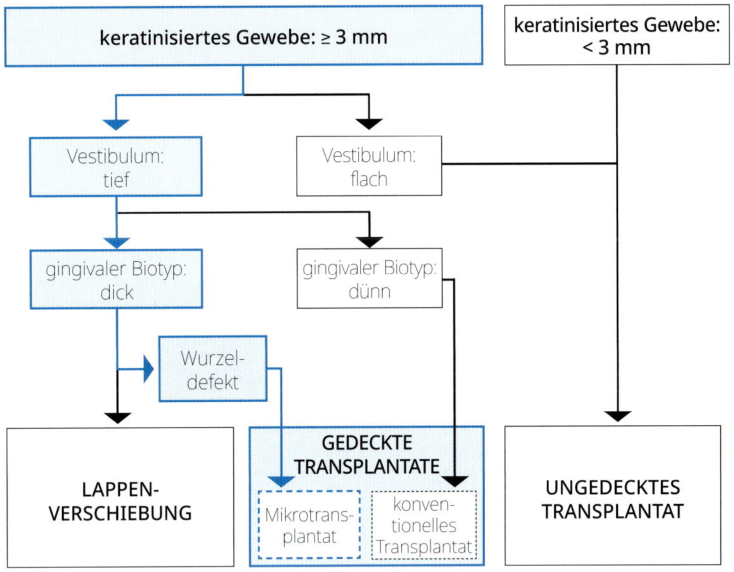

4. Behandlungssequenz

Vorbehandlung

- Anleitung zu atraumatischer Putztechnik

Chirurgische Intervention

- Tunnelpräparation im Bereich der Zähne 14 bis 24
- Transplantatentnahme als: FGT (In-situ-Entepithelisierung), geteilt in sechs Mikrotransplantate
- Nahttechnik: modifizierte „Gürtel-und-Hosenträger"-Nähte

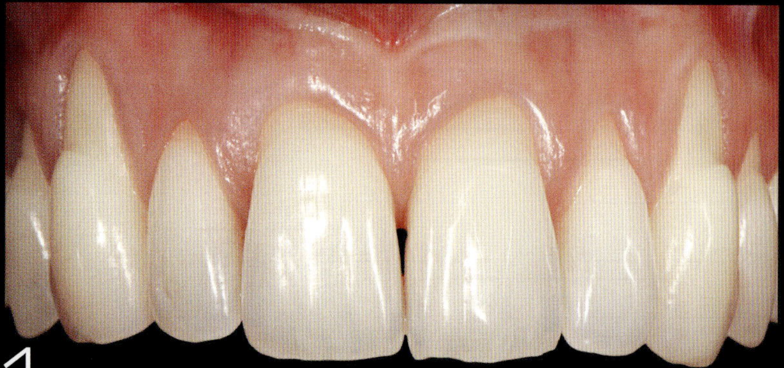

1

Ausgangssituation mit Klasse-I-Rezessionen an allen oberen Frontzähnen. Die Schneidezähne weisen auf die Wurzeln beschränkte Abrasionen auf, während die Eckzähne tiefere koronoradikuläre Defekte zeigen. Die Schmelzzementgrenze (SZG) der Zähne 13 und 23 ist nicht mehr zu erkennen, was präoperativ nicht adäquat berücksichtigt wurde.

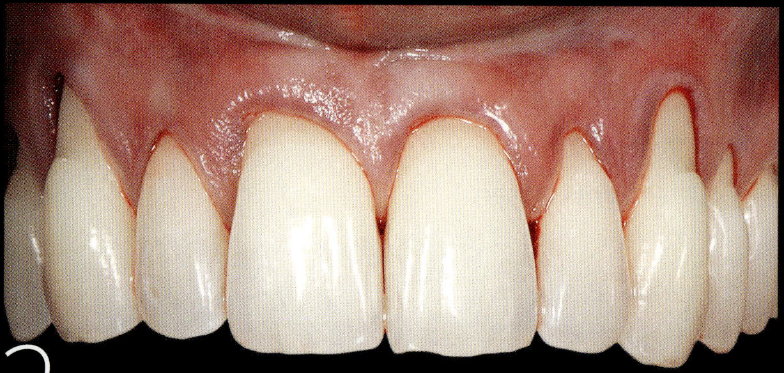

2

Tunnelpräparation im Bereich der Zähne 14 bis 24.

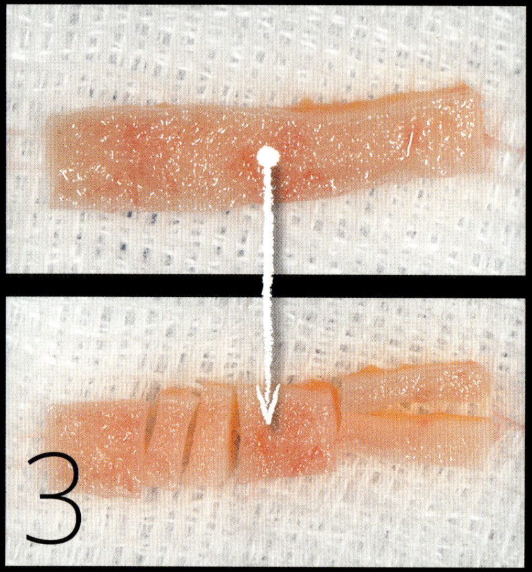

3

Ein palatinal entnommenes BGT wird in sechs Mikrotransplantate geteilt, deren Dimensionen auf die Wurzeldefekte zugeschnitten sind.

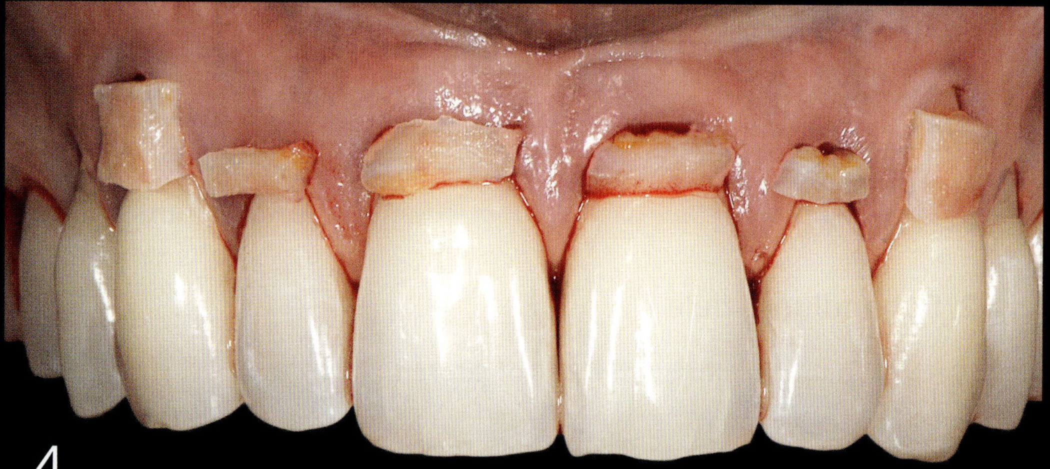

4

Die Form und Größe der Mikrotransplantate wird überprüft.

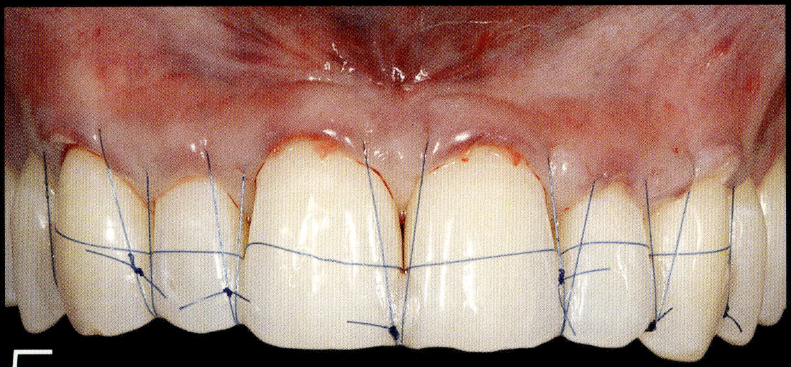

5

Klinisches Bild nach Abschluss der Intervention.

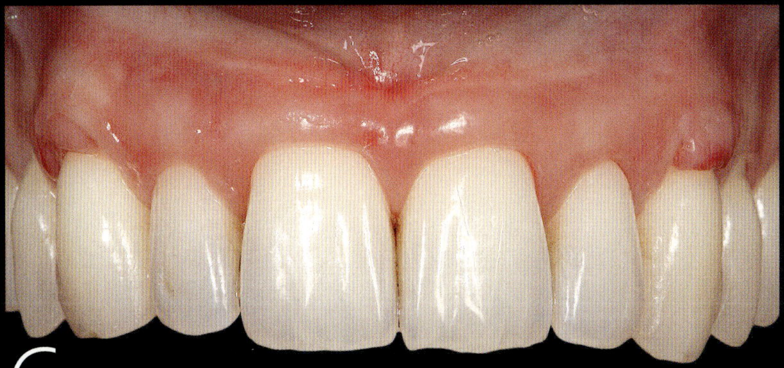

6

Situation 1 Woche postoperativ unmittelbar nach der Nahtentfernung. Zu diesem Zeitpunkt entsprechen die Weichgewebehöhen den Erwartungen.

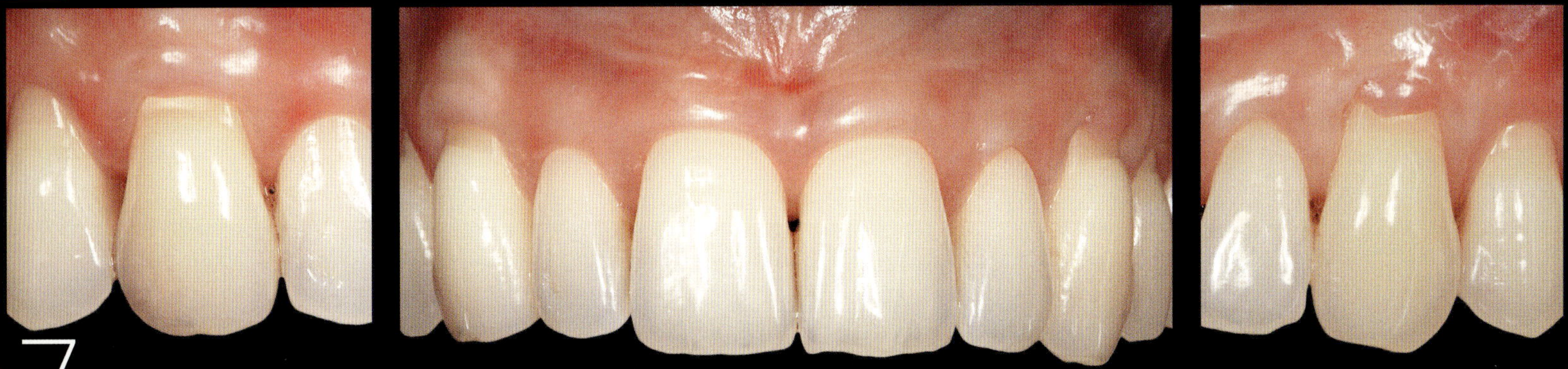

7

Situation nach 2-monatiger Heilung. An den Schneidezähnen hat sich das Weichgewebe an den intakten SZG orientiert und stabilisiert. Dagegen fehlte der Gingiva an den Eckzähnen aufgrund der nicht mehr vorhandenen SZG eine Leitstruktur und es ist zu einem unvorhersehbaren apikalen Rückzug gekommen, obwohl das Weichgewebeniveau 1 Woche postoperativ auch hier ideal war. Dieser Fall illustriert die zentrale Bedeutung der dentogingivalen Beziehungen.
Die Situation lässt sich auch nach 6-monatiger Heilung noch korrigieren, indem die koronalen Defekte der Zähne 13 und 23 durch Kompositrestaurationen rekonstruiert und das Weichgewebeniveau durch eine lokalisierte parodontalchirurgische Maßnahme harmonisiert werden.

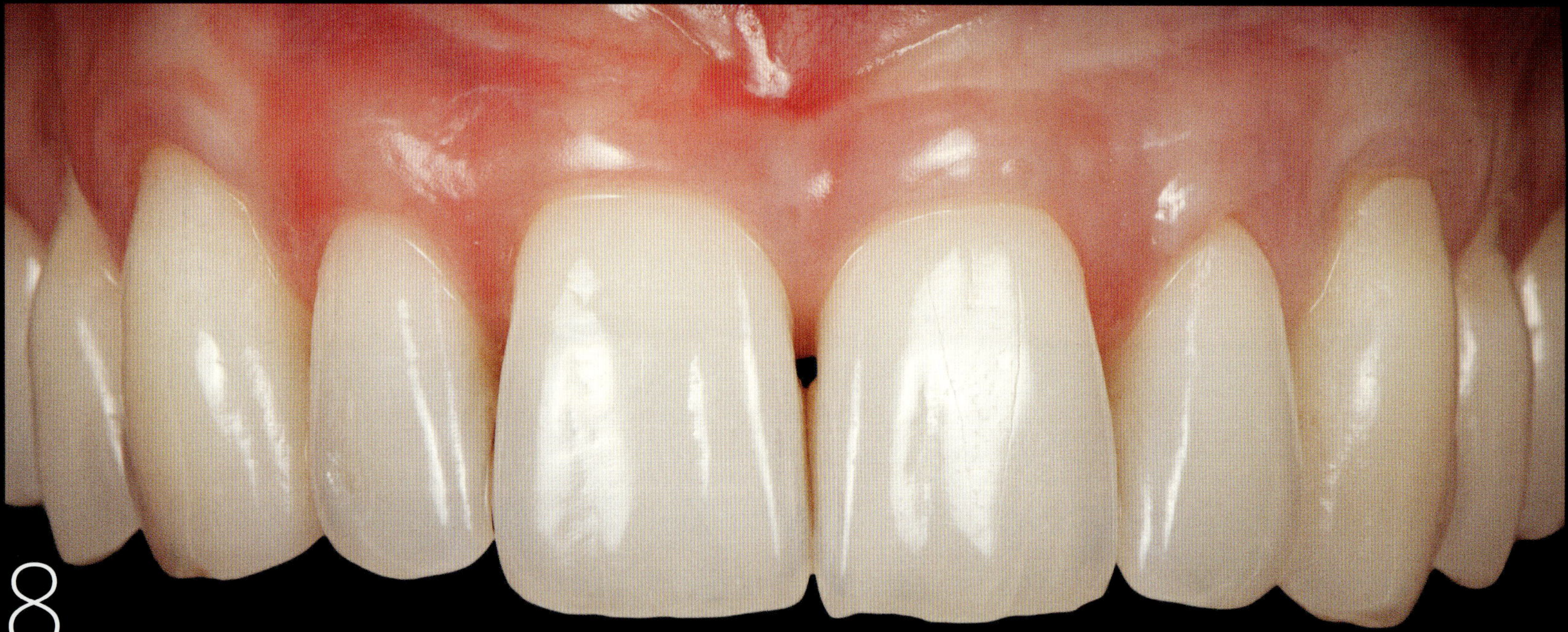

8

Die Zähne 13 und 23 haben zervikale Kompositrestaurationen erhalten. Dabei wurden ausschließlich die Kronen rekonstruiert, während auf den Wurzeln kein Komposit platziert wurde. Die Krone des Zahns 13 wirkt harmonisch, während die des Zahns 23 zu lang erscheint.

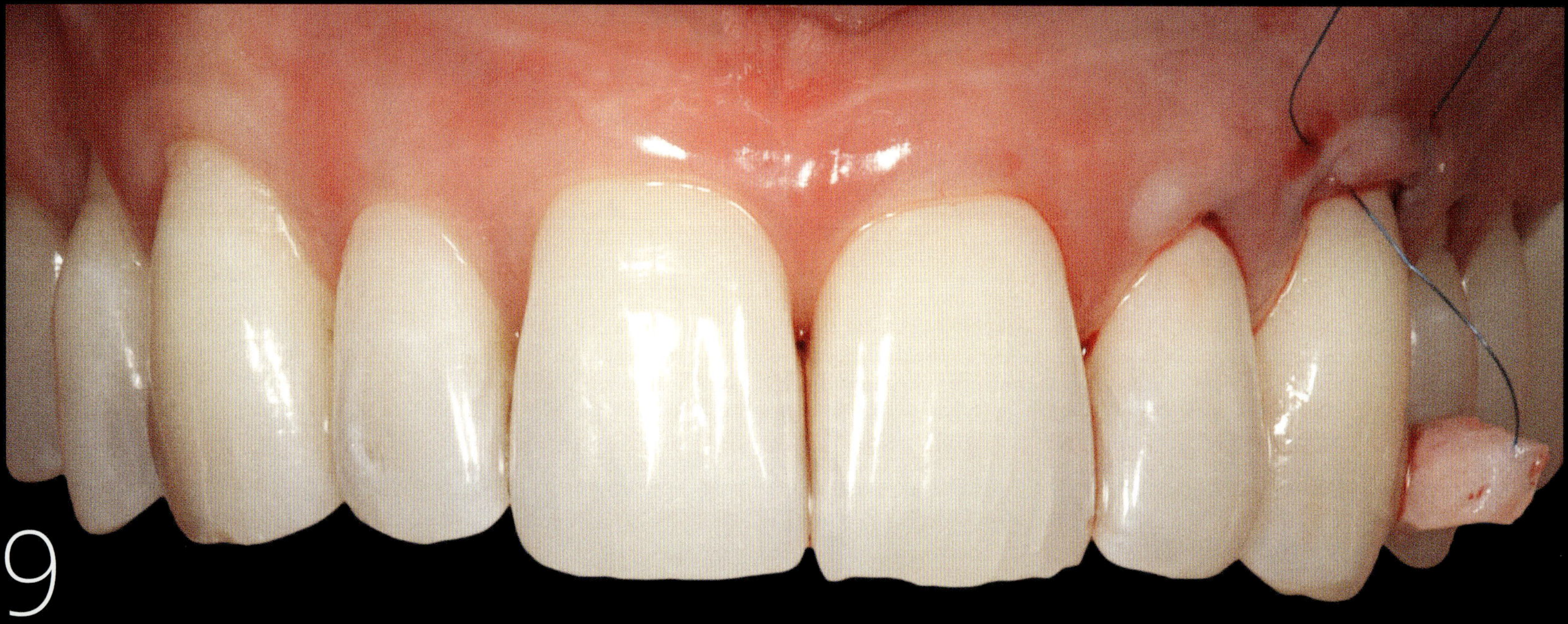

9

Die fehlende Wurzeldeckung am Zahn 23 wird durch ein gedecktes Mikrotransplantat korrigiert.

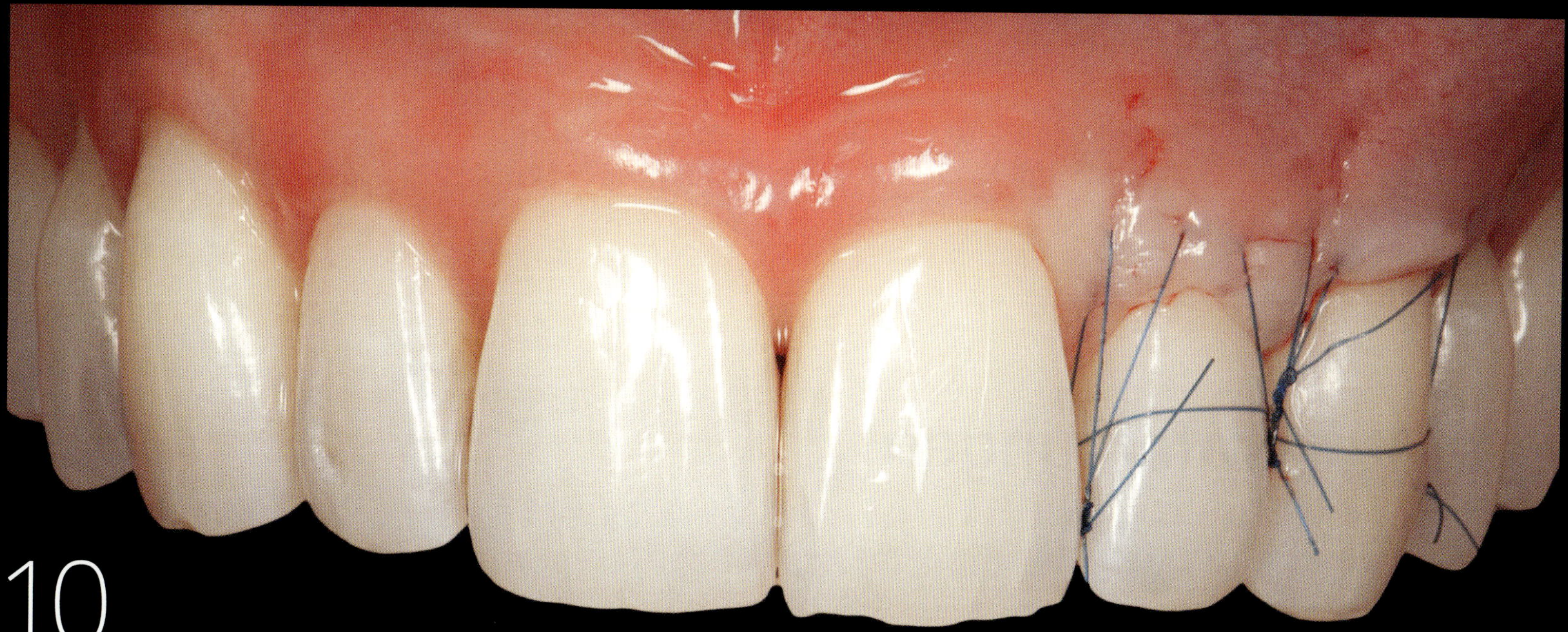

10

Situation am Ende der Korrekturmaßnahme.

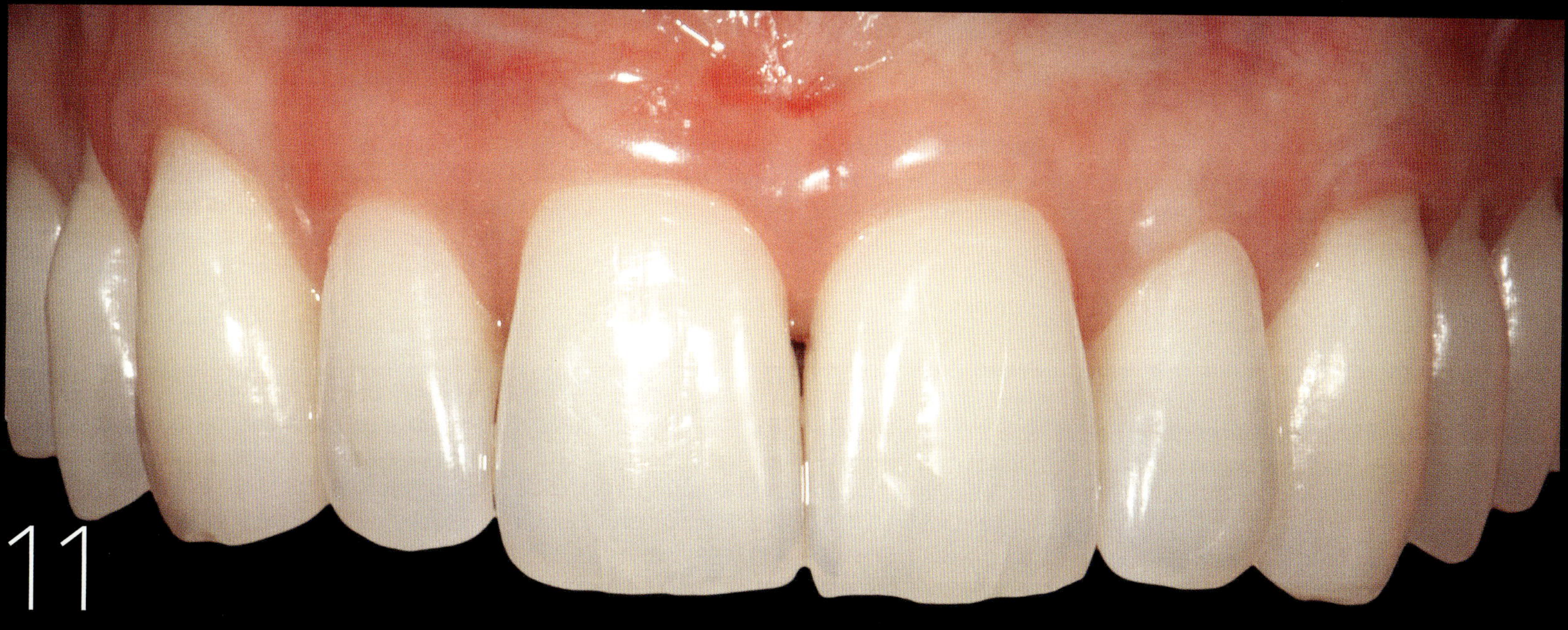

11

Klinisches Bild nach Abschluss der Heilungsphase (> 6 Monate).

Literaturemfehlungen

Alkan A, Keskiner I, Yuzbasioglu E. Connective tissue grafting on resin ionomer in localized gingival recession. J Periodontol 2006;77: 1446–1451.

Borghetti A, Monnet-Corti V. Chirurgie plastiqe parodontale et péri-implantaire, ed 3. Pluteaux, France: CdP Publishing, 2017.

Bouchard P, Malet J, Borghetti A. Decision-making in aesthetics: Root coverage revisited. Periodontol 2000 2001;27:97–120.

Cairo F, Nieri M, Cincinelli S, Mervelt J, Pagliaro U. The interproximal clinical attachment level to classify gingival recessions and predict root coverage outcomes. An explorative and reliability study. J Clin Periodontol 2011;38:661–666.

Cairo F, Rotundo R, Miller PD, Pini Prato GP. Root coverage esthetic score: A system to evaluate the esthetic outcome of the treatment of gingival recession through evaluation of clinical cases. Periodontol 2009;80:705–710.

Chambrone L, Faggion CM Jr, Pannuti CM, Chambrone LA. Evidence-based periodontal plastic surgery: An assessment of quality of systematic reviews in the treatment of recession-type defects. J Clin Periodontol 2010;37:1110–1118.

Chambrone L, Pannuti CM, Tu YK, Chambrone LA. Evidence-based periodontal plastic surgery. II. An individual data meta-analysis for evaluating factors in achieving complete root coverage. J Periodontol 2012;83:477–490.

Dibart S. Practical Periodontal Plastic Surgery, ed 2. Ames, IA: Wiley-Blackwell, 2017.

Dominiak M, Gedrange T. New perspectives in the diagnosis of gingival recession. Adv Clin Exp Med 2014;23:857–863.

Dragoo MR. Resin-ionomer and hybrid-ionomer cements: Part II, human clinical and histologic wound healing responses in specific periodontal lesions. Int J Periodontics Restorative Dent 1997;17:75–87.

Dragovic M, Pejovic M, Stepic J, et al. Comparison of four different suture materials in respect to oral wound healing, microbial colonization, tissue reaction and clinical features—Randomized clinical study. Clin Oral Investig 2020;24: 1527–1541.

Gouët E, Ronco V, Gaillard C, Peuch Lestrade G. Régénération esthétique du sourire. Paris: Éditions MED'COM, 2016.

Krishna Prasad D, Sridhar Shetty N, Solomon EGR. The influence of occlusal trauma on gingival recession and gingival clefts. J Indian Prosthodont Soc 2013;13:7–12.

Lang NP, Lindhe J. Clinical Periodontology and Implant Dentistry, ed 6. Oxford: Wiley-Blackwell, 2015.

Luiz Ramos A, Cimão dos Santos M, Rodrigues de Almeida M, Flores Mir C. Bone dehiscence formation during orthodontic tooth movement through atrophic alveolar ridges. Angle Orthod 2020;90:321–329.

Martins TM, Bosco AF, No'Brega FJO, Nagata MJH, Garcia VG, Fucini SE. Periodontal tissue response to coverage of root cavities restored with resin materials: A histomorphometric study in dogs. J Periodontol 2007;78:1075–1082.

Nascimento M, Dilbone D, Pereira P, Duarte W, Geraldeli S, Delgado A. Abfraction lesions: Etiology, diagnosis, and treatment options. Clin Cosmet Investig Dent 2016;8:79–87.

Nelson SW. The subpedicle connective tissue graft. A bilaminar reconstructive procedure for the coverage of denuded root surfaces. J Periodontol 1987;58:95–102.

Newman MG, Takei H, Klokkevold PR, Carranza FA. Newman and Carranza's Clinical Periodontology, ed 13. Philadelphia: Elsevier, 2019.

Patel M, Nixon PJ, Chan MF. Gingival recession: Part 1. Aetiology and non-surgical management. Br Dent J 2011;211:251–254.

Pini-Prato G, Franceschi D, Cairo F, Nieri M, Rotundo R. Classification of dental surface defects in areas of gingival recession. J Periodontol 2010;81:885–890.

Ronco V, Dard M. A novel suturing approach for tissue displacement within minimally invasive periodontal plastic surgery. Clin Case Rep 2016;4:831–837.

Ronco V, Dard M. Esthetic and functional treatment of gingival recessions in the mandible: A microsurgical and mini-invasive concept based on tunneling procedure and controlled connective tissue graft exposure: Case reports. J Clin Med Case Reports 2017;4:7.

Ronco V, Gouët E. Stratégie mini-invasive et microchirurgicale en chirurgie plastique parodontale. J Parodontol Implantologie Oral 2016;35.

Saadoun AP. Esthetic Soft Tissue Management of Teeth and Implants. Oxford: Wiley-Blackwell, 2012.

Santamaria MP, Suaid FF, Carvalho MD, et al. Healing patterns after subgingival placement of a resinmodified glass-ionomer restoration: A histometric study in dogs. Int J Periodontics Restorative Dent 2013;33:679–687.

Selvig KA, Biagiotti GR, Leknes KN, Wikesjö UM. Oral tissue reactions to suture materials. Int J Periodontics Restorative Dent 1998;18:474–487.

Tibbetts LS, Shanelec DA. A review of the principles and practice of periodontal microsurgery. Tex Dent J 2007;124:188–204.

West NX, Lussi A, Seong J, Hellwig E. Dentin hypersensitivity: Pain mechanisms and aetiology of exposed cervical dentin. Clin Oral Invest 2013;17(suppl 1):S9–S19.

Zucchelli G. Mucogingival Esthetic Surgery. Berlin: Quintessence, 2013.

Zuhr O, Hürzeler M. Plastic-Esthetic Periodontal and Implant Surgery: A Microsurgical Approach. Berlin: Quintessence, 2012.

Abbildungsnachweise

Seite VIII: V. Ronco, Asnières-sur-Seine 2020, unbekannter Künstler.

Seite 30: V. Ronco, Asnières-sur-Seine 2020, unbekannter Künstler.

Seite 50: V. Ronco, Paris 2019. Artist: Alberto Vejarano (genannt Chanoir).

Seite 94: V. Ronco, Paris 2019, unbekannter Künstler.

Seite 98: Irfan Ahmad, ENDODONTIE 1/2017, Quintessence Publishing.

Seite 128: V. Ronco, Asnières-sur-Seine 2020, unbekannter Künstler.

Seite 152: V. Ronco, Paris 2019. Artist: Alberto Vejarano (genannt Chanoir).

Seite 176: V. Ronco, Paris 2018, unbekannter Künstler.

Seite 250: V. Ronco, Paris 2017, unbekannter Künstler.